「十三五」国家重点出版物出版规划项目

「小儿外科疾病诊疗规范」丛书

小儿肝胆外科疾病诊疗规范

GUIDELINE

中华医学会小儿外科学分会 编著

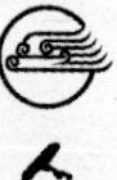

人民卫生出版社

图书在版编目（CIP）数据

小儿肝胆外科疾病诊疗规范/中华医学会小儿外科学分会编著.—北京：人民卫生出版社，2018

ISBN 978-7-117-27658-0

Ⅰ.①小… Ⅱ.①中… Ⅲ.①小儿疾病-肝疾病-外科学-诊疗②小儿疾病-胆道疾病-外科学-诊疗 Ⅳ.①R726.573②R726.574

中国版本图书馆 CIP 数据核字（2018）第 266811 号

小儿肝胆外科疾病诊疗规范

编　　著：中华医学会小儿外科学分会
出版发行：人民卫生出版社（中继线 010-59780011）
地　　址：北京市朝阳区潘家园南里 19 号
邮　　编：100021
E - mail：pmph @ pmph.com
购书热线：010-59787592　010-59787584　010-65264830
印　　刷：北京画中画印刷有限公司
经　　销：新华书店
开　　本：889 × 1194　1/32　**印张：**15
字　　数：415 千字
版　　次：2018 年 12 月第 1 版　2018 年 12 月第 1 版第 1 次印刷
标准书号：ISBN 978-7-117-27658-0
定　　价：69.00 元

编写委员会

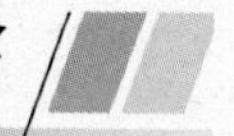

总主编　王维林　孙　宁

主　编　董　蒨　青岛大学附属医院

副主编　魏明发　华中科技大学同济医学院附属同济医院
　　　　刘钧澄　中山大学附属第一医院
　　　　董岿然　复旦大学附属儿科医院
　　　　詹江华　天津市儿童医院
　　　　肖现民　复旦大学附属儿科医院

编　者（以姓氏汉语拼音为序）
　　　　卞红强　华中科技大学同济医学院附属武汉儿童医院
　　　　陈　功　复旦大学附属儿科医院
　　　　陈　鑫　青岛大学附属医院
　　　　李　龙　首都儿科研究所附属儿童医院
　　　　李　震　华中科技大学同济医学院附属同济医院
　　　　刘　磊　深圳市儿童医院
　　　　刘仕琪　西安交通大学附属西北妇女儿童医院
　　　　吕志宝　上海市儿童医院
　　　　庞文博　首都医科大学附属北京儿童医院
　　　　彭春辉　首都医科大学附属北京儿童医院
　　　　曲日斌　中国医科大学附属盛京医院
　　　　单若冰　青岛市妇女儿童医院

盛庆丰　上海市儿童医院
舒　强　浙江大学医学院附属儿童医院
汤绍涛　华中科技大学同济医学院附属协和医院
王继忠　天津市儿童医院
王金湖　浙江大学医学院附属儿童医院
温　哲　广州市妇女儿童医疗中心
席红卫　山西省儿童医院
徐　泉　西安交通大学附属西北妇女儿童医院
余家康　广州市妇女儿童医疗中心
余东海　华中科技大学同济医学院附属同济医院
印其友　南通大学附属医院
詹江华　天津市儿童医院
张　虹　青岛大学附属医院
张桓瑜　青岛大学附属医院
张廷冲　首都医科大学附属北京儿童医院
张明满　重庆医科大学附属儿童医院
周显军　青岛大学附属医院
周以明　复旦大学附属儿科医院
朱天琦　华中科技大学同济医学院附属同济医院
钟　麟　四川大学华西医院

秘　书　陈　鑫　青岛大学附属医院
周显军　青岛大学附属医院

序

儿童是国家的未来和希望，在现代医学大环境下，如何降低出生缺陷，提高小儿外科疾病的诊治水平，进而提高我国人口素质和生活质量，是小儿外科医生们所面临的神圣责任和挑战。

随着我国儿童医疗健康事业的不断发展，小儿外科专业有了很大的发展，但专业人员数量仍然有限，资源分布尚不平衡，特别在农村和基层医院，专业人员尤为短缺。导致治疗水平在城乡之间、发达与不发达地区都存在明显差异。在《国家卫生和计划生育委员会（原卫生部）贯彻 2011—2020 年中国妇女儿童发展纲要实施方案》中，要求将妇幼卫生知识与技能培训纳入基层卫生人员培训规划，开展以儿童健康管理、儿童常见病防治以及出生缺陷三级防治措施等为主要内容的专项培训。正在开展的医疗卫生体制改革，要求分步实施分级诊疗等措施，可望改善我国目前小儿外科专业分布和诊疗水平的差异。

由人民卫生出版社和中华医学会小儿外科学分会共同策划和组织编写的“小儿外科疾病诊疗规范丛书”在此背景下出版了。本套丛书将为小儿外科专业医生和兼职从事小儿外科专业的临床工作者提供一套具有较高参考价值和可执行性的临床诊疗规范，用于规范小儿外科临床诊疗行为，努力减少由于专业机构区域分布不平衡和专业人员差异而造成的医疗水平差异，提高临床服务质量。也可作为卫生主管部门组织培训课程的参考教材和专业人员能力培训考核的参照标准。

本书以丛书形式出版，涉及小儿外科临床各专业领域，均由各领域的权威专家组织和参与编写。在编写过程中，专家们对各疾病诊断和治疗规范的制定是在系统评价的科学证据支持基础上，结合临床医学实践经验，将规范化医疗与个体化医疗相结合而完成的，并期望在今后的临床应用中不断完善和提高。编写过程中难免存在不足，恳请读者提出宝贵意见。

丛书总主编　王维林　孙　宁

2017年1月

前　言

小儿的肝、胆、胰、脾疾病，特别是先天性的肝胆疾病在我国非常常见，其发病率远远高于欧美国家。因此小儿肝胆外科学的发展对于广大人民群众特别是我国儿童的健康、医疗非常重要，对于我国该领域的学术研究也具有极为重要的意义。

近年来，随着世界科学技术的巨大进步，医学科学的发展也日新月异。作为小儿外科重要组成部分的小儿肝、胆、胰、脾外科，在解剖生理、病因学研究、发病机制、诊断及治疗手段、预防保健等诸方面都取得了可喜的成果，也大大推动了小儿外科自身的发展。但是由于历史和地域的差异，我国小儿外科发展不够平衡，各专业领域的发展也存在地域差异，小儿外科各亚专科的诊疗工作尚缺乏细致的、统一的指导，根据原卫生部在2012年发布的《贯彻2011–2020年中国妇女儿童发展纲要实施方案》中要求规范儿童保健和儿科诊疗行为，决定出版“小儿外科疾病诊疗规范”系列丛书，由中华医学会领导小儿外科学分会各学组进行编撰。

在中华医学会小儿外科学分会的统一领导下，肝胆外科学组组织了《小儿肝胆外科疾病诊疗规范》一书的编写，本书主要以中华医学会小儿外科学分会肝胆外科学组的专家为主，同时相邀了国内相关的其他专家参与编写。全体编者深知编写本书责任重大，尽最大努力做到系统、全面、准确的介绍本学科的理论、技术和经验，我们遵循基础与临床、理论与实践、普及与提高、国际间高新理论技术与我国医疗实践相结合的原则，参阅大量现今的国内外文献资料，结合我国自己的临床资料和研究成果进行编写。本书内容丰富翔实，具有科学性、准确性、先进性、实用性、权威性和指导性。

编写过程中诸位编者们不辞辛苦，在百忙之中认真负责地按期完成撰写任务。部分章节反复多次修改、校对，体现了严谨、认真、刻苦的科学精神。

由于笔者学术水平与经验有限，缺点、不足甚至错误在所难免，本书出版之际，恳切希望广大读者在阅读过程中不吝赐教，欢迎发送邮件至邮箱 renweifuer@pmph.com，或扫描封底二维码，关注“人卫儿科”，对我们的工作予以批评指正，以期再版修订时进一步完善，更好地为大家服务。

董　蓓

2018 年 11 月

目　　录

第一章　我国小儿肝胆外科的进步与发展

小儿肝胆外科是小儿腹部外科的重要组成部分，广义的小儿肝胆外科涵盖小儿肝、胆、胰、脾的外科疾病，其中很多属先天性疾病。常见的胆道闭锁、先天性胆管扩张症等小儿肝胆外科疾病在亚洲国家的发病率明显高于西方国家，在我国，这些疾病的发病数居世界之首，而肝脏肿瘤、胆囊炎、胆石症、胰腺炎等疾病的发病机制、病理类型、临床表现乃至诊断与治疗均有其特殊性，且其与成人的疾病谱有很大区别。因此，小儿肝胆外科学的发展对于广大人民群众特别是我国儿童的健康、医疗非常重要，对于我国该领域的学术研究也具有极为重要的意义。

近年来，随着世界科学技术的巨大进步，医学科学的发展也日新月异。作为小儿外科重要组成部分的小儿肝、胆、胰、脾外科，在解剖生理、病因学研究、发病机制、诊断治疗手段、预防保健等诸方面都取得了可喜的成果，这也大大推动了小儿外科自身的发展，对于促进儿童健康具有极为重要的意义，代表性的进展如下所述。

一、腔镜技术在小儿肝胆外科的应用及对国际小儿外科的贡献

腹腔镜技术在小儿肝胆外科手术中的应用越来越广泛，腹腔镜胆囊切除术现在已经成为去除病变胆囊的标准手术方法。我国是先天性胆管扩张症的高发地区，借助病例多等有利条件，国内各大主要医学院校的附属医院和儿童医院的小儿外科都对其进行了不同角度的深入研究，进而不断积累经验、提高诊治水平，取得了优良的治疗效果。随着腹腔镜治疗先天性胆管扩张症技术在我国逐步地推广，良好的治疗效果多次展现在了国际舞台上，确立了该技术在国际儿科肝胆领域的领先地位。该术

式与开腹手术比较有如下优点:可暴露位置深在的解剖结构,术野清楚,特别是其放大作用可使术中操作更精细,对腹腔脏器刺激小,手术打击小,胃肠功能恢复快,切口美观。

但是,完全腹腔镜下进行囊肿切除和胆道重建手术操作复杂、技术要求较高、学习曲线相对较长。部分医生报道该术式术后并发症包括胆瘘、肝管空肠吻合口狭窄、出血等。合理掌握腔镜手术指征,充分考虑患者的实际病情和手术医生经验,综合优化,慎重选择。最近,有应用达·芬奇(Da Vinci)机器人辅助外科手术系统治疗先天性胆管扩张症和其他肝胆手术的报道,但由于存在手术费用昂贵,小儿腹腔空间狭小操作困难等问题,目前尚难广泛普及。而应用腹腔镜行肝门空肠吻合治疗小儿胆道闭锁也多有文献报道,但对于其手术近远期疗效褒贬不一,还需要在临床实践中进行长期的随访及验证。

二、计算机辅助手术技术推进小儿精准肝脏外科的发展

小儿原发性肝脏肿瘤类型较多,其中良性肿瘤约占全体的40%,主要以血管瘤、肝脏错构瘤、肝细胞腺瘤等为主。恶性肿瘤为多,约占60%,占全体小儿恶性实体肿瘤的第3位,常见的为肝母细胞瘤、肝细胞癌、恶性肝脏间叶瘤和横纹肌肉瘤。肝切除手术仍然是肝脏肿瘤首选和最有效的治疗手段。小儿肝脏肿瘤临床多表现为瘤体大、病理种类多、生长速度快、部位复杂、不同年龄患儿的体重、肝脏容积差别巨大等特点,相较成人处理更为困难。而计算机辅助外科手术技术的导入恰恰成为推进小儿精准肝脏外科发展的动力。

计算机辅助外科手术(computer assisted surgery,CAS)是一个新的外科概念,指利用计算机技术进行手术前规划,并指导或辅助进行外科手术。一般认为CAS包括:①创建虚拟的患者的图像;②患者图像的分析与深度处理;③诊断、手术前规划、手术步骤的模拟;④手术导航;⑤机器人手术。

国际上计算机手术辅助系统在肝脏外科已经用于临床,而我国研发的计算机辅助外科手术工作站可将导入的患儿CT原

始图像的Dicom文件进行处理和分割，在外科医生操作下自动精确地重建出三维肝脏、肿瘤、三种血管和胆囊等器官。可以实时、三维动态观察病变与血管、脏器的关系，精确计算脏器体积、清晰显示肝脏内脉管系统的走行及解剖关系，还原病灶与其周围脉管结构的立体解剖构象，准确地对病变进行定位、定性和评估，制定合理、定量的手术方案，实施个体化的肝脏血管取舍分配方案。还可以实施虚拟手术切除，确定最佳手术切除线。自主创新的工作站的成功研发和已经较多量的临床应用极大地推进了我国小儿肝胆外科乃至整个外科的发展。

三、多单位合作，标准化、系统化的诊治模式提升了我国胆道闭锁整体水平

自20世纪70年代中期以来，随着早期诊断、手术技巧及术后处理的改进和提高，葛西（Kasai）手术的预后明显改善，长期生存的病例增加。但几十年来总体的治愈率或长期存活率仍不令人满意，早期的胆汁排出不良、反复胆管炎仍是主要并发症。而晚期的部分患儿会逐渐出现肝硬化和门静脉高压症及肝功能衰竭、上消化道大出血并严重危及生命。作为胆道闭锁高发病率的大国，近年来我国小儿外科医生做了大量的相关的实践工作，为胆道闭锁整体诊疗水平的提高作出了贡献。上海、天津、北京、广州等地的小儿外科相继成立胆道闭锁诊疗协作组，统一诊疗标准、规范手术和手术后流程。中华医学会小儿外科学分会新生儿外科学组和小儿肝胆外科学组共同制定了中国内地地区胆道闭锁诊断及治疗的专家共识，多单位合作、标准化、系统化的诊治模式推广，大大提升了我国胆道闭锁诊疗的整体水平。目前认为，Kasai手术仍是胆道闭锁的首选治疗方式，以60天以内的患儿疗效最佳。部分患儿可以获得治愈，然而70%的患儿病程继续进展，逐渐发生肝纤维化、门脉高压、肝硬化，最终仍不可避免地需接受肝移植。

由于在术前供受体的筛选、外科技术、围术期管理、免疫抑制、器官保存等方面获得了巨大进步，胆道闭锁患儿肝移植术后的存活率明显提高。

四、影像学技术的发展催生小儿精准胰腺外科的导入

小儿胰腺肿瘤发病率极低，但由于特殊的器官结构和毗邻关系，胰腺肿瘤的手术仍是较为复杂和颇具难度的，特别是胰头、胰腺体部以及钩突部位的肿瘤需要精准的手术前判断以决定手术方式。随着现代影像学技术的不断发展，胰腺外科解剖认识的深入，计算机辅助手术系统的临床应用，胰腺切除理念已转化为精准的解剖性胰腺切除模式。具体术式主要根据胰腺切除的部位来界定，包括：①保留十二指肠的胰头切除术；②保留十二指肠和胆管的胰头切除术；③胰腺颈体部中段切除；④保留脾脏及脾脏血管的胰腺体尾部切除；⑤胰腺的局部切除。借助于MRCP等影像学技术的发展，我国小儿外科医生近年已经在精细、幼小的小儿当中准确判断胰管、血管与肿瘤的关系而导入精准胰腺切除术的理念，缩小了手术范围，保存了消化道解剖和生理功能的完整性，减少了机体损伤，降低了术后并发症，改善了术后患者的生活质量。

五、小儿门静脉高压症诊疗的发展与进步

小儿门静脉高压症表现虽与成人相似，但病因却有很大的不同。肝外型可占50%~70%，尤以肝门静脉海绵样变和门静脉血栓性静脉炎导致的后天性门静脉梗阻为多。近年来随着胆道闭锁存活病例的增加，胆汁性肝硬化引致的门静脉高压症也逐渐成为重要的因素。十余年来，由于内镜对静脉曲张出血的控制和小儿外科手术技术水平的提高，小儿门静脉高压症的治疗效果有了显著的进步。

在传统的上消化道造影和B超检查门静脉病变的基础上，及时的食管与胃壁内镜检查可以很好地评估胃底与食管静脉曲张的严重程度和对静脉破裂出血进行处理。而CT与磁共振的血管成像及计算机三维重建可以无创性地获得门静脉系统、侧支循环系统的完整、清晰的动态三维血管图像，并能评估脾脏和肾脏的血管情况。可以更好地了解病变类型和进行手术设计。

对于可能出现食管、胃底静脉出血或已经出血病例，可以在内镜下利用特制的食管静脉曲张套扎器治疗，取得较好的效果。

Rex 转流手术是最近几年得到广泛认可的治疗小儿门静脉高压症的治愈性术式。该术式通过自身血管移植物在门静脉左支或与之相连通的开放的脐静脉与肝外门静脉或门静脉系统其他属支间架桥转流，达到恢复正常向肝血流灌注、逆转门静脉高压和门体静脉分流不良后果的目的。该术式源于 de Ville de Goyet 等于 1992 年首次提出应用于肝移植术后门静脉血栓形成的治疗，1998 年该术式正式发展为用于治疗小儿门静脉高压症。该术式的出现彻底改观针对食管胃静脉曲张出血的传统姑息性疗法的结局，确立了预防性治疗食管胃静脉曲张出血的新策略。我国小儿外科医生在近 10 年来也积极引入此手术方法，并改良应用扩张的胃冠状静脉与门静脉左主支吻合，建立分流通路，取得了良好的效果。针对不同的疾病类型，也有以腹腔镜行胃、食管血管离断获得微创治疗效果的报道。另外，随着肝移植治疗效果的提升，作为治愈性的治疗手段，肝移植也开始成为重要的治疗选择。

六、小儿肝胆领域的临床与基础研究成果显著

以往杂志发表的文章多为临床诊治的总结，近年来涉及基础理论的研究较前明显增多。小儿肝胆外科领域获得的国家重大科技计划、国家自然科学基金及省市级科研课题数量明显增加，极大地促进了相关的科学研究，如关于胆道闭锁发病机制与病理改变、先天性胆管扩张症胆道癌变机制及个体化治疗方案、新生儿梗阻性黄疸等临床和分子生物学研究都取得了令人瞩目的成就。关于胆道畸形、梗阻性黄疸的动物模型制作和动物实验研究的报告也逐年增多。计算机辅助手术等跨学科的高科技研究对临床诊治工作起到了很好的推动作用。而在基础研究工作中硕士生和博士生及他们的导师起到了主导作用，推进了我国小儿外科领域的高层次医学人才的培养。

我国小儿肝胆外科事业已经取得了巨大的进步，结合国情针对严重危害我国儿童健康的肝胆疾病，利用病例多的有利条

件,全国性的多单位团结协作,深入开展科学研究,努力提高诊断和治疗水平,发挥出自己的特点和优势仍是未来努力的方向。相信随着我国整体小儿外科诊疗技术的进步和广大小儿外科同道们的努力,我国的小儿外科事业必将得到飞速的发展。

（董蒨）

第二章　小儿肝胆外科诊断学

第一节　小儿肝胆外科的症状诊断学

尽管目前针对儿童肝胆胰疾病的辅助检查层出不穷，肿瘤标记物的出现以及影像学技术的极大进步有助于诊断，但是儿童肝胆胰疾病常无特殊表现，而且常无法主动述说不适症状，因此需要详细的追问病史、症状，行针对性的体格检查，避免不必要的昂贵的检查和手术探查，以下详细介绍儿童肝胆胰疾病的症状诊断内容。

一、病史

详细的病史问询和体格检查是儿童肝胆疾病治疗的第一步，包括：厌食，恶心，呕吐以及任何消化道异常，尤其是肝脏疾病的特异性改变：黄疸变化、尿液颜色、大便颜色、疼痛、瘙痒，还需要了解儿童疲乏、虚弱、纳差等非特异性表现。其他还包括过去的病史、家庭史、冶游史和服药史。如低龄儿童无法清楚表达，需要向家属详细的问询，观察患儿的反应和体征以获得正确的病史和体检结果，如出生后黄疸不退，大便呈白陶土样，尿液颜色深需要考虑胆道闭锁。

二、体格检查

对于没有症状和实验室检查阴性的患儿，体格检查很少能证实肝胆胰疾病，但是体格检查可以补充和验证其他检查方法，特别是对于肝功能不良、肝衰竭和门脉高压的患儿。

体检需要注意的体征：黄疸、皮肤瘙痒肝脾肿大、脐周静脉显露与曲张、异常腹部肿块，红斑、蜘蛛痣、腹水、水肿、步态，儿童的体重不增加甚至体重骤减。肝功能衰竭的表现为无力，腹水。肝细胞衰竭可以因为肠道菌群改变而出现肝臭，甜霉味呼吸。肝功能异常导致的雌激素增加可以导致上腔静脉所属脉管系统蜘蛛痣出现及消失。

手掌及小鱼际肌处出现的红斑与肝病患儿高血流动力性相关，其余体征还有腋窝和会阴毛发脱落，指甲变白。门脉高压患儿可以出现肝性脑病，根据程度不同表现为意识轻度障碍直至昏迷，神经系统检查可以对意识障碍分级和监测，伸展手腕出现扑翼震颤、关节僵硬和踝痉挛。急性肝衰竭可以出现黄疸、谵妄和意识模糊，甚至肾功能衰竭。

患儿可出现急性腹痛或黄疸。检查可能提示右上腹或脐上的局限性腹膜炎并有触痛的包块，胆囊穿孔、胆管扩张症穿孔或重症胰腺炎时出现弥漫性腹膜炎。查体可以出现 Murphy 征，Bosa 征即右肋骨下后方皮肤感觉过敏。急性胆囊炎可能出现以上一个或两个体征。在慢性胆囊疾病患儿腹部右上象限中可出现红斑。重症急性胰腺炎患儿侧腹壁皮肤出现蓝色，是腹膜后出血的结果（特纳征）或脐周变蓝（Cullen 征）。

三、肝脏体检与症状诊断

包括触诊和叩诊了解其上下边界，叩诊可以发现肝脏的上界在第五肋间。门静脉高压症有时可以听到静脉回流音。

许多的病理状态可以导致肝脏肿大，还有可能被误认为是肿瘤的肝右叶舌状突起，即里德尔叶。表 2-1 中列出了肝肿大的原因。在肝萎缩或肝切除术后某个肝叶可能因肥大而被触及。肝脏体积减少也很重要，因为这可能出现在肝硬化和某些类型的肝炎中。硬的“肝表面多发结节”通常表示存在转移，而光滑的肝肿大可能是肝硬化。

肝脏肿块在小儿并不少见，儿童肝脏巨大肿块常表现为右上腹部非特异性肿块，或者因为腹部非特异性疾病进行影像学检查时发现肝脏肿块。需要向家属全面地询问病史，特别注意有无胃肠道症状。应该进行全面的腹部体检，了解肿块的特性和腹腔积液、黄疸、肝功能不足的征象，以及侧支循环的建立征象。综合血液学和生化检查应该包括凝血因子和常见的肿瘤标

表 2-1　肝肿大的原因

解剖变异	里德尔叶 低位横膈
炎症	肝炎 脓肿——阿米巴性和化脓性 血吸虫病 肝硬化——早期 结节病
胆道梗阻	特别是肝外胆道梗阻 胆道闭锁
代谢	肝脏淀粉样变性 脂肪肝 肝糖原贮积病
血液系统疾病	白血病 淋巴瘤 骨髓增生性疾病 镰状细胞病 卟啉病
肿瘤	原发——良性和恶性 继发
心血管疾病	心脏衰竭 肝静脉阻塞

志物（甲胎蛋白、癌胚抗原 CA19-9，CA125）。

MRI 在显示肝脏肿块特征方面具有高度特异性，常能鉴别良性囊肿、血管瘤、局灶性结节样增生和肝细胞腺癌。肝细胞性肝癌在 MRI 和 CT 片上可以有特征性的表现，怀疑肝脏恶性肿瘤的患儿必须进行胸部、腹部和盆腔的增强 CT 扫描，以排除转移，从而制定外科治疗方案：对于无法切除的病灶，行肝脏活检，明确诊断后综合治疗，待二期手术。

四、脾脏体检与诊断

从右髂窝朝左肋缘下，沿着脾肿大的方向进行触诊。患儿向右 45°转体可帮助触诊,左手应该扶住肋骨下缘并使皮肤和腹部的肌肉组织放松。如果脾增大,可以发现脾切迹。表 2-2 列出了脾脏肿大的原因。

表 2-2 脾肿大的原因

感染	急性:病毒、细菌 慢性:结核病、布鲁菌病 寄生虫:疟疾、血吸虫病
恶性血液病	白血病 溶血性贫血 血红蛋白病
门脉高压	肝外型
肿瘤	淋巴瘤 骨髓增生性疾病 继发性转移
炎症	风湿病 系统性红斑狼疮 淀粉样变性

五、胆囊疾病体征与诊断

右侧肋缘下压痛及吸气时加重提示胆囊炎(Murphy 征)。如果患有梗阻性黄疸同时胆囊可被触及,提示胆管系统的恶性梗阻可能,但是儿童中少见。胆囊肿大伴有梗阻性黄疸也可能由结石嵌顿于 Hartmann 袋引起,呈现为黏液囊肿甚至积脓。胆囊结石患儿可以出现胆囊增大甚至脓毒症。

六、门静脉高压症诊断

门静脉高压症是肝内或肝外门静脉梗阻导致。肝内型门静脉高压症通常伴肝肿大,可能伴有脾肿大,腹腔积液,腹壁静脉扩张,脐周的腹壁静脉曲张即“海蛇头”征。最容易受到影响的门腔静脉交通支是胃底和食管下段交通支,可导致食管静脉曲张和消化道出血,一旦出现呕血和黑便,应行急诊胃镜检查。罕见情况下，肛管和直肠下端交通支可开放，导致肛门周围静脉曲张形成严重痔疮。

肝外型门静脉高压症通常是由于门静脉血栓形成，因此需要确定是否新生儿脐部感染，严重的腹腔内脓肿，可能导致血液高凝状态的血液疾病。这些患儿者常有脾肿大(常伴有血细胞系减少)。门静脉海绵样变性亦可能出现此种情况，肝脏大小正常，但可能有腹水。

七、胆道梗阻的鉴别

各种原因的引发的胆道梗阻往往需要外科干预，因此需要辨析梗阻的部位和原因后予以相应的治疗。

黄疸是肝胆疾病的常见表现，鉴别黄疸首先是疼痛：成人中肿瘤引起的胆道梗阻和黄疸为无痛性，儿童无痛性黄疸首先要考虑胆道闭锁和其他慢性梗阻性病变，而急性发作或较长时间的间歇性发作伴有疼痛的黄疸多为胆道结石。发生胆管炎时，可出现寒战和发热。背痛伴有红斑提示胰腺病变，慢性胰腺炎和胰腺肿瘤的可以首先有这种表现。慢性胰腺炎急性发作时偶尔可以出现黄疸。黄疸可以伴随内分泌、外分泌不足表现(糖尿病、脂肪泻、营养吸收障碍)。恶性疾病侵犯肝门部肝管交汇处引起黄疸，此时胆囊不可触及。皮肤瘙痒可以是胆道梗阻的初始表现，但在长时间胆汁淤积性瘙痒可能由胆道不全性梗阻和原发性胆汁性肝硬化引起。胆道不全梗阻时碱性磷酸酶常明显增加，此时胆红素可能仅略有升高。碱性磷酸酶水平明显增加可能是早期恶性或良性胆道狭窄的唯一标志。

梗阻性黄疸(外科黄疸)和肝细胞性黄疸(内科黄疸)的也需要鉴别。虽然常规应用血液学和生化实验检查，可以判断黄疸原因，但容易出现误差。因此需要利用各种辅助检查，综合临床来判断胆道梗阻的原因和水平。

超声检查是首选的影像学诊断方法、可以清楚的显示肝内胆管系统扩张，大的胆管梗阻。对胆囊结石也很敏感。但超声的缺陷在于：肝内胆管扩张并非总是肝外胆管梗阻的临床特征。如果在胆总管结石时发生间歇性梗阻，或者肝纤维化时使肝内胆管无法扩张,这时就看不到肝内胆管扩张的临床表现。因此需要进行CT或磁共振(MRI)胆管造影进一步检查判断梗阻的原因和水平,磁共振胰胆管造影(MRCP)可以清楚地显示梗阻的部位。当胰腺肿块伴有肝外胆管扩张时,MRCP成为首选的胰腺影像学检查方法。增强CT扫描对胰腺肿瘤分期最敏感,内镜超声检查在儿童中经验较少。利用HIDA或PIPIDA亚氨基二乙酸衍生物进行胆汁闪烁显像是胆汁引流的动态检查方法,可用于评估不完全性胆道梗阻和术后胆汁汇合情况。经皮肝穿胆胰管造影术可用于胆管狭窄的诊断。对于新生儿胆道闭锁合并黄疸,往往难以通过以上方法获得准确诊断,必要时需要肝穿刺细胞学活检。

八、医源性胆道损伤

医源性胆道损伤可以因为胆道狭窄而出现黄疸,又可以发生胆漏,导致胆汁性腹膜炎或胆汁漏。因此需要对于这些患者病史资料进行仔细分析,尤其是原始手术记录。

许多患儿可能发生胆道和腹腔脓毒症,需要进行胆汁培养和血培养。如果患儿存在胆漏或重度黄疸,凝血功能可能有异常。肝功能试验可以提供胆道梗阻或肝脏损伤的依据。患者常常处于营养衰竭和贫血状态,胆道梗阻和脓毒症可以导致进行性肝脏损伤。

CT检查较为重要,特别是胆汁性腹膜炎而发生腹膨隆时可以对局灶性积液进行定位,并经皮穿刺引流,对于胆道狭窄,特别是胆漏的患者,可明确胆道是否完整及保持连续性。MRCP对于胆道狭窄的患者是一种有价值的非侵袭性检查方法,能提供胆道狭窄部位和严重程度的清晰图像。瘘管造影可以大致了解胆漏问题所在,但是经皮肝穿胆胰管造影更有价值,因为它们能动态观察胆漏的部位和狭窄程度。胆囊切除的过程中发生广泛出血,应该高度怀疑血管损伤。肝动脉损伤常常能够得到代偿。门静脉损伤可以导致肝脏萎缩,CT可以清晰诊断。少数情况下,长期胆道狭窄导致继发性胆汁性肝硬化,此时有必要进行肝脏活检。

九、胰腺疾病

儿童中的急慢性胰腺炎并不少见,需要外科处理的主要为先天性胰腺疾病和外伤及假性囊肿,胰腺肿瘤较为少见。

急性胰腺炎的常有典型的上腹部严重疼痛病史和血清淀粉酶和脂肪酶检测异常,升高的血清淀粉酶可以快速下降,因此急性胰腺炎发作2~3天之后血清淀粉酶能降到正常水平,但是此时尿淀粉酶可以升高。血清淀粉酶在评估急性胰腺炎严重程度方面没有价值,炎症因子如C-反应蛋白也有预测价值,但是在48小时后才出现。胰腺炎急性发作后一周后仍无好转迹象,或者在初期病情改善后又恶化的患儿,应该怀疑有胰腺坏死。超声通常是首选的检查方法,但是急性胰腺炎患儿的十二指肠和小肠经常充满大量气体,胆总管结石难于被发现,此时应该进行增强CT扫描以明确诊断。

慢性胰腺炎的腹痛无明显特异性,有时表现为胰腺外分泌功能不足。血清学试验,例如淀粉酶、脂肪酶、弹性蛋白酶,均没有诊断价值,仅C-反应蛋白可以提示活动性炎症。粪便中的弹性蛋白酶提示可能存在外分泌功能不足,而常规血液学和生化实验,包括糖原化血红蛋白检测,可以作为内分泌功能评估的基础。超声或CT可以发现胰腺结石、胰导管或胆管扩张,或假性囊肿。CT和MRCP可以显示导管系统、胰腺实质和胰腺囊肿。鉴于操作的风险,儿童中很少行ERCP检查。

儿童中的胰腺肿瘤分为胰腺非内分泌肿瘤(胰母细胞瘤、胰腺癌等)和内分泌肿瘤(APUD肿瘤),均较为少见。儿童胰腺肿瘤无特殊症状,没有侵犯胰胆管时无任何症状,表现为上腹不适或者胀痛,食欲不佳,消化不良。腹痛深在,定位模糊,常向颈部,背部放射。胰腺癌肿瘤标志物CA19-9的敏感性为80%,特异性为75%,其表达水平与肿瘤体积有关。腹部超声,常能够发现任何大小的胰腺肿块,胰管和胆管扩张,腹水以及肝脏肿块。彩超可以观察肠系膜上静脉和门静脉的血流情况,并判断恶性肿瘤有无侵犯血管。增强螺旋CT可以进行3~5mm的薄层扫描,提供肿块范围和性质的诊断信息,有助于鉴别实质性和囊性肿块，以及与血管关系和是否有淋巴结转移。MRI 对神经内分泌肿瘤有特殊价值，MRCP 也可用于在胰腺肿块的鉴别诊断。

（魏明发 余东海）

第二节 超声影像检查诊断

随着现代电子技术的进步，促进了超声诊断仪的不断更新与发展，特别是 20 世纪 70 年代初开始出现了灰阶实时 B 型超声显像仪，这是继 X 线之后成为临床上可以直观地显示人体内部器官结构和动态的又一重大技术进展。对软组织、实质性脏器的解剖结构及层次均可显示清晰的断面图像，接近于真实的解剖结构层次，提供了形态学诊断的依据。彩色多普勒（CDFI）与频谱多普勒（PD）的应用，在二维图像的基础上叠加了血流的信息，不仅能提供清晰的解剖结构图像，而且能反映血流动力学的变化，丰富了诊断的内容。近十年来超声造影增强（CEUS）的临床应用，更提高了疾病的诊断，特别是肝脏占位性病变的鉴别诊断，而且该项检查技术无放射性损伤作用，检查方便，不受条件限制，结果迅速，可重复多次检查，应被视为小儿肝胆胰疾病影像学检查首选。

一、正常小儿肝脏、胆系的超声显像

（一）正常肝脏的超声显像

1. 正常肝脏形态呈楔形，即右端厚而圆，左端扁薄，上部厚而钝圆，下部渐薄，因此肝脏切面形态无论横断面、斜断面、纵断面或冠状面均呈近似三角形。肝脏被膜整齐、光滑，呈细线状回声。膈面呈弧形强回声，肝的脏面一般内凹或较平坦，边缘较锐利，常可显示肝门部血管及韧带结构。

2. 肝实质内表现为均匀弥漫分布的细小光点回声，其回声强度一般呈中 - 低回声。

3. 肝内血管包括门静脉和肝静脉可显示一级、二级、三级

三支，呈自然解剖学走向，可清晰地显示第一、二肝门部出入的血管和门静脉左支的“工”形结构(图 2-1)。

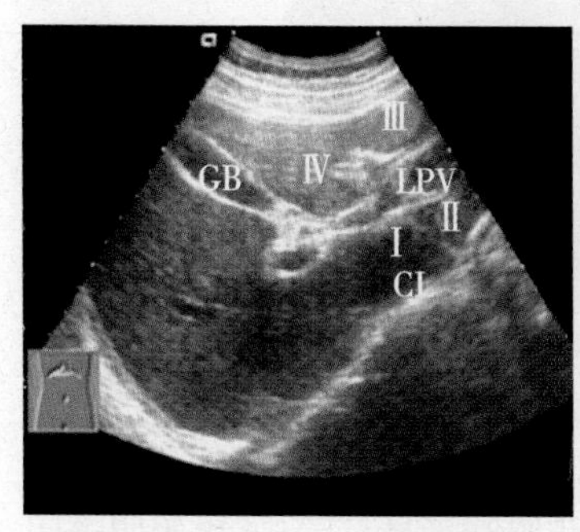

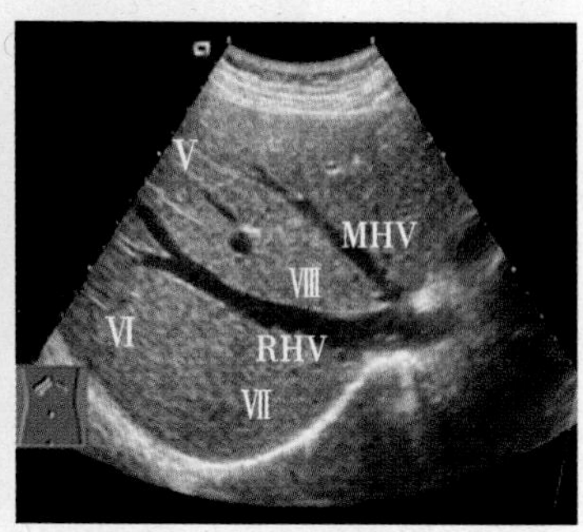

图 2-1　正常肝脏声像图

4. 彩色多普勒除能清晰地显示正常的肝门静脉和肝静脉外，尚可显示肝动脉，特别是胆道闭锁、肝硬化等肝动脉增宽时。

(二) 正常胆道系统的超声显像

1. 正常胆囊声像图　当胆囊充盈时，其纵切面呈梨形，亦可见圆形或长茄形。正常胆囊周边轮廓清晰，呈光滑而纤细的强回声光带，囊腔内呈无回声区，后壁线明亮，后壁及后方回声增强，显示为典型的囊性结构。胆囊纵轴切面可见底、体及颈部。胆囊颈部位置较深，指向肝门邻近门脉，有时体颈转折部可见“S”形弯曲，颈部的螺旋瓣常呈强回声可伴声影。

小儿胆囊的长径随年龄有变化，正常新生儿胆囊长径一般大于 1.9cm。正常胆囊壁一般呈一条高回声线，光滑、规则(图 2-2)，胆囊收缩后，厚度增加。胆囊管超声不易显示。

B 型超声检查小儿胆囊的显示率达 95% 以上，特别是应用高频超声，高于其他影像技术的显示率。小儿黄疸患者对胆囊的观察不但要观察胆囊的大小，最重要的是要观察胆囊壁是否增厚、光滑，走行是否僵硬等，是诊断胆道闭锁的关键指标。小儿应禁食 4 小时以上的检查胆囊，必要时进食或进行脂餐试验再观察胆囊的收缩功能。

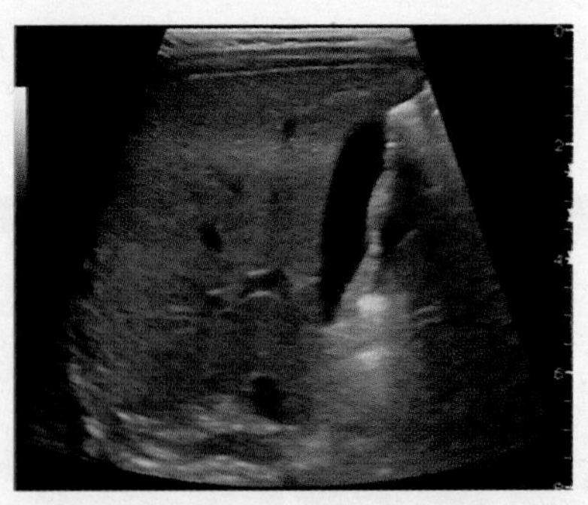

图 2-2　正常胆囊声像图

2. **胆管声像图**　正常新生儿胆管不易显示，这也给胆道闭锁的诊断提出了挑战，但用高频超声有时于门静脉左右支前方可显示相应的胆管结构，如左、右肝管和肝外胆管。右肝管紧贴于右门脉的前上方向左下行，左肝管紧贴于门脉横部前方向右行。随着年龄的增大，可逐步清晰的显示肝外胆管及一级、二级肝内胆管（图 2-3）。

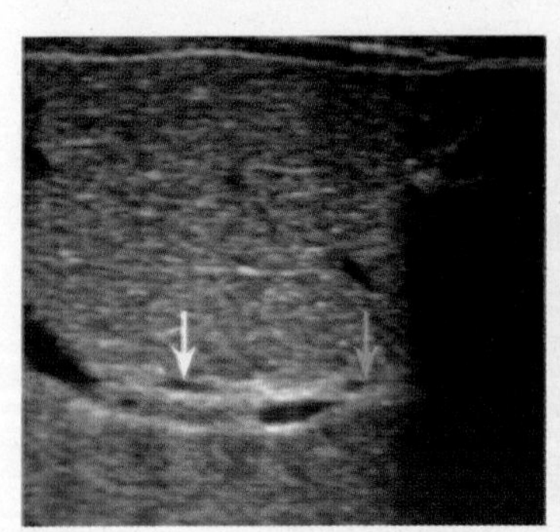

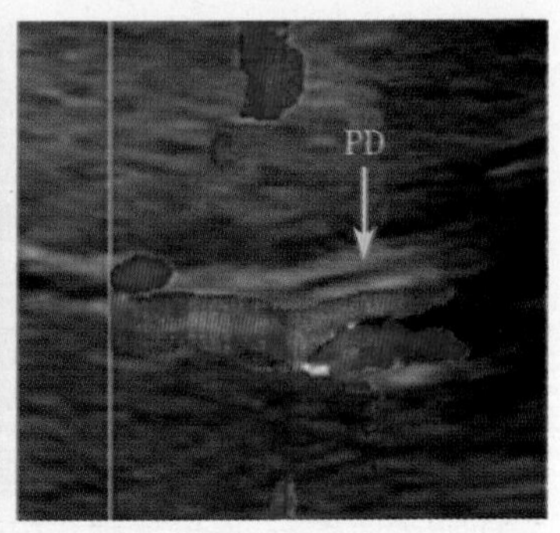

图 2-3　肝内胆管与门静脉走行关系示意图
（箭头示左右肝管）

二、常见小儿肝疾病超声诊断

（一）肝脏局限性占位病变

1. **肝囊肿**　声像图表现：肝内囊肿超声表现有独特的诊断

价值，单纯型典型囊肿表现为：①囊壁菲薄，边缘整齐光滑，或前壁呈亮弧线，侧壁回声失落；②内部为清晰的无回声；③伴后壁和后方回声增强，有侧边声影。如果无回声内有间隔状强回声带、光点、囊壁增厚等变化，则应注意多为肝脓肿液化、肝脏囊腺瘤，或肝恶性肿瘤变性坏死、液化等改变，注意其鉴别诊断（图2-4）。

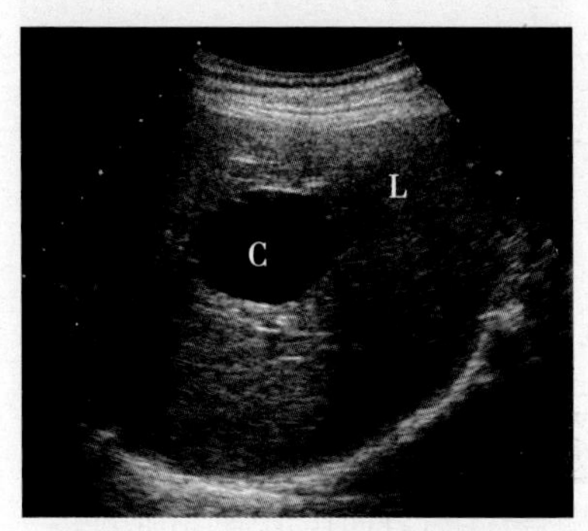

图2-4　单纯肝囊肿声像图
（图中C所示为肝囊肿）

2. **多囊肝**　多囊肝（polycystic liver）为胚胎发育时期肝内多余的胆管未发生退化和吸收，并逐渐呈分节状和囊状扩张而形成。儿童多见，常有遗传性及家族史。约50%伴发多囊肾，也可伴脾、胰等脏器多囊性疾病。

声像图表现：肝脏不均匀性普遍增大，切面形态失常，表面不光滑，高低不平。肝内密布大小不等的圆形无回声区，内径数毫米至数厘米，以2~5cm多见。边界清晰，常紧密相连，间隔组织少，使多数囊肿难以显示后方回声增强效应。各囊肿之间互不相通。严重者肝内无正常实质回声，较大囊肿无回声区之间呈无数短棒样的等号状高回声，其两侧边缘不封闭，为小囊肿侧壁回声失落时的表现。多囊肝常与多囊肾、多囊脾等其他内脏的多囊性病变合并存在，约50%可同时显示多囊肾（图2-5）。

3. **肝脓肿**

（1）声像图分型及各型声像图特征：肝脓肿B超显像可分以

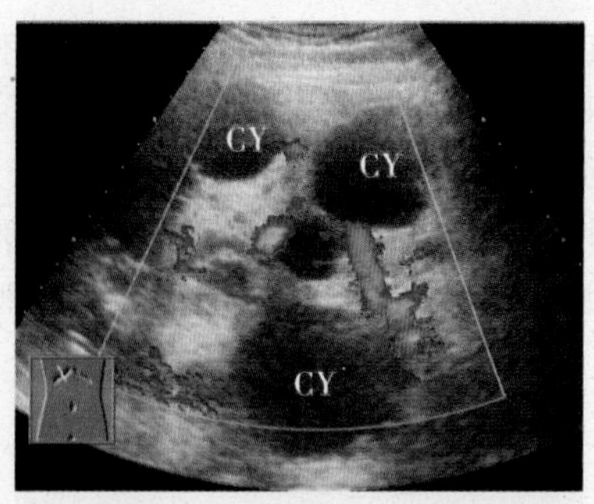

图 2-5　多囊肝声像图

下 5 型。

● Ⅰ型：早期肝脓肿，脓肿尚未液化，国外学者将其归纳为六大征象：①无清晰的壁；②脓肿中心为等回声时，周边伴无回声晕环；③脓肿中央部回声程度逐渐减低时，该晕环与脓肿的大部分无回声相融合；④后方回声增强；⑤脓肿内为外形不规则的无回声区；⑥动态观察短期内（1 周左右）有明显变化。

● Ⅱ型：液化不全肝脓肿。脓肿外形逐渐变圆、内为蜂窝状结构，不规则无回声区及光团回声混合存在。脓肿壁不平整、边缘不平滑，后方回声轻度增强。

● Ⅲ型：典型肝脓肿、大部或全部液化。呈圆形或椭圆形无回声区，内部伴细小光点，改变体位可见光点漂浮移动。边界清晰，内壁光滑，后方回声增强及侧边声影（图 2-6）。

● Ⅳ型：肝脓肿愈合期：脓肿暗区逐渐缩小，尚可见边界清晰的无回声区，或同时还有残存光团回声，继发征象消失。

● Ⅴ型：慢性厚壁肝脓肿。脓肿内坏死物多，壁厚而不光滑，且回声增高。无回声区范围小，内可见不规则的光团与光点。

（2）鉴别诊断：应注意与肝癌液化，肝囊肿、肝包虫病相鉴别。

（3）临床意义：①诊断价值高，超声诊断肝脓肿的准确性超过 95%；②超声可准确定位肝脓肿所在部位及其与周围肝内外各结构与脏器的关系；③可动态观察不同时期肝脓肿的演变过程，既经济又方便，且可反复进行；④超声引导下穿刺可做各种

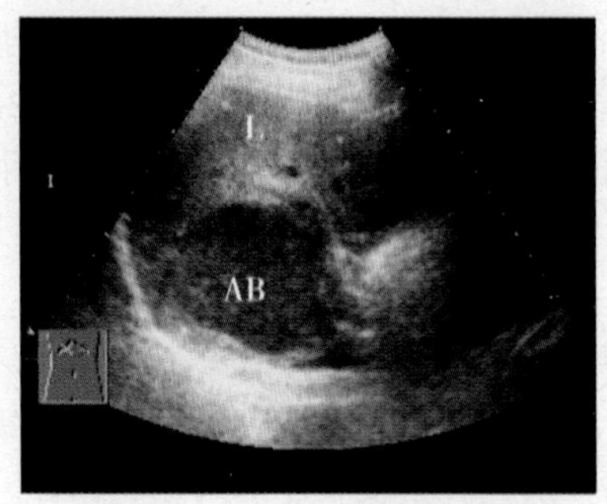

图 2-6　典型肝脓肿声像图

治疗，如抽脓、药物冲洗、置管引流等，对鉴别诊断困难的可行活检确诊。

4. 原发性肝癌

（1）声像图表现：①肝形态轮廓：肿瘤较小时，肝切面形态可无改变，较大时肿瘤所在肝叶明显增大，肝表面隆起，可呈“驼峰征”。②超声特征：肝内出现肿块图像。可单个或多个，病灶大小不一，直径小于 1cm 的病灶超声也可以显示，但明确诊断较困难。肿块可为低回声，等回声、高回声或混合性回声。一般直径小于 3cm；低回声型多见；大于 3cm 高回声多见；癌肿内部出现坏死液化钙化时，表现为混合性回声（图 2-7）。

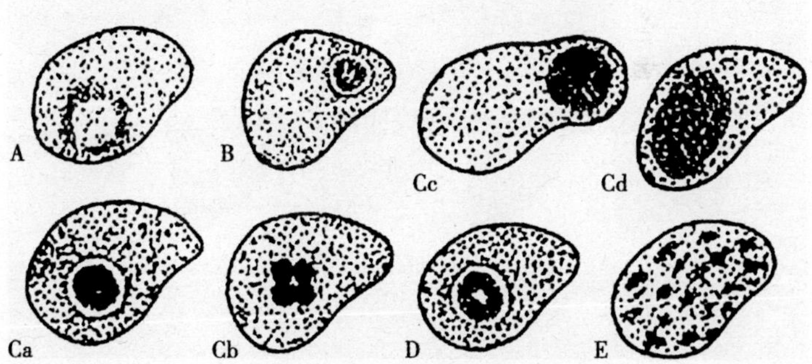

图 2-7　肝癌声像图分型示意图

（A. 低回声型　B. 等回声型　Ca. 结节型高回声　Cb. 融合结节型高回声　Cc. 包膜型高回声　Cd. 巨块型高回声　D. 混合型　E. 弥漫型）

彩色多普勒血流显像肿瘤的周边及内部均有不等的血流信号显示，频谱多普勒检测到动脉血流频谱（图 2-8）。超声造影检查更有其特征性表现。病灶在增强期和消退期与周围肝实质有较清晰的边界。且呈“快进快出”的特征。延迟相为低增强表现（图 2-9）。

肝细胞肝癌周围组织的继发征像：肝内血管受压征如癌肿压迫肝静脉、门静脉使狭窄、移位、呈环绕瘤灶走行。胆道系统受压：癌肿挤压肝内胆管使受压部以上的胆管扩张等。

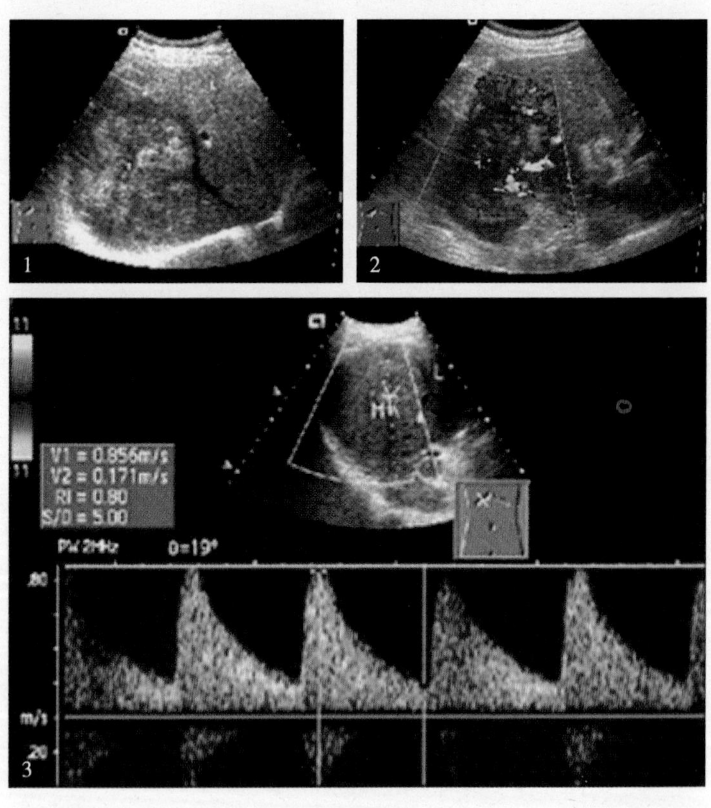

图 2-8　肝癌声像图及 CDFI

（图 1 示癌肿内有多结节的融合　图 2，3 示 CDFI 肿块内有丰富血流信号频谱测定为高速高阻表现）

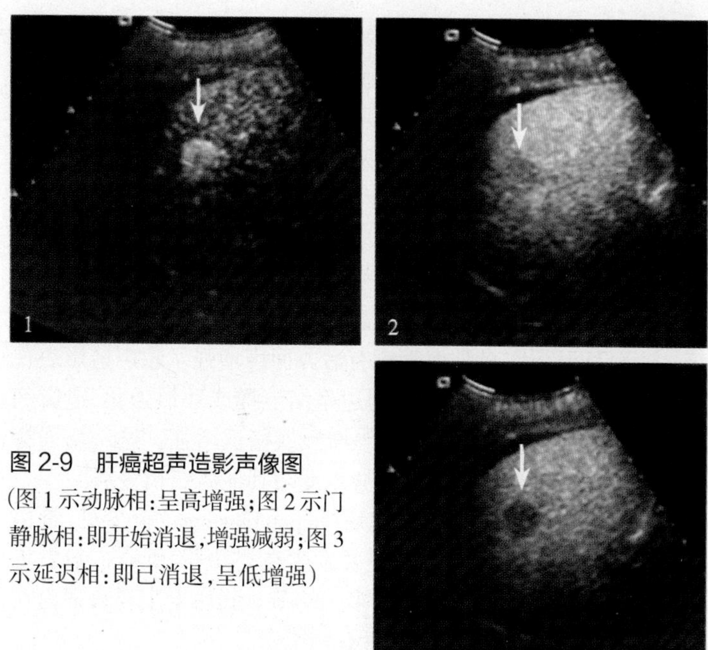

图 2-9 肝癌超声造影声像图
(图 1 示动脉相:呈高增强;图 2 示门静脉相:即开始消退,增强减弱;图 3 示延迟相:即已消退,呈低增强)

血管内瘤栓:门静脉瘤栓常见,可见门静脉段管腔内有低至高回声的实质的团块。肝静脉内瘤栓也较常见,有时可延伸至下腔静脉内。

转移征象:肝内转移可见在肿块周边卫星灶小结节、肝外转移常见于肝门淋巴结和腹膜后淋巴结转移。

(2) 鉴别诊断:要注意与肝血管瘤、肝脓肿、肝腺瘤、肝局灶性结节性增生(FNH)等的鉴别,超声造影对这些病灶具有重要的鉴别价值。

(3) 临床意义:①超声对肝癌的诊断符合率高:特别是多普勒超声和超声造影的临床应用,利用肝癌血供特点和其他病灶的血供特点的差异,再结合二维超声表现,使超声对肝细胞肝癌诊断符合率达 95% 以上;②定位诊断较准确,超声可根据肝内各大静脉及韧带对肝脏分叶、分段,显示肿瘤与各结构的空间位置关系,从而获得准确定位;③对确定治疗方案有较大意义:超声显示肿瘤大小、数目、位置、静脉内血栓有无等，为临床制订治疗方案提供有力依据；④可作为治疗后随访的检查方法：超声检查简便、经济、无创、可早期发现或除外肝癌的复发；⑤对肝癌高危人群定期同时检测超声和甲胎蛋白，是发现早期肝癌的基本措施。

5. **肝血管瘤**

声像图表现：小儿肝血管瘤多数较小，回声类型可呈高回声、低回声及混合性回声。肿瘤境界清晰，外周有细的回声增强带，内部呈网格状；多数血管瘤有后方回声增强。超声造影表现为：在动脉相和门脉相，病灶周边呈结节样或环形强化，造影剂逐渐呈向心性填充，延迟相呈等增强或稍低增强。这一增强特点对诊断肝血管瘤具有特征性并以此与其他病变相鉴别。

6. **肝母细胞瘤**：肝母细胞瘤（hepatoblastoma）较少见，是由肝脏胚胎组织发生的肿瘤。主要发生在婴幼儿，肿瘤一般发生在右叶，多为单个肿块，也可为多个结节。临床上主要表现为在上腹触及一质地较硬的肿块，可有轻压痛。

(1) 声像图表现

1) 肝脏形态异常，各径线测值明显增大。肝包膜回声线完整，但可向表面呈半球状突起。

2) 肝内可见一圆形或椭圆形或分叶状的团块图像，与周围肝组织分界明显。瘤内回声强弱不一，分布不均，常见高回声及无回声区。如发现伴有声影的高回声，往往表示病变区有钙化灶存在，对诊断本瘤有很大帮助（图 2-10）。

3) 转移征象：门静脉、肝静脉可见癌栓；腹膜后出现肿大淋巴结。

(2) 临床价值：婴幼儿发现有上腹肿块，临床上鉴别诊断常较困难。超声检查能明了肿块的性质及与周围组织、器官的关系，对鉴别肝母细胞瘤、肾母细胞瘤、肾上腺及腹膜后神经母细胞瘤有很大帮助。

（二）肝脏弥漫性病变

肝脏弥漫性病变早期常无明显改变或仅有肝肿大，但随着病程的进展，一些病变出现特征性声像图表现。有的病变引起

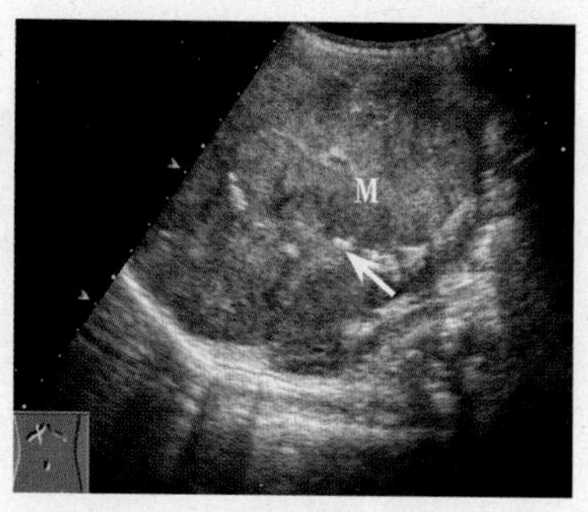

图 2-10 肝母细胞瘤

（肝右叶已巨大实质性肿块，箭头示钙化）

肝脏回声减弱，又称“暗肝”；有的引起回声增强，又称“亮肝”（表 2-3）。

表 2-3 引起“暗肝”和“亮肝”的原因

病变性质	引起“暗肝”的原因	引起“亮肝”的原因
炎性病变	急性肝炎	脂肪变
	病毒性	肝硬化、肝纤维化
	中毒性	慢性肝炎
充血性病变	充血性心力衰竭	脂质、糖原储蓄性疾病
浸润性病变	淋巴瘤	肝血吸虫病、血色病
	白血病	肉芽肿性病变

1. 肝硬化

声像图表现：典型的肝硬化有以下特征性改变（图 2-11、图 2-12）。①肝脏形态轮廓：肝切面形态失常，肝脏各叶比例失调，肝脏缩小，以右后叶萎缩明显，左叶及尾叶常增生肿大；肝缘变钝；肝表面不光整，呈波浪状、锯齿状或驼峰状改变；②肝内部回声：肝内光点分布不均，回声增粗、增强，有结节感；③肝内管道系统：肝内管道早期无明显异常，晚期可发生改变：肝静脉内径变细或粗细不均，可出现管壁受压，走行扭曲，僵硬或消失；肝动

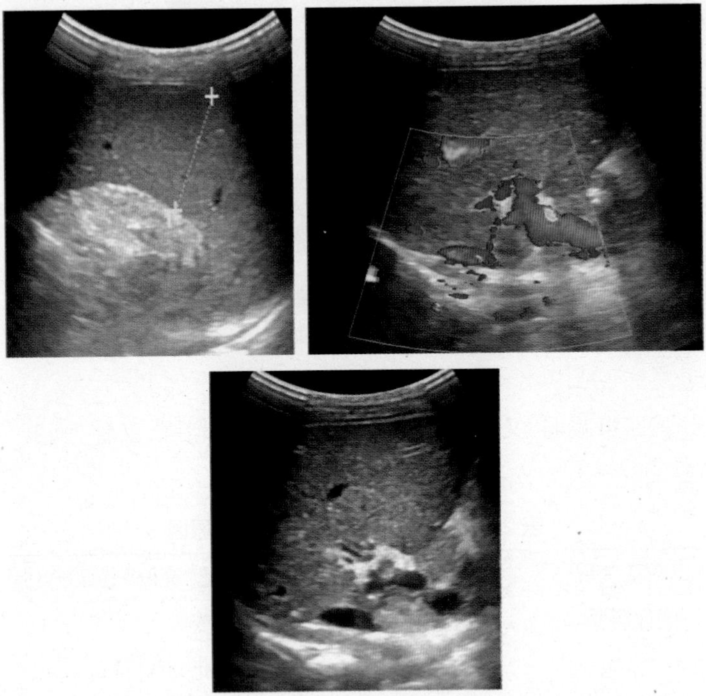

图 2-11　肝硬化

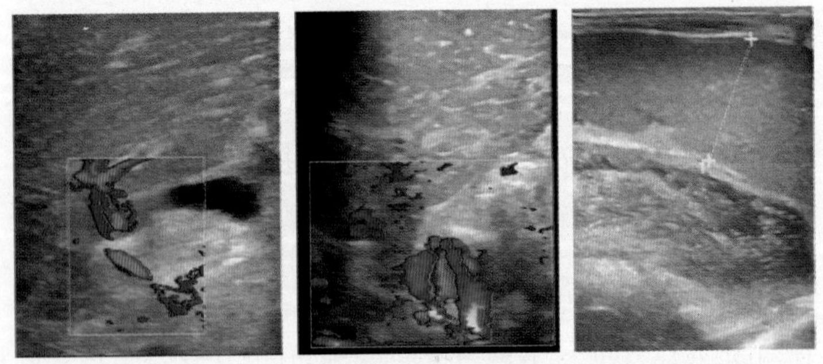

图 2-12　肝硬化

脉可出现代偿性增宽;肝内门静脉小分支出现扭曲变细,管壁回声增强,门脉主干及二、三级分支增宽,有时可见门脉血栓和门脉海绵样变性;④门脉高压征象:门静脉内径增宽;脾肿大,脾静脉扩张、纡曲,侧支循环开放:附脐静脉开放;冠状静脉扩张、迂曲等;⑤腹水;⑥胆囊壁增厚,水肿,呈双边影;⑦彩色多普勒超声:门静脉血流速度减低,随呼吸波动减弱,可出现双向血流或反向血流;有栓子时,可见充盈缺损,当有门脉 - 肝动脉瘘时,门静脉内可测到高速动脉性血流信号;有门脉海绵样变性时,可示肝门部的回声增强、呈海绵状结构为门静脉血流。肝动脉增宽,血流速度有所增加。可显示附脐静脉、胃冠状静脉等侧支循环的离肝彩色血流。

2. **肝糖原累积症** 肝糖原累积症(glycogen storage disease)为先天性代谢性疾病,糖原累积在肝脏,致肝脏声像图异常。由于声像图表现无特征性,诊断应结合临床考虑。

(1) 肝脏肿大,肝缘、肝角圆钝。

(2) 肝实质回声明显增强,光点粗大,分布不均匀,呈脂肪肝样改变。

(三) 肝脏血管性病变

1. **门静脉海绵状变性** 门静脉海绵状变性(portal sponge degeneration)系门静脉完全或部分阻塞后,在其周围形成大量侧支静脉或阻塞后再通。引起门静脉阻塞的常见原因是癌栓、血栓或先天性发育异常。临床主要表现为门静脉高压的症状,如脾肿大、腹水,甚或静脉曲张性出血等。

声像图表现:①二维超声:门静脉主干或(和)分支正常结构消失,呈蜂窝状或弯曲的短管状无回声区;②CDFI:在蜂窝状门静脉内可见星点状、细线样红蓝相间的彩色血流。继发门静脉高压声像图改变,如脾肿大、脾静脉及肠系膜上静脉内径增宽,严重者可见腹水(图 2-13)。

2. **门静脉闭塞** 门静脉闭塞(atresia of portal vein)系不明原因的门静脉管壁增厚、狭窄以致闭塞,引起肝内型窦前阻塞性门脉高压症,主要病理改变为门静脉壁胶原纤维组织增加而肝小叶结构正常。临床上很少见,主要表现为原因不明的上消化

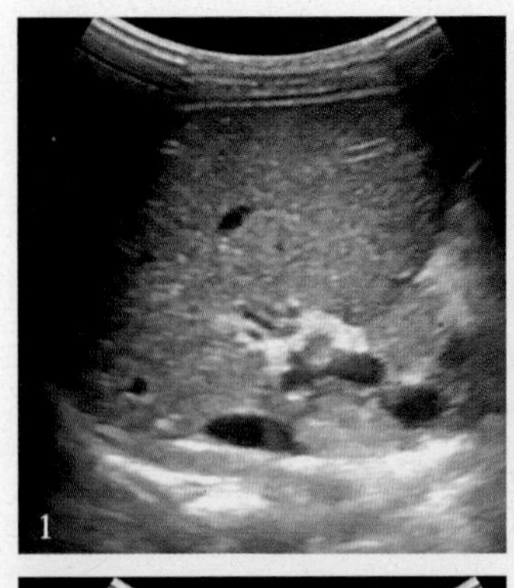

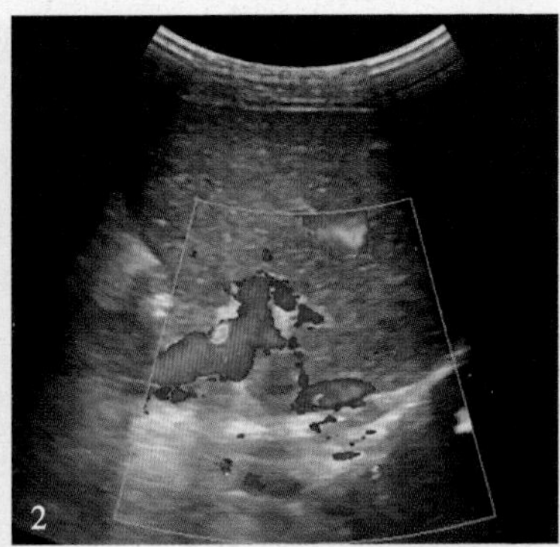

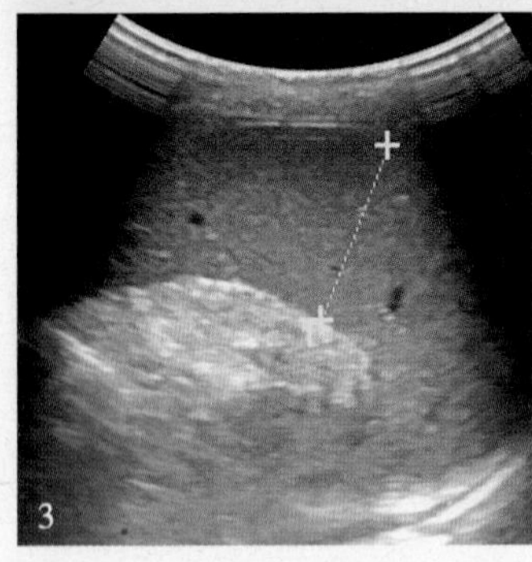

图 2-13 门静脉海绵样变性
(4 岁男婴,上消化道出血,图 1 示门静脉海绵样变性蜂窝样改变;图 2 示 CDFI 表现;图 3 示脾肿大)

道出血、脾肿大及食管、胃底静脉曲张,且排除肝硬化、肝静脉阻塞等疾病。

声像图表现:门静脉主干管壁增厚、回声增强,内壁呈虫蚀样改变;腔变窄,闭塞者呈粗细不等的光带,血管消失者声像图上不显示。肝内回声增强、分布不均匀。肝动脉可代偿性扩张,血流速度增快。侧支循环形成,脾脏明显肿大,甚或出现腹水无回声区(图 2-14)。

3. **肝血管畸形** 是小儿较常见的肝内血管病变。

声像图表现:肝内可见蜂窝状无回声或低回声,彩色多普勒呈片状五色镶嵌的血流信号,多合并门静脉 - 肝动脉瘘、门静脉 - 肝静脉瘘,此时频谱多普勒可检测到高速动脉血流信号或不规整高速静脉血流信号,可显示增粗的供血动脉或门静脉及引流静脉(图 2-15)。

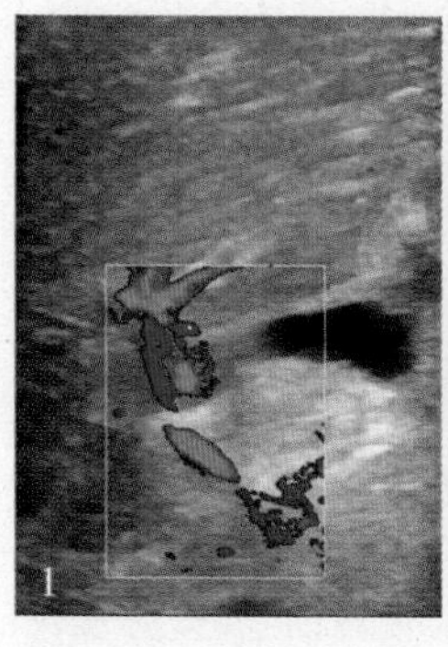
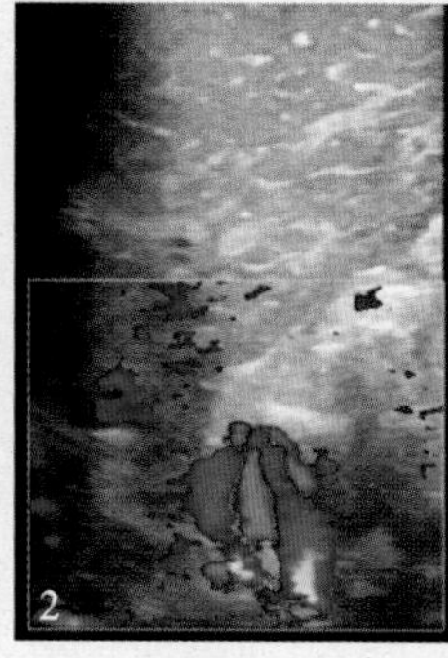
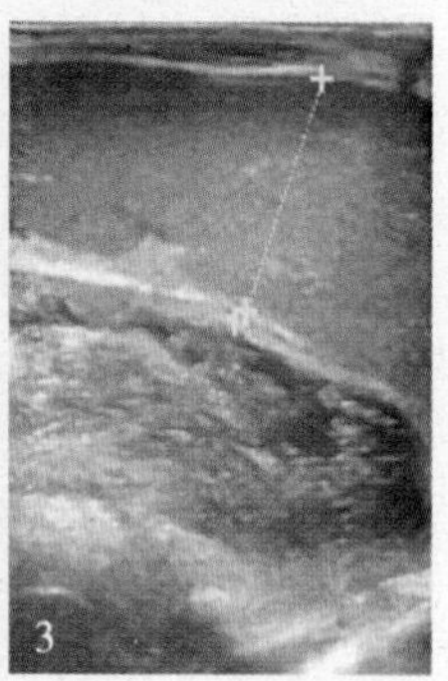

图 2-14　门静脉发育不良狭窄

(3 月龄胆道闭锁合并门脉发育不良，图 1 示门静脉主干壁增厚回声增强、内径 0.24cm；图 2 示肝门脉可见纡曲扩张的侧支循环、肝回声增粗；图 3 示脾肿大、厚 2.5cm)

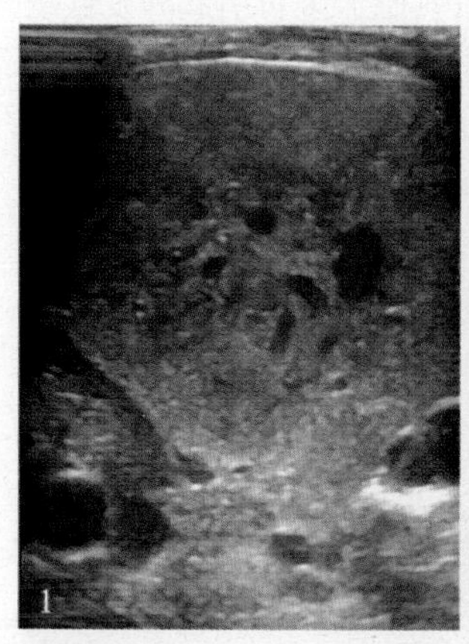
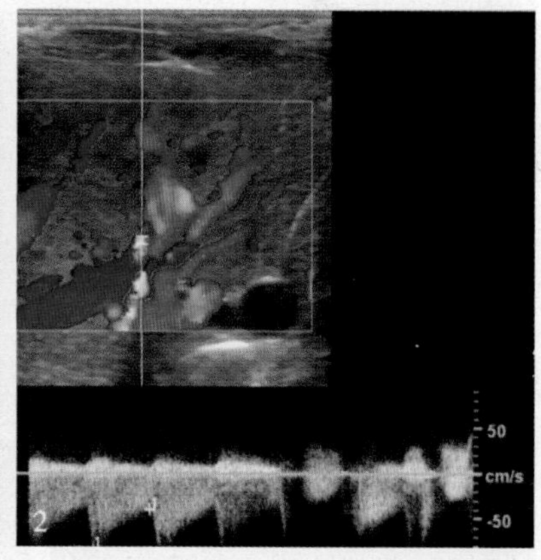

图 2-15　肝血管畸形

(3 月龄，图 1 示肝内可见多个蜂窝状回声区；图 2 示 CDFI 示蜂窝状回声为扩张不规整的血管，并可检测到动静脉瘘高速低阻血流信号)

三、常见小儿胆系疾病超声诊断

1. **胆囊结石**　胆囊结石(gallstones)是常见的胆系疾病。胆囊结石可能是由于多种因素使胆固醇和胆色素代谢障碍，沉积形成结石，当结石阻塞胆囊管时可引起胆绞痛。

声像图特征：①胆囊腔无回声区内可见一个或多个强回声光团或光斑；②强回声团后方伴有清晰的声影；③可随体位变化而移动。小儿泥沙样结石较常见，胆囊无回声区内见强回声光点群，呈带状沉积于胆囊后壁、底部或颈部，后方伴轻度声影。

2. **急性胆囊炎**　急性胆囊炎（acute cholecystitis）系小儿常见的急腹症之一，多因结石阻塞、细菌感染、胰液反流及蛔虫钻入等病因引起。

声像图表现：胆囊肿大，尤以横径增大明显；胆囊壁弥漫增厚，毛糙呈"双边影"；胆囊内胆汁淤积。有时可见胆囊结石及蛔虫图像。

3. **胆道蛔虫症**　胆道蛔虫症（biliary ascariasis）系肠蛔虫经十二指肠乳头钻入胆道所致，蛔虫大多存在胆总管内，有的可进入肝管或肝内胆管中，亦可进入胆囊内，临床上可引起阵发性绞痛，是小儿常见的急腹症。

（1）声像图表现：见图2-16。

1）在扩张的胆管长轴切面内，可见前后径约为3~5mm的平行双线状高回声带。中心为暗区，前端圆钝。

2）活蛔虫可见在胆管内呈"~"形蠕动。

3）死蛔虫，呈线状高回声带模糊不清，中心暗区消失，当虫体萎缩，可断裂呈片状或回声不均的带状物。

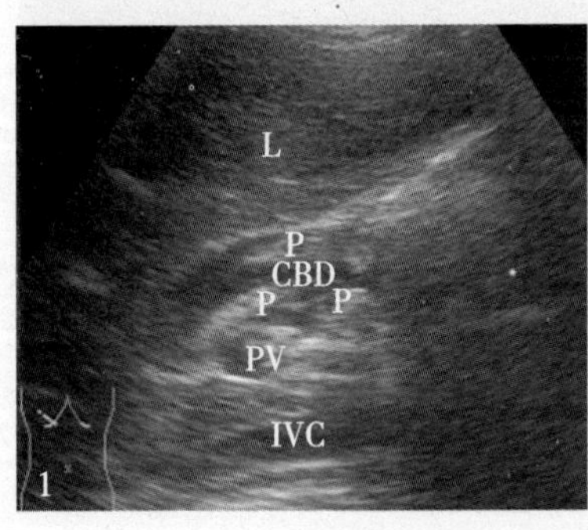

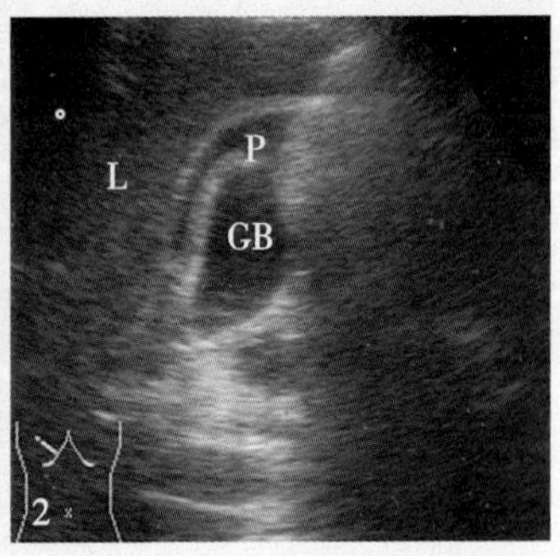

图2-16　胆道蛔虫病

（图1示胆总管内多条蛔虫图像；图2示胆囊内蛔虫图像）

4）当蛔虫进入到胆囊时，胆囊无回声区内可见弯曲状的管状回声。

(2) 鉴别诊断及临床意义：根据扩张的胆管内出现平行双线状强回声带，可较准确地诊断胆道蛔虫症。并可明确判断治疗后蛔虫是否退出胆道。

4. **胆囊增生性疾病**　胆囊增生性疾病是由于胆囊壁内某种成分过度增生所致，胆囊壁局限性增厚或向腔内隆起的病变，并非真性肿瘤。以胆固醇息肉及胆囊腺肌增生症较多见。

声像图表现：

(1) 胆固醇息肉（cholesterol polyps）

1）胆囊大小一般正常，息肉呈球形或乳头状高回声或中等回声团附着于囊内壁；

2）多有细蒂相连，不随体位改变而移动，后方无声影；

3）息肉体积较小，一般不超过 1cm。

(2) 胆囊腺肌增生症

1）受累的胆囊壁明显增厚，根据增生的部位和范围可分为：①局限性：胆囊底部呈圆锥帽状增厚，此型多见；②节段型为胆囊底体部壁节段性增厚，呈“三角征”；③弥漫型为胆囊壁弥漫性增厚。

2）增厚的胆囊壁内可见小囊状的无回声区、低回声区或强回声斑，后方伴“彗星尾”征即扩张的罗 - 阿氏窦。

3）先天性胆总管囊状扩张症（图 2-17）：又称先天性胆总管囊肿（congenital choledochal cyst）系胆管壁先天性薄弱所致，小儿多见。胆总管囊肿多以腹部肿块，间隙性腹痛、黄疸等为主要临床表现，肝内胆管囊状扩张继发结石或感染后可出现发热、黄疸、肝区痛等临床表现。

①胆总管部位可见椭圆形或梭形无回声区，壁薄、后方回声增强，有时无回声区内可见结石强回声光团及声影，或胆汁形成的细小光点回声。②囊肿无回声区上段与近端胆管相通，其后方可见门静脉。③胆囊常因囊肿向腹前壁推挤移位。

(3) 胆道闭锁（biliary atresia，BA）：胆道闭锁的具体病因至今不明。小于 6 个月的 BA 患儿如果能早期诊断，行 kasai 手术治

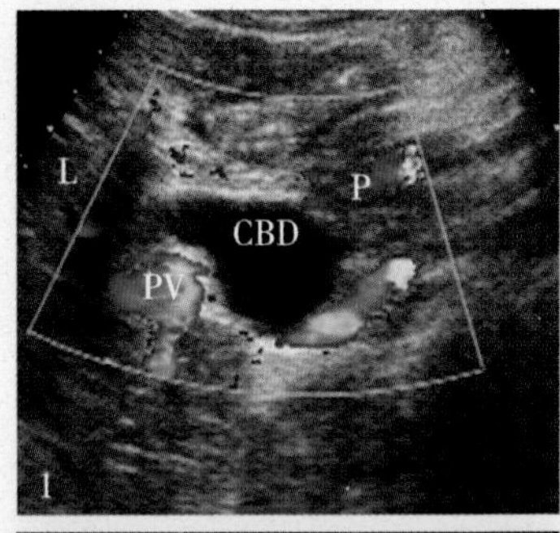

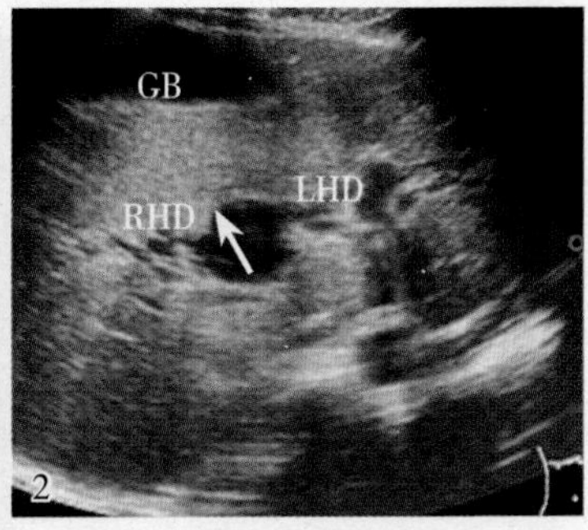

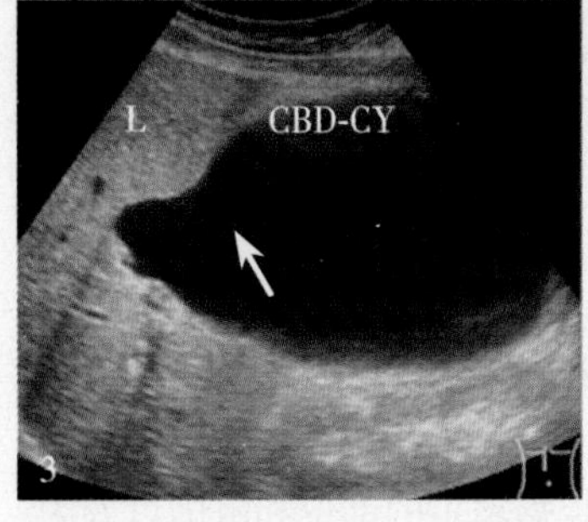

图 2-17　胆总管囊肿

(图 1 示胆总管囊肿与门静脉胰腺的关系;图 2 示胆总管囊肿与肝内胆管相联通;图 3 示一巨大胆总管囊肿。CBD 胆总管,CY 囊肿,PV 门静脉,P 胰腺,RHD 右肝管,LHD 左肝管)

疗,高达 60% 的患儿可在术后可达到通畅引流,血清胆红素水平降到正常水平内,但如果未得到及时手术治疗,不可避免发展为门脉高压、肝硬化。因此快速而准确的确诊婴儿黄疸病因对 BA 患儿早期治疗非常重要。超声是目前 BA 的首选诊断方法,高频超声对 BA 的诊断率在 90% 以上。

超声检查方法:超声探头频率 7~12MHz。所有患儿均于空腹 4 小时后进行腹部检查。

声像图表现见图 2-18 至图 2-20。

(1) 肝门部高回声纤维斑块(triangular cord sign,TC 征)也即肝门或左右肝管汇合部团块状或带状高回声区,厚度一般大于 0.4cm。

(2) 胆囊异常:包括无胆囊、小胆囊(长径 <1.6cm)、胆囊壁不光整(增厚、厚薄不均、僵硬不光滑)。

(3) 肝动脉增宽:肝右动脉内径≥1.9mm,肝表面可见动脉血流信号。

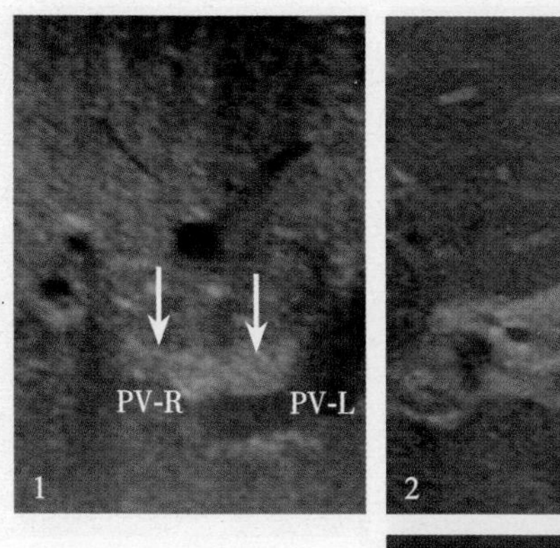

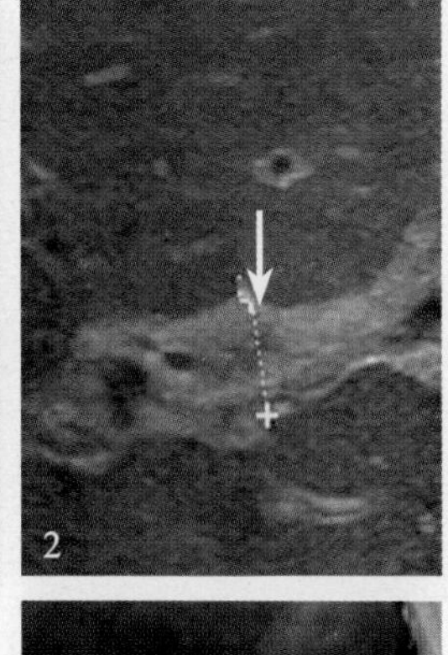

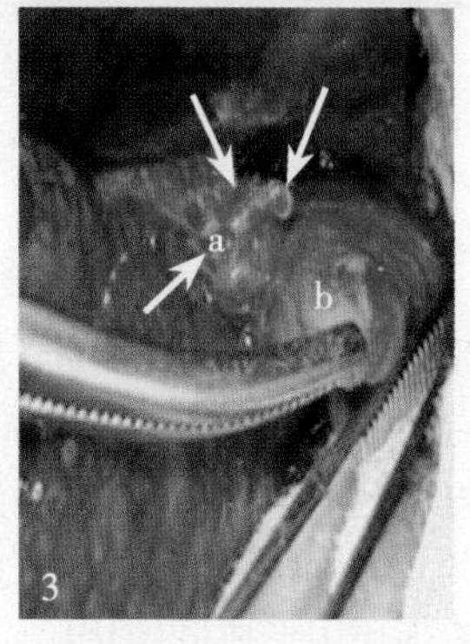

图 2-18　胆道闭锁
（肝门部高回声纤维斑块，1 纤维斑块厚 4mm；2 纤维斑块厚 8mm；3 为 2 同一患者手术所见）

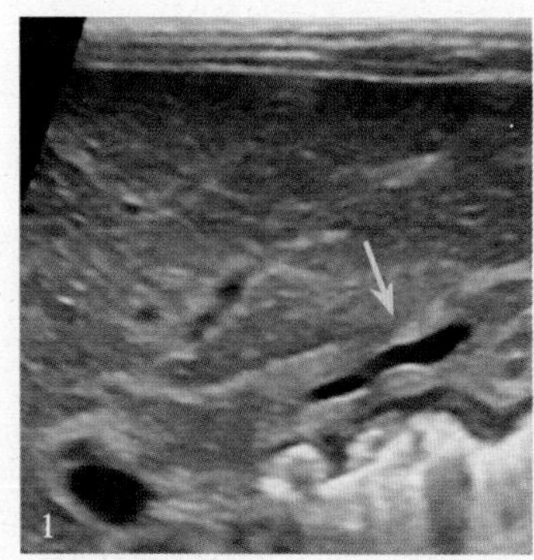

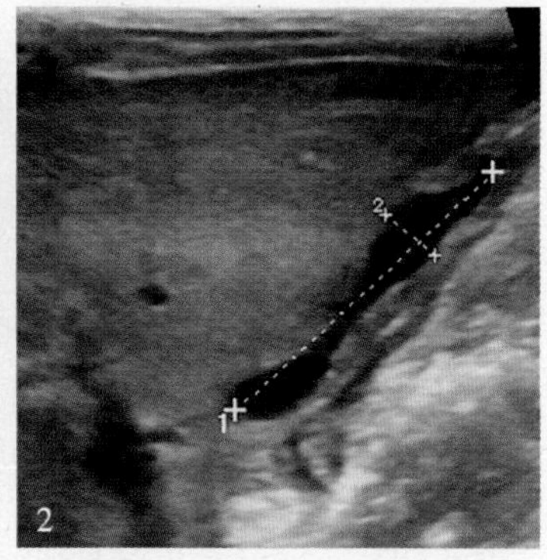

图 2-19　胆道闭锁
（胆囊异常，1 示小胆囊壁并增厚；2 示胆囊壁不规整僵硬）

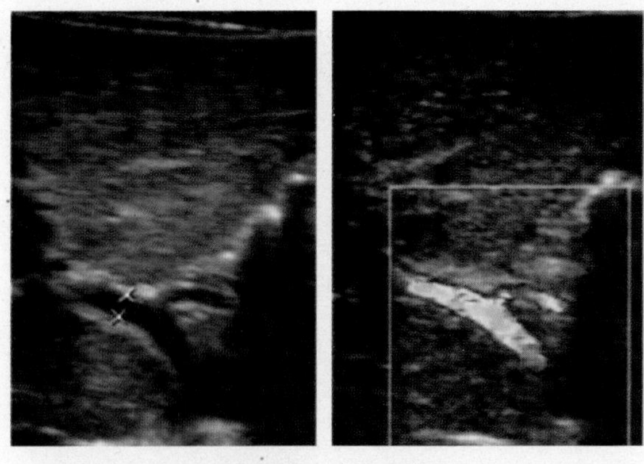

图 2-20 胆道闭锁
（示肝动脉增宽 0.27cm）

(4) 其他：肝硬化、肝肿大、脾肿大及腹水等。

鉴别诊断价值：注意 BA 与其他引起黄疸的疾病鉴别，如婴儿肝炎综合征、婴儿高胆红素血症等。这些疾病经护肝退黄治疗病情好转，如婴儿肝炎综合征经内科治疗 4~5 个月后，多数黄疸逐渐消退，可痊愈，若误诊为 BA 而进行手术，约 30% 将因手术和麻醉等原因形成肝硬化。

第三节 小儿肝、胆、胰、脾疾病 CT、MRI 等其他影像学检查

一、其他影像学检查方法概述

随着医学影像学的发展，肝胆胰脾疾病的影像检查技术及诊断水平也不断发展和提高。包括超声、核医学、X 线造影、CT 和 MRI 在内的医学影像学检查，对小儿肝胆胰脾疾病的诊断具有非常重要的价值。它能为疾病的诊断、治疗方案的选择提供重要信息，而且还能评价治疗效果。

超声检查操作方便，价格适中，无电离辐射，非常适合儿童

肝胆胰脾疾病的筛查和部分肝胆胰脾疾病的诊断。胆结石和胆囊炎,B 超是首选检查;B 超对肝脏小血管瘤的敏感度要高于 CT 和 MRI;对于肝脏肿瘤和脓肿,典型病例 B 超可以做出诊断,不典型病例可进一步 CT 和 MRI 检查;B 超对先天性胆道扩张症的诊断相当准确,但对显示伴随的胰胆管异常合流、继发的肝脏和胰腺病变明显受限,远不如 CT 三维重建和 MRCP 显示清楚。

^{99m}Tc-HIDA 是快速的经胆道排泄的药物。^{99m}Tc-HIDA 肝胆核素检查是小儿先天性胆道闭锁的重要检查,能鉴别新生儿重症肝炎和先天性胆道闭锁。

胰胆管 X 线造影检查,既包括 ERCP、临床医师术中胰胆管造影,也包括放射科医师经 PTC 置管和 T 管造影。胰胆管造影能准确显示胆道内的结石,胆道畸形,胆道狭窄及扩张。

CT 是用 X 线束对人体层面进行扫描,根据 X 线的衰减取得数据信息,再经计算机处理而获得的体模信息图像。CT 显示的是断层解剖图像,能清晰显示病变的细节,在检出病变、确定病变位置、与周围结构毗邻关系方面敏感可靠,能帮助病变的病理性质做出初步判断。CT 检查技术发展很快:扫描仪探测器排数越来越多,扫描速度越来越快,能在短时间完成腹部 CT 扫描,这减少了呼吸运动伪影对图像质量的影响;容积 CT 扫描得到的各向同性图像,能在三维空间内进行任意平面的重组,准确显示病变的复杂解剖关系,对于判断复杂解剖位置新生物的来源及直观显示大肿块对周围结构的侵犯或推压情况具有重要意义;能谱 CT 图像通过后处理,能够得到单能量图像、能谱曲线、物质定量和有效原子序数,在此基础上提高图像质量,发现常规 CT 不能发现的病灶,帮助判断肿瘤的性质及来源。CT 检查分为平扫检查和对比增强检查,针对不同的疾病又有不同的动态增强检查扫描方案。CT 增强检查,使病变和正常器官有不同程度的强化,形成密度差别,更清楚显示病变,并进一步判断其性质。对炎性和外伤性病变,CT 平扫检查可满足诊断需要;对占位性病变,需要行平扫 + 增强检查;如要观察血管、胆道的病变及变异,最好进行图像的三维重建,以立体、直观地观察病变;能谱 CT 对于微小的富血供肿瘤的检出、体内金属植入物伪影的消除、复杂肿瘤的来源判断，具有重要意义。对于儿童患者来说，CT 检查的缺点在于它有一定的电离辐射，CT 增强检查所使用的碘离子对比剂具有一定的肾毒性。基于 ASiR 或 iDose 技术的低 KeV、低 mAs CT 扫描及低碘离子浓度造影剂的使用，能够在不降低图像质量的前提下，明显降低检查的辐射剂量和肾毒性，受到越来越多的重视。

磁共振成像是利用原子核在强磁场内发生共振所产生的信号变化来重建图像的成像技术。MRI 成像的特点是无放射性损伤，组织分辨率高。对于 CT 图像不能鉴别其性质的小儿肝胆胰脾疾病，MRI 能够提供额外的组织成分信息，帮助定性诊断。对于需要做增强检查的碘过敏患者，MRI 增强检查提供了一种替代选择；并且，使用钆剂的 MRI 对强化的敏感度，是使用碘剂的 CT 的 20 倍，CT 增强检查强化不明显病灶，MRI 增强检查可以清晰显示病灶的强化。LAVA 超快速动态增强扫描，成像速度快，图像质量好，能够为临床医生提供丰富的诊断和鉴别诊断信息。呼吸触发的多翻转空间标记脉冲（SLEEK）结合三维快速平衡稳态成像（3D FIESTA）序列的 ncMRA 血管成像技术，成功率高，检查时间短，无需注射对比剂，能避免肾源性纤维化的发生；该技术无需屏气，患者容易配合，尤其适用于儿童患者。MR 胆胰管成像（MR cholangiopancreatography，MRCP）采用长 TE 技术加脂肪抑制技术，得到背景抑制的重 T_2 图像，突出水的信号，使含水器官（如胆囊、胆管、胰腺管）清晰显影，对于儿童胆道病变有重要的诊断价值。

二、检查方法

1. **肝胆核素检查**　患儿禁食 2~4 小时。检查前使用镇静剂。经静脉注射 111-222MBq（3-6Ci）^{99m}Tc-HIDA，动态拍摄多幅肝胆图像进行分析。检查视野包括肝、胆道和小肠。

2. **胰胆管 X 线造影检查**　造影剂为稀释的碘剂。检查前需注意将注射器内气体排出，避免气泡的干扰。

3. CT　检查当日空腹，于扫描前 1 个小时内口服 5% 的甘露醇溶液200ml充盈胃和小肠。仰卧位，层厚和层间距为5mm，扫描范围从膈顶到胰腺下缘；小病灶可进行薄层重建。增强扫描用250~300mg/ml的非离子型造影剂，儿童用量为1.5~2.0ml/kg。

4. MRI　检查当日空腹。因为MRI检查时间较长，运动会严重影响图像的质量。婴幼儿检查前应酌情给予镇静剂，水合氯醛口服、肌内注射或灌肠可以取得良好效果，也可以在检查前30分钟肌内注射戊巴比妥钠，或选择异丙嗪、地西泮等药物。患儿可口服铁的悬浊液，以抑制肠道水的高信号，改善MRCP图像质量。

三、疾病诊断

1. **肝脏肿瘤**　CT扫描范围广，不易漏诊肝脏肿瘤病变，且图像清晰、直观、可靠，可重复性好。CT平扫+增强检查能清晰地反映病变的大小、形态、密度及血供情况，并能显示淋巴结有无转移。肝母细胞瘤表现为肝内圆形、以低密度为主的巨大肿块，肿块内部多可见坏死、钙化、出血；无论平扫及增强检查，肿瘤密度及强化程度总是低于正常肝实质；肝硬化少见，很少侵犯大血管。肝细胞癌常有先天性肝脏疾病，常有肝硬化或脂肪肝背景，动态增强检查肿块呈特征性的“速升速降”强化；在T_2WI图像上呈特征性的较高信号，在高b值DWI图像上呈轻中度弥散受限。肝细胞腺瘤为圆形或类圆形结节，有包膜，CT平扫包膜内可见一圈低密度带，增强扫描肝细胞腺瘤呈“快进慢出”强化。肝间叶错构瘤为肝脏巨大囊实性肿块，其内可见多个大小不一的囊腔，其内有多房分隔，增强扫描实质成分和分隔可强化，囊内容物不强化。肝未分化胚胎性肉瘤，表现为肝脏囊性为主包块，囊内可见软组织密度影及壁结节。肝脏转移瘤具有较典型的影像学表现：典型病例为肝脏多发占位，多位于肝脏浅表；来源于胃肠道的富血供转移瘤，内部多有坏死，增强后内部低密度坏死区无强化，周边肿瘤实质明显强化，形成特征性的环形强化。血管内皮瘤呈多发或单发低密度结节影，增强扫描对比剂自肿瘤向中央充填，延迟扫描密度逐渐减低，但瘤壁仍存在强化。血管瘤在T_2WI图像上呈明显高信号，即所谓的“亮灯征”，在 DWI 图像上呈等低信号。

2. **肝脓肿**　不同时期的肝脓肿有不同的影像学表现。早期肝脓肿表现为肝内不均匀的低密度区，边界不清，边缘不光整。典型肝脓肿为圆形低密度区，中央为脓腔，病灶周围为环形的脓肿壁，增强后肝脓肿呈明显环形强化。同一肝段出现多个脓肿灶，往往提示胆源性肝脓肿。

3. **胆道闭锁**　因患儿年龄小，且胆道闭塞的患儿肝内胆管发育差，并不因肝外胆道闭锁而出现肝内胆管扩张。CT 检查在诊断胆道闭塞方面作用有限。胆道闭塞的患儿 MRCP 表现为仅见显示胆囊，其他胆管结构未见显示，伴门静脉周围纤维性增厚；但受空间分辨率的限制，MRCP 不能对胆管闭塞的类型做出判断。

4. **先天性胆道扩张症**　CT 三维重建能清晰显示胆道扩张的类型、程度及有无合并胆结石，增强 CT 检查能发现合并发生的胆管肿瘤。CT 也可用于术后变化的判定及随访。MRCP 能清晰显示先天性胆管扩张症的类型和程度，并明确显示有无合并胰胆管合流异常。

5. **先天性肝内胆管扩张症（Caroli 病）**　肝内胆管呈多个囊状与柱状扩张的低密度影，囊肿一般较小，与扩张的管状结构相连，呈“串珠状”、“分节状”；囊肿内可见小点状软组织影，称为“中心点征”。中心点征出现，则能确诊 Caroli 病。CT 还能显示 Caroli 病伴发的肝内胆管结石及肝硬化。MRCP 能清晰显示其没有胰胆管合流异常。MRCP 是先天性胆管扩张症和 Caroli 病的首选检查。

6. **胆结石**　CT 对胆结石的显示，取决于结石的化学成分。高密度结石，很容易被 CT 检出；CT 值和胆汁相近的结石，则不容易被发现。诊断胆囊结石，超声为首先检查方法。胆总管结石，尤其是胆总管胰腺段及十二指肠壁内段结石，CT 较 B 超有优势。胆总管内的低密度结石，MRCP 更有优势。但是，MRCP 无法鉴别气泡和结石，可能产生假阳性。另外，对胆总管十二指肠壁内段的小结石或微小结石，MRCP 很可能漏诊，其诊断价值不如 CT。对于观察胆道相关的术后并发症，如残留胆囊、胆管狭窄、胆管结石等，MRCP 是一种无创、准确的检查方法。

7. **胰腺炎**　一部分胰腺炎，因胰腺形态改变轻微，单靠 CT 图像不能做出诊断。对大多数胰腺炎病例，CT 能做出准确诊断，显示病变的范围、程度及动态演变。急性胰腺炎表现为胰腺体积增大，边缘模糊不清，双侧肾前筋膜增厚；急性重症胰腺炎，胰腺内部可见液化坏死区，可见广泛的腹腔积液，亦可形成假性囊肿。慢性胰腺炎，胰腺体积可增大或缩小，胰腺内部可见多发高密度钙化点。

8. **胰腺肿瘤**　儿童胰腺肿瘤罕见，一般为胰母细胞瘤。CT 表现实性或多房囊性巨大肿块，常伴有区域性簇状钙化、出血、坏死及囊变。增强扫描有利于发现周围血管有无侵犯及肿瘤转移灶。能谱 CT 的碘基图有助于检出胰岛细胞瘤。

9. **外伤**　CT 能清晰、准确显示肝脾包膜下、实质及周围的出血及肝脾裂伤。包膜下出血表现为弧形高密度，肝脾裂伤表现为实质脏器局部边缘连续性中断、不光整，实质内可见多发片状出血。对怀疑腹部损伤的患儿，可直接行腹部 CT 平扫检查。

10. **血管异常**　对怀疑布加综合征的患儿，CT 增强检查 + 三维重组或增强 MRI 及增强 MRA 成像，能清晰显示血管狭窄的位置和程度，并能显示伴发的淤血性肝硬化及再生结节。

（魏明发　李震）

第四节　小儿肝胆外科生化学检查

任何怀疑有肝胆胰疾病的患儿都应进行全面的血液和生化筛查，其中包括凝血功能。可疑病史要求额外的血清学测试（肿瘤标志物如：α- 甲胎蛋白，CA19-9，癌胚抗原等）和免疫试验（病毒性肝炎筛查）。需要特别注意血小板计数、凝血功能及肝脏功能测试。

一般来说，需要外科处理的肝胆胰疾病往往会出现梗阻性黄疸、上腹部或背部疼痛、肝脏肿块，或是在对非特异性的腹部症状进行检查中发现相关疾病。对这些患儿需要谨慎评估其手术适应证、营养状况、心肺、肾功能、肝脏功能。至关重要的是，在行儿童肝脏肿瘤根治术前必须评估肝功能 Child-Pugh 分级。一系列抗体检查可以诊断自身免疫性肝胆疾病。

采集病史需要对心肺疾病，手术耐受力进行评估，必要时需要进一步详细研究。预备手术前需要请麻醉师评估和早期干预，检查血红蛋白、蛋白和白蛋白水平粗略评估营养状况，尤其对长期肝功能受损的患儿，必要时使用管饲肠内营养来纠正。检查肌酐清除率以了解肾功能，必要时在围术期对肾功能进行支持。表 2-4 列出了肝胆疾病的实验室检查，表 2-5 是阻塞性和肝细胞性黄疸的肝功能异常指标的意义。

表 2-4 肝胆疾病的实验室检查

血液测试常规	全血细胞计数、红细胞沉降率、网织红细胞计数、白 / 球蛋白水平、Coombs 试验
肝功能检查	直接和间接胆红素水平、天冬氨酸转氨酶、谷丙转氨酶、γ- 谷氨酸转移酶、碱性磷酸酶
蛋白质	白蛋白、球蛋白、凝血酶原时间 免疫学和血清学试验 线粒体抗体 平滑肌和抗核抗体 免疫球蛋白 乙型肝炎表面抗原 甲型肝炎 IgM 抗体 丙型肝炎抗体 巨细胞病毒抗体 EB 病毒抗体 钩端螺旋体凝集素 片形吸虫补体结合试验 阿米巴补体结合试验 棘球蚴补体结合试验 沃瑟曼反应及梅毒血清学试验
肿瘤标志物	癌胚抗原 甲胎蛋白 CA19-9

续表

α1- 抗胰蛋白酶水平	
血清淀粉酶	
血浆铜蓝蛋白水平	
铁和铁结合力	
尿液	尿胆元　含铁血黄素
大便	寄生虫和虫卵

表 2-5　阻塞性和肝细胞性黄疸的肝功能异常指标

指标	意义	梗阻性黄疸	肝细胞性黄疸
胆红素	评估严重程度；间接胆红素在溶血时增加	↑↑↑↑	↑↑
碱性磷酸酶	胆汁淤积标志	↑↑↑↑	↑↑
丙氨酸氨基转移酶	肝细胞损伤标志	↑↑	↑↑↑↑
天冬氨酸转氨酶	肝细胞损害的标志	↑↑↑	↑↑↑↑
γ- 谷氨酸转移酶	酒精滥用与胆汁淤积标志	↑	↑↑↑
白蛋白	合成功能的标志	↓或正常	通常↓↓
凝血酶原时间	合成功能的标志	↑↑↑	↑↑↑↑

成人中经常使用的有创性胆道检查在儿童中也逐渐开展，如(ERCP)和经皮肝穿刺胆道造影。术后可能发生胆源性脓毒症。如果有胆道外引流，即使没有明显的全身性败血症征象，也需要行引流液细菌培养。细菌培养和药敏可以指导治疗。围术期需要对肝胆疾病患儿行抗生素治疗。如果有脓毒症则需要使用广谱抗生素，并需要根据随后的血培养及药敏试验结果进行调整。长期胆道不全梗阻和脓毒症患者极可能有真菌感染。

在生化功能指标中，最有意义且常用的是转氨酶、血清胆红素、碱性磷酸酶和凝血酶原时间等。

一、转氨酶

丙氨酸转移酶(ALT)和天冬氨酸转氨酶(AST)是肝损伤的敏感标志。在肝细胞损害、坏死，甚至在细胞变性、细胞膜通透性增加的情况下，胞内酶便溢出，进入间质液和血循环，两种转氨酶的升高往往比胆红素升高早1周左右，对于肝脏损害均具有较高的特异性。在判断血清转氨酶测定结果时，应注意血清转氨酶升高可见于包括婴儿肝炎、胆道梗阻导致的肝损害或肝脏肿瘤等各种肝病时。

二、胆红素

高胆红素血症的原因有胆红素产生增多、肝脏的摄取和(或)结合减少或胆汁分泌减少。胆红素产生增多(如溶血)或肝脏摄取或结合的障碍(如Glibert病)引起血清非结合胆红素含量的增高。胆汁的形成和分泌减少则血清结合胆红素增高，甚至尿中亦出现胆红素。胆红素在诊断黄疸、反映肝损害程度和判断预后有一定价值。胆道闭锁等胆汁淤积性黄疸时，由于结合胆红素不能从肝细胞和毛细胆管排出，使血清直接胆红素明显升高，在总胆红素中所占比值升高显著；肝炎或肝母细胞瘤等肝细胞性黄疸时，由于同时有肝细胞摄取、结合、排泄障碍，以致血清直接胆红素/总胆红素比值也升高，但升值幅度不及胆汁淤积性黄疸。胆红素尿是肝胆疾病的早期征象，可在黄疸出现前发生。尿中胆红素全为结合胆红素，尿中出现胆红素，提示血清中结合胆红素升高，标志有肝内或肝外胆汁淤积。

三、碱性磷酸酶

血清中的碱性磷酸酶(ALP)来自肝脏、骨骼及妊娠时的胎盘。在儿童时期，特别是2岁以内的婴儿，由于骨骼的生长呈现轻度增高。胆道阻塞时，如阻塞属完全性，几乎全部患者血清ALP上升至正常上界2.5倍以上，ALP升高程度一般与胆红素相平行。但是，胆道闭锁时除非并发肝病性佝偻病引起骨损害，血清ALP一般不升高；相反，合并肝内胆管闭锁婴儿血清ALP

却显著升高。

四、血清蛋白

血清中的蛋白大多数是在肝脏中合成。肝细胞还合成 α1 抗胰蛋白酶、铜蓝蛋白及转铁蛋白与铁蛋白。其血清浓度取决于合成与降解或丢失的相对速度、血管内外的分布以及血浆容量。它的生物半衰期约为 20 天,所以其血清水平不能反映急性肝病时的肝细胞功能。血清白蛋白水平在慢性肝病时降低,中毒性肝炎和营养不良也抑制白蛋白的合成。经肾脏(肾病综合征)、肠道(蛋白丢失性胃肠病)和皮肤(烧伤等)的丢失也可导致低蛋白血症。

五、凝血酶原时间

肝脏合成纤维蛋白原、凝血酶原和Ⅴ、Ⅶ和Ⅹ因子,这些因子单项或联合缺乏可导致 PT 的延长。PT 延长也见于先天性凝血因子缺乏、消耗性凝血病变、维生素 K 缺乏和应用拮抗凝血酶原复合物的药物后。此外,PT 延长尚可为:①肝脏不能有效地清除血浆中激活的凝血因子和凝血抑制物;②肝脏合成纤溶酶原功能受损;③原发性纤溶;④合并弥散性血管内凝血。

六、胆汁酸

胆汁酸是特异性的肝脏检查,它只在肝脏内合成,是促使胆汁形成的原动力之一,第一次肠肝循环即被肝脏摄取 70%~90%。正常时血清胆汁酸的含量非常低,对肝胆系疾病其具有较高的特异性和灵敏性。但血清总胆汁酸浓度的升高既不能帮助鉴别诊断,也不能提示预后。

七、甲胎蛋白

检测血清甲胎蛋白(AFP)极为重要,AFP 是肝母细胞瘤及卵黄囊瘤、生殖细胞肿瘤等几个儿童恶性肿瘤的标记。AFP 可由胎儿肝脏及卵黄管分泌,因此在分析 AFP 含量的临床意义时必须考虑年龄因素,新生儿期 AFP 产生量极高。正常足月婴儿,

AFP水平可高至100 000ng/ml或以上，出生后头几个月AFP水平逐步下降，到1岁时，AFP水平已下降到10ng/ml，接近成人水平。AFP半衰期为5~6天，因此测定患儿血清AFP，特别是测定其动态变化，对肝母细胞瘤的诊断及治疗效果、预后判断具有重要价值。虽然90%以上的肝母细胞瘤及许多肝细胞性肝癌病例AFP水平明显升高，但在肝细胞肝癌的纤维层状型及许多良性肝肿瘤中，AFP水平通常正常。然而在婴儿血管内皮瘤及间充质错构瘤病例也可见到AFP明显升高，因而误导临床医生做肝母细胞瘤治疗。约2/3恶性肝内皮细胞肿瘤患儿AFP有增高，这项指标对诊断十分有帮助，同时通过测定对比也可作为预后的评估方法之一。

八、血氨

测定动脉血氨主要用于估计肝损害程度及其预后。肝硬化有门-体侧支循环者发生肝性脑病时，血氨往往明显增高，血氨水平与昏迷程度和脑电图上慢波的改变呈正相关；而在暴发性肝炎患儿，其脑病的发生往往在血氨明显升高前已陷入深度昏迷，因此血氨测定不能作为诊断肝性脑病的唯一依据。

（魏明发　朱天琦　余东海）

【参考文献】

1. 董蒨，李龙，肖现民等．小儿肝胆外科学．第2版．北京：人民卫生出版社，2017：75-94.
2. 郜进平．肝胆胰脾疾病超声临床与诊断．北京：科学技术文献出版社，2013，105-200.
3. 汪宁，彭兆快．腹部超声诊断肝脏肿块及相关疾病的临床应用分析．医学影像学杂志，2017；9：1830-1832.
4. 苏英姿，袁新宇，白凤森等．儿童实性肝脏间叶性错构瘤的特征与临床病理研究．小儿外科杂志，2013，34(1)：14-18.
5. 陈佳丽，陈捷，李小鹏等．彩色多普勒对胆道闭锁的诊断价值．临床超声医学杂志，2014，16(6)：416-418.
6. R Iorio，D Liccardo，DF Di，etal. Ultrasound scanning in infants with biliary atresia：the different implications of biliary tract features and liver

echostructure. Ultraschall in Der Medizi，2013，3(5)：463-7.
7. A Srivastava，MD Beland.Ultrasound of the Liver and Spleen. Ultrasound Clinics，2014，9(4)：545-565.
8. 叶文宏，汪苍，方佃刚，等．CT 及 MRI 诊断小儿肝脏肿瘤的临床应用价值．肝脏，2016，21(6)：477-480.
9. 段于河．CT 三维重建及模拟手术系统在小儿肝脏外科中的应用．中华小儿外科杂志，2015，36(4)：317-320.
10. 黄顺根，郭万亮，汪健．儿童先天性胆管扩张症综合影像评价．临床小儿外科杂志，2014(6)：534-536.

第三章 肝脏先天性发育异常

胚胎期肝脏发育过程中出现异常，可导致肝脏在形态学和解剖学上的各种异常。胚胎发育至 2~3 周时，前肠细胞增生，形成肝憩室。肝憩室的末端分为头尾两支，头支即是肝脏的始基。肝憩室头支的上皮细胞增殖分化，形成肝索，长成肝板。肝脏发生早期，卵黄静脉及脐静脉长入肝索，两者穿插生长，相间排列，形成肝组织的基本结构。肝脏的生长在第 3 个月时达高峰，约占体重的 10%，以后逐渐减慢。胚胎期肝脏的发育可因血供不足或者周围组织压迫等发生异常。如果某一肝叶发育受限，可形成先天性肝叶缺如或萎缩。某一部分出现迷走胆管和血管，同时伴随肝组织过度增生，可形成 Riedel 肝叶。肝脏先天性异常主要包括先天性肝囊肿、先天性肝纤维化和各种先天性解剖形态异常的疾病。

第一节 先天性肝囊肿

【概述】 所谓肝囊肿就是发生于肝实质内的具有上皮细胞并充满液体的囊性结构。先天性肝囊肿(congenital cyst of liver)是由于先天发育的某些异常所致囊肿形成，是一种较常见的肝脏发育异常所致的良性疾病，有单发和多发之分。约有 50% 的患者合并多囊肾或其他脏器的囊肿。早期可无任何症状，随着 B 超、CT 等检查技术的广泛使用，越来越多的病例被早期发现。本病女性多见，发病率约为男性的 4~5 倍。成人发病率高，约为 0.15%，小儿较少见。

【病因】 病因不清，有人认为是肝内胆小管上皮合并炎性增生阻塞，近端管腔内容物潴留形成。也有人认为是胚胎期肝内迷生的胆管发育障碍，多余的肝内胆管未发生退化，又不与远端胆管相通所致。

【病理】 孤立的肝囊肿好发于右叶，是左叶的2倍。囊肿的大小差别很大，小者可仅数毫米，大者有数十厘米，囊液含量可达数千毫升。囊壁多呈乳白色或蓝灰色，厚度为0.5mm~1.0cm。囊肿可孤立单发或多发弥漫全肝。多囊肝切面呈蜂窝状，囊壁菲薄。囊液多为清亮透明，与胆管相通时，呈金黄色胆汁样；合并感染时，浑浊脓性；并发出血时，为咖啡样浑浊，一般不呈鲜红色。囊液比重在1.010~1.022，含有微量蛋白、胆红素、胆固醇、葡萄糖及各种酶类，蛋白含有IgA、IgG等。其囊肿上皮细胞与胆管上皮细胞的表达相同，故囊液分泌可能属主动性分泌。

先天性肝囊肿有完整包膜。孤立性囊肿囊壁可分三层，内层为疏松结缔组织，一般衬以单层柱状上皮或立方形上皮；中层为致密结缔组织；外层为中等致密结缔组织，含大量血管、胆管和肝细胞。少部分病例可合并存在肾脏、胰腺或肺的囊性病变，而出现不同的临床表现。

先天性肝囊肿是指先天性的、非寄生虫性、非肿瘤性的肝脏囊肿。按其组织结构及病理形态分类（DeBakey分类）为肝脏实质性肝囊肿和胆管性肝囊肿：

1. 原发性实质性肝囊肿

(1) 孤立性肝囊肿。

(2) 多发性肝囊肿。

2. 原发性胆管性肝囊肿

(1) 肝内胆管主支的限局性扩张。

(2) 肝内胆管多发性囊状扩张（Caroli病）。

但因肝内胆管多发性囊状扩张有其特殊的病理改变，临床表现及治疗原则也有极大的不同，笔者主张先天性肝内胆管多发性囊状扩张（Caroli病）应列为一独立的疾病。

【临床表现】

小的肝囊肿多无明显症状，随囊肿逐渐增大至一定程度可出现上腹不适、疼痛，或因腹部包块就诊。巨大的肝囊肿可出现消化不良、黄疸等压迫症状，巨大肝中叶囊肿压迫造成布-加综合征(Budd-Chiari syndrome)。合并感染时出现发热、疼痛加剧，囊内出血时肿块迅速增大。合并肾囊肿时可无症状，也可出现高血压、血尿、蛋白尿等。

临床检查多数患者可无阳性体征，较大的肝囊肿可于右上腹或肋缘下触及囊性肿块，表面光滑，质韧，一般无明显压痛，合并感染时可有触痛。

【诊断与鉴别诊断】

1. **病史**　小的囊肿多无明显症状，囊肿逐渐增大至一定程度可出现上腹不适、疼痛，或发现腹部包块。

2. **体格检查**　多数患者可无阳性体征，较大的肝囊肿可于右上腹或肋缘下触及囊性肿块，表面光滑，质韧，一般无明显压痛，合并感染时可有触痛。

3. **实验室检查**　多数肝囊肿患者肝功在正常范围，可有血沉加快及贫血等，GOT、GPT及碱性磷酸酶等多正常。合并肾囊肿时可有氮质血症、血尿、蛋白尿等。

4. **影像学检查**　腹部B超是肝囊肿的首选检查方法，安全可靠，准确率达98%。囊肿呈无回声液暗区，边界清楚、边缘光滑；如有囊壁细胞坏死脱落，则无回声区中可有不同程度的异常光点、光斑或漂浮物，转变体位时漂浮物随之移动；囊肿有包膜，且呈完整的环状中等强度回声，囊壁较薄，囊后壁及其后面的肝组织回声明显增强，囊肿两侧缘可各出现紧贴囊壁的一条无回声区(称边侧效应)。腹部CT也是有效的检查方法，目前已得到广泛应用。典型的先天性肝囊肿表现为边缘光滑锐利、圆形或椭圆形的低密度影，其CT值与水近似或略高于水。囊肿紧靠肝包膜或彼此相邻时可显示出很薄的囊壁，偶可见增厚及钙化的囊壁。囊肿多呈单房性，偶可见分隔，静脉注射造影剂后囊腔内无增强表现。CT扫描若发现肝囊肿，尤其是多囊性病变时，应常规扫描双肾、脾、胰，易发现多发囊肿。

5. **鉴别诊断**　除非出现明显的临床症状及阳性查体，大多先天性肝囊肿的诊断主要依赖于影像学检查。但需要与以下疾病鉴别：

(1) 肝包虫病:患者多有疫区史,起病缓慢,血象可表现为嗜酸性粒细胞增多;包虫皮试阳性。①B 超:病变囊壁多呈双层结构,壁较厚,囊腔内可有大小不等的圆形暗区(子囊),如在圆形暗区内又含小的圆形暗区(大囊套小囊),则为包虫病的特征表现;②CT:囊壁呈密度略高的环状阴影,多数囊肿可见密度较高的母囊和密度较低的子囊同时存在于囊腔内,为肝包虫病的特征性表现。

(2) 肝脓肿:起病急,多有寒颤及弛张型高热,体温可达39℃~41℃;肝区或上腹部疼痛,白细胞计数升高,中性粒细胞增多;①B 超:呈蜂窝状低回声网状结构或液性暗区,病变边缘多模糊,回声粗糙、不规则;②CT:呈圆形或类圆形低密度区,密度虽与囊肿相似,但静注造影剂增强后,脓肿周围一般均有强化,形成增强环,多房性的囊肿其分隔亦被增强;病变周围若出现靶征或双靶征,为特征性的肝脓肿 CT 表现。B 超引导下,诊断性穿刺抽得有臭味的脓液可确诊。

(3) 肝脏囊性肿瘤或实质肿瘤液化坏死

1) 肝脏囊腺瘤或囊腺癌时,B 超下见无回声区为主的囊腔,囊壁厚薄不均,如为恶性,则可见囊内乳头状突起和纤维间隔。

2) 转移性肝癌和部分原发性肝癌出现病灶中央液化坏死时,B 超可见在增强光团区周围有一层低回声暗圈包绕,而光团的中央呈现另一无回声或低回声区,即所谓的靶征或牛眼征(bull eye sign)。

(4) 肝外囊性病变:与胰腺囊肿、先天性胆总管扩张症、肠系膜囊肿、巨大卵巢囊肿等,一般通过临床检查及 B 超、CT、ERCP 等影像学检查,不难鉴别。

【治疗原则与方案】 治疗方案取决于囊肿的类型、性质、数量、部位以及有无并发症等。孤立性肝囊肿一般没有临床症状,当囊肿直径 <5cm 时,可无需特殊处理,动态观察即可。但当囊肿 >10cm 时,往往出现压迫症状,需手术治疗。对于儿童患者,如果囊肿直径近 2~3cm 时可以随访,但如果 >4cm 或以上,继续增大或有压迫症状时,要积极处理。

1. **手术适应证**　①囊肿过大，产生压迫症状；②囊肿发生并发症；③囊肿恶变。

2. **手术方式**

(1) 囊肿穿刺抽液术：适用于表浅的，直径大于 5cm 的肝囊肿，或不耐受手术的巨大囊肿者。操作简单，但可能需反复抽液，易继发感染。

(2) 囊肿穿刺注射硬化剂：适用于囊肿不太大（5~10cm），囊肿与胆管不相通，不适合手术或不愿手术者。在 B 超引导下，经肋间或肋缘下穿刺将囊内液体抽尽，硬化剂一般用无水乙醇。若一次效果不明显，可多次进行，可使囊壁变性、坏死、粘连而逐渐闭合。

(3) 囊肿开窗术（去顶术）：单发囊肿要将囊壁尽可能多的切除，对于多房性囊肿，应将隔膜切开，形成一个大腔。手术可开腹或在腹腔镜下进行。由于腹腔镜技术的微创性，恢复快及疗效好的特点，已成为越来越多临床医师首选的手术方法，在儿童患者中同样适用。国外报道有应用腹腔镜的同时与硬化剂注射破坏囊壁相结合进行，效果更佳。

(4) 囊肿切除术：囊肿位置比较表浅，周围无重要血管或胆管相通时，可行单纯囊肿切除。

(5) 囊肿空肠 Roux-en-Y 吻合术：当囊肿与胆管相通，应选用此种方式，吻合口在囊肿最低位置，旷置的肠管在 45~60cm，以防逆行感染。

(6) 肝叶切除术：若囊肿局限于肝脏的一叶，或可能发生癌变时，可考虑行肝叶切除，效果确切，但腹腔操作较大。

3. **术后并发症**　常见的并发症为囊内出血，囊肿破裂引起急性胆汁性腹膜炎。囊肿继发感染时，可出现高热、肝区疼痛等肝脓肿的表现。囊肿也可癌变，当囊壁出现不规整结节时需警惕。少见的并发症还有蒂扭转，表现为急腹症症状，腹部可触及压痛之肿块。当囊肿坏死破裂时，也表现为弥漫性腹膜炎。

【预后】　孤立性的先天性肝囊肿肝脏功能多正常，预后良好。如合并肾囊肿或其他脏器囊肿时，晚期多伴有肾功能不全或肾性高血压，最终可因肾衰而死亡。发生恶变时如不能早期发现则预后不良。

【小结】 先天性肝囊肿是一种较常见的肝脏发育异常所致的良性疾病，女性多见。儿童早期的、小的肝囊肿多无明显症状，可以随访；囊肿逐渐增大至一定程度可出现腹部包块，或上腹不适、疼痛等压迫症状时应积极处理。单发囊肿可选腹腔镜肝囊肿开窗引流术，具有创伤小、痛苦轻、恢复快的优点。怀疑恶变者，可考虑行肝叶切除。术后注意并发症预防与治疗。孤立的先天性肝囊肿经手术治疗后预后良好。

附：先天性肝囊肿诊治流程图

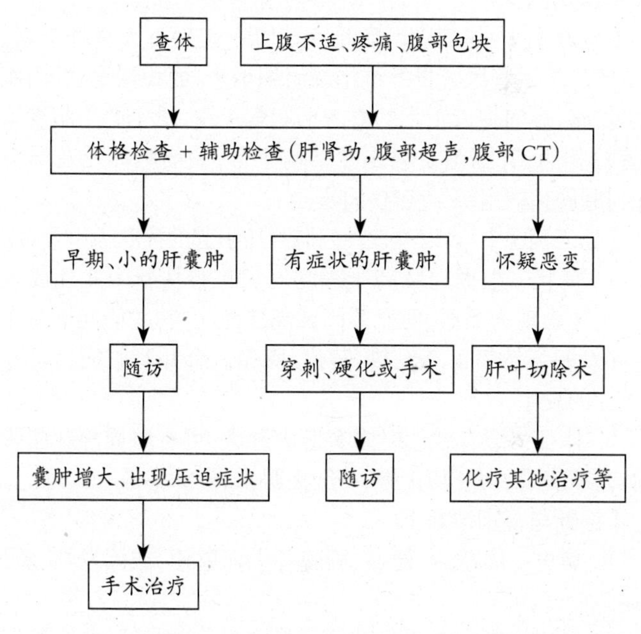

第二节　先天性肝纤维化

【概述】 先天性肝纤维化(congenital hepatic fibrosis)是一种常染色体隐性遗传病,特点为汇管区纤维结缔组织增生、门静脉分支减少、肝内胆管扩张、门脉高压。肝功能多正常,可伴有肾脏多囊性改变。

【病因】 先天性肝纤维化具有家族遗传性,属常染色体隐性遗传病,可一家数人同时发病。可能是由于胚胎早期肝小管在分化过程中的组织形态和排列秩序发生紊乱,肝组织内出现较多迷生胆管,集中于肝门汇管区,末端管状或囊状,伴条索状纤维组织增生。

【病理】 大体病理肝脏增大、质硬,表面有大量纤维索条。镜下所见为汇管区大量纤维结缔组织增生,面积增宽;肝内胆管增生扩张,表面覆以正常的立方形胆管上皮,增生的小胆管均与胆管树相通;肝细胞及肝小叶结构正常,无细胞坏死及结节形成,与肝硬化的组织学变化不同。

【临床表现】 多以继发性门脉高压引起的症状为主要表现。

1. **症状**　根据门脉高压程度发病年龄从新生儿到成人都有。主要表现为呕血、便血等门脉高压症状;脾功能亢进时有贫血,并发胆系感染可有发热、黄疸、腹痛。合并肾脏病变可导致尿毒症的发生。

2. **体征**　患者就诊时多有肝脾肿大,可有脐周静脉曲张等门脉高压表现,因肝功正常,一般无腹水、蜘蛛痣等。

【诊断与鉴别诊断】

1. **病史**　因呕血、便血、肝脾肿大而就诊,或因发热、黄疸、腹痛急症就诊。

2. **体格检查**　查体时可见肝脾肿大、脐周静脉曲张等。一般无腹水、蜘蛛痣等。

3. **实验室检查**　肝功能正常是本病最大特点。脾功能亢进者血常规可有“三少”的表现,合并肾脏病变。后期可有氮质血症。

4. **影像学检查** 腹部超声及CT显示为肝内胆管多发性扩张，肝脾肿大，门脉扩张等。同时常规检查肾脏，近半病例可有多囊肾或髓样海绵肾的改变。静脉肾盂造影也可显示。门静脉造影检查约70%有门静脉高压，肝前门静脉正常，肝内门静脉分支减少、狭窄受压，侧支循环形成。

5. **鉴别诊断** 结合临床表现及各项辅助检查，特别是在有家族史时，应考虑到本病。肝脏穿刺活检可发现典型的组织学改变，但穿刺部位可能在正常汇管区，因此，手术探查病理检查较确切。

鉴别诊断要与小儿肝硬化区别：肝功能正常为最重要的一点，且本病门脉高压的发生多较早，无肝炎史，病理改变二者不同。另外，有时也要与Caroli病相鉴别。

【治疗原则与方案】 先天性肝纤维化目前尚无根治方法，多以处理门脉高压等并发症为主。手术在内科保守无效时行分流或断流术。对于合并肾脏改变引起的肾性高血压、肾衰等，晚期考虑行肾脏移植。但不断进展的门脉高压对肾脏移植后的生存情况有着巨大的影响。

【预后】 先天性肝纤维化目前尚无根治方法，进展的门脉高压对患儿的生存情况有着巨大的影响。

【小结】 先天性肝纤维化具有家族遗传性，属常染色体隐性遗传病。临床以门脉高压、脾功能亢进表现为主。肝功能正常是本病最大特点。腹部超声及CT有助于本病的诊断，但确诊尚需病理检查。先天性肝纤维化目前尚无根治方法，多以处理门脉高压等并发症为主。不断进展的门脉高压严重影响着患儿的生存质量。

附：先天性肝纤维化诊治流程图

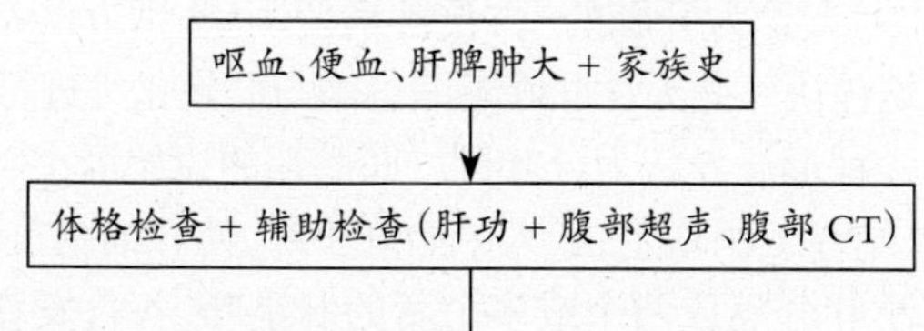

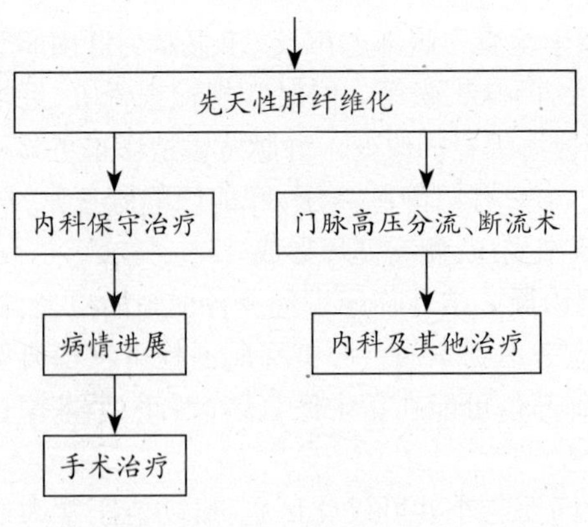

第三节 先天性解剖形态异常

【Riedel 肝叶】 Riedel 肝叶(肝附垂叶)是指腹部可触及的肝右叶向下伸出的舌状突出,有肝实质、胆管及血管与肝脏相连,且多与右叶相连。Riedel 肝叶是发育过程中肝脏某一部分出现迷走胆管和血管,同时伴随肝组织过度增生所致。可发生扭转、肝内胆管结石、感染、肿瘤等,也可发生其他与肝脏相同的病变。诊断 Riedel 肝叶较困难,需通过 B 超、CT 及放射性同位素扫描。

【先天性形态异常】 先天性形态异常(congenital shape abnormity)可表现为肝叶萎缩(hepatic lobes atrophy)或缺如,发生于左肝或右肝,但多见于肝左外叶。萎缩的左外叶也可仅为一扁平的带状组织,或萎缩成一片薄膜样物,内含残存的血管及胆管等,称纤维附件。萎缩的肝叶表面光滑,颜色浅淡,质软,没有正常的肝组织及肝脏功能。肝扫描时,表现为肝左外叶区放射性缺损,易误诊为肝脏的"占位性病变"。鉴别方法是放射性缺损处未见包块。先天性肝叶萎缩也需与肝硬化等进行鉴别。

还有一种形态异常为分叶肝。胚胎期的原始肝小叶生长增殖过程中,结缔组织增生,长入原始肝小叶,使肝细胞重新排列,将一个肝小叶分隔成两个或多个新的肝小叶,各自发育成完整的肝叶，形成分叶肝。它们除了形态与正常肝脏，在病理、功能上并无两样，可以发生肝脏可能发生的病变。

【先天性异位肝组织】 先天性异位肝组织（congenital ectopic liver）主要包括附加肝叶或异位肝叶。

附加肝叶一般有血管蒂与肝脏相连，多位于右肝，体积较小。如果附加肝叶的体积较大或位于肝脏的上方，则在胸片上可见右膈呈局限性隆起或胸腔内有包块阴影。X 线拍片可确定包块与横膈和肝脏的关系。肝脏放射性同位素扫描可确定包块性质及与肝脏的关系。附加肝叶一般无临床症状，但有时可因对邻近脏器的压迫或因血管蒂扭转、肝组织坏死而产生症状。

异位肝叶（ectopic liver lobes）是一种少见的肝脏发育异常。异位或迷走肝组织原先也可能是附加的肝叶，如果其与肝脏连接的血管蒂退化，就成为孤立的异位肝组织。异位肝组织多见于胆囊壁，偶见于肝脏的韧带、脐部、胸腔内，多在手术或尸检时偶然发现，通常无临床意义。

【先天性位置异常】 先天性位置异常（congenital location abnormity），肝脏的单独转位少见，往往伴有其他内脏转位如先天性心脏转位等的存在，这时肝脏位于腹腔左侧，一般不引起症状。多因其他器官发生病变或查体时才被发现。

（钟麟）

【参考文献】

1. 董蒨，李龙，肖现民，等．小儿肝胆外科学．第 2 版．北京：人民卫生出版社，2017：433-437.
2. 吴华哲，朱天琦，洪艺楠，等．新生儿巨大肝囊肿 1 例．临床小儿外科杂志，2017，16（1）：103-104.
3. 吴欣，周超，罗生强．先天性肝纤维化不同分型的临床特征——75 例分析．肝脏，2014（7）：479-482.
4. 侯志彬，王春祥，冯辉．MSCT 诊断婴儿肝脏 Riedel 叶畸形一例．影像诊断与介入放射学，2015（6）：517-518.
5. 唐广山．异位肝肝细胞癌一例．中华肝胆外科杂志，2015，21（5）：87.
6. 张凯庭，姜伟栋，贾明库，等．腹膜后异位肝细胞肝癌一例．肝胆胰外科杂志,2016,28(3):243-244.

7. Recinos A,Zahouani T,Guillen J,et al. Congenital Hepatic Cyst. Clinical Medicine Insights Pediatrics,2017,11.
8. Nordin A B,Fallon S C,Carter B A,et al. Congenital hepatic cyst with antenatal diagnosis:a case report and literature review. Pediatric Surgery International,2013,29(8):847-850.

第四章　小儿肝脓肿

【概述】 肝脏受到感染后,因未及时正确处理而形成肝脓肿。常见有细菌性和阿米巴性两种,儿童期多发于5岁以下,临床表现有发热、肝区疼痛和肝脏肿大。近年来因有各类新型有效抗生素的应用,细菌性肝脓肿发生率明显降低。

第一节　细菌性肝脓肿

【病因】 从肝脓肿处发现的微生物差异较大,但是基本上反映胆道和肠道的菌群。在最近的研究中,多数患者的菌培养都为阳性,且半数以上寄生着一种以上的微生物。在多数病例中,最常见的需氧微生物包括大肠杆菌、金黄色葡萄球菌、克雷伯杆菌和肠球菌。最常见的厌氧菌是类杆菌。厌氧链球菌和梭杆菌属。肝脏血运丰富,血液在血窦内流动,窦内的库普弗细胞有吞噬作用,一般在肝脏不易发生脓肿。但当小儿抵抗力下降,肝脏受损害、细菌毒力过强及其他因素如恶性肿瘤、微血栓、灌注不良,或先天性、后天性胆道或血管梗阻等因素的影像,便可继发细菌增殖、组织侵袭和脓肿形成。

细菌侵入肝脏的途径有以下几种:①经门静脉系统:这是细菌侵入的主要途径。门静脉的血液进入肝脏有固定的流向,肠系膜上静脉的血液主要进入肝右叶,脾静脉和肠系膜下静脉的血液主要进入肝左叶;因而,消化道某些部位的化脓性病变可引起肝脏相应部位的脓肿,如化脓性阑尾炎、梅克尔憩室炎、菌痢等。新生儿脐炎患儿也可通过脐静脉-门静脉途径引起肝脓肿;②经肝动脉系统:全身各部的化脓性病灶,如疖肿、骨髓炎、败血症均可经血液循环导致肝脓肿;③经胆道系统:小儿可因胆总管囊肿、胆道蛔虫,胆总管结石、恶性胆总管梗阻等而继发胆道感染、化脓性胆管炎，如感染不能控制，细菌可逆行播散，形成肝脓肿；④由肝下或膈下感染直接扩散，如膈下脓肿、肾周围脓肿、右侧脓胸等；⑤其他：肝脏外伤、肝脏肿瘤继发感染、或腹腔手术后感染腹膜炎等也可出现肝脓肿。

细菌性肝脓肿的部位主要在肝脏右叶，约占总病例的80%。约12%患儿发生于肝左叶。左右叶同时发生脓肿者少见。多发脓肿较单发脓肿多见，大脓肿往往是由许多多发性小脓肿破溃融合而成。

【病理】 大体观与正常的相比，肝脓肿呈黄色，被褐色的肝实质包围。肝脏通常肿大，在腔内充满脓液的部位，触之有波动。受累的肝包膜有炎症反应，肝脏经常与邻近的脏器或膈肌粘连。但小的深藏肝实质的脓肿少有这种表现。

【临床表现】

1. **寒颤、高热** 体温常可高达39~40℃，多表现为弛张热，伴有大量出汗、恶心、呕吐、食欲缺乏和周身乏力。

2. **持续性肝区疼痛和肝大** 肝区钝痛或胀痛，有的可伴右肩牵涉痛，右下胸及肝区叩击痛，重大的肝有压痛。

3. **其他** 严重者出现黄疸或腹水，低蛋白血症、营养不良等周身中毒症状。

【诊断与鉴别诊断】 细菌性肝脓肿常常因其临床症状无特异性而不易在早期做出诊断，应根据临床变现及辅助检查全面考虑。

1. **病史、体检** 同临床表现。

2. **实验室检查** 白细胞计数及中性粒细胞均明显增高，可见中毒颗粒和核左移现象。红细胞及血红蛋白可下降。肝功能可呈现不同程度的异常，血清转氨酶、碱性磷酸酶可轻度升高。

3. **影像学检查**

(1) B超检查：依据脓肿形成的不同阶段有不同表现。①早期肝脓肿：肝内局部出现低回声区，其内回声不均匀，或呈等回声光团，边界欠清晰；②液化不全脓肿：脓肿呈无回声区，或称液性暗区，边缘不光滑，无回声区内见较多粗回声光点，分布不均匀，伴有后方回声增强；③典型肝脓肿：脓肿无回声区边缘清晰，切面常呈圆形或类圆形，伴后方回声增强效应，内有细小光点回声；④小儿细菌性肝脓肿：行 B 型超声或彩超检查，阳性率达 100%。B 超可以测定脓肿部位、大小及距体表深度，为确定脓肿穿刺点或手术引流进路提供了方便，可作为首选的检查方法。B 超定位细菌性肝脓肿穿刺时，穿刺脓液除做细菌涂片检查和培养外，应作抗生素敏感试验，以便选择有效抗菌药物。

(2) X 线检查：肝阴影增大，右膈肌抬高、局限性隆起和活动受限，或伴有右下肺肺段不张、胸膜反应或胸腔积液甚至脓胸等。

(3) CT 检查：①大多数脓肿显示为低密度病灶，CT 值介于单纯性囊肿和实质性肿瘤之间，然而少数脓肿近乎水样密度；②大约 20% 的患者在低密度病灶内见到气体，有助于本病的诊断；③边缘征（rim sign）增强后扫描，脓腔边缘组织密度高于正常肝脏，但是脓腔中央并不增强，见于 5%~40% 病例。但此征并非特异性，它也可见于肿瘤坏死，血管瘤和感染性囊肿；④双靶征（double-target sign）由中央部分低密度区，周围高密度区，再周围低密度环组成，据报道在动态增强 CT 扫描时见于 1/3 患者。此征较边缘征有特异性。

4. 鉴别诊断

(1) 阿米巴肝脓肿：有阿米巴痢疾史，起病较缓慢，脓肿较大，多为单发，位于肝右叶，脓液呈巧克力色，无臭味，脓腔壁内可找到阿米巴滋养体，若无混合感染，脓液细菌培养阴性。粪便检查部分患者可找到阿米巴滋养体或包囊。以抗阿米巴药物进行诊断性治疗后症状好转。

(2) 膈下脓肿：两者可同时存在，但膈下脓肿大多数发生在手术后或消化道穿孔之后，如十二指肠溃疡穿孔、胆管化脓性疾病、阑尾炎穿孔，脓液常发生于右膈下；胃穿孔、脾切除术后感染，脓肿常发生在左膈下。膈下脓肿一旦形成，可表现明显的全身症状，而局部症状隐匿为其特点。全身症状表现高热，乏力、厌食、消瘦等。局部症状以右季肋部疼痛为明显，向右肩部放射。X 线透视可见患侧膈肌升高，随呼吸活动度受限或消失，肋膈角模糊，积液。X 线片可显示胸膜反应、胸腔积液、肺下叶部分不张等。B超或CT检查对膈下脓肿的诊断及鉴别诊断有重要意义。特别是在B超引导下行诊断性穿刺,不仅可帮助定性诊断,而且,对于小的脓肿可在穿刺抽脓后注入抗生素治疗。

(3) 肝包虫病:又称肝棘球蚴病,是犬绦虫(棘球绦虫)的囊状幼虫寄生在肝脏所致的一种寄生虫病。诊断主要根据棘球蚴病的流行病区,有无密切接触史,病程缓慢,肝区呈囊性肿大,血中嗜酸性多核白细胞增高。包虫囊液皮内试验(Casoni试验)阳性率可达90%~93%,补体结合试验阳性。

【治疗方案】

1. 非手术疗法 对急性期肝局限性炎症,脓肿尚未形成或多发性小脓肿,应非手术治疗。在治疗原发病灶的同时,使用大剂量的有效抗生素和全身支持治疗,以控制炎症,促使脓肿吸收自愈。由于肝脓肿病原菌以大肠杆菌和金黄色葡萄球菌、厌氧性细菌多见,在未确定致病菌之前,可先用广谱抗生素,待细菌培养及抗生素敏感试验结果,再决定是否调整抗菌药物。另一方面,细菌性肝脓肿患儿中毒症状严重,全身状况较差,故在应用大剂量抗生素的同时,应积极补液,纠正水与电解质紊乱,给予维生素B、C、K,必要时可反复多次输入小剂量新鲜血液、血浆和白蛋白,以纠正低蛋白血症;或采用静脉高营养,改善肝功能和增强机体抵抗力,提高疗效。

经抗生素及支持治疗,多数患儿有望治愈。多数小脓肿全身抗生素治疗不能控制者,可经肝动脉或门静脉内置导管应用抗生素。单个较大的化脓性肝脓肿可在B超引导下穿刺吸脓,尽可能吸尽脓液后注入抗生素至脓腔内,如果患者全身反应好转,超声检查显示脓腔缩小,也可数日后重复穿刺吸脓。

近年来,B超引导下经皮穿刺置管引流也广泛采用。本法治疗急性细菌性肝脓肿具有操作简单、安全性高、疗效确切、对患儿损伤小等优点。经皮穿刺肝脓肿置管引流可适用于直径>5cm的单发性脓肿,如为多发性脓肿,可将较大的脓肿引流。适宜于B超显示的液性暗区明显、穿刺脓液稀薄患者。如患儿病情危重不能耐受手术或拒绝手术治疗也可行穿刺置管。一般在B超引导下,取距脓肿最近的路径进针,多采用套管针,在穿刺证实进入脓腔后，抽吸脓液，采取脓液行细菌培养及药敏检查，之后，尽量抽尽脓液，注入抗生素溶液。放置引流管，并与皮肤缝合固定。

经皮穿刺脓肿置管引流应注意以下内容：

(1) 对婴幼儿在穿刺前应给予镇静剂，以防止术中患儿躁动，导致肝脏损伤、其他器官损伤、出血等并发症。

(2) 穿刺置管时应注意定位要准确，选择脓肿最表浅部位，可避免损伤大血管和胆管。

(3) 引流管内径应在 2.5~3.5cm，不宜太细，太细则引流不畅，易阻塞；太粗对肝脏损伤过大，容易造成出血、胆瘘等并发症；并定时用抗生素溶液冲洗引流管，保持其通畅。

(4) 引流管应固定确切，最好与皮肤缝合，防止脱出。

(5) 拔管时间不宜过早，一般在无脓液引流后 3 天或 B 超显示脓肿直径 <1cm 时才能拔除。

2. 手术治疗

(1) 脓肿切开引流术：对于较大的脓肿，估计有穿破可能或已穿破并引起腹膜炎、脓胸，以及胆源性肝脓肿或慢性肝脓肿。在应用抗生素治疗的同时，应积极进行脓肿切开引流术。中毒症状重，脓肿直径 >5cm，脓液黏稠，脓腔呈蜂窝状，经置管引流失败的患儿也应及时行脓肿切开引流。近年来，由于广泛应用 B 超引导下穿刺吸脓或置管引流治疗肝脓肿，经前侧或后侧腹膜外脓肿切开引流术已很少采用，现在多采用经腹腔切开引流术。手术方法取右肋缘下斜切口（右肝脓肿）或作经腹直肌切口（左肝脓肿），入腹后，行肝脏探查，确定脓肿部位，用湿盐水纱布垫保护手术野四周，以免脓液扩散污染腹腔。经穿刺证实脓肿，沿针头方向用直血管钳插入脓腔，排出脓液，再用手指伸入脓腔，分离腔内间隔，用生理盐水冲洗脓腔，吸尽脓液后，脓腔内放置橡皮管引流。对于较大的多发性脓肿，术中应根据 B 超定位，对肝脏表浅而大的脓肿切开引流，深部的较大脓肿可试行穿刺抽脓。经腹腔切开引流术可做到充分而有效的引流，不仅可确定肝脓肿的诊断，同时还可以探查腹腔，伴发的疾病予以及时处理，如对伴有急性化脓性胆管炎患者，可同时进行胆总管切开引流术。

(2) 肝切除术：对于慢性厚壁肝脓肿和脓肿切开引流后脓肿壁不塌陷，留有死腔或窦道长期流脓不愈，以及肝叶多发性脓肿且该肝叶已严重破坏，失去正常功能者，可行肝叶切除术。急诊肝叶切除术，因有使炎症扩散的危险，一般不宜施行。

3. **术后并发症及预防**　细菌性肝脓肿如得不到及时、有效的治疗，脓肿可向邻近器官或组织结构穿破，引起严重的并发症。如右肝脓肿向膈下间隙穿破可形成膈下脓肿；也可再穿破膈肌而形成脓胸，穿破肺组织至器官，形成支气管胸膜瘘；如同时穿破胆道，则形成支气管胆瘘。左肝脓肿可穿破至心包，发生心包积脓。脓肿可破溃入腹腔引起腹膜炎。

预防措施包括：①早期诊断细菌性肝脓肿，及时采取有效措施；②合理应用抗生素，根据细菌培养结果选用有效抗生素；③密切观察病情，及时穿刺抽脓、置管引流或转开腹手术；④加强支持治疗，应积极补液，纠正水电解质紊乱，必要时多次给予小剂量新鲜血液和血浆；⑤早期发现并发症及时处理。

【预后】　细菌性肝脓肿预后较好，关键是要早期诊断，积极治疗。

第二节　阿米巴肝脓肿

【病因】　溶组织阿米巴感染多发生于盲肠、阑尾、结肠、回肠末端等部位。溶组织阿米巴以小滋养体的形态生活于盲肠和结肠的肠腔内，亦称肠腔型阿米巴，通常不致病。小滋养体随食物残渣向结肠远端运送，因环境改变形成囊壁而成包囊，随粪便排出体外，为该病的传播型。如肠腔环境适宜，小滋养体可转为大滋养体，亦称组织型，介由其伪足运动及分泌的一种穿孔肽——阿米巴穿孔素(amoeba pore)侵袭组织，吞噬红细胞和组织细胞，引起溶解性坏死。阿米巴靠其自身的运动及分泌的多种酶的作用，穿过肠黏膜至黏膜下层，溶解破坏组织。使原虫由共生状态转变为侵袭状态的原因尚不甚明了，可能与原虫的致病能力和宿主状态(如发热、肠道功能紊乱等原因)有关。尚无肯定的证据认为其发病与免疫功能改变有关，据魏泉德等的研究结果，阿米巴肝脓肿患者非特异性免疫受抑制，特异性细胞免疫增强，免疫防卫能力正常。既往有阿米巴感染史者，易发生新的感染，易并发肝脓肿。阿米巴原虫随门静脉血流进入肝脏后，大部分原虫被消灭，小部分在静脉小支内形成栓塞。出现肝脏肿大，发生许多灶性肝细胞退行性变、溶解、坏死，即形成所谓的阿米巴肝炎。之后，病灶扩大融合成为一个或数个较大的脓腔。脓腔内含肝组织溶解后形成的棕褐色黏稠的脓液及坏死、脱落的纤维组织残渣，通常无菌无味。脓肿周围肝组织充血，有炎性细胞浸润。常常只有在脓肿壁的肝组织中发现阿米巴滋养体，而脓液中不易找到阿米巴原虫，因此一般不能经穿刺吸出原虫。

【病理】 阿米巴脓肿约85%发生于肝右叶，这与肠阿米巴病好发生于右半结肠有关。右半结肠的静脉血经门静脉输入肝右叶。脓肿常为单发，晚期或严重者也可出现多发性脓肿。脓肿多位于肝右叶的顶部，常穿破膈肌至右侧胸腔而发生脓胸，进一步穿破右肺下叶时，患儿可咳出大量棕褐色黏液样脓痰。靠近肝右叶后方肝裸区的脓肿可穿向腹膜后，在右腰部出现脓肿。肝表面的脓肿有时可破入胃肠道，脓液随粪便排出。

【临床表现】

1. 多数起病缓慢，有持续或间歇性地发热，在发热前可有发冷、寒颤，退热时出大汗。患儿食欲减退，体重不增或减轻。

2. 多数患儿有肝大，肝区钝痛，疼痛可向右肩或腰部放射。

3. 其他表现　脓肿位于肝顶部者，可出现呼吸困难、咳嗽、呼吸音减弱或有啰音，胸腔积液等。如果脓肿破溃入胸腔，则出现脓胸。破溃入肺部，患儿咳嗽突然加剧，咳出棕褐色黏液样脓痰，增大的肝脏可有不同程度的缩小。如脓肿破入腹腔引起腹膜炎。脓肿破溃入肠腔，形成内瘘，脓液可随粪便排出。破溃到腹膜后可继发腰部脓肿。有的患儿病情进展很慢，逐渐消瘦、贫血、营养不良，有坠积性水肿。

4. 阿米巴肝脓肿可继发细菌感染，患儿局部症状及全身症状加重，可出现严重毒血症，常引起各种严重并发症。

【诊断】

1. 发病前 80% 有阿米巴肠病史。

2. 体检同临床表现。

3. 实验室检查　白细胞总数增加，常可达 20×10^9/L 以上，并发细菌性感染时，白细胞更高，血沉增快。溶组织性肠型阿米巴血清抗体滴度和对流免疫电泳，有高度的特异性，当阳性时有极大意义。经皮穿刺有助于鉴别细菌性微生物，然而这样的穿刺一般无助于阿米巴病诊断。对直肠黏膜分泌物的显微镜分析后，仅仅有 10%~20% 的病例可检出阿米巴。即使穿刺结果阳性，其所见仍与细菌性肝脓肿一致。

4. 影像学检查

(1) B 超检查：高度怀疑肝脓肿时，超声是最有用的初筛检查。超声敏感性高(85%~90%)，在胆树的成像方面比 CT 更准确，并且在进行检查的同时，允许行诊断性或治疗性引流或活检。B 超表现与肝脓肿表现类似，表现肝内的无回声液性暗区，圆形或类圆形，边界清晰。

(2) X 线检查：腹部平片和胸片最常见的特征是右肺膨胀不全，右侧膈肌抬高，胸膜渗出性炎症或肺炎。肝内也可出现气液平面。

(3) CT 检查：平扫脓腔为圆形低密度区，为脓液成分时，密度稍高于水。脓肿壁为脓腔周围一环形带，其密度高于脓腔，而低于正常肝。增强扫描脓腔不强化，脓肿壁呈环形强化，轮廓光滑，厚度均匀，外周可显示低密度水肿带。若腔内有气体和(或)液面则可确诊。

5. 肝穿刺　选择压痛明显处或经 B 超定位，用穿刺针穿刺，穿刺见棕褐色脓液可诊断。

【鉴别诊断】

1. **细菌性肝脓肿**　在细菌性和阿米巴肝脓肿早期，由于其症状、体征、放射学特征相似，不易鉴别。如果不能做溶组织性肠型阿米巴血清抗体滴度检查或报告延迟，早期鉴别细菌性肝脓肿和阿米巴肝脓肿的最好方法是，抗阿米巴药物诊断性治疗，一般选用甲硝唑，因其对许多微生物引起的细菌性肝脓肿也有效。如果临床试验后 24~36 小时患儿无临床反应，则细菌性肝脓肿应为主要诊断。临床反应可通过疼痛、发热和白细胞增多症减轻来确认。

2. **原发性肝癌**　原发性肝癌临床上早期症状不明显，可仅有肝区疼、腹胀等，超声显像示肝内出现肿块影，边界不清晰，肿块回声可表现多种类型，分低回声型、等回声型、高回声型、混合回声型和弥漫型。较小的肿瘤（<3cm）绝大多数为低回声，随着肿瘤体积的增大，内部回声逐渐转变为等回声、高回声或混合回声。CT 平扫表现边缘不规则的低密度病灶，可单发或多发。瘤内如合并坏死和囊变则密度更低，如伴有出血则呈高密度 CT 增强扫描的动脉期可表现明显，不均匀强化，在门静脉期灶内对比剂迅速下降，对比剂呈“快进快出”的特点。

【治疗方案】

1. **非手术疗法**　除非破裂和继发感染，抗阿米巴药物是治疗肝阿米巴病的首选。最有效的药物是甲硝唑及其相关制剂。其他可选择的药物包括依米丁、脱氢依米丁和氯喹啉。儿童患阿米巴肝脓肿，甲硝唑应用剂量为每日 35~50mg/kg，分次口服，连服 10 天。依米丁和脱氢依米丁可能有心脏毒性，在甲硝唑治疗无效时，可以服用。如果治疗 48 小时临床症状无减轻，应怀疑诊断不正确或存在继发性细菌感染，可考虑针吸或手术治疗。

2. **手术治疗**

(1) 经皮穿刺脓肿置管闭式引流术：适用于病情较重、脓肿较大，有穿破危险者，或经抗阿米巴治疗，同时行多次穿刺吸脓，而脓腔未见缩小者。应在严格无菌操作下，行套管针穿刺置管闭式引流术。

(2) 切开引流：适用于：①经抗阿米巴治疗及穿刺吸脓，而脓肿未见缩小，高热不退者；②脓肿伴继发细菌感染，经综合治疗不能控制者；③脓肿已穿破入胸腹腔或邻近器官；④脓肿位于左外叶，有穿破入心包的危险，穿刺抽脓又易误伤腹腔脏器或污染腹腔者。

【预后】 大多预后较好，大约 10% 阿米巴肝脓肿继发细菌感染，脓液可由棕褐色转变为黄绿色，有臭味。患儿常表现全身状况急剧恶化，出现严重毒血症，可引起多种严重的并发症，预后不佳。

附：小儿肝脓肿诊治流程图

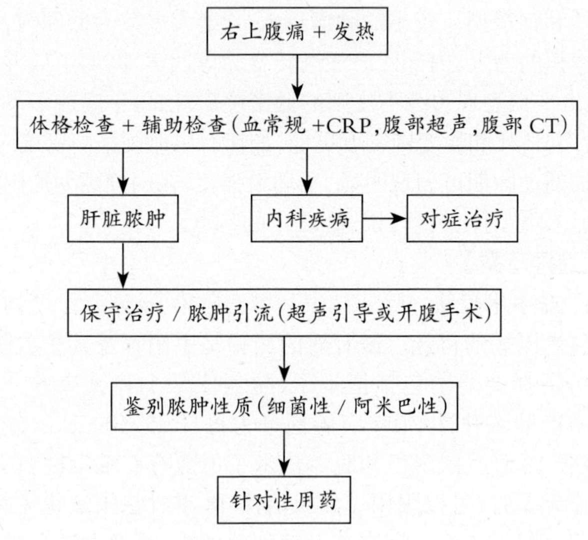

（张虹　张桓瑜）

【参 考 文 献】

1. 董蒨，李龙，肖现民，等．小儿肝胆外科学．第 2 版．北京：人民卫生出版社，2017：296-300.
2. Lo JZ，Leow JJ，Ng PL，et al. Predictors of therapy failure in a series of 741 adult pyogenic liver abscesses. J Hepatobiliary Pancreat Sci，2014，10：22.
3. Siddiqui M，Gupta A，Kazmi A，et al. Inferior vena caval and right atrial thrombus complicating amoebic liver abscess. Interact Cardiovasc Thorac Surg，2013，11，17（5）：872-874.

4. Otan E, Akbulut S, Kayaalp C. Amebic acute appendicitis: systematic review of 174 cases. World J Surg, 2013, 9, 37(9): 2061-2073.
5. 罗先勇，王家祥，杨合英，等. 小儿先天性肝囊肿的诊疗分析. 临床小儿外科杂志，2013，12(3): 205-208.
6. 李彬，刘沫. 高危儿童肝脓肿 38 例临床分析. 中国妇幼保健，2014，29(29): 4751-4755.

第五章 肝 结 核

【概述】 小儿肝结核(hepatic tuberculosis)较为罕见,可以单独存在,多同时存在其他部位结核,最常见的是肺结核,可以是活动性的,亦可以是陈旧性的。第四次全国结核病流行病学调查结果显示,0~14岁儿童结核感染率约为9%。由于恶性肿瘤、人类免疫缺陷病毒(HIV)感染、移植手术、激素和免疫抑制剂应用的增加,近年来儿童结核病的诊断人数有逐年增多的趋势,腹腔结核(包括肠结核、结核性腹膜炎、肠系膜淋巴结结核、肝结核、脾结核等)约占结核病住院患儿的3.5%。肝结核由于临床表现不典型,早期诊断十分困难,容易误诊和漏诊。

【病因】

结核分枝杆菌(mycobacterium tuberculosis)是结核病的病原菌,具有抗酸性,为需氧菌,革兰染色阳性,抗酸染色呈红色。对儿童致病的结核分枝杆菌主要为人型和牛型,其中人型为主要病原体。结核病与遗传因素有一定关系,如携带组织相容性抗原 HLA-BW_{35} 发生结核病的危险性比一般小儿高7倍。

肝脏血运丰富,含大量的单核吞噬细胞,具有强大的再生修复能力,并且胆汁具有抑制结核杆菌生长的作用,所以不易形成病灶。只有当大量结核杆菌侵入肝脏,而且机体免疫功能低下或肝脏本身存在某些病变(如肝硬化)时,才容易发生肝结核。肝结核的传染途径:①肝动脉系统,是结核杆菌血行播散入肝形成粟粒型肝结核的主要途径;②门静脉系统,腹腔内脏结核可循门静脉进入肝脏;③经淋巴播散,胸腔和腹腔内脏结核可经淋巴入肝形成病灶;④邻近脏器结核病灶的直接蔓延;⑤经胎盘传染,如新生儿先天性结核病。机体感染结核杆菌后,同时产生免疫力和变态反应,分为3种表现形式,即结核暴露、结核感染和结核病。

【病理】

1. **粟粒型肝结核** 小而孤立的黄白色结节散布全肝，显微镜下可见明显的多核巨细胞，外周有淋巴细胞浸润。

2. **肝结核瘤** 由粟粒性结核肉芽肿相互融合形成单个或多个大结节，肉眼呈灰白色，纤维镜下可见干酪样坏死区，周围见 Langhans 巨细胞和淋巴细胞。

3. **结核性肝脓肿** 由肝结核瘤中心的干酪样坏死出现液化而形成。

4. **胆管型肝结核** 病灶累及胆管或脓肿破入胆管形成，极为罕见。

5. **肝浆膜结核** 肝包膜被结核杆菌侵犯，呈广泛肥厚性改变，或肝包膜发生粟粒样结核病灶。

另外，肝结核常合并其他肝脏病变，如脂肪性变、纤维化、肝硬化，以及病毒引起的肝炎病理改变。

【临床表现】

1. **全身症状** 包括结核中毒症状和肝外结核的症状。低热、纳差、乏力、盗汗等结核中毒症状多见于年龄较大儿童。婴幼儿及重症患儿可急性起病，高热可达 39~40℃。肝结核常为全身性粟粒性结核病的一部分，可出现其他部位(肺结核、结核性脑膜炎等)的相关症状，如干咳、不同程度呼吸困难、惊厥、头痛、脑膜刺激征、脑神经障碍、脑炎体征等。

2. **消化系统症状** 多无特异性，如腹痛(右上腹或肝区持续性或间断性隐痛不适或胀痛)、腹胀、腹腔积液、腹部包块、肝脏肿大等。胆管型肝结核患儿可出现反复发作的黄疸。结核性肉芽肿慢性纤维化可导致肝硬化，进而形成门脉高压，出现消化道出血(呕血或黑便)、脾功能亢进等。肝结核亦可自发破裂出血。

3. **其他** 先天性结核病又称宫内感染性结核病，多于出生后 2 周内发病，临床表现凶险、发展迅速。症状主要为发热、喂养困难、体重不增、咳嗽、呼吸困难、呕吐、黄疸、肝脾肿大、体表淋巴结肿大、丘疹样皮肤损害等。

【诊断与鉴别诊断】

1. **病史** ①结核接触史，绝大多数肝结核患儿有结核接触史;②卡介苗接种史;③既往结核病史,尤其是1年内发现结核病又未经治疗者,对诊断很有帮助;④有无原发性免疫缺陷病、恶性肿瘤、HIV感染、移植术后、接受大剂量糖皮质激素和免疫抑制剂治疗;⑤近期急性传染病史,如麻疹、百日咳等常为恶化的诱因;⑥母亲产前有活动性肺结核或子宫内膜结核。

2. **体格检查** 凡有上述病史的患儿出现结核中毒症状和消化系统症状时,应考虑本病的可能,需要进行全面细致的体格检查。

3. **实验室检查**

(1) 培养或抗酸染色 发现结核杆菌是诊断的金标准。应注意L型结核杆菌的培养、分离和鉴定。

(2) 结核菌素试验 由于小儿结核杆菌载量低、培养或抗酸染色阳性率低,结核菌素试验目前仍然是临床上诊断儿童结核病最重要的方法。应用纯蛋白衍生物(PPD)5U皮内注射,48~72小时观察反应结果,以硬结大小作为判断反应的标准:无硬结或硬结平均直径<5mm为阴性反应;硬结平均直径5~10mm为阳性反应(+);10~19mm为中度阳性反应(++);≥20mm为强阳性反应(+++);局部除硬结外,出现水疱、破溃、淋巴管炎及双圈反应为极强阳性反应(++++)。应根据结核菌素试验在不同感染人群中的敏感性和特异性,结合小儿年龄、免疫状态、营养情况及结核菌素试验的影响因素综合分析判断其临床意义。

(3) 血清结核杆菌抗体检测 结核病患儿体内结核杆菌抗体水平增高的程度与病变活动成正比。用于检测的抗原主要有脂阿拉伯甘露糖(LAM)、38 000蛋白和16 000蛋白。

(4) γ-干扰素释放试验 测定INF-γ释放反应可提示结核感染与致敏,其结果不受卡介苗和非结核杆菌的干扰,敏感性和特异性均较高。目前用于临床的三种测定方法分别为:酶联免疫斑点技术(ELISPOT)测定的T-SPOT.TB,ELISA技术测定的QFT和QFT-In-Tube。

(5) 血沉 多增快,结合临床表现和影像学检查协助判断结核病的活动性。

(6) 血常规 提示不同程度的贫血,血白细胞正常或偏低,少数可增高。肝功能检查提示转氨酶和碱性磷酸酶升高，γ-GT升高，白蛋白降低，胆红素轻度升高。部分患儿凝血功能异常。

（7）其他免疫学和分子生物学诊断方法　如DNA探针、多位点PCR技术，可提高诊断的可靠性，但尚未广泛应用于临床。

4. 影像学检查

（1）X线检查：肝结核患儿中约85%伴肺结核，但只有60%患儿X线胸片有肺结核征象。腹部平片发现肝内钙化灶有助于诊断。

（2）腹部B超检查：可提示肝实质回声弥漫性增强；肝内多发或单个实质性、囊实性或含液性肿块，圆形或类圆形，内部回声欠均质；肝包膜粗糙不光滑，呈肥厚改变；有时可见钙化灶、肝内胆管扩张或狭窄表现。缺乏定性诊断价值。

（3）腹部CT检查：粟粒型肝结核表现为肝脏弥漫性肿大，密度减低，全肝弥漫分布粟粒状低密度灶，边界清楚，大小较为均一，增强扫描未见强化。肝结核瘤表现为肝内单个或多个低密度病灶，中心密度高，可伴有“粉末状钙化”，增强扫描动脉期病灶的范围缩小，静脉期出现典型环状强化。结核性肝脓肿表现为部分病灶融合成簇状，液化坏死形成脓肿，脓腔内可见液平面，动态增强扫描无明显强化，周围可伴有卫星灶。胆管型肝结核表现为沿胆管壁走行的钙化、管型结石。肝浆膜结核表现为肝包膜单发或多发结节，不同程度增厚，增强扫描显示局限性梭形病灶环形强化，多发结节样病灶呈多环状或蜂窝状强化，另外梭形结节压迫邻近肝组织呈内凹征象，少数病例在病灶边缘或中心可见斑点状或条状钙化。

（4）腹部MRI检查：MRI可准确反映结核病理改变过程。在T_1WI上干酪样坏死、液化坏死、纤维组织增生及钙化均为低信号，无特征性。在T_2WI上病灶的表现多种多样：有的表现为中心低信号、周边环形或小片状高信号，表明其中心为干酪样坏死而周边为炎性肉芽肿；有的病灶呈高信号，表明病灶内部为液化坏死。在STIR上，由于病灶周围含有脂肪成分的组织被抑制，病灶显示较T_2WI更清楚。MRI动态增强扫描可以显示病灶的血供特征，少数病灶动脉期可见边缘轻度强化，提示肝结核病灶绝大多数是少血供的。在门脉期和延迟期大多数病灶可见周边强化,反映中心干酪样坏死或液化坏死均无强化,而病灶边缘的炎性肉芽肿和纤维组织增生在门脉期和延迟期有强化表现。钙化是肝结核的特征之一,但 MRI 对钙化的检测不敏感。

(5) 肝脏活检:B 超或 CT 等影像学引导下经皮肝穿刺是诊断的重要手段。但此方法受很多主观因素(患儿配合情况、穿刺部位及操作者经验等)和客观因素(病灶大小和位置等)影响。对于微小病灶即使行多次穿刺也未必能明确诊断,同时存在穿刺风险(如出血、结核杆菌转移)。较多活检标本中若未发现干酪样坏死和肉芽肿,应行结核杆菌的检测和培养。对于小儿,腹腔镜或开腹探查可能更有优势,肝表面可见黄白色或灰白色点状或片状病灶,呈大小不等的结节,直视下穿刺活检,收集腹水标本,常能得到满意的结果。

(6) PET-CT 检查:因结核病灶可大量摄取 ^{18}F-FDG,PET-CT 结果提示肝脏团块状异常放射性浓聚影,延迟显像 ^{18}F-FDG 明显高于早期显像,SUVmax 变化率增高。此病与肝脏恶性肿瘤较难鉴别。

(7) 其他检查:如血管造影(DSA)表现为动脉期可见远端小动脉呈不规则的小结节状改变,毛细血管期显示血管增多,实质期类似恶性肿瘤样"染色"。胆道造影和 ERCP 等检查亦无特征性表现。

5. **先天性结核病的诊断标准**(Cantwell 1994) 符合下列任何一项即可确诊:①出生后 1 周内出现结核病变;②原发性肝炎综合征或干酪性肉芽肿;③胎盘或母亲生殖器有结核杆菌感染;④排除产后感染的可能性。

6. **鉴别诊断**

(1) 原发性肝脏恶性肿瘤:主要是肝母细胞瘤和肝细胞肝癌。后者多见于较大年龄儿童,有肝炎病史。患儿一般情况较差,出现腹部肿块、食欲缺乏、体重减轻、黄疸、贫血、腹痛、肝肿大等表现,AFP 多升高,B 超、CT、MRI 等可辅助诊断。

(2) 肝脓肿 主要是细菌性肝脓肿和阿米巴性肝脓肿。患儿有寒颤高热、腹痛、肝肿大等表现。B 超检查阳性率较高。脓液涂片和培养可发现细菌和阿米巴滋养体。

(3) 肝脏良性肿瘤：如肝脏腺瘤、错构瘤、局灶性结节样增生等。患儿一般情况良好，肿块生长缓慢，多体检时发现，AFP多阴性，预后良好。

(4) 肝血管瘤：分为局灶性、多发性和弥漫性三类，可合并皮肤血管瘤或其他脏器血管瘤，多无症状，血管瘤较大时可出现腹胀、腹部包块，严重者可出现血小板减少、K-M现象、心功能衰竭等。

(5) 肝内转移肿瘤：患儿有原发瘤病史，如神经母细胞瘤易发生肝转移，应积极寻找原发病灶。

(6) 新生儿肝炎：男婴较女婴多见，表现为纳差、黄疸、肝肿大，胆红素和转氨酶不同程度升高。

(7) 其他：另外本病应与肝囊肿、组织细胞增生症、肝包虫病、肝内胆管结石、肺炎等鉴别。

【治疗原则与方案】

肝结核诊断明确后均应接受抗结核药物治疗，并填报疫情。治疗目的为杀灭病灶中的结核杆菌，防止血行播散。治疗原则为早期治疗，适宜剂量，联合用药，规律用药，坚持全程，分段治疗。

1. **一般治疗** 注意营养，选用富含蛋白质和维生素的食物。有明显结核中毒症状的患儿应卧床休息。居住环境应阳光充足，空气流通。避免传染麻疹、百日咳等疾病。加强护肝措施。

2. **抗结核药物治疗** 对肝结核的药物治疗应同时照顾到全身原发灶的治疗，又要考虑药物对肝脏病灶的治疗和毒性。

(1) 抗结核药物

1) 异烟肼(INH)：为小儿结核首选药物，可抑制分枝菌酸的合成，使结核杆菌失去抗酸性。用量为每日10~15mg/kg(<400mg/d)，清晨空腹一次顿服。大剂量可致神经兴奋、多发性神经炎和肝损害。肝炎及严重肝功能损害、癫痫患儿禁用。

2) 利福平(RFP)：为全杀菌药，对细胞内外处于生长繁殖期的细菌和干酪病灶内代谢缓慢的细菌均有杀灭作用，且在酸性和碱性环境中也能发挥作用。宜与INH配合使用，用量为每日10~15mg/kg(<450mg/d)，睡前或清晨空腹顿服，有时可出现可逆性肝损害。

3) 链霉素(SM)：为半杀菌药，能杀灭在碱性环境中生长、分裂、繁殖活跃的细胞外的结核杆菌。用量为每日 15~20mg/kg（<750mg/d），分 2 次肌注。副作用为听神经损害。

4）吡嗪酰胺（PZA）：为半杀菌药，能杀灭在酸性环境中细胞内结核杆菌和干酪病灶内代谢缓慢的结核杆菌。用量为每日 20~30mg/kg（<750mg/d）。副作用为肝损害和关节痛。

5）乙胺丁醇（EMB）：为抑菌药，作用于分裂期细菌，干扰 RNA 合成，抑制细菌代谢。适用于年长儿，与其他抗结核药物合用可延迟耐药的产生。用量为每日 15~20mg/kg（<750mg/d）。副作用为球后视神经炎。

6）乙硫异烟胺（ETH）：为抑菌药，抑制分枝杆菌酸合成，不单独使用，与其他抗结核药物合用可以增强疗效和避免耐药产生。用量为每日 10~20mg/kg（<500mg/d），分 2~3 次口服。副作用为消化道反应和肝损害。

7）其他：应用于临床的还有老药的复合制剂（如含有 INH、RFP 和 PZA 的 Rifater），老药的衍生物（如利福定、利福喷汀），或者新型药物（如环丙沙星、司帕沙星、克拉霉素）等。

（2）治疗方案：因为目前结核耐药菌株的增加，小儿单一耐药的发生率为 6.8%~7.2%，多重耐药的发生率为 0.5%~0.7%。推荐使用四联药物治疗（INH+RFP+SM+PZA），疗程为 1 年。为防止突然杀灭大量结核杆菌，释放大量毒素，引发类赫反应，造成急性肝坏死和急性肝功能衰竭，抗结核药物从小剂量开始，2 周左右加至一般治疗剂量较为安全。用药期间每个月检查肝功能。在治疗过程中应注意药物的不良反应。

3. **外科治疗** 对粟粒型肝结核、胆管型肝结核、肝浆膜结核和先天性结核病应进行内科治疗。对较大的肝结核瘤和结核性肝脓肿可手术治疗。

（1）外科治疗适应证：较大的单发肝结核瘤；结核性肝脓肿较大有破裂可能，或经药物治疗无效者；诊断不明确，不能排除肝恶性病变者；压迫肝门引起梗阻性黄疸；合并门脉高压、食管胃底静脉曲张伴出血，或严重脾功能亢进；胆道出血。

（2）术式选择：对较大的单发肝结核瘤可行肝局部切除、肝段切除或肝叶切除。对结核性肝脓肿可以先进行经皮肝穿刺引流术，脓肿局部链霉素冲洗后注入异烟肼 50~100mg；若药物和穿刺引流无效，可酌情行肝段、肝叶切除术；若脓肿巨大，超过半肝，宜行引流术或切除部分囊壁。对胆管型肝结核需手术内引流，可行胆管空肠 Roux-Y 吻合术。随着微创技术的进步，腹腔镜也可应用于肝结核的诊断和治疗。

(3) 术前准备：由于肝结核患儿多存在营养不良、低蛋白血症、贫血等，应尽早加强营养支持，并给以维生素 K，必要时输血等。术前须纠正脱水、电解质和酸解失衡。患儿术前禁食 4~8 小时，禁食期间予以补液。检测血型，并准备一定量全血或浓缩红细胞。术前预防性使用广谱抗生素。

(4) 术后治疗：术后密切检测生命体征和血生化指标，禁食至胃肠道功能恢复后逐步恢复饮食，继续使用抗生素。肝结核手术后应坚持足量、规律、全程的抗结核治疗，另外必要的营养支持以及护肝治疗可增强治疗效果。

4. 术后并发症及预防

(1) 腹腔内出血：补充凝血药物，血浆或悬浮红细胞。如出血量大，保守治疗无效，应再次剖腹探查进行止血。

(2) 肝功能不全：出现在正常肝组织剩余过少、出血过多、肝门阻断时间过长，多于术后 1~2 天出现，表现为高热、烦躁、黄疸，胆红素和转氨酶升高，凝血功能异常。应加强护肝治疗，避免使用具有肝毒性的药物。

(3) 胆漏：多由于肝断面小胆管未严密结扎，表现为腹痛、腹胀、引流管内胆汁流出。应保持引流通畅，多可自愈。

(4) 腹腔内感染：表现为持续发热，B 超或 CT 可辅助诊断。应用抗生素治疗，较大者可在超声引导下穿刺引流。

【预后】 肝结核如能及时准确诊断，并经正规抗结核治疗，治愈率可达 95%，预后良好。但是肝结核是一种严重的肺外结核，如未能及时诊断并合理治疗，死亡率可达 12%。尤其是先天性结核病并且进展迅速，死亡率较高。其中部分死于结核，部分死于严重的合并症。结核性肝脓肿破入胸腔或腹腔者，治疗困难，预后差。结核杆菌毒力和数量、病情严重程度、有无合并症、是否早期诊断和合理治疗均为影响预后的因素。

【小结】 肝结核常为全身结核病的一部分，临床表现和影像学检查无特异性，对不明原因发热伴肝脾肿大、腹痛、血沉增快、肝功能损害患儿，应考虑肝结核的可能。肝活检和结核菌素试验是诊断的重要手段。根据病变分型进行手术切除和正规抗结核治疗。除重症结核病和先天性结核病外，患儿预后良好。

附：肝结核诊治流程图

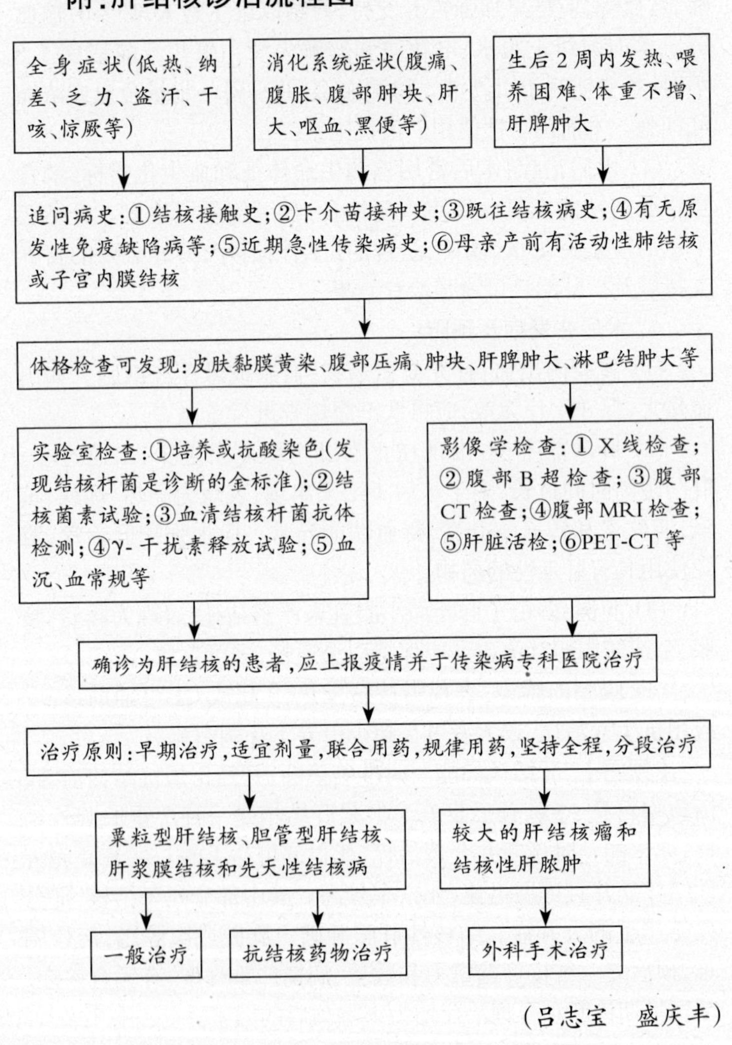

（吕志宝　盛庆丰）

【参 考 文 献】

1. 董蒨,李龙,肖现民,等. 小儿肝胆外科学. 第2版. 北京:人民卫生出版社,2017:301-306.
2. 许帅,李为民. 肝脏结核临床诊治现状. 临床消化病杂志,2015,(4):256-258.
3. 匡后芳,余克弛,魏明发. 小儿结核性肝脓肿并胸椎结核一例. 中华小儿外科杂志,2013,34(3):238-239.
4. Prieto L M, Santiago B, Del R T, et al. Linezolid-Containing Treatment Regimens for Tuberculosis in Children. Pediatric Infectious Disease Journal, 2018:1.
5. Nandan D, Bhatt GC, Dewan V, Yadav TP, Singh S. Isolated tuberculous liver abscess in a 3-year-old immunocompetent child. Paediatr Int Child Health, 2013, 33(3):187-189.

第六章　小儿肝脏肿瘤

小儿原发性肝脏肿瘤类型较多，其中良性肿瘤约占全体的40%，主要以血管瘤、肝脏错构瘤、肝细胞腺瘤等为主。恶性肿瘤为多，约占60%。常见的为肝母细胞瘤、肝细胞癌、恶性肝脏间叶瘤和横纹肌肉瘤。

在全部小儿恶性实体肿瘤中，发生于肝脏恶性肿瘤居第三位或第四位，仅次于神经母细胞瘤及肾母细胞瘤，与恶性畸胎瘤发生率相近。小儿恶性实体肿瘤已成为儿童的主要病死原因，小儿肝脏肿瘤的诊断、治疗也处于越来越重要的地位。

第一节　小儿肝脏肿瘤和瘤样病变的分类

小儿肝脏肿瘤按性质可分为恶性肝脏肿瘤与良性肝脏肿瘤，而根据组织学来源可以分为上皮性肿瘤、非上皮性肿瘤、错构瘤、转移性肿瘤和瘤样病变。详见表6-1。

表6-1　小儿肝脏肿瘤和瘤样病变的分类

	良性肿瘤和瘤样病变	恶性肿瘤
上皮性	肝细胞腺瘤	肝母细胞瘤
	肝内胆管腺瘤	肝细胞癌
	肝内胆管囊腺瘤	胆管细胞癌
		纤维板层型癌
非上皮性	血管瘤	血管肉瘤
	血管内皮瘤	未分化肉瘤
	海绵状血管瘤	胚细胞性肿瘤

续表

	良性肿瘤和瘤样病变	恶性肿瘤
	淋巴管瘤	恶性肝脏畸胎瘤
	上皮样血管内皮瘤	
	肝脏畸胎瘤	
	脂肪瘤	
	纤维瘤	
瘤样病变	局灶性结节性肝增生	
	结节性再生性肝增生	
	腺瘤样肝增生	
	炎性假瘤	
错构瘤	间叶性错构瘤	
	胆管错构瘤	
	混合性错构瘤	
	转移性肿瘤	各种转移性恶性肿瘤

第二节　肝母细胞瘤

【概述】 肝母细胞瘤(hepatoblastoma)是小儿最常见的肝脏原发性恶性肿瘤,在肝脏原发性恶性肿瘤中占50%~60%,占所有的肝脏肿瘤病变的25%~45%。多见于婴幼儿,尤以生后1~2年发病最多见,3岁以下者占85%~90%。男女之比为3∶2~2∶1,男性明显多于女性。一组研究提示发病年龄平均1.6岁,1岁以下者占54%,3岁以下者占88%。近来国内也有报道成人的病例。

【病因】 尽管肝母细胞瘤的详细发病机制尚未完全明了,但一般认为这是一种胚胎性肿瘤。可能是在胚胎发育时期肝脏细胞的增生与分化发生异常,至胎儿期或出生后肝脏内仍存在未成熟的肝脏的胚胎性组织，而这些组织异常的持续增生，形成发育幼稚的组织块而可能转化为恶性的母细胞瘤。这种恶性肿瘤形成的病理过程可能发生于胎儿晚期，也有可能至成人期后才发病，临床上最多见仍为发生于婴幼儿期。

近年来诸多学者进行了不同角度的病因和发病机制的研究，认为其可能与如下的因素有关。

1. **染色体异常**　在许多小儿的恶性肿瘤中都会见到染色体异常。肝母细胞瘤在11号染色体常有11p 11.5的杂合子的丢失。也有报道染色体的异常发生在2号和20号染色体的三体型（trisomy 2，trisomy 20），有趣的是这与胚胎型横纹肌肉瘤染色体异常的表现类似。

2. **遗传因素的影响**　大多数病例都是散发的，但也有家族性发病的报道。有学者报道4个家庭中有同胞的兄弟或姐妹发生肝母细胞瘤，其中1对同胞兄弟合并伴有中枢神经系统的异常，1对同时伴有肝糖原累积症1B，而另一对有多发性家族性腺瘤性息肉病的家族史。

3. **与妊娠期的各种外界不良因素有关**　近年有报道发病与母亲的口服避孕药及应用促性腺激素有关。另有研究证实与母亲孕期大量饮酒，导致的胎儿酒精综合征（fetal alcohol syndrome）有关。

【病理和病理分型】　肝母细胞瘤可发生于肝左叶或右叶，以右叶为多。甚至有发生于肝外的迷走肝组织的肝母细胞瘤，近年有腹膜后或腹腔内其他位置的肝脏外肝母细胞瘤的个案报道。肝母细胞瘤大多表现为肝内单个球形或分叶状融合的实性肿块，常使肝叶变形或移位。肿瘤多呈圆形，半数有包膜，但其包膜多非真性的纤维性组织，而是被肿瘤挤压变扁的一层肝组织。肿瘤表面多有粗大的屈曲、显露的血管。早期为单一的瘤体，后期逐渐向周围肝组织浸润、扩张，使肝脏呈结节性增大甚至呈巨大的肿块。

肝母细胞瘤根据其所含组织成分可分为上皮型和混合型：上皮型瘤细胞分化程度从高至低分别是胎儿型、胚胎型和间变型；混合型是在以上皮为主的结构中出现部分间叶成分，常见的是成熟的骨、软骨及骨样组织，偶可见类似纤维肉瘤或肌源性肉瘤的梭形细胞。上皮型较混合型多见。

【临床表现】 发病初期多不典型，相当一部分是在家长为患儿更衣或洗澡时偶然发现右上腹部的肿块，后期会出现上腹部或全腹膨隆、恶心呕吐、食欲缺乏、体重减轻、腹泻、腹壁静脉曲张、发热、黄疸等表现。因肿瘤迅速增大使包膜张力加大而出现腹部胀痛。部分患儿肿瘤向胸腔方向生长，以致腹部肿块不甚明显，而因肿瘤抬高膈肌主要表现为呼吸困难。

体检时可触及肝脏呈弥漫性或结节性肿大，瘤块高低不等，质硬。有时伴有脾脏肿大，腹壁静脉显露或曲张。有因肿瘤破裂腹痛、腹肌紧张、腹腔穿刺有较多不凝血液而急诊行剖腹探查。晚期病情进展迅速，不久即出现恶病质。

另外一个临床特点为常伴有发热，体温可达39~40℃。有极为罕见的病例，因肝母细胞瘤的瘤体内含有产生性激素的组织成分，大约3%病例表现性器官发育异常及阴毛出现。典型的肉眼黄疸不常见，但胆红素增高的患儿不少。

少数患儿因肿瘤而产生明显的骨质疏松，其机制可能是形成骨基质的蛋白质合成障碍或胆固醇过多，直接影响骨骼的结构所致。以致在较轻微的外力下即可能发生病理性骨折。极个别病例伴有杵状指或半身肥大。

【诊断】 根据病史、临床表现及实验室检查来诊断中晚期病例并不困难，但较难发现早期病例。

1. **实验室检查**　90%~100%的患儿血清甲胎蛋白（AFP）明显增高，对于本病的诊断有特异性的价值，并与肿瘤的增长呈正相关关系，是临床上作为诊断和手术后随访检测的重要指标。其阳性率与肿瘤的组织病理学类型有关，以胎儿型肿瘤产生的AFP更多。

另外，血清LDH、胆固醇、碱性磷酸酶也有增高的报道。早期肝功能多正常，中晚期则会出现较明显的肝功能紊乱。

2. **影像学诊断**　影像学诊断的目的不是单纯为了获得肝脏恶性肿瘤的诊断，必须在此诊断的基础上明确是单发性的还是多发性的，与周围重要组织器官的关系，有无完全手术切除的可能。

目前常用的检查方法有B超检查、CT、MRI、血管造影等。与其他的腹部肿块的诊断不同,对于小儿肝母细胞瘤血管造影具有重要的意义,可以作为手术前介入治疗的手段,也可为手术提供非常有效的影像学指导,但技术要求高,操作较复杂,且给患儿带来一定的痛苦。

(1) CT表现

1) 平扫:可见肝实性肿块,多由数个结节聚合成大块状,其边缘为高或等密度,中心呈低密度或高低不等密度。

2) 增强扫描:在动脉期增强可见多个结节状增强征象,门静脉期肿瘤呈低密度,中心有不规则更低密度区域,为肿瘤坏死所致。有的肿瘤内含类似骨组织成分,CT可显示钙化灶。CT平扫示右肝可见巨块状低密度占位性病变,边缘比较光滑,密度不均,内部可见不规则更低密度区域,其内斑点状钙化。增强示肿瘤可见增强,门静脉期肿瘤呈低密度,中心坏死无增强,肝内胆管扩张。见图6-1~图6-4。

(2) B超检查:超声检查可明确肿块的部位和性质,区别实质性和囊性。可以较好地判断门静脉或肝静脉内是否有瘤栓的存在。另外可以作为是否有肾脏、脾内转移的简便易行的检查手段。

(3) MRI检查:诊断价值与CT相仿。其三维成像的影像对肿瘤与肝脏血管和周围器官、组织关系的了解也有重要的意义。

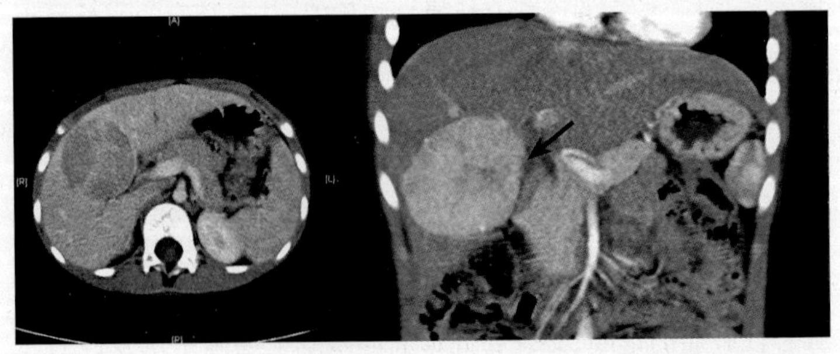

图6-1 肝右叶肝母细胞瘤的CT表现(6个月,男婴)

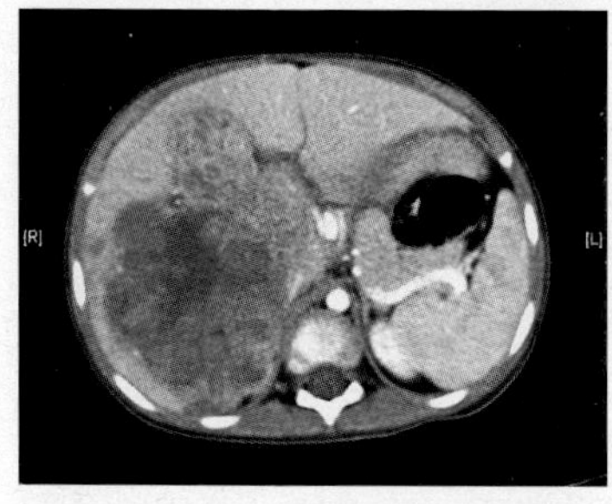

图 6-2　肝右叶肝母细胞瘤的 CT 表现(2 岁,男)

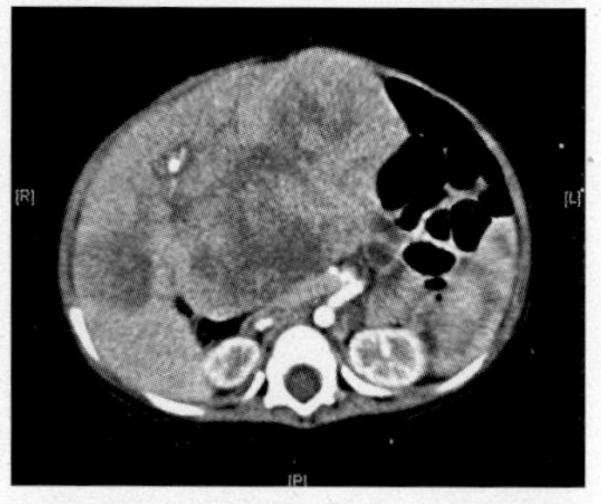

图 6-3　肝左叶肝母细胞瘤的 CT 表现(2.5 岁,男)

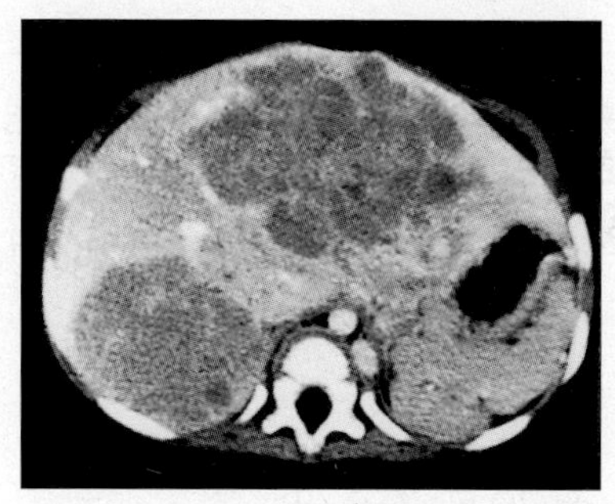

图 6-4　肝左叶肝母细胞瘤合并肝内转移

(4) 其他检查:胸部的 X 线平片检查可以了解有无肺转移和横膈抬高。肝脏穿刺活检及腹腔镜在诊断不明或肿瘤巨大不能切除者可以应用,以明确诊断、估计肿瘤范围、是否粘连及侵袭周围器官、指导手术前化疗用药等。

【鉴别诊断】

1. **肝内良性肿瘤**　患儿一般情况良好,肿块增长缓慢,血清甲胎蛋白阴性等,一般不难加以鉴别。但对于新生儿及小婴儿的肝脏错构瘤,有时较难鉴别。因正常新生儿血清甲胎蛋白水平即较高,有时通过影像学甚至剖腹探查也难以明确判断。

2. **肝内转移瘤**　根据存在原发瘤或有患恶性肿瘤的既往史,容易想到肝内转移瘤的可能,小儿神经母细胞瘤有恶性程度高、转移早的特点,往往原发性肿瘤很小、尚未引起注意时,已出现较大的肝脏转移瘤。根据血及尿中儿茶酚胺的代谢产物的增高,可以获得鉴别。

3. **肝脏附近器官的肿瘤**　特别是右侧肾母细胞瘤,压迫肝脏,使肝脏变薄,肝后面形成陷窝,临床表现及超声检查、CT、同位素扫描所见均类似肝脏肿瘤,强化 CT 三维重建多可以较容易地进行区分。

【临床分期】 临床分期对于病情的判断、治疗方案的确定和预后估计都有重要的意义。目前尚无国际上统一共用的分期诊断标准,一般采用美国儿童肿瘤研究组的儿童肝脏恶性肿瘤分期系统,其主要依据为肿瘤的范围和是否能够完全切除(表 6-2)。

表 6-2　小儿肝脏恶性肿瘤的临床分期

期别		判断标准
Ⅰ期		肿瘤完全切除,可以楔形肝叶切除或扩大肝叶切除
Ⅱ期	A	初期放疗或化疗使肿瘤可完全切除
	B	病变累及限于一叶
Ⅲ期	A	病变累及肝脏的二叶
	B	有区域淋巴结的侵及
Ⅳ期		不管肝脏内的受累范围,有远处转移者

【治疗】 近年来,随着对肿瘤生物学特性了解的深入及化疗和血管介入治疗技术的进步,小儿肝母细胞瘤的长期存活率有了明显的提高。目前,手术切除配合正规的化疗,该症的两年存活率已达 80% 以上。

目前,手术完整地切除肿瘤仍是最重要、最有效的治疗手段。现代治疗原则应为根治性切除肿瘤,确保肝功能的有效代偿,达到治愈或延长生存期提高生存率的目的。许多以往被认为无法手术切除的病例,现在可以通过术前化疗及介入治疗使肿瘤缩小,正常肝脏相对增大,而变为可以手术治疗。见表 6-3。

表 6-3　肝母细胞瘤的治疗方案

可一期手术切除病例
肝脏肿瘤切除——手术后化疗持续 6~8 个月
不能一期手术切除的巨大肿瘤病例
手术前化疗 5~6 个疗程（约 4~6 个月）后，肿瘤缩小——进行延期手术切除肿瘤
或合并应用肝动脉选择性栓塞术，甚至选择性门静脉栓塞术约 4~6 个月后，肿瘤缩小、正常肝组织代偿性增大——进行延期手术切除肿瘤
肿瘤巨大弥漫至全肝或侵犯严重，无法手术切除病例
积极准备，实施原位肝移植

1. **可一期手术切除病例的治疗**　肝脏的局部解剖和肝脏肿瘤切除后肝功能的代偿是肝脏肿瘤手术的关键问题。通过手术前的各种影像学检查，了解肿瘤的部位、范围、毗邻关系，特别是肝脏血管的受侵情况。有经验的小儿肝胆外科医生往往可以大体估计出肿瘤可否安全地一期切除，并且残留的肝脏能否维持机体的基本需要。

作为非常有价值的影像学检查手段，近年来一体式计算机辅助手术工作站起到极为重要的作用。将增强 CT 检查获取的原始二维图像的 DICOM 文件导入工作站，进行处理和分割并三维重建，通过对三维模型进行多角度、全方位的实时动态观察，清晰地显示肝脏及其内部脉管系统的走行及解剖关系，精准定位肿瘤，还原病灶与其周围脉管结构的立体解剖构象，并结合体积测算，精确判断肿瘤的可切除性，并在术前制定出详细的肝切除线路图，对现实手术中可能出现的复杂和危险情况进行预判。

(1) 术前准备：早期的患儿，一般情况较好，只进行简单的常规术前准备即可进行手术。但对于本病患儿往往一般情况较差、存在营养不良、低蛋白血症等，应尽早地进行静脉营养支持，并给予维生素 K 等。

(2) 手术切除：小儿肝母细胞瘤瘤体往往较大，切除的比例常远大于成人。但小儿肝脏再生能力强，也有报道称只要保存 20% 以上的正常肝组织就能维持生命，而且在 2 个月内再生后的肝脏可恢复到原来的体积，因此应积极争取肿瘤全部彻底地切除。

手术中根据肿瘤的大小、部位选择术式，可以视情况进行肿瘤切除、肝叶切除、半肝切除或扩大的肝脏多叶切除。对于巨大的肝脏肿瘤，先精细解剖第一、第三和第二肝门，预先完全处理相关的门静脉分支、二、三级肝动脉、肝短静脉、肝静脉及胆管，然后阻断第一肝门开始切除肿瘤。

(3) 术后治疗：手术后特别是术后 2 周内，必须供给患儿足够的营养，包括绝对需要的蛋白质、维生素和能量的供应。

手术后的化疗，配合综合治疗对于小儿的肝脏恶性肿瘤尤为重要。化疗药物，如长春新碱、环磷酰胺、5- 氟尿嘧啶都有一定的抗肝癌的作用。阿霉素对抗肝细胞癌及肝母细胞瘤的效果较好，但副作用大。国外有报道称，对肉眼观察已完全切除，镜下仍遗留瘤组织者，术后进行化疗，有 35% 存活。目前多主张施行多方案联合、交替用药的方法进行，也有配合进行造血干细胞移植或骨髓移植者。

2. **不能一期手术切除的巨大肿瘤的处理** 部分晚期患儿往往一般情况差、肝功明显不良、肝脏肿瘤巨大，无法一期手术切除。对此类患儿建议先行探查活检，以明确诊断。或对于血清甲胎蛋白极高、诊断明确者，可以进行术前化疗或者介入治疗配合化疗。经如此术前治疗后，肝内肿瘤会明显缩小，而正常肝脏相对增大，可以进行较彻底的肿瘤切除。

小儿恶性实体肿瘤具有发展迅速、转移较早等临床特点，半数以上患儿就诊时已有邻近组织、区域淋巴结甚至经血运远处转移。而在治疗上，手术切除辅助化疗仍是目前我国小儿恶性实体肿瘤的主要治疗方法，随着术前化疗，血管阻断控制出血等技术的应用，肿瘤完整切除率已近 70.0%，其中肝脏恶性肿瘤的完全切除率达 75.0%。术前术后的辅助化疗已广泛开展，对控制转移播散、杀灭微小病灶、保存肢体器官、维持生理功能和提高生存率均有积极意义，但有部分病例不能坚持全程化疗，治疗不规范不容忽视。

3. **不能切除的肝母细胞瘤的肝移植治疗** 儿童原发于肝

脏的恶性肿瘤中，肝母细胞瘤和肝癌估计要超过98%。许多肿瘤通过术前化疗和延迟手术能很好控制，局限的肿瘤行一期切除原发肿瘤。85%以上的肝脏能安全切除，术后3~6个月肝脏能完全再生。不能切除的两叶多发肝脏肿瘤、血管受侵犯、包绕肝门及主要管道、肝脏肿瘤复发的病例可施行肝移植。原发性和转移性肝脏肿瘤，如肝母细胞瘤、上皮样肝血管内皮瘤、肝癌、纤维肉瘤等适合做肝移植手术。

随着人体组织器官移植技术的进步，肝移植也逐渐应用到不能手术切除的小儿肝母细胞瘤的治疗中。2例分化中等的肝细胞癌患儿分别于移植术后8个月和5个月因转移肿瘤复发而死亡。

【预后】

肝母细胞瘤的预后与组织类型有关，根据组织类型可估计预后，胎儿型最好，其次为胚胎型，间变型最差，混合型则视上皮和间叶成分的分化程度而异。国外报道胎儿型的6年生存率可达71%~100%，而胚胎型则仅为20%~31%。Schmidt等对29例肝母细胞瘤作DNA分析发现，胎儿型常为二倍体，胚胎型和间变型以非整倍体多见，且二倍体预后较非整倍体好。但也有一些学者认为组织类型和染色体倍体都与预后无明显关系。

附：小儿肝母细胞瘤诊治流程图

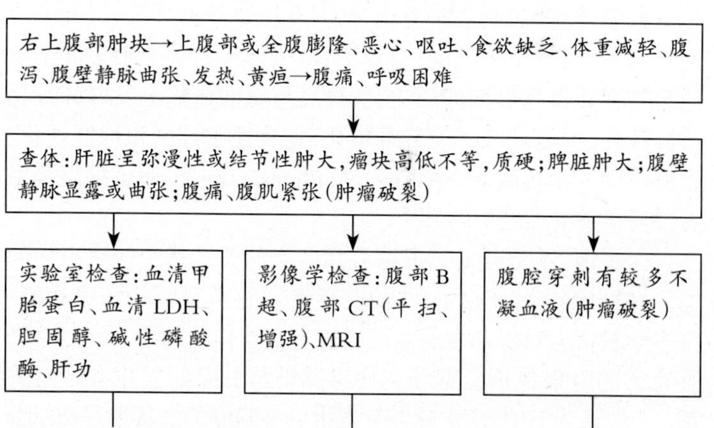

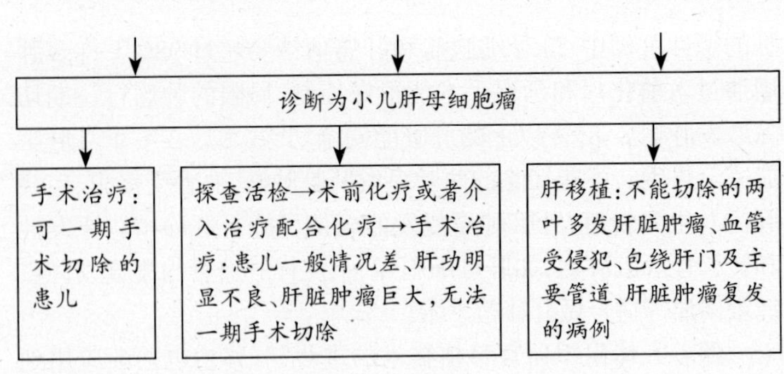
诊断为小儿肝母细胞瘤
手术治疗：可一期手术切除的患儿
探查活检→术前化疗或者介入治疗配合化疗→手术治疗：患儿一般情况差、肝功明显不良、肝脏肿瘤巨大，无法一期手术切除
肝移植：不能切除的两叶多发肝脏肿瘤、血管受侵犯、包绕肝门及主要管道、肝脏肿瘤复发的病例

第三节　肝细胞癌

【概述】 肝细胞癌（hepatocellular carcinoma，HCC），该病在我国成人是最常见的恶性肿瘤之一，但很少发生在小儿。对于小儿肝细胞癌的认识则经历了较为复杂的过程，1967 年 Ishak 和 Glunz 对小儿恶性肝细胞瘤进行深入研究后才把肝母细胞瘤和肝癌区分出来，其认为小儿期的肝细胞癌与肝母细胞瘤不论是病理学还是临床表现都不尽相同，应作为一独立的疾病。

【病因】 肝细胞癌的发病原因和发病机制至今仍未明了。可能与慢性肝病，如慢性乙型肝炎、丙型肝炎、肝硬变；某些天然化学致癌物质，如亚硝胺类化合物，有机氯杀虫剂等；以及其他因素，如肝内寄生虫感染、营养不良、遗传等有关。很多肝细胞癌患者存在慢性肝病的历史，例如高酪氨酸血症继发肝纤维化或肝硬化，甲氨蝶呤诱发肝纤维化，家族性胆汁淤积性肝硬化、人血清中 α-1 抗胰蛋白酶（α-1 Antitrypsin）缺乏、胆道梗阻等患者最后常常继发肝癌的发生。

在我国，乙型肝炎病毒感染和肝癌的关系是个较突出的问题。在肝癌细胞 DNA 内也发现有整合的乙型肝炎病毒片段。许多学者认为对于儿童病例同样也存在这样的问题。许多对肝脏有害的因素包括乙型肝炎病毒感染与肝癌的发生有一定关系。一般认为 HBV 病毒感染后发生肝细胞癌的潜伏期是 20 年，可以在小儿发病6~7年后发展成为肝细胞癌，但其确切的发病机制尚待进一步的研究。

有报道小儿慢性遗传性高酪氨酸血症(hereditary tyrosinemia)病例如果能够长期生存，其肝细胞癌的发生率明显增高。另有报道称，肝细胞癌伴有神经纤维瘤病、运动失调性毛细血管扩张症和家族性多发性腺瘤病。

【病理】 多数肝细胞癌病例，在确诊时肿瘤已经广泛扩散，有些为多中心病灶或弥漫浸润肝的左右叶，偶尔也可见有孤立的界限清楚的瘤块。肿瘤呈灰白色，有些病例由于肿瘤生成胆汁，因此呈淡黄绿色，肿瘤呈结节状或弥漫浸润肝实质，很少形成假包膜。肿瘤以外的肝组织可见肝硬化。

镜下可见肿瘤细胞呈多边形，体积大，核大且有明显的异形性。核仁大而突出，嗜伊红染色或嗜双色染色，核染色质丰富而粗糙，向核膜，核膜与核仁之间形成空晕，使细胞核形态类似核内包涵体，核分裂相很常见。胞浆丰富、粉染，有时可见瘤巨细胞。瘤细胞排列成很粗的索状或巢状，有些区域呈腺管状排列，类似胆管癌。多无髓外造血，肿瘤周围可见肝硬化。细胞的异形，较多的核分裂相和血管的浸润是诊断肝细胞癌的重要标志。

原发性肝癌的大体标本通常可分为三型，巨块型、结节型和弥漫型。巨块型为单个癌块或多个癌结节融合而成，多见于肝右叶，较少伴发肝硬化，手术切除的机会较多，预后亦较好。但由于癌块的迅速生长，易发生中心部位的坏死、出血，在临床上可有破裂出血等并发症。结节型最为常见，为多个结节性癌灶，大小不一，分布广泛，有半数以上病例波及全肝，大多伴有较严重的肝硬变，手术切除率低。弥漫型最少见，为广泛分散。

【临床表现】 发病年龄较肝母细胞瘤晚，大部分在5岁以后发病，但也有报道在婴儿时期发生肝细胞癌，男性较女性多见，为1.7∶1~11∶1。

肝细胞癌的早期症状较为隐匿，表现无特征性。可有上腹部不适、胀痛、刺痛、食欲下降，无力和伴有进行性肝肿大。肝区痛为最常见症状，因癌瘤使肝包膜紧张所致。多为胀痛、钝痛和刺痛；可为间歇性，亦可为持续性。病变侵及横膈或腹膜后时，可有肩背或腰部胀痛；肝右后上部的侵犯亦可有胸痛。初为上腹胀，尤多见于左叶肝癌，另外，消化功能障碍及腹水亦可引起腹胀。食欲缺乏常见，常有恶心、呕吐及腹泻。

肝肿块为中、晚期肝细胞癌最常见的主要体征，约占95%。肝肿大呈进行性，质地坚硬，边缘不规则，表面凹凸不平呈大小结节或巨块。癌肿位于肝右叶顶部者可使膈肌抬高；肝浊音界上升。部分病例可以表现为某些全身性综合征，是癌组织产生某些内分泌激素物质所引起，如低血糖症、红细胞增多症、类白血病反应、高钙血症等。肝门部肝细胞癌的手术中情况见图6-5。

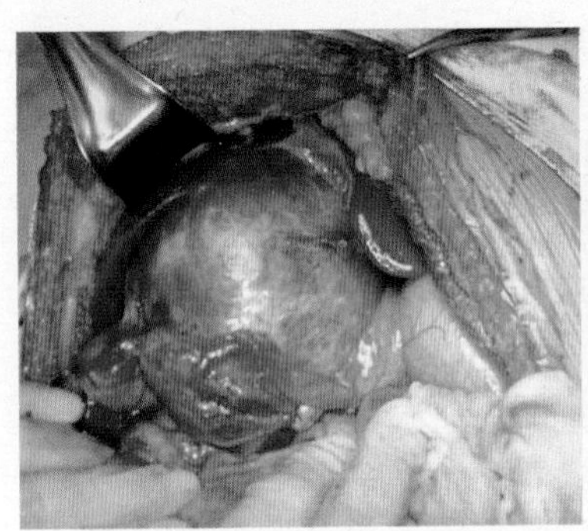

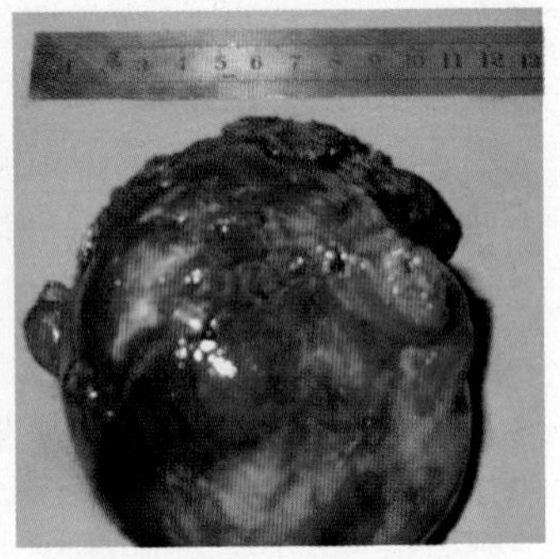

图6-5　肝门部肝细胞癌的手术中所见（女，15岁）

【诊断】 检查方法及手段与肝母细胞瘤相同。肝细胞癌出现了典型症状、体征，诊断并不困难，但往往已非早期。所以，凡是有肝病史的患者，如有原因不明的肝区疼痛、消瘦、进行性肝肿大者，应及时做详细检查。采用甲胎蛋白（AFP）检测和B型超声等现代影像学检查，诊断正确率可达90%以上，有助于早期发现，甚至可检出无症状或体征的极早期小肝癌病例。为早期手术切除“小肝癌”和术后长期存活，提供可能。

1. **血液标志物检查**

(1) 血清甲胎蛋白(AFP)测定:90%~100% 的患儿血清甲胎蛋白(AFP)明显增高,对于本病的诊断有特异性的价值,应考虑为肝脏恶性肿瘤。肝母细胞瘤与肝细胞癌均可表现为显著增高。

(2) 血液酶学及其他肿瘤标记物检查:肝细胞癌患者血清中的谷氨酰转肽酶、碱性磷酸酶和乳酸脱氢酶同工酶等可高于正常。此外,患者血清中 5′- 核苷酸磷酸二酯酶,α- 抗胰蛋白酶,酸性同工铁蛋白,异常凝血酶原等的阳性率亦较高。但由于缺乏特异性,多作为辅助诊断。

2. **超声检查**　采用分辨率高的 B 型超声显像仪检查,可显示肿瘤的大小、形态、所在部位以及肝静脉或门静脉内有无癌栓等,其诊断符合率可达 84%,能发现直径 2cm 或更小的病变。是目前有较好定位价值的非侵入性检查方法。

3. **CT 检查**　可检出直径 1.0cm 左右的早期肝癌,应用增强扫描可提高分辨率,有助于鉴别血管瘤。对肝癌的诊断符合率可达 90%。另外,根据 CT 增强扫描及计算机辅助手术系统的三维成像的肝门静脉、肝动脉及肝静脉影像可以判断肝脏血管受侵及的程度,为指导手术具有重要的参考价值。

4. **放射性核素肝扫描**　应用 ^{198}金、^{99m}锝、^{131}碘玫瑰红、^{113m}铟等玫瑰红、^{113m}铟等进行肝扫描,常可见肝脏肿大,失去正常的形态,占位病变处常为放射性稀疏或放射性缺损区,对肝癌诊断的阳性符合率为 85%~90%,但对于直径小于 3cm 的肿瘤,不易在扫描图上表现出来。采用放射性核素发射计算机体层扫描(ECT)则可提高诊断符合率,能分辨 1~2cm 病变(图 6-6)。肝细胞癌的 CT 情况见图 6-6。

5. **磁共振成像(MRI)**　诊断价值与 CT 相仿。但其三维成像的影像对肿瘤与肝脏血管和周围器官、组织关系的了解具有重要的意义。

【鉴别诊断】

1. **肝硬变**　病程发展缓慢,肿大的肝脏仍保持正常的轮廓。超声波检查,放射性核素扫描和血清 α-FP 测定,有助于鉴

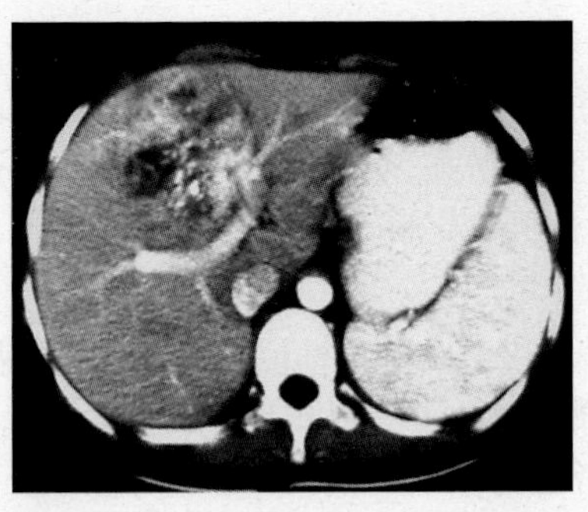

图 6-6　肝细胞癌的 CT 所见(女，15 岁)

别。但当肝硬变的肝脏明显肿大，质硬而呈结节状；或因肝脏萎缩，硬变严重，在放射性核素肝扫描图上表现为放射性稀疏区时，鉴别不易。应密切观察，并反复测定血清 α-FP 以作动态观察。

2. **继发性肝脏恶性肿瘤**　病程发展相对较缓慢；血清 α-FP 测定多为阴性。主要鉴别方法是寻找肝脏以外有无胃肠道、泌尿生殖系统、呼吸系统、乳腺等处的原发性癌肿病灶。

3. **肝脓肿**　一般都有化脓性感染或阿米巴肠病病史和寒颤发热等临床表现。肿大肝脏表面无结节，但多有压痛。超声波检查肝区内有液性暗区。

4. **肝包虫病**　多见于我国西北牧区。右上腹或上腹部有表面光滑的肿块，患者一般无明显的自觉症状。肝包虫皮内试验阳性可资鉴别。

此外，还须与肝脏邻近器官，如右肾、结肠肝曲、胃、胰腺等处的肿瘤相鉴别。

【治疗】 治疗原则为早期发现、早期诊断及早期治疗，并根据不同病情发展阶段进行综合治疗。这是提高疗效的关键，而早期施行手术切除仍是最有效的治疗方法。

1. **手术治疗**

(1) 手术切除主要适用于癌肿相对局限、无严重肝硬变、肝功能代偿良好、癌肿未侵犯第一、第二肝门及下腔静脉以及无心、肺肾功能严重损害者。

术式的选择应根据患者全身情况、肝硬变程度、肿瘤大小和部位以及肝代偿功能等而定。癌肿局限于一个肝叶内，可作肝叶切除；已累及一叶或刚及邻近叶者，可作半肝切除；已累及半肝，但没有肝硬变者，可考虑作三叶切除。位于肝边缘区的肿瘤，亦可根据病变情况选用肝段或次肝段切除或局部切除。肝切除手术中一般至少要保留正常肝组织的25%~30%。

(2) 对不能切除的肝癌的外科治疗。可根据具体情况，采用肝动脉结扎、肝动脉栓塞、肝动脉灌注化疗、液氮冷冻、激光气化、微波热凝等单独或联合应用，都有一定的疗效。肝动脉结扎，特别是肝动脉栓塞术合并化疗，常可使肿瘤缩小，部分患者可因此而获得二期手术切除的机会。

原发性肝癌也是行肝移植手术的指征之一，影响远期疗效的主要问题还是肝癌复发。

2. **化学药物治疗**

(1) 全身化疗：多通过静脉给药。目前常用的药物为5-氟尿嘧啶、阿霉素、丝裂霉素、噻替哌、甲氨蝶呤、5-氟尿嘧啶脱氧核苷及口服替加氟等，但静脉给药的疗效逊于肝动脉灌注等用药。

(2) 肝动脉插管化疗：经手术探查，发现已不能切除者，可经胃网膜右动脉或胃右动脉做肝动脉插管。常用5-氟尿嘧啶、噻替哌等药，每日或隔日经导管灌注一次。

3. **肝动脉栓塞治疗**　常用为经皮穿刺股动脉插管到肝固有动脉，或选择插管至患侧肝动脉进行栓塞。近年来多加入化疗药物，二者联合应用效果更好。此法可反复多次施行，以提高疗效。

4. **放射治疗**　对一般情况较好，肝功能尚好，不伴有肝硬变，无黄疸、腹水，无脾功能亢进和食管静脉曲张，癌肿较局限，尚无远处转移而又不适于手术切除者，可采用放射为主的综合治疗。

5. **免疫治疗及支持疗法**　常用的有卡介苗、自体或异体瘤苗、免疫核糖核酸。转移因子、干扰素、白细胞介素-2、左旋咪唑等，但疗效尚欠肯定，多在探索之中。

附：小儿肝细胞癌诊治流程图

年龄≥5岁，上腹部不适、胀痛、刺痛、黄疸、食欲下降、无力、进行性肝肿大、肝区痛、肩背或腰部胀痛、胸痛、腹胀、食欲缺乏、恶心、呕吐、腹泻→肝肿块

↓

查体：腹部膨隆；肝区压痛；皮肤黏膜黄染；肝脏呈质地坚硬，边缘不规则，表面凹凸不平呈大小结节或巨块；肝浊音界上升

↓

- 实验室检查：血清甲胎蛋白、血液酶学、肿瘤标记物
- 影像学检查：腹部B超、腹部CT（平扫、增强）、放射性核素肝扫描、MRI
- 腹腔穿刺有较多不凝血液（肿瘤破裂）

↓

诊断为小儿肝母细胞瘤

↓

- 手术治疗：①癌肿相对局限、无严重肝硬变、肝功能代偿良好、癌肿未侵犯第一、第二肝门及下腔静脉以及无心、肺肾功能严重损害者；②不能切除的肝癌：肝动脉结扎、肝动脉栓塞、肝动脉灌注化疗、液氮冷冻、激光气化、微波热凝等单独或联合应用
- 化学药物治疗：①全身化疗；②肝动脉插管化疗
- 肝动脉栓塞治疗
- 放射治疗
- 免疫治疗及支持疗法

第四节　肝脏和胆管的横纹肌肉瘤

【概述】 横纹肌肉瘤（rhabdomyosarcoma of the liver and biliary tract）是来源于将要分化为横纹肌的未成熟的间叶细胞。

这些间叶细胞属于骨骼肌谱系。但也可以起源于一些原本并没有横纹肌的组织或器官,例如膀胱、子宫及胆道等。发生于肝外或肝内胆道系统的恶性肿瘤非常少见,在这些极其少见的肿瘤中,则以胚胎型横纹肌肉瘤最常见。

【病理】 肝胆横纹肌肉瘤起源于肝内外胆管。大多为胚胎型和葡萄状肉瘤亚型。肿瘤发生部位可以从乏特壶腹直至肝内小胆管。肿物可位于肝内或胆管内,肝内外胆管肿瘤发病数为1∶4~1∶5。发生于较大胆管的肿瘤有些可以看到葡萄状肉瘤的特点。肿瘤可以堵塞管腔,引起胆总管的扩张和出现梗阻性黄疸。发生在肝内小胆管的肿瘤则形成肝内肿块常常找不到胆管发生的特点。

肿瘤可以看到多数表面发亮的黏液样息肉,可伴有出血、坏死性改变。镜下:可见染色很深的小椭圆形至梭形细胞形成的密集层。在深部的组织内可见疏松的黏液基质,其中散在横纹肌母细胞,很难找到胞浆内横纹。电镜下胞浆内可见粗的或细的微丝。免疫组化染色:Desmin 和 Myoglobin 可以呈阳性反应。肿瘤内常可见被包围的小胆管增生,周围可见密集的肿瘤细胞。

【临床表现】 肝胆横纹肌肉瘤罕见,发病年龄较恶性间叶瘤小,可发生于从 16 个月的婴儿至 11 岁儿童,平均年龄 2~4 岁。

临床主要表现为发热、乏力、腹胀、肝大、腹部包块、腹痛、发热、食欲缺乏、腹泻。可伴有阻塞性黄疸,初为间歇性黄疸,但后期为持续性、梗阻性。并有肝内转移,然后转移至腹膜后或肺。

【诊断】 实验室检查可见碱性磷酸酶、5- 核苷酸酶和胆红素升高。超声和 CT 可显示肝内或肝外胆管部位肿瘤,多内含稍低密度的肿块影,CT 值 25~35HU。易被误认为囊实性肿物。肿瘤可不均等轻度增强。超声示肝内实性不均匀回声。

【治疗】 一期性的根治性手术切除是治疗横纹肌肉瘤的最快、最确实的方法。肝胆横纹肌肉瘤如果可能应力争行根治性手术切除,术后用化疗和放疗,有些患者得到长期缓解甚至治愈。但许多病例至就诊时已经出现明显的浸润或转移导致手术切除困难。

【预后】 文献报道多数患者预后较差,相当多的病例在半年到一年内死亡。近年有学者报道对于浸润的病例手术前进行多疗程大剂量的化疗后,可以提高手术切除率和生存率。化疗药物可联合应用长春新碱、放线菌素D及环磷酰胺,或应用顺铂、异环磷酰胺等联合化疗药物。

附:小儿肝脏胆管横纹肌肉瘤诊治流程图

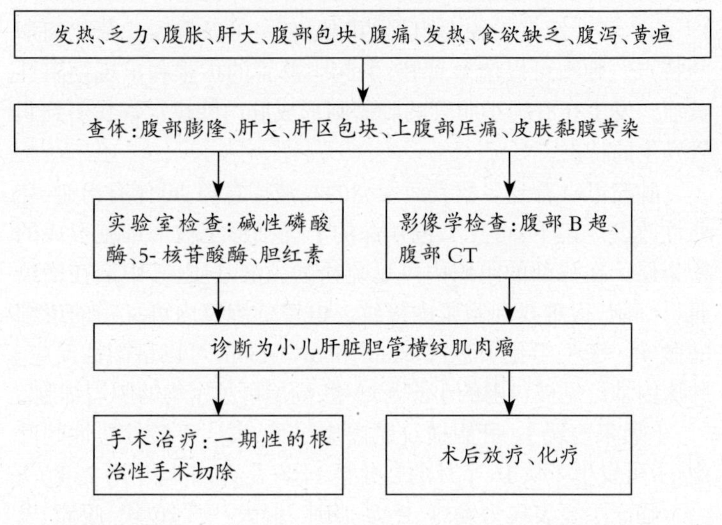

第五节　肝恶性间叶瘤及未分化肉瘤

【概述】 肝脏的恶性间叶瘤(malignant mesenchymal tumor)是一种具有高度侵袭性的恶性肿瘤,这种肿瘤非常罕见。也有被称为未分化胚胎性肉瘤(undifferentiated embryonal sarcoma, UES)或未分化间叶肉瘤(undifferentiated mesenchymal sarcoma)。大部分病例发生于小儿,诊断年龄多在6~10岁,仅有少数发生于婴幼儿和成人。男女发病数相近。

【病理表现】 肿瘤肉眼所见为肝内圆形肿块,极少见有蒂与肝脏相连,肿瘤周围有假包膜与正常肝组织分界。多生长较大。剖面肿瘤呈胶冻样，常见出血、坏死和囊肿形成。镜下肿瘤由小细胞构成，有圆形核和不明显的核仁，含少量界限不十分清楚的细胞质。有些则为小梭形细胞和星形细胞，成片或散在于黏液基质内，形成密集区和疏松区交替排列的现象。有时瘤细胞浆呈空泡状，苏丹染色呈阳性反应。电镜下这种细胞很像脂肪母细胞。此外，还可见到成簇或散在的多核巨细胞及间变型大细胞，核形怪异，染色质丰富，染色深。

【临床表现】 为儿童期少见肿瘤，占小儿原发性肝肿瘤的第4位。发病年龄大多6~10岁，亦可见于成人及幼童。临床主要表现为上腹部肿物，伴有发热、黄疸和体重下降。肿瘤发生于肝内，右叶比左叶多见。该肿瘤生长迅速，恶性度高，晚期转移至肺及骨骼，存活期多为1年左右，预后不良。

【诊断】 超声检查可见肝脏内部的肿瘤，表现为囊性和实性混合病变。实验室检查除个别病例偶见SGOT和碱性磷酸酶异常外，没有其他异常发现，AFP试验多为阴性。血管造影肿瘤常表现血管少，因此有些病例和肝脓肿混淆。

CT提示巨块肿瘤可侵占一或两叶肝。肿瘤呈椭圆形或大分叶状低密度肿块。CT所见取决于大体病理。可表现为分隔多房的囊性肿物，囊腔大小不一呈水，样密度，粗细不匀的分隔为肿瘤的实性部分，密度与肌肉相仿，CT值约35HU。周围有假性包膜。有时肿瘤似呈单一大囊腔，内含无定形絮团状阴影。肿瘤亦可以实性为主，内含多数小囊。肿瘤血供多少不定，囊性病变明显的病例，血供一般较少或无血供。增强扫描，实性部分及包膜可有强化，囊性部分增强不明显，CT值在22~28HU，偶见钙化。本病需结合临床、影像学所见与间叶错构瘤鉴别。肝脏未分化间叶肉瘤CT情况见图6-7。肝脏未分化间叶肉瘤海信CAS三维重建情况见图6-8。

【治疗】 恶性间叶瘤预后很差，在能手术切除的病例，术后需要采用化疗，如长春新碱和阿霉素；不能手术的病例只能用化疗和放疗，除上述化疗药物外，采用顺铂和阿霉素搭配放疗，文献曾有一例患者经此治疗后肿瘤消失。

【预后】 多数患者在术后12~16个月后复发，平均生存时

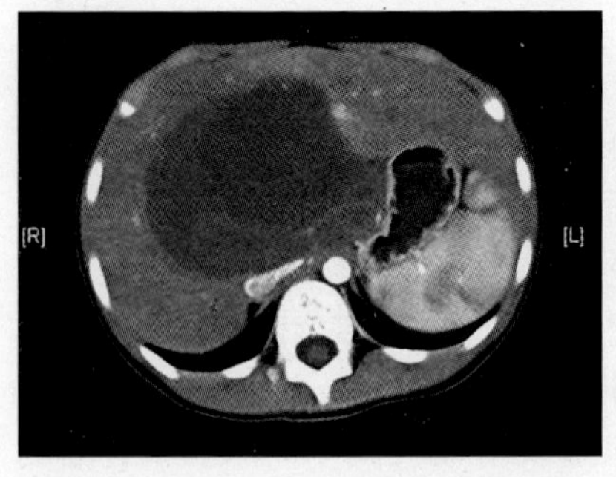

图 6-7　肝脏未分化间叶肉瘤 CT 所见

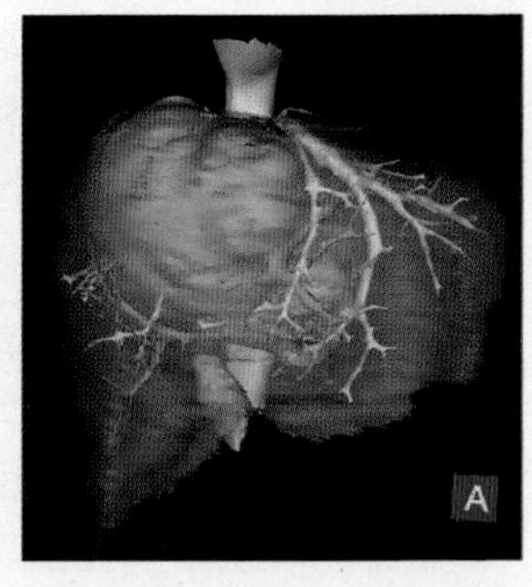

图 6-8　肝脏未分化间叶肉瘤海信 CAS 三维重建所见

间为 12 个月。肿瘤局部复发和邻近器官扩散及远处器官转移一样多见。

附：小儿肝恶性间叶瘤及未分化肉瘤诊治流程图

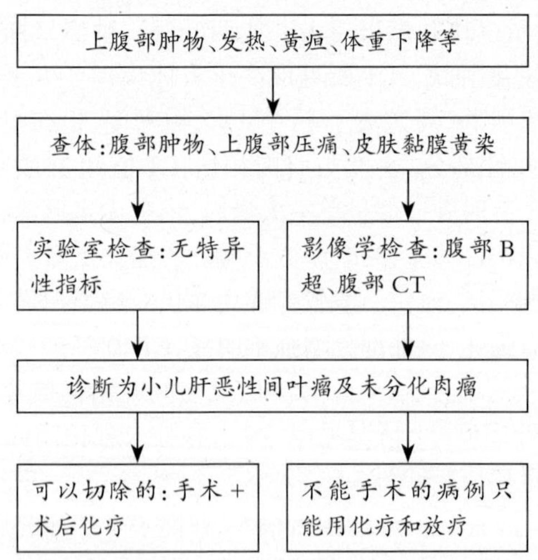

第六节　肝脏错构瘤

【概述】 肝错构瘤(hepatic hamartoma)是一种少见的胚胎发育异常的肝脏良性肿瘤,多见于婴幼儿。发病率大约占原发性肝肿瘤的6%。男孩发病率稍高于女孩。多见于2岁以内的婴幼儿。有一组文献中报道的发病年龄自新生儿至10岁,平均年龄为10个月。

【病因】 肝脏错构瘤的发生机制尚未完全明了,不同的学者曾提出不同的机制,归纳如下:①肝内胆管畸形引起胆道梗阻,近端胆管扩张;②血管内膜纤维化引起血液循环障碍,间质内液体贮积;③胆管畸形加上血管阻塞。目前比较倾向于③,认为由于胆管畸形引起小胆管囊样扩张,加之血管内膜纤维化引起血液循环的障碍,使得肿瘤内液体潴留,造成肿瘤发生。但确切的发病机制有待进一步深入研究。

【病理学改变】

1. **大体形态**　肿块可发生于肝脏任何部位,以右叶最多见。多为单发,偶为多发。肿块带蒂或突出于肝表面。病灶一般为球形或卵圆形,表面常高低不平,可有包膜,有时与周围正常肝组织分界不清,或有卫星病灶。切面多为囊实性,少数为实性。囊腔小至肉眼几乎不能分辨,大到直径15cm。囊液澄清、黄色或胶冻状。实性部分为白色或黄褐色质韧组织。

2. **分类及组织学特点**　根据肝错构瘤的组织来源不同,分为内胚层性、中胚层性、内中外胚层性及混合性错构瘤四大类。中胚层性错构瘤主要来自中胚层细胞,又可分为间叶性和血管性两种。间叶性错构瘤为最常见类型。以下重点介绍两种最常见的病理类型。

(1) 间叶错构瘤(mesenchymal hamartoma):主要由分化成熟但排列紊乱的间叶组织、胆管、淋巴管和肝细胞组成,其中间叶成分由呈疏松的黏液样间质中的星形细胞和胶原的混合物组成,常发生囊性变,大部分肿瘤体积较大,有些和头部等大,甚至有婴儿超过1000g的肝脏肿瘤。呈分叶状,多数肿瘤内可见囊肿形成。剖面肿瘤含胶冻样间质，其中散在大小不等的囊肿，囊腔内含浆液或黏稠液。多无出血、坏死和钙化。

(2) 混合性错构瘤(mixed hamartoma of the liver)是除肝内成分外还含有其他脏器或组织如肺、胃肠道的细胞或组织成分。相对少见，常表现多结节肿块，周围有纤维束分隔。混合型肝错构瘤与间叶性肝错构瘤不同，主要表现结节中心含胆管成分及被包围的肝索和肝小岛。成簇的小胆管很像婴儿胆管错构瘤或婴儿型多囊性疾患，但没有囊肿形成。

【临床表现】 绝大多数病例以腹围进行性增大或上腹部触及质硬肿块为主要临床特点，少数病例为尸体剖检时偶然发现。肿块可随呼吸上下移动，通常无压痛。约 80% 在 1 岁以内被发现，整个上腹部几乎均为巨大的肿物所占据。临床主要表现为腹部肿物，进行性增大。与肝母细胞瘤有很大的不同，后者常有营养障碍、消瘦、贫血等症，而本病即使随着患儿的生长而进行性增生，一般情况也往往较好。

【特殊检查及诊断】 手术前通过 CT、MRI、B 超等影像学检查可见肝脏内的占位性病变。多为实性，少数可见肿块内有囊肿。腹部平片常显示右上腹部有非钙化性肿块。肝扫描可见无功能区。肿瘤好发于肝的右叶(约占 75%~80%)，有些可见有很粗的蒂与肝相联。约 15%~30% 的肿瘤发生于肝前下叶，表面有蒂与肝相连，其余发生在肝的左叶。多发性病变可发生于肝的左右两叶。

肝功检查多正常。AFP 在较大婴儿或幼儿多正常，可作为与肝母细胞瘤鉴别的一个重要参考。但在小婴儿有不少增高的报道，考虑可能与新生儿或小婴儿正常生理状况 AFP 即处于高水平有关。肝脏巨大错构瘤的 CT 情况见图 6-9。

【治疗及预后】 目前尚未发现错构瘤发生恶变，手术切除是治疗本病的最好方法，可行肿瘤摘除或肝叶切除术，预后良好。一般认为本病虽为良性，但可生长至很大，给手术增加难度，另外手术前常难以与肝母细胞瘤进行区分，发现后宜尽早手术。

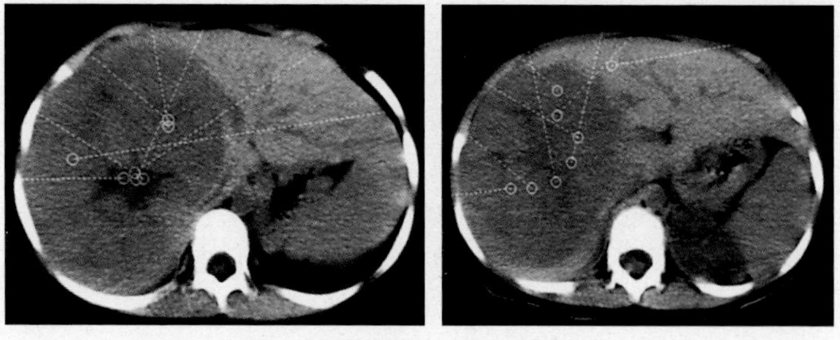

图 6-9　肝脏巨大错构瘤的 CT 所见(男,7 个月)

附:小儿肝脏错构瘤诊治流程图

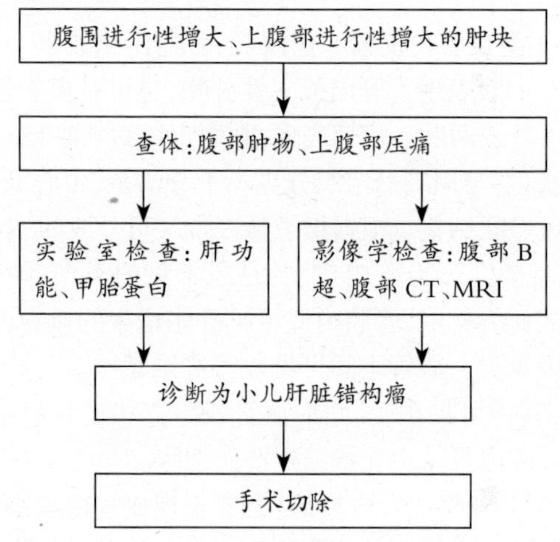

第七节　肝脏血管瘤

【概述】 肝脏血管瘤(hemangioma of the liver)为最常见的肝脏的良性肿瘤。自B超声诊断普遍应用于临床以后,在成人肝血管瘤是门诊患者中最常遇到的肝内占位性病变,在小儿病例临床发现也较前增加。

【病因】 对于血管瘤形成的原因认识尚不统一。多数认为肝血管瘤起源于肝脏胚胎血管错构芽，在一定条件下胚胎血管错构芽发生瘤样增生，形成血管瘤。有少数患者手术切除血管瘤许多年之后又复发并呈现典型的海绵状血管瘤结构，故亦有认为此类肿瘤也可能是真正的新生物。肝海绵状血管瘤的发生可能与雌激素有关，有关服用口服避孕药有促使其发生或复发的报道。

【病理改变】 小儿的肝脏血管瘤主要包括婴幼儿血管内皮瘤（infantile hemangioendothelioma）和海绵状血管瘤（cavernosum hemangioma）两种良性血管瘤。肝的血管内皮细胞瘤多在生后 6 个月以内被发现，但有症状的海绵状血管瘤则多在生后 2 个月内被发现。

1. **婴儿型血管内皮瘤**　肉眼观，肿瘤由单或多个圆形分离结节构成。一般表现为肝内孤立性肿物，也可见多发性病灶，发生于肝的一叶或两叶。病理表现：肿瘤直径约 0.2~15cm，剖面灰白色或紫红色，与周围肝组织分界不十分清楚，中心部分有时可见灰黄色斑点状钙化。根据组织学表现又可分成两型。

(1) Ⅰ型婴儿型血管内皮瘤：是最常见的类型，肿瘤组织由大小不等的血管构成，管腔内壁可见肿胀增生的血管内皮细胞，核分裂相很少见。血管之间可见黏液纤维基质。有些区域细胞比较密集，其中可见小管、圆形血管或分支状血管混杂存在，间质内和血管腔内可见小灶状髓外造血细胞。

(2) Ⅱ型婴儿型血管内皮瘤：主要表现血管内皮细胞明显增生，不形成管腔，或管腔结构不清楚。有些区域可见血管腔互相吻合，管腔内皮细胞呈乳头状增生，内皮细胞有轻度异形，核分裂相很多见。

2. **海绵状血管瘤**　单或多发肿瘤分界清楚，偶尔有蒂。海绵状血管瘤在肝脏表面表现为暗红、蓝紫色呈囊样隆起、分叶或结节状，柔软，可压缩，但松开压力之后，又恢复至原形。切面为海绵状，由扩张的血管构成，和血管内皮瘤不同，其镜下主要由多数扩大的血管腔隙构成，有扁平的血管内皮细胞和薄的血管壁。血管腔内有时可见血栓形成，血管之间含不等量的纤维间质，没有恶性的潜能。前者腔隙内可见血管内皮细胞被覆；后者血肿间隙没有内皮细胞覆盖。肝海绵状血管瘤良性，尚无关于此肿瘤恶性变的记载。

【临床表现】 小的病变多无症状，经体检超声发现，较大的病变可造成上腹不适或触及包块。巨大血管瘤可使肝脏显著增大。本病多见于女性患者，男女性间的比例报道有不同，可从1∶1.5~1∶5。

婴儿型血管内皮瘤90%发生在6个月以下婴儿，表现为肝大，腹胀或包块。近20%伴皮肤血管瘤，也可伴有其他脏器血管瘤。少部分病例会同时发生在肝脏以外。如皮肤、肠管等。部分患儿出现心衰表现。心力衰竭往往是由于巨大的肿瘤内存在动静脉瘘，致短期内回心血量明显增加所致。另外少部分巨大的血管瘤可出现血管瘤血小板减少综合征的严重并发症。

肝海绵状血管瘤多发现于青、中年患者，小儿较成人少见。小血管瘤无症状，较大者可于婴儿期出现无症状性腹部肿块或高心排血量引起的心功能衰竭。另外有相当多的病例在新生儿时期因肿瘤破溃导致腹腔内大出血而突然死亡。这种情况需要和新生儿产伤所致肝内血肿破裂鉴别。部分病例也可出现血管瘤血小板减少综合征。而年长儿或在青、中年患者因多属于体检时发现，很难确定其准确的发病时间。最常见的症状是上腹部不适、发胀、进食后膨胀感、易劳累、隐痛等。

【诊断】 肝血管瘤的诊断主要依靠现代影像学诊断的发现。虽然如此，直径在2.0cm以内的小的血管瘤，鉴别诊断上有时仍然很困难。

1. **超声表现**　超声检查往往是首选的和最常见的影像诊断，显示肝内均质、强回声病变，边界大多清楚，或病变区内强回声伴不规则低回声，病变内可显示扩张的血窦。小的血管瘤应注意与转移瘤区别。

2. **CT表现**

(1) 平扫：肝内低密度区，轮廓清楚，密度均匀或病变区内有更低密度区，代表血栓机化或纤维分隔，少数可见到钙化。

(2) 增强扫描：①早期病变边缘显著强化呈结节状或“岛屿

状”,密度与邻近腹主动脉相近,明显高于周围肝实质密度,持续时间加长;②随着时间延长,增强幅度向病变中央推进,而病变的低密度区相对变小;③延时扫描病变呈等密度或略高密度(平扫时病变内更低密度无变化)。增强扫描是诊断肝海绵状血管瘤的重要方法,具有特征性表现,诊断正确率可在 90% 以上。一般典型表现出现在动脉早期,即注药后 30~60 秒。因此强调正确的检查技术,即快速注射造影剂,快速扫描,适时延时扫描。否则,因未见到特征性表现易造成误诊或漏诊。

婴儿血管内皮细胞瘤的增强扫描,早期肿瘤周边部密度增高,伴整个病灶不规则增强,随着周边部密度下降,中心部逐渐强化,延迟扫描,肿瘤逐渐呈等密度灶。中心无增强区代表坏死或出血。海绵状血管瘤增强扫描早期肿瘤边缘部见致密结节状、波浪状或向瘤内隆起的乳头状阴影。动态和延迟扫描所见同婴儿血管内皮细胞瘤。此种特殊的增强过程为血管瘤的特征性表现,具定性诊断意义。但较小的肿瘤可整个发生迅速强化(高密度似主动脉),不显示向心性强化过程。肝脏婴儿型血管内皮瘤的 CT 情况见图 6-10。

3. **同位素 ^{99m}Tc 肝血池扫描** 有助于肝血管瘤的诊断,血池扫描显示病变部分充盈缺损,边缘清楚锐利,有明显的放射浓

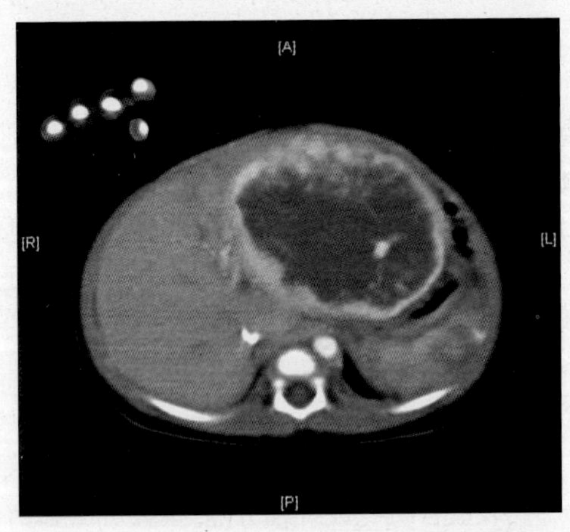

图 6-10 肝脏婴儿型血管内皮瘤的 CT 所见

集区,血管瘤显影时间较长。

4. **MRI 检查**　MRI 的表现具有特异性。在 T_1 加权图像上多呈均匀的低信号或等信号强度,T_2 加权图像上呈均匀的高信号,弛豫时间延长,并随回波时间延长信号强度增强,边界清楚。

【鉴别诊断】 海绵状血管瘤主要与肝内恶性肿瘤的鉴别。

1. **肝细胞癌**　一般有肝炎、肝硬变病史,一般情况较差。AFP 可为阳性,静脉增强扫描有助鉴别。

2. **肝转移瘤**　部分肝内转移瘤增强扫描可表现边缘强化,类似血管瘤早期表现,但延时扫描呈低密度可资鉴别。往往合并全身一般情况差,甚至恶病质的表现,可发现原发病变。

3. **肝脓肿**　一般病变周围界限不清、模糊,脓肿周围可见低密度晕环,典型的病变周围强化,病变内气体存在。需结合临床表现。

【治疗】 小儿肝血管瘤与其他血管瘤一样,存在自行消退的可能性,因此在确定治疗原则时就需要特别慎重。是采取期待、观察的方法还是积极地进行外科干预,不同的学者之间也存在较大的争论。肝血管瘤切除手术在缺乏必要的设备和技术条件下,手术有一定的危险性和并发症,因而必须根据每个患儿的具体情况、肿瘤的大小和位置、有无明显的临床症状等,做出手术或非手术治疗的决策。综合国内外多数学者的经验和治疗主张可以归纳为如下的治疗原则。

1. **无任何临床症状、肿瘤较小病例的治疗**　可以采用观察,定期复查的方法以期望血管瘤自行消退。

2. **肝脏血管瘤合并 Kasabach-Merritt 综合征的治疗**　可采用激素疗法。先使用大剂量地塞米松静脉注射,后改为泼尼松口服,对血小板减少往往有效,并可使肿瘤明显缩小。对部分严重的病例有应用放射治疗取得满意效果的报道。

3. **肝脏血管瘤合并心力衰竭时的治疗**　发生心力衰竭的主要原因是血管瘤内存在多量的动静脉交通短路,大量血液不经过周围小血管直接经过短路回流入心,引起心脏负担过重。治疗时应根据发病机制,一方面给予强心药物,另一方面更重要的是阻断短路交通。可进行选择性肝动脉造影及肿瘤动脉栓塞。肿瘤往往巨大,不能完全手术切除,有报道采用肝固有动脉结扎的方法,手术后取得立竿见影的效果,但也有手术后复发的可能。

4. 肿瘤较大,有部分症状的治疗 对较大的肝海绵状血管瘤,若情况合适时,可以考虑手术切除,随着小儿肝胆外科技术水平的提高,现在一般手术死亡率和并发症率都有较大程度的降低。但巨大的或超大型的海绵状血管瘤多伴有较显著的临床症状,其手术切除亦较复杂,手术并发症率较高。巨大型肝海绵状血管瘤常与肝脏内、外的重要血管间有复杂的关系,如将下腔静脉包绕、压迫,包围第二肝门和主要肝静脉、下腔静脉移位、膈肌或腹膜粘连等,术前应该对肿瘤与各重要结构间的关系详细了解,权衡手术的利弊。近年来由于血管造影技术的显著进步,有条件的医院可以应用血管造影介入治疗技术进行血管栓塞治疗。

附:小儿肝脏血管瘤诊治流程图

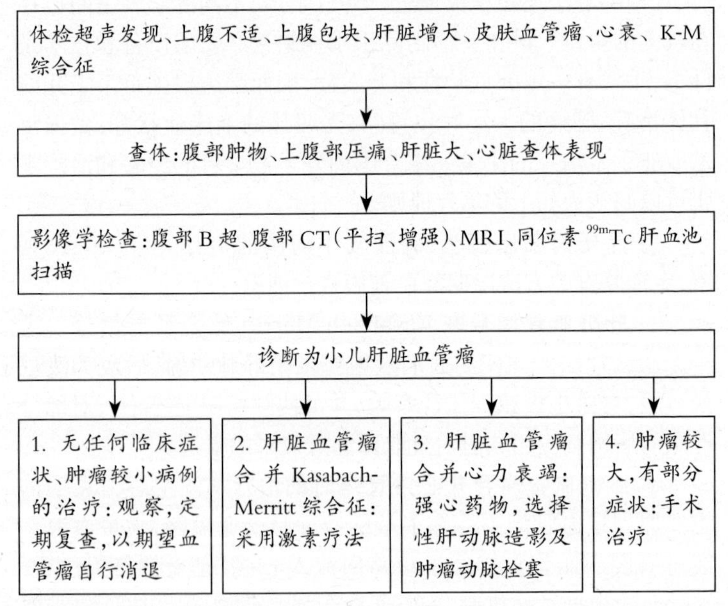
体检超声发现、上腹不适、上腹包块、肝脏增大、皮肤血管瘤、心衰、K-M综合征
查体:腹部肿物、上腹部压痛、肝脏大、心脏查体表现
影像学检查:腹部B超、腹部CT(平扫、增强)、MRI、同位素 ^{99m}Tc 肝血池扫描
诊断为小儿肝脏血管瘤
1. 无任何临床症状、肿瘤较小病例的治疗:观察,定期复查,以期望血管瘤自行消退
2. 肝脏血管瘤合并Kasabach-Merritt综合征:采用激素疗法
3. 肝脏血管瘤合并心力衰竭:强心药物,选择性肝动脉造影及肿瘤动脉栓塞
4. 肿瘤较大,有部分症状:手术治疗

第八节　肝脏腺瘤

【概述】 肝脏腺瘤(hepatocelluler adonoma)是一种临床上少见的、来源于肝细胞的良性肿瘤,可发生于任何年龄。有文献报道称最小一例为3周的新生儿,尸检时偶然发现。女性较男性多见。临床主要表现肝大,肿瘤可出现出血性梗死,约1/4患儿可因肿瘤破裂继发腹腔内出血。肿瘤呈球形,常为单发,多局限于肝右叶。

【病因】 本病确切发病机制尚不清楚。有先天性和后天性两类,先天性肝腺瘤可能与发育异常有关,多见于婴幼儿病例。后天可能与肝硬化后肝细胞结节状增生有关。报道认为与口服避孕药有密切关系。小儿肝腺瘤常常和其他疾病伴同发生,如Ⅰ型肝糖原累积症,患者常在10岁左右时发现肝腺瘤,用饮食治疗肝糖原累积症,腺瘤可以消失。雄性激素治疗Fanconi贫血,β-地中海性贫血有过量铁摄入的患者,或者合成类固醇治疗的患者等,都发现患儿有肝腺瘤发生,两者的关系不十分清楚。

【病理变化】 肿瘤可发生在肝脏的深部或在肝的表面,很少见有蒂。为实质性肿块。肝腺瘤常有不完整包膜,边界清楚,隆起于肝表面,表面有丰富的血管,质软,切面呈淡黄色,有时有暗红或棕红色出血区。最常见的是孤立的结节,结节周围常可看到多数卫星结节。剖面表现为界限清楚的结节,呈均匀的黄褐色,偶见中心有坏死。真正的包膜不常见。镜下可见肿瘤由分化良好的肝细胞组成,由2~3层细胞排列成索状或片状。结节内没有小叶结构,没有纤维间隔,没有小胆管增生,也没有门脉结构。有时瘤细胞体积比肝细胞稍大或有轻度异形。由于细胞内糖原含量多,胞浆内较多糖原和脂滴,细胞质内有空泡形成。很少见到核分裂。电子显微镜下可见到瘤细胞内细胞器缺乏。

【临床表现】 肝腺瘤在成人和小孩都很少见,可发生于任何年龄。有文献报道称最小一例为3周的新生儿,于解剖时偶然发现。肝腺瘤女性较男性多见,可发生在肝左叶或右叶,以右叶为多见。

患儿一般情况好，肿瘤小时可无任何症状，由于肿瘤生长缓慢，往往发展至巨大时才引起家长的注意。笔者治疗的一例14岁女孩，瘤肝的重量达4.8kg，而肿瘤切除手术后体重为41kg，肿瘤重量竟占体重的12%。因肝脏肿块较大，可表现为右上腹部肿块，可引起腹胀、轻微腹痛等症状（图6-11）。个别病例可因下腔静脉被压迫而出现双下肢的水肿。

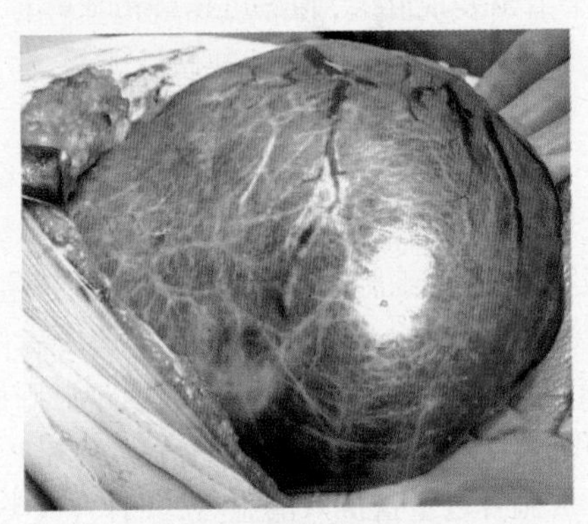

图6-11　巨大肝脏腺瘤的手术中所见（女，14岁，瘤肝重4800g）

【诊断】 本病术前诊断较难，容易与肝母细胞瘤或肝癌相混淆。诊断主要依据影像学检查，尤以CT检查最具价值。

1. **B超**　检查可见肝内孤立的圆形、椭圆形、边界清楚的低回声或中等回声肿块，肿瘤较大则回声杂乱、强弱不等。

2. **CT**　平扫呈圆形稍低密度，与周围肝组织相差10HU左右，病灶边界清楚，有包膜，其内可有更低密度的陈旧性出血、坏死灶。增强扫描早期可有短暂的均匀性增强，和正常肝组织对比十分明显，然后密度下降为等密度，延迟扫描为低密度。螺旋CT动脉期肿瘤密度高于正常肝组织，静脉期为等密度或低密度（图6-12）。

3. **MRI**　表现为肝内单发病灶，呈边界清楚的圆形肿物，T_1W_1 稍低信号、T_2W2稍高信号。也可 T_1W1、T_2W1均为稍高信号或高信号，说明其内脂肪含量高或有出血，此信号改变具特征性，对病变的定性诊断有较大帮助。

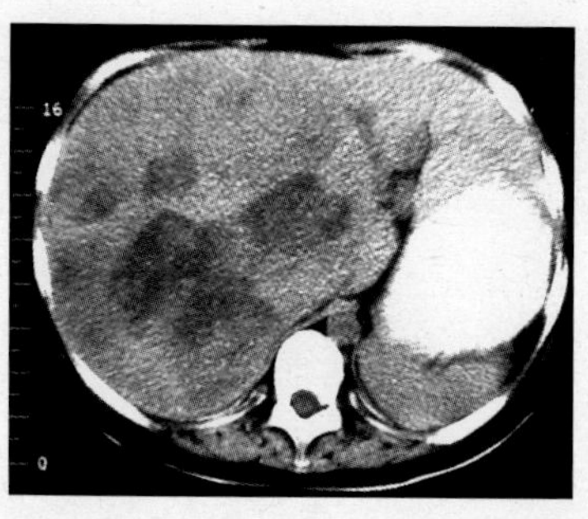

图 6-12　巨大肝脏腺瘤的 CT 所见(女,14 岁)

4. **放射性同位素**　Tc- 吡哆醛 5 甲基色氨酸(Tc-PMT)及 Ga-67 扫描对肝腺瘤的诊断也有价值。Ga-67 扫描表现为冷结节,Tc-PMT 表现为早期的摄入、排泄延迟以及放射形稀疏。认为联合检测 B 超、CT、MRI 和放射形核素检查可以提高本病的确诊率。同位素肝扫描显示肿瘤部位为同位素稀疏区。肝血管造影显示该区血管增多和明显的肿瘤边缘。

5. **肝功能**　常规实验检查往往正常,血 AFP 正常是本病与小儿肝脏恶性肿瘤鉴别的一个重要的指标。

但临床实际中有时进行了上述的多种检查,手术前也无法获得准确的诊断。前述笔者经历的患儿曾辗转国内数家大型医院,行 B 超、CT 及 MRI 等检查,因高度怀疑肝母细胞瘤而行过肝血管造影并进行选择性肝动脉化疗性栓塞,因治疗无效而转至笔者处。术中见肿瘤巨大,表面有大量迂曲、隆起的血管,仍不能肯定诊断,最终手术切除后才获得病理诊断。见图 6-13。

【鉴别诊断】 需与肝母细胞瘤及肝细胞癌鉴别。CT 检查中肝细胞腺瘤增强较为均匀,无结节中结节征象,也无被膜之环形增强征象。镜下肝腺瘤也需要和肝癌进行鉴别,尤其是肿瘤细胞有轻度异形者,常常很难和分化好的肝细胞癌鉴别。肝癌必须有细胞异形,出现较多的核分裂相,并有血管的浸润,这种病例应考虑为肝细胞癌。

【治疗】 切除是唯一的治疗方法,但操作难度大。由于本病有癌变倾向,并且有突然恶性变的可能性,大多数学者主张对

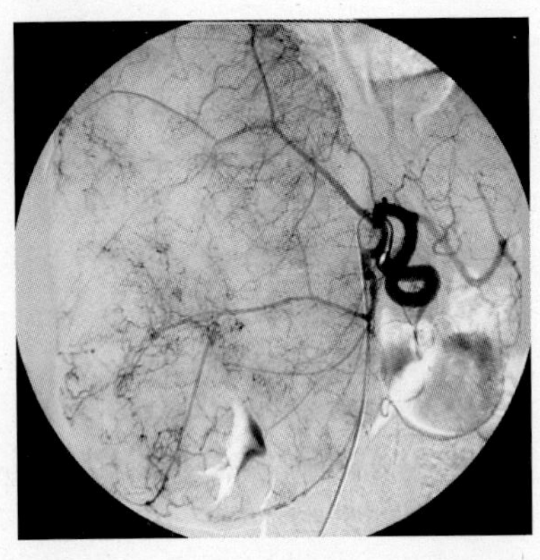

图 6-13　巨大肝脏腺瘤的 DSA 血管造影所见（女，14 岁）

于诊断已明确或无法完全与肝母细胞瘤鉴别时尽早手术切除为最好的方法。手术包括肝叶段切除、不规则肝切除、包膜内肿瘤剜除术等多种方法，既可做到消除临床症状，又可避免并发大出血及继发恶变。前述病例应用低温麻醉、开腹后探查见肿瘤位于肝右叶全部及部分尾状叶，采用先处理第一肝门的门静脉、右肝动脉、右肝管及胆囊管，再处理肝静脉、十余支肝短静脉后再切肝的办法顺利切除达 4.8kg 的巨大瘤肝。

附：小儿肝脏腺瘤诊治流程图

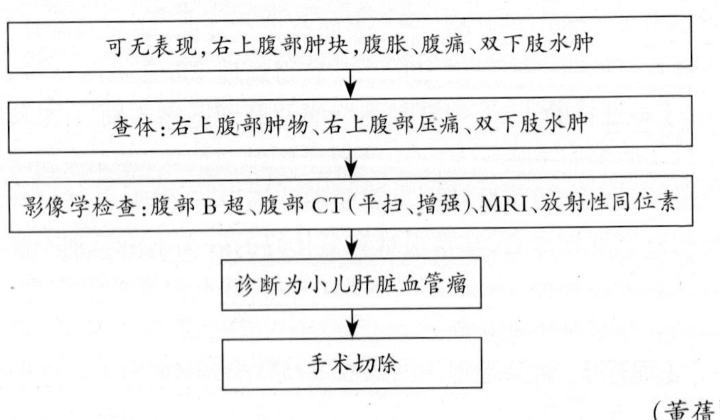
可无表现，右上腹部肿块，腹胀、腹痛、双下肢水肿
查体：右上腹部肿物、右上腹部压痛、双下肢水肿
影像学检查：腹部 B 超、腹部 CT（平扫、增强）、MRI、放射性同位素
诊断为小儿肝脏血管瘤
手术切除

（董蒨）

【参 考 文 献】

1. 董蒨，李龙，肖现民，等．小儿肝胆外科学．第 2 版．北京：人民卫生出版社，2017：307-349.
2. 靳曙光，钟麟，向波，等．小儿肝脏巨大肿瘤精准切除 30 例分析．中华小儿外科杂志，2013，(4)：262-265.
3. 董蒨，王宝磊．小儿肝脏肿瘤的诊治挑战和计算机辅助肝切除手术．临床外科杂志，2013，21(8)：585-587.
4. 王焕民．小儿肝母细胞瘤的诊断与治疗．中华实用儿科临床杂志，2013，28(3)：166-167.
5. 马靖，张忠德，沈萍，等．小儿肝母细胞瘤 58 例临床病理分析．临床与实验病理学杂志，2015，2：169-173.
6. 陆正华，杨静薇，邵静波，等．小儿肝母细胞瘤 24 例的临床特点及预后因素分析．中国小儿血液与肿瘤杂志，2015，20(2)：79-82.
7. 周显军，苏琳，董蒨，等．计算机辅助手术系统在小儿复杂性肝脏肿瘤精准手术中的应用．中华小儿外科杂志，2015，36(4)：244-248.
8. Czauderna P, Lopez-Terrada D, Hiyama E, et al. Hepatoblastoma state of the art: pathology, genetics, risk stratification, and chemotherapy. Current Opinion in Pediatrics, 2014, 26(1): 19-28.
9. Chiang A, Ling S, Li C, et al. Population-based treatment results of hepatoblastoma in children of Hong Kong. Breast Diseases A Year Book Quarterly, 2013, 18(2): 1219-26.
10. Von S D, Faundez A, Teichmann B, et al. Hepatocyte growth-factor-scatter factor can stimulate post-operative tumor-cell proliferation in childhood hepatoblastoma. International Journal of Cancer, 2015, 85(2): 151-159.

第七章　新生儿肝炎综合征

【概述】 新生儿肝炎综合征(neonatal hepatitis syndrome)是指发病于新生儿期并延续至婴儿期的一组临床综合征,以阻塞性黄疸、肝脏及肝内胆管系统病损、肝脾肿大和肝功能异常为特征。

【病因】 本病的病因包括感染和先天性遗传代谢性异常。

1. **感染**　感染是本病的主要病因。因部分病例于新生儿期发病,故感染可能发生于胎儿期,其中多数为病毒感染所致。母亲初次感染病原后,通过胎盘传给胎儿或通过阴道传染胎儿。人类 CMV(HCMV)属疱疹病毒属,为 DNA 病毒,具有高度的种族特异性,是新生儿肝炎综合征的主要病原之一。新生儿 HBV 感染主要通过 HBsAg 阳性的母亲经母婴宫内传播和围产期传播。未接受免疫预防措施的乙型肝炎 e 抗原阳性的母亲中,其婴儿约有 90% 通过围产期传播而成为慢性乙型肝炎病毒携带者,但真正发展为肝功能损害者很少。细菌感染如 B 型 β 链球菌、李斯特菌属、金黄色葡萄球菌、大肠杆菌等的感染均可引起新生儿肝脏的损害,梅毒螺旋体、钩端螺旋体等亦可引起胎儿和婴儿肝炎。但目前为止,仍然有许多新生儿肝炎病因未明。

2. **先天性遗传代谢性疾病所致的肝脏损害**　糖(主要是半乳糖和果糖)、氨基酸和胆红素的代谢异常均可是本综合征的病因。先天性遗传代谢性疾病所致肝脏损害中,α_1 抗胰蛋白酶(α_1-AT)缺陷引起的婴幼儿原发性慢性肝内胆汁淤积是重要原因,其他如 1- 磷酸半乳糖尿苷酰转移酶(UGUT)缺乏引起的半乳糖血症、1- 磷酸果糖醛缩酶(FPA)缺陷导致的果糖不耐受症、葡萄糖 -6- 磷酸激酶缺陷导致的糖原累积症等也可导致肝脏损害。氨基酸代谢异常的疾病如遗传性酪氨酸血症Ⅰ型、胆酸代谢异常的疾病如特发性梗阻性胆管病和家族性进行性肝内胆汁淤积综合征(Byler disease)等虽不常见,但也可导致肝脏损害。归纳新生儿肝炎综合征可能的病因见表 7-1。

表 7-1　新生儿肝炎综合征可能的病因

分类	疾病
A. 感染症	
1. 败血症	
2. 病毒性肝炎	甲型肝炎、乙型肝炎、丙型肝炎、丁型肝炎、戊型肝炎
	巨细胞病毒、风疹病毒、单纯疱疹病毒
	人疱疹病毒 6 型(HHV6)、水痘、带状疱疹病毒
	柯萨基病毒、埃可病毒、微小病毒 B19
	HIV、呼肠病毒(reovirus)
3. 其他	弓形体、梅毒、结核
B. 遗传代谢异常	
1. 氨基酸代谢异常	遗传性高酪氨酸血症、维生素 P 缺乏导致的肝内胆汁淤积
2. 脂质代谢异常	Wolman 病、Niemann-Pick 病、Gaucher 病
3. 糖代谢异常	果糖不耐受症、半乳糖血症、肝糖原病Ⅳ型
4. 胆汁酸代谢异常	3-oxo-Δ^4-steroid 5β-reductase 缺乏
	3β-hydroxy-Δ^5-C_{27}- steroid dehydrogenase/isomerase 缺乏
5. 其他代谢异常	α1 抗胰蛋白酶缺乏症、胰囊泡性纤维症垂体功能低下
	甲状腺功能减退、Zellweger 综合征、新生儿血色素沉着症
	乳儿期铜摄取过剩、家族性噬红细胞性淋巴组织增生症
	精氨酸酶缺乏症、线粒体肝病
	17、18 三体综合征、Down 综合征
	Donahue 综合征(leprechaunism)
C. 原因不明	新生儿肝炎(特发性)、Alagille 综合征
	非症状性肝内胆管减少症
	进行性家族性肝内胆汁淤积症(Byler 综合征)

【病理】 感染造成的肝炎综合征，病理改变基本相似，轻者小叶结构正常，有点状坏死，少量巨细胞变，轻度胆汁淤积，无小管增生，库普弗细胞增生稍活跃，肝间质和门脉区有炎性细胞浸润。重症者肝小叶结构紊乱，甚至塌陷，呈片状坏死，巨细胞变严重，可看到肝细胞的再生现象，淤胆明显，小胆管增生不多，肝间质细胞增生活跃，炎性细胞浸润较多，汇管区尤甚，病程长者则门脉周围纤维化。巨细胞病毒感染者肝大体改变有个体差异，早期死亡婴儿有肝脂肪变性、肝硬化。显微镜下肝叶结构受损，肝实质有坏死区，库普弗细胞、肝管上皮细胞内均可见包涵体。HSV 感染的组织病变具有多样性，但具核内包涵体的巨细胞病变是具有特征性的病理改变，血性播散最常累及肝、肾上腺，可见广泛细胞损害，形成灶性坏死。

α_1 抗胰蛋白酶（α_1-AT）缺乏症的病理特点，不论临床有无肝病征象，肝细胞内可见到很多小球体，为特征性改变。用淀粉酶消化处理掉其中所含的糖原后，再用过碘酸染色（PAS 法）可以显露出来，它们呈圆形或多结节形，数目 1~20 个不等，1~20μm 大小。早期出现肝细胞坏死，门脉周围浸润，胆小管增生和结缔组织增加，很少见到巨细胞变。肺部病变以广泛性肺气肿为特点。

【临床表现】

1. 一般表现可分为轻、中、重型，部分可演变为胆汁淤积性肝硬化。起病常缓慢而隐匿，多数在生后数天至 3~4 周渐现黄疸，并持续或越来越重。往往表现为生理性黄疸消退延迟，或消退后又重复出现。多数出生时大便为正常的黄色，病后逐渐变为浅黄色或灰白色，甚至白陶土样大便，尿色逐渐呈深黄色。可伴有少许食欲缺乏、呕吐、腹泻和体重不增等。查体可见肝脏肿大，边缘稍钝，也可有脾脏肿大，约占 50%。

轻症患儿经一般处理后逐步好转，大便首先转黄，皮肤和巩膜黄染逐渐消退，肝脏缩小至正常，生长发育良好，整个病程为 4~6 周。重症病例呈急性病程，黄疸日趋严重，大便呈白陶土样。肝脏肿大明显，质地偏硬，脾脏亦肿大。腹壁静脉怒张，出现腹水、会阴及下肢水肿，甚至肝性脑病。可有脂溶性维生素 A、D、

E、K 缺乏的表现如维生素 K 缺乏导致颅内出血、皮肤瘀斑、消化道出血，维生素 D 缺乏导致易惊、抖动、手足抽搐症、佝偻病，维生素 E 缺乏导致溶血等。重症死亡率较高，存活者常留有后遗症，如生长发育落后、佝偻病、牙釉质发育不良等。部分病例发展缓慢，无发热、厌食、呕吐等症状，黄疸与大便色泽变淡未引起注意，直到新生儿后期或超过新生儿期才被发现，逐渐发展为重症。

先天性糖或氨基酸代谢异常所导致的新生儿、婴幼儿的肝损伤，临床表现复杂，起病时常有食欲低下、呕吐、溶血等症状，而后逐渐出现肝功能损害，甚至急性肝衰竭、肝硬化，重症病例还可发生呼吸衰竭、惊厥甚至昏迷。

2. TORCH 感染的临床特征　妊娠早期经胎盘感染的病例，以慢性表现为特征。出生前通过羊水感染者、产程中通过产道感染者以及产后感染者，则以急性表现为特征，有发热或体温降低，兴奋或萎靡，食欲减退、呕吐、痉挛、黄疸、肝脾肿大、呼吸窘迫甚至呼吸暂停，以及紫癜等表现。感染后可经血行扩散波及多种脏器，出现肝脾肿大、紫癜、黄疸，表现为肝炎、脑脊髓膜炎或蛛网膜炎等，其临床症状和发生频率见表 7-2。不足 32 周早产儿 20% 可遗有胆红素脑病。

表 7-2　TORCH 感染的临床症状和发生频率

症状	弓形体	风疹	巨细胞病毒	单纯疱疹病毒	梅毒
宫内发育迟缓	±	+++	++	+	++
黄疸	++	+	[+++]	+	+++
肝炎	+	±	+++	++	+++
肝脾肿大	+++	+++	[+++]	+	[+++]
贫血	+++	+	++	−	+++
皮肤改变					
出血斑	±	++	[+++]	−	++
皮疹	+	−	−	+	[++]
水疱	−	−	−	[+++]	[++]

续表

症状	弓形体	风疹	巨细胞病毒	单纯疱疹病毒	梅毒
神经病变					
小头症	±	+	[++]	+++	−
脑膜脑炎	+++	++	+++	[+++]	++
颅内钙化	[++]	±	++	+	−
脑积水	[++]	−	±	++	±
听力障碍	+	++	[++]	−	+
眼病变					
白内障	±	[++]	−	−	−
脉络膜炎	[+++]	++	[+]	[+++]	±
视网膜症	[+++]	++	[+]	[+++]	±
心脏畸形	−	[+++]	−	−	−
骨骼病变	−	++	± ± ±	±	+++

±:少见,+:5% 左右,++:20~50%,+++:50% 以上,□:该感染较特异的表现

3. 几种主要病因导致肝炎综合征的临床特点

(1) 先天性巨细胞病毒肝炎(congenifal cytomegalie hepatitis):宫内感染者,在新生儿期内出现临床症状。主要表现为多系统及多器官损伤的症状及体征,可为早产儿、低出生体重儿及小于胎龄儿,出生后发育迟缓。肝脏损害突出表现为黄疸、肝脾肿大、肝功能损伤等肝炎的症状。黄疸可在生后 24 小时内、生理性黄疸期、生理性黄疸消退后出现,血中胆红素以直接胆红素为主。黄疸多数在新生儿期或 3 个月内消退,部分可持续至 3~6 个月内消退,与肝功能好转时间大体一致。肝脏肿大明显,肝脏多在肋下 3~5cm,边缘较钝,常伴有脾肿大。同时血液系统受累也常见,表现为血小板减少、贫血、紫癜等。神经系统损害可表现为小头畸形、癫痫、耳聋、智力障碍、脑室周围钙化、脑积水等。少数病人可同时有间质性肺炎。

(2) 新生儿乙型肝炎(hepatitis B):大多数 HBsAg 感染婴

儿为亚临床过程，无黄疸，仅有轻度的肝功能损害，除持久的 HBsAg 阳性和氨基转移酶高外，无其他征象，肝大少见。氨基转移酶波动，迁延可达 1~2 年之久往往发展为慢性 HBsAg 携带状态，少数发生黄疸者恢复迅速，分别于病后第 6~9 个月 HBsAg 转阴，且出现 HBsAb 阳性，表明新生儿乙型肝炎与成人相似。

少数患儿可表现为爆发型或重症型，病情危重，从黄疸出现到急性肝功能衰竭的时间平均 10 天(8~15 天)，常见肝性脑病、出血，血氨可达 10mg/L 以上(正常值 0.9~1.5mg/L)。近期预后极差，病死率达 60% 左右，死亡原因多为败血症、肺出血、肝性脑病伴脓毒血症等。但其远期预后较好，存活者肝组织恢复良好。

(3) α_1 抗胰蛋白酶缺乏症(α_1-antitrysin deficiency)：先天性 α_1 抗胰蛋白酶(α_1-AT)缺乏是一种常见染色体隐性遗传缺陷。患儿主要表现为肝脏和肺部的损害。

多在生后出现肝病和肺气肿的症状。起病年龄不一，最早可在出生第一天就出现黄疸，胆汁淤积的临床特点无法与先天性胆管闭锁区别。胆汁淤积约几个月后，出现进行性肝硬化，部分患儿在婴儿期可死亡，部分到学龄期出现腹水、食管静脉曲张，亦有晚到青春期才出现肝硬化症状。

由于 α_1-AT 基本上不能通过胎盘，故胎儿时期已受累者，其出生体重常低下。肺气肿一般在 30 岁左右发生。

(4) 半乳糖血症：为常染色体隐性遗传，表现为新生儿进食乳类后，出现黄疸、呕吐、体重不增、白内障、低血糖和氨基酸尿等。

【实验室检查】

1. **梗阻性黄疸的指标**　总胆红素增高，其中结合胆红素增高明显，可占 50% 以上；尿胆红素阳性。

2. **血清酶学检查**　血清转氨酶(丙氨酸转氨酶 ALT、门冬氨酸转氨酶 AST)可增高，且升高程度不一，多数临床好转后下降，部分病例可在临床好转时反而升高，然后再下降。由于 ALT 在肝内含量较多，且存在于细胞质易于释出，故对诊断具有重要意义，但应注意排除肝外疾病，此外新生儿生后可有 ALT 升高，数天后恢复正常成人水平。

γ-谷氨酰转肽酶与碱性磷酸酶（ALP）则多明显升高。一般认为碱性磷酸酶（ALP）对阻塞性黄疸的诊断意义较大，但对婴儿诊断价值受下列因素影响：由于骨骼生长速度快，ALP本身就高；若并发佝偻病，可使ALP增加影响结果。有学者认为γ-谷氨酰转肽酶的价值超过转氨酶；在阻塞性黄疸时上升明显，灵敏度和阳性率均优于ALP。正常足月新生儿和早产儿可有此酶增高，生后数周可恢复成人水平。

3. **甲胎蛋白（determination，AFP）检测**　正常新生儿AFP阳性，约在生后1个月时转阴，如用定量法，则仍在正常值以上。新生儿肝炎则1个月后仍阳性，且可持续达5~6个月之久，如用定量法动态观察，则可见其随病情好转而下降。若AFP下降而临床无好转，则可能系肝脏严重损害至不能再生的程度，表示病情危重。

4. **病原学检查**

(1) 血清学检查：双份血清标本抗体效价增高4倍以上时具有诊断意义。患儿出生时脐带血IgM增高，有助于宫内感染的诊断。正常脐带血IgM平均为120mg/L（12mg/dl），超过200mg/L（20mg/dl）时有诊断意义。新生儿血清IgM水平升高（>250mg/L），血小板数减少（$<100\times10^9$/L）和氨基转移酶水平升高是宫内感染的特征。

(2) 病毒分离和培养：虽是病原诊断的金标准，但需时较长，且有些病原难以获得，可收集患儿咽拭子、尿、粪便、疱疹液及脑脊髓进行病毒分离。

(3) 聚合酶链反应（PCR）：具有快速、敏感、准确、取材不受限制的优点，适于病原学诊断。

(4) 酶联免疫法（ELISA）：是临床常用的通过特异性抗原、抗体检测，间接诊断病原的方法。

5. **巨细胞病毒感染的有关检查**　具有下列任何一项可诊断HCMV感染：从受检标本中（尿、血、唾液、乳汁、胎盘等）分离出病毒；在受检组织细胞中见到典型的巨细胞病毒（注意排除其他病毒感染）；血清特异性抗HCMV抗体或抗原检测。

(1) 抗HCMV-IgG：新生儿期阳性为胎传抗体；从阴性转

为阳性提示原发感染，双份血清抗体滴度大于4倍增高提示HCMV活动性感染。

(2) 抗HCMV-IgM：阳性提示活动性感染；同时测HCMV-IgG阴性提示原发性感染。新生儿及小婴儿产生IgM能力较差，可出现假阴性。感染后尚未产生抗体者可为假阴性。

(3) 特异性HCMV抗原测定：用特异单克隆抗体采用免疫荧光法或酶免疫法从受检材料中检测到HCMV即刻早期抗原(IEA)或早期抗原(EA)，提示HCMV活动性感染，可用于早期诊断。

(4) HCMV抗原血症分析：是近年发展起来的一种敏感性好、特异性高、操作相对简单的早期快速诊断方法。分离待检者的外周血白细胞，将白细胞悬液制成固定玻片，在与特异性单抗温育，用间接酶染色技术或间接荧光染色技术染色后在显微镜下观察视野中阳性细胞个数。发现一个阳性细胞即为阳性。抗原血症检测可用于早期诊断全身性活动性感染，且能指导临床治疗及评价疗效。

(5) 核酸杂交：检测标本CMV-DNA阳性，提示CMV感染(活动或潜伏)，检测标本HCMV-mRNA阳性，提示HCMV活动性感染。

(6) 聚合酶链反应：套式聚合酶链反应(NT-PCR)检测标本HCMV-DNA阳性，提示HCMV感染(活动或潜伏)；逆转录-聚合酶链反应(RT-PCR)检测标本HCMV即刻早期基因mRNA(1E-mRNA)阳性，提示HCMV活动性感染；竞争性定量PCR动态检测标本中HCMV-DNA，能鉴别潜伏性和活动性感染，也可用指导治疗和疗效评价。

6. **先天性遗传代谢的检查** 异常者均有相应的血、尿生化异常，或表现为半乳糖浓度升高；或出现高甲硫氨酸症，高酪氨酸血症、果糖血症和果糖尿等；或出现高氨血症。α_1抗胰蛋白酶缺乏症时，可用蛋白电泳法初筛，如α_1球蛋白定量<2g/L，可作为α_1-AT缺乏的初步诊断。以抑制胰蛋白酶活力来间接定量测定α_1-AT，正常情况下，1.1mg的胰蛋白酶被1ml正常人血清所抑制，此为胰蛋白酶抑制活力(trypsin inhibition capacity，TIC)，即TIC正常值为1~2mg/ml，小于此值即可诊断。

7. **其他实验室检查** 脂蛋白X(LP-X)阴性；产程中感染或

生后感染病例，可出现 C 反应蛋白（CRP）阳性；白细胞计数增减不定；全身性疱疹性病毒或肠病毒感染可见凝血系统异常，氨基转移酶越高，提示预后越差。

此外肝胆 B 超、核素检查等有助于新生儿肝炎和胆道闭锁的鉴别。必要时可进行肝活检。

【诊断与鉴别诊断】 因大多数患儿的症状延迟至新生儿期以后或在出生 2~3 个月后才出现，凡足月儿在生后 4 周、早产儿在生后 8 周黄疸仍不消退或加重，大便发白，小便深黄，肝脾增大，实验室检查有肝功能损害者，均应考虑本病。应详细询问病史，母孕期是否有感染或服用药物，是否早产、胎膜早破、胎儿宫内发育情况；生后是否有感染；黄疸出现的时间及程度；大小便情况；是否母乳喂养；家族肝病史和遗传代谢病史，结合查体和实验室检查，可诊断本病。

1. **半乳糖血症性肝损伤**　在新生儿期即可发生，但由于易被其他临床症状所掩盖而延误诊断，故于新生儿期发现原因不明的肝损伤时，便应考虑到本病。若用富含果糖的食物喂养婴儿后出现肝损伤，应考虑到遗传性果糖不耐受症。

2. **胆道闭锁与新生儿肝炎综合征的鉴别**　鉴别诊断中尤其重要的是，必须尽早鉴别新生儿肝炎综合征和胆道闭锁。因二者处理原则极其悬殊，前者以内科护肝为主，而后者则争取在 3 个月内行手术治疗。

新生儿肝炎综合征与胆管闭锁的鉴别比较困难。大量的研究证明，对二者的鉴别应从以下几个方面进行。

(1) 黄疸出现的时间：生理性黄疸过后，黄疸持续加深，闭锁可能性较大；如生理黄疸明确消退又复发黄疸，则肝炎的可能性较大。

(2) 大便色泽：生后即发白，出生以来从未见过黄色大便，考虑闭锁或胎内肝炎；明确有过黄色大便者以肝炎的可能性大。但确有胆管闭锁患儿在出生后初期有过黄色大便。

(3) 出生体重：胎内肝炎者出生体重偏低，亦可以为小样儿，生后食欲也较差。胆管闭锁患儿胎内生长正常，生后初期食欲较好。

(4) 胆红素变化：病程早期直接胆红素增高，动态观察亦持续增高，一段时间后双向增高，胆道闭锁可能性大。病程早期双相或患儿日龄尚小，但总胆红素很高，动态观察波动较大，可多考虑肝炎。

(5) 谷丙氨基转移酶（glutamie puruvic transaminase，GPT）：现经 WHO 命名为“丙氨酸氨基转移酶”（alanine aminotransferase，ALT）升高。病程早期即较高者，提示肝炎；病程长而 ALT 升高者，仅提示肝细胞有破坏，无鉴别价值。

(6) 甲胎蛋白（AFP）升高：甲胎蛋白为新生肝细胞所制造，理论上肝炎的 AFP 阳性，闭锁阴性，有学者认为患儿在出生 1~4 个月时，AFP>35μg/ml 提示肝炎，闭锁则 <10μg/ml，但部分病例有交叉现象，故实际价值不大。

(7) ^{131}I 玫瑰红排泄试验：静脉注射 ^{131}I 标记的玫瑰红，它大部分经胆管入肠，小部分经肾排出，故连续 3 天大便内若 ^{131}I 量 <5%，考虑胆管阻塞，此值越低，闭锁可能性越大；若 >5% 则多考虑肝炎。但实际上二者也存在着交叉现象，并且在实际操作中，大便中绝对不能混入小便，但女婴很难做到。

(8) ^{99}Te（锝）核素检查：用 ^{99}Te（锝）标记各种亚氨基乙酸（IDA）衍生物肝胆闪烁显像对于肝外胆管闭锁具有特异性价值，对鉴别胆管闭锁与新生儿肝炎的诊断符合率可高达 85.7%，其敏感性比 ^{131}I 玫瑰红排泄试验高。^{99}Te-IDA 显像剂具有迅速通过肝脏、胆汁中浓度高、在高胆红素水平胆管系统中仍可显像，同时可取得胆管功能状态的动力学和形态学两方面的资料等优点。其肝细胞清除指数（HCI）均在 2 级以上，95% 患儿肠道出现放射性，肝胆通过时间多数延至 2~8 小时。其中 ^{99}Te 标记的对位异丙基 IDA 和邻位异丙基 IDA 最适宜新生儿应用。

(9) 胆管造影：无论口服或静脉造影，正常婴儿不显影，可能与肝脏浓缩能力不佳有关，可采取剖腹胆囊造影术，即在剖腹检查时，先寻找胆囊，再从胆囊注入造影剂摄片，观察肝外胆管情况。

(10) 肝活检：肝穿活检有一定的鉴别价值，但有部分病例呈非典型改变，故不能以单一的肝活检资料为确诊依据（表 7-3）。

表 7-3 肝穿活检

活检鉴别	新生儿肝炎综合征	胆管闭锁
肝小叶	巨细胞病变明显,有细胞坏死小叶结构紊乱,可呈塌陷	病程后期亦有巨细胞病变,小叶结构一般保持正常,到后期才紊乱
胆管增生	不明显	明显增生
胆汁淤积	有	明显,胆栓形成,甚至毛细血管破裂,泛滥成片

(11) 给苯巴比妥或胆酪胺后血清胆酸动态观察:有报道苯巴比妥能使部分有肝内胆汁淤积婴儿的血清胆盐和胆红素浓度降低;胆酪胺在肠道内与鹅胆酸结合,原发性肝细胞病变患儿给此药后其血清胆盐酸与鹅胆酸比例增加。胆管闭锁患儿均无上述效应。

(12) 十二指肠液的观察:插入十二指肠管,注入 25% 硫酸镁 10ml 促进胆汁排泄,然后每隔 1 小时取十二指肠液,共 5 次,进行十二指肠液中胆红素检查。若胆红素大于 1mg/dl,可排除胆道闭锁;反复 3 次后,十二指肠液为无色透明时,则可考虑胆道闭锁诊断。

(13) 低密度脂蛋白 -X:低密度脂蛋白 -X(lipoprotein X,LP-X)胆管闭锁患婴,即使日龄很小,LP-X 即已呈阳性,但肝炎患儿却随日龄增长,出现阳性率增加的趋向,但也有交叉重叠现象。

(14) 激素治疗试验:用泼尼松观察 3~6 周,绝大多数肝炎患儿在 3 周可见大便转黄,黄疸消退,少数肝炎需用药 6 周有效,如 6 周无效,可考虑剖腹探查。但往往因超过 3 个月已有肝硬化而不能手术。

(15) 剖腹探查:出生后 2 个月仍不能排除先天性胆管闭锁的个别病例,则有必要考虑剖腹进行胆管造影检查。

总之,两者的鉴别比较困难,其表现常有交叉且缺乏特异性。综合其鉴别要点见表 7-4。

表 7-4　新生儿肝炎综合征与胆道闭锁的鉴别

鉴别指征	胆管闭锁	新生儿肝炎综合征
生理性黄疸后	黄疸持续加深	退而复现
粪便颜色	生后即白,也可黄后转白	黄后转白
出生体重	正常	胎内发病者体重偏低
生后食欲	正常	食欲较差
胆红素	直接胆红素持续升高,后转双相	双相,波动
病程早期 ALT	不高	较高
甲胎蛋白	阴性,可阳性但较低	阳性,较高
超声显像	发育不良或缺如	回声均质或略增强
^{99}Te- IDA 显像	未见放射性物质	出现放射性物质
十二指肠液观察 24 小时	无胆汁	有胆汁、重者可无
低密度脂蛋白 -X	阳性	阴性,日龄大者可阳性
给苯巴比妥或胆酪胺	无改变	可减轻

【治疗原则与方案】 新生儿肝炎综合征病因不一,除针对病因治疗之外,其措施基本相同,宜综合治疗。

(一)一般治疗

1. **利胆退黄**　10% 门冬氨酸钾镁 1ml/kg 加入 10% 葡萄糖注射液 50ml 中静脉点滴,每日一次。中药茵栀黄 2~4ml 加入 10% 葡萄糖注射液 20~30ml 中静脉点滴,每日一次。低分子右旋糖酐或小剂量 654-2 有助于改善微循环,疏通胆小管,也可试用,低分子右旋糖酐 10ml/kg,静脉点滴,每日一次,连用 5~7 天。亦可用苯巴比妥每日 5mg/kg,每日两次,连用 7 天。

2. **护肝改善肝细胞功能**　ATP、辅酶 A 有保护肝细胞、促进肝细胞新陈代谢的作用,ATP10~20mg、辅酶 A100u 加入 10% 葡萄糖液中静脉点滴;也可辅以 B 族维生素及维生素 C,必要时应用人血白蛋白 1~2 次。

3. **平衡营养**　营养过分或不足都对肝脏不利。正常情况下肝脏维持糖类代谢的平衡，在急性病毒性肝炎时，糖原合成、分解和异生都有明显的异常，即便是轻度的病变，患儿也可有临床不明显的禁食性低血糖，因而每天需要有一定量的糖类供应。但由于肝脏疾患也影响耐糖能力，故糖分不宜太多，宜供应一定的蛋白质，但勿超过负荷。对脂肪供应则宜减少，补充脂溶性维生素 A、D、E、K 等，都应注射治疗。但长期的肝功能障碍时，脂肪供应少，加上吸收障碍，易造成必需脂肪酸缺乏，导致皮肤病变，易感染，创伤愈合延迟，生长迟缓等，应酌情补充。

4. **微生态制剂**　适当选用微生态制剂如丽珠肠乐（双歧杆菌）、妈咪爱（粪链球菌、枯草杆菌）等对改善症状如退黄、肝功能与食欲的好转等有较好的作用。

（二）病因治疗

因新生儿肝炎综合征病因繁多，且相当比例的患儿临床无法明确病因，故病因治疗有时较为困难，在此只对较为肯定的病因治疗做一介绍。

1. **细菌感染**　根据细菌培养和药敏试验或临床经验选择抗生素，严重的感染还可加用人血丙种球蛋白，1g/kg。

2. **TORCH 感染**　单纯疱疹病毒（HSV）感染者，可用无环鸟苷（阿昔洛韦，ACV）治疗，此药能被 HSV 的胸苷激酶磷酸化，选择性作用于 HSV-DNA，特异性地抑制病毒合成，是非常理想的抗 HSV 药物。足月新生儿 30mg/（kg·d），分 3 次静脉滴注，连用 10~14 天。

巨细胞病毒（CMV）感染者，以丙氧鸟苷（更昔洛韦，GCV，DHPG）最受重视。丙氧鸟苷是无环鸟苷的衍生物，主要用于各种类型的 CMV 感染，其疗效比无环鸟苷强 50~100 倍。它主要是通过三磷酸形式选择性地抑制 CMV 的 DNA 多聚酶，阻止 DNA 合成，进而抑制病毒的繁殖。诱导治疗：5mg/kg，每 12 小时一次，静脉滴注，滴注时间大于 1 小时，连用 14 天。维持治疗：5mg/kg，每天 1 次，静脉滴注，每周 7 天，或 10mg/kg，每天 1 次，静脉滴注，每周 3 天。滴注时间大于 1 小时，维持 2~3 个月。一般在用药3~5天即可出现明显作用。其毒副作用可引起骨髓抑制，临床出现粒细胞减少，多见于用药超过1周的病人，并与个体差异有关。诱导治疗期间每2天复查血常规、每周复查肝、肾功能；维持治疗期间每周复查血常规、每2~4周复查肝肾功能。外周血中性粒细胞 <500/mm^3 或血小板 <25000/mm^3，应停药，酌情处理。

特异性高效价丙种球蛋白对CMV及HSV感染均有效，干扰素、转移因子及白细胞介素-2（IL-2）效果均不肯定。

弓形体感染者，可选用磺胺嘧啶，50~100mg/（kg·d），分4次口服；也可选用乙酰螺旋霉素，100mg/（kg·d），分2~4次口服。有研究报道认为使用阿奇霉素联合免疫细胞因子如干扰素治疗，可取得满意疗效。

风疹病毒感染目前尚无有效的抗病毒治疗措施，主要是对症治疗。

3. **乙肝病毒感染的治疗**　无特效治疗，可试用干扰素、干扰素诱导剂、转移因子、免疫核糖核酸等激活免疫功能的药物，部分病例有效。阻断母婴传播是减少及最终消灭HbsAg慢性携带的关键措施。

4. **先天性遗传代谢性疾病的治疗**　无有效的手段，治疗主要为对症、限制食物种类，重者肝脏移植。

（三）中药治疗

中药治疗新生儿肝炎综合征有一定的辅助疗效。特别是对于改善症状有一定的效果。

1. **茵陈冲剂**　茵陈15g，黄芩9g，制大黄3g，甘草1.5g，每日1剂，少量多次喂服。重症者予茵栀黄注射液加10%葡萄糖液稀释1倍后静脉注射，每日1~2次能使黄疸逐渐消退。

2. **单味金钱草**　单味金钱草（四川大金钱草30~60g，水煎成100ml，每日分2次口服，疗程7天），酌加葡萄糖醛酸内酯、维生素C、维生素B辅助治疗。单味使用疗效优于复方，长期口服未发现毒副作用。

（四）关于肾上腺皮质激素治疗问题

以往认为糖皮质激素可能消除肝炎综合征的肝细胞肿胀、

减轻黄疸、延迟肝组织的纤维化，并以激素治疗后病情是否有改善作为鉴别肝炎肝炎综合征和胆道闭锁的条件之一，因而临床经常给予泼尼松每日 2mg/kg，分次口服，在症状明显好转后逐步减量，一般共用 4~8 周。

【预后】 新生儿肝炎综合征的预后与其病因密切相关，CMV 感染引起者多数预后良好，病情可以完全恢复；遗传代谢病和肝内胆管及间质发育障碍引起者，则病因不除，难以恢复。

【小结】 新生儿肝炎综合征不是一种单独的疾病，而是指发病于新生儿期并延续至婴儿期的一组临床综合征，以阻塞性黄疸、肝脏及肝内胆管系统病损、肝脾肿大和肝功能异常为特征。本病以肝内病变为主，病因复杂，诊断困难，故称为新生儿肝炎综合征，预后悬殊。必须尽早鉴别新生儿肝炎综合征和胆道闭锁，因二者处理原则相去甚远。新生儿肝炎综合征的预后与其病因密切相关，CMV 感染引起者多数预后良好，而由遗传代谢病和肝内胆管及间质发育障碍引起的患者，病因不除，则难能恢复，进而发展至肝硬化、肝功能衰竭，需行肝移植。

（单若冰）

附：新生儿肝炎综合征诊治流程图

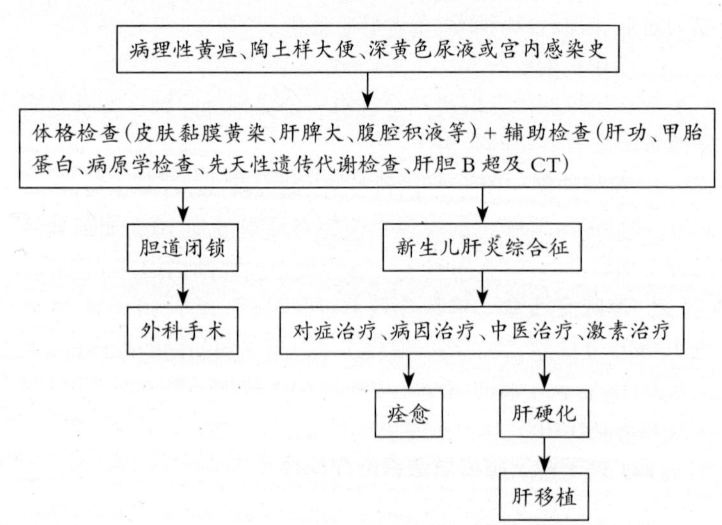

【参考文献】

1. 董蒨，李龙，肖现民，等．小儿肝胆外科学．第 2 版．北京：人民卫生出版社，2017：350-360.
2. 刘燕琼，秦雪，彭契六，等．人巨细胞病毒感染与婴儿肝炎综合征及肝功能损害的相关性研究．重庆医学，2014(36)：4903-4905.
3. 龙梅，朱莉，刘文莉，等．肝活检病理检查对婴儿肝炎综合征的临床应用价值．中华实用儿科临床杂志，2013，28(19)：1491-1493.
4. 田仲英，张平．两种不同方法治疗新生儿肝炎综合征疗效观察．肝脏，2014，(8)：642-643.
5. 詹江华．胆道闭锁诊疗流程(草案)．中华小儿外科杂志，2013，34(2)：147-149.
6. 吴凤，唐维兵．胆道闭锁诊断新进展．中华实用儿科临床杂志，2017，(23)：1826-1828.
7. Cho H H, Kim W S, Choi Y H, et al. Ultrasonography evaluation of infants with Alagille syndrome: In comparison with biliary atresia and neonatal hepatitis. European Journal of Radiology, 2016, 85(6): 1045.
8. Zhou K, Wang J, Xie G, et al. Distinct Plasma Bile Acid Profiles of Biliary Atresia and Neonatal Hepatitis Syndrome. Journal of Proteome Research, 2015, 14(11): 4844-4850.

第八章　肝脏寄生虫疾病

可感染损害肝胆系统的寄生虫有溶组织阿米巴滋养体、血吸虫、华支睾吸虫、钩虫等，这些寄生虫侵入肝胆系统的途径主要有经门静脉血流入肝、经胆总管入肝和直接侵入等。

第一节　肝包虫病

【概述】 肝包虫病(hydatid cyst of liver)又名肝棘球蚴病，是由细粒棘球蚴虫侵入肝脏引起的病变，本病在1782年由Goeze首次报告，仅为单房性，直到1885年Virchow提出肝包虫病尚有多房性者，Vogel(1955)、Rausch(1957)证实，棘球蚴虫感染人畜者有细粒棘球蚴虫和多房性棘球蚴虫，细粒棘球蚴虫比较常见。肝包虫病为畜牧区常见疾病之一，在我国西北、内蒙、西藏等地较为流行，在华东及南方相当少见。

【流行病学】 本病是一种人兽共患寄生虫病。在一定的自然和社会环境中，终宿主和中间宿主形成固定的循环关系链。其流行有2种方式：①森林型，见于较寒冷地带，主要在犬、狼和鹿等野生动物之间传播；②畜牧型，分布于世界各地的畜牧区，主要在犬类和偶蹄类家畜(如绵羊、牛毛牛、黄牛、猪)之间传播。我国主要流行在西北的广大农牧区，如甘肃、宁夏、青海、新疆、内蒙古和西藏等6个省区，其他地区亦有局部流行或散发病例。

本病在西北各省区流行严重的因素主要有：

1. **虫卵污染环境**　在流行区牧民多养犬看护畜群，家犬感染较严重，犬粪易污染牧草、饮水等。蚴虫卵在外界有较强的抵抗力，在干燥的环境中能生存11~12天，室温的水中可活7~16天，在0℃以下能生存4个月，因此经过严冬仍保持感染力。一般的化学消毒剂不能杀死虫卵。虫卵对外界的抵抗力增加了人畜受染的机会。

2. **人畜密切接触**　牧区儿童多喜欢与犬亲昵，很易受到感染。成人感染多因生产活动而接触畜群，如剪羊毛、挤羊(牛)奶、加工皮毛等。虫卵经污染的食物、饮水、手指等感染也很常见。

3. **病畜内脏喂犬**　牧民常将病死的家畜内脏喂犬，或乱抛野外，任犬、狼吞食。内脏的棘球蚴中含有原头节，进入终宿主肠道发育为成虫，犬、狼的感染增加了羊、牛的感染机会。牧民因缺乏本病流行的常识，加上大量的个体分散屠宰和食品卫生监督不力，使本病流行愈趋严重。

【病理】 棘球蚴在肝脏先变成空囊，然后增大形成囊肿，囊壁分为内层(或发生层)与外层(或纤维层)。囊内含透明液体，其中有大量头节和子囊，每毫升可高达40万个。囊肿生长缓慢，多位于肝右叶，以单发性居多，其体积根据发病年限长短而异，其中液体多是几百到几千毫升。囊肿破裂入腹腔，大量囊液弥散于腹腔内，可引起严重的过敏性休克反应，甚至死亡。同时，头节和子囊污染腹腔，日后形成继发性感染。偶尔，囊肿可向胸腔、肺、心包、肾盂、下腔静脉等处破裂。如为急性破裂，通常发生过敏性休克，并出现腹部或胸部的急症体征。细菌可经胆道进入囊内，形成细菌性肝脓肿，但也有轻度感染而不形成脓肿者，临床上无特殊症状。囊壁也可因病程长久而变得过厚，发生营养缺乏，最后趋于死亡，囊壁钙化，囊内寄生虫发生干酪样变。

【临床表现】 肝包虫病男性较女性为多，其比率为2∶10，就诊年龄多在20~30岁，但感染此病多在童年时期，包虫卵常黏在犬毛或羊毛上，小儿误食被污染的食物后即可得病。

在早期肝包虫囊肿体积尚小，临床可以完全没有症状，当囊肿逐渐增大后开始出现各种压迫症状，但也可能因偶然发现上腹肿物而就诊。肝上部的囊肿，可将横膈抬高压迫肺脏，影响呼吸。肝下部的囊肿，可压迫胆道而产生黄疸或急性胆囊积液；压迫胃肠道，可诱发恶心和呕吐等症状；压迫门静脉可引起腹水，甚至脾脏肿大；压迫下腔静脉则可引起下肢水肿。

腹部体征主要为肝脏肿大，囊肿位于肝上部者，将肝脏向下推移，同时将横膈抬高，肝浊音界上升；位于肝下部的囊肿，则可能直接扪及圆形肿块，表面光滑而带弹性，随呼吸上下移动，但无触痛，用一手置于肿块上，另一于轻轻叩击时，可能感到深处震颤，此特征称为"包虫囊肿震颤"。

患包虫囊肿的小儿常有发育欠佳，并可有贫血、消瘦、体力衰弱、皮肤黄染。个别患儿可呈恶病质状态。在病程中还常有各种过敏反应，如荨麻疹、呼吸困难、咳嗽、呕吐和腹痛等。

【诊断】 肝包虫病的诊断一般多无困难，在畜牧地区或曾去畜牧区居住过的小儿，腹部有囊性肿块者，即应怀疑本病。常用的实验室检查方法为：①皮内试验（Casoni 试验）；②补体结合试验（Weinberg 试验）。B 超及 CT 检查能显示囊肿的大小、数目和所在部位。

对儿童病例，应特别注意与先天性胆总管囊肿相鉴别。先天性胆总管囊肿表现亦为肝下区光滑之囊性肿块，但通常有发作性腹痛和发热等症状，继而则出现黄疸，肿块在黄疸消退后可能缩小，这些都有助于与肝包虫囊肿相鉴别。其他还应与右肾积水和肠系膜囊肿鉴别。必须注意继发严重感染的包虫囊肿易被误诊为肝脓肿。

【治疗】 肝包虫囊肿一旦形成，诊断明确，必须争取早期采用外科手术治疗。手术方式有多种，常用的有：内囊取出后外囊缝合术、囊腔外引流术、外囊残腔大网膜填塞术、外囊残腔敞开术等。

根据囊肿有无继发性细菌感染而采用不同的手术方法。为了预防万一在手术时囊肿破裂，囊液溢入腹腔引起过敏性休克，可在术前静脉滴注氢化可的松 100mg。

1. 包虫囊肿内囊摘除术在临床上最常用，适用于无继发感染者。显露包虫囊肿后，用厚纱布垫严密保护切口与周围器官，以免囊内容物污染腹腔。用粗针穿刺并尽量吸除内容物后，向囊内注入适量 30% 氯化钠溶液，等待 5 分钟以杀死头节，如此反复 2~3 次，再用吸引器将囊内容物吸尽，使内囊塌陷，易与外囊分离。如囊内容物过于黏稠或有大量子囊，可用匙掏尽。然后切开外囊壁，摘除内囊，并用浸有 30% 氯化钠溶液的纱布擦抹外囊壁，以破坏可能残留下来的生发层、子囊和头节，再以等渗盐水冲洗干净。最后将外囊壁内翻缝合。如残囊腔较大，不易塌陷，可用带蒂大网膜填塞。

2. 包虫囊肿合并感染后，子囊和头节均死亡，可切开外囊壁，清除内容物，摘除内囊后用负压吸引引流术后配合抗生素治疗。感染严重，残腔大，引流量多，外囊壁增厚而不能塌陷以消灭残腔时，可在彻底清除内囊及内容物后，行外囊与空肠作侧"Y"形吻合建立内引流。

出现以下情况时：手术后囊腔长期不闭合；多个囊肿局限于肝的一叶或巨大囊肿已将该叶肝组织严重破坏；局限于肝左外叶、囊壁坚厚或钙化而不易塌陷的较大囊肿或囊肿继发感染形成慢性厚壁肝脓肿等，可考虑作肝部分切除术或肝叶切除。

当发生包虫囊肿破入腹腔时，应尽量吸除腹腔内的囊液和囊内容物，并放置橡胶管引流盆腔数日。对囊肿破入胆管内并伴有胆道梗阻的患者，应切开胆总管，清除包虫囊内容物，并作胆总管引流。手术中应同时探查肝脏，寻找包虫囊肿。

对不能外科手术治疗或经多次手术后复发不能根治者，可用阿苯达唑或甲苯咪唑治疗。也可在术前应用，以防止播散和复发。

附：小儿肝包虫病诊治流程图

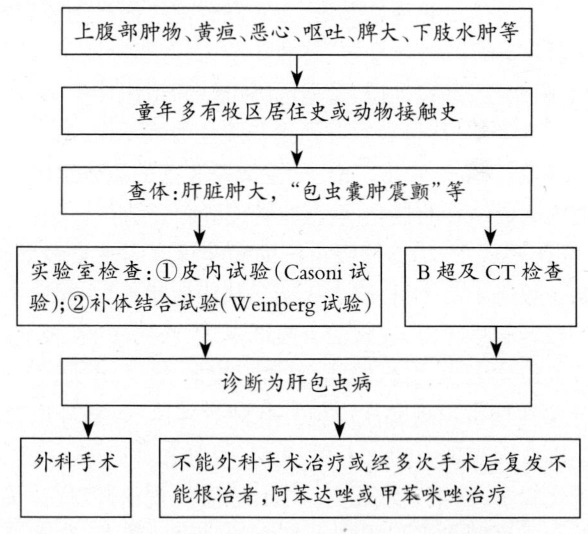
上腹部肿物、黄疸、恶心、呕吐、脾大、下肢水肿等
童年多有牧区居住史或动物接触史
查体：肝脏肿大，"包虫囊肿震颤"等
实验室检查：①皮内试验（Casoni试验）；②补体结合试验（Weinberg试验）
B超及CT检查
诊断为肝包虫病
外科手术
不能外科手术治疗或经多次手术后复发不能根治者，阿苯达唑或甲苯咪唑治疗

第二节 肝华支睾吸虫病

【概述】 华支睾吸虫因成虫寄生于肝胆管内,又称肝吸虫(liver fluke),可引起华支睾吸虫病(clonorchiasis),又名肝吸虫病。本病在国内分布广泛,危害较严重。

【流行病学】 华支睾吸虫病主要分布在亚洲,如中国、日本、朝鲜、越南和东南亚等国家。根据湖北省江陵县战国楚墓古尸的研究,本病在我国流行至少有2300多年的历史。目前除我国已知的西北省区外,各地均有不同程度的流行,人群感染率在1%~30%。本病在华东、华南地区分布较为广泛。家猫的感染率很高,也是该虫的重要保虫宿主和本病的传染源。此外猪、犬在本病流行中也应受到重视。

本病的流行与传染源的多少,河流、渠塘的分布,粪便污染水源的程度,第一与中间宿主的种类和数量有关,第二与中间宿主鱼虾的养殖及当地的气温等有关,但最重要的因素是流行区居民饮食习惯和对于本病的认识程度。

【病理】 致病患者感染华支睾吸虫后主要表现为肝脏的损害。由于虫体的机械性刺激、阻塞和分泌代谢产物的影响,胆管上皮脱落、增生、管壁变厚、管腔狭窄,引起胆汁滞留和胆管扩张,导致阻塞性黄疸。肝胆管周围纤维结缔组织增生,严重时附近的肝实质萎缩,甚至导致肝硬化。胆汁引流不畅,易继发细菌感染,发生胆管炎。虫卵、死亡的虫体及脱落的胆管组织碎片可在胆道内构成结石的核心,引起胆管或肝胆管结石。

【临床表现】 华支睾吸虫病的病变程度因感染轻重而异。潜伏期一般为1~2个月,轻者无明显临床症状,仅在粪便中查见虫卵。患者起病缓慢,表现为上腹部不适、腹痛腹胀、轻度腹泻、食欲减退倦怠无力、肝区隐痛、肝脏轻度肿大(左叶尤甚)。严重感染者急性期可出现寒战、高热、肝肿大伴压痛,部分患者有脾肿大。慢性期表现为消化不良、头晕、浮肿和贫血等。晚期可造成肝硬化腹水,甚至导致死亡。部分患者出现浮肿、夜盲及不规则发热。重度感染者可出现全身浮肿、腹水、脾大、贫血等肝硬化症状，或营养不良、生长停滞等发育障碍。一次大量感染，可出现寒战、高热、肝区疼痛及轻度黄疸，转氨酶升高、血象嗜酸性粒细胞显著增高等。

【诊断】 主要依据上述流行病学特点和临床症状。凡有慢性消化道症状、肝脏肿大、左叶大于右叶且质地较硬、周围血象中嗜酸性粒细胞明显升高，即可作为疑似病例。如未能找到明确病因，都应询问是否来自华支睾吸虫流行地区，有无进食半生不熟的鱼虾史。如有上述情况者，应进一步检查。

1. **病史和临床特点**　询问患者是否来自流行区，患者有生食或食入半生鱼虾的病史。在某些流行区儿童下河摸鱼时有用嘴叼鱼的习惯。在广东三角洲、港澳地区和东北朝鲜族居住区，当地居民有吃"鱼生粥"的习惯。临床表现和体征有助于本病的诊断。

2. **病原检查**　发现虫卵是确诊肝吸虫病的依据。常用方法有：①粪便直接涂片法；②集卵法（如倒置沉淀法、水洗离心沉淀法等）；③内镜胆汁离心沉淀法等。

3. **免疫学诊断**　可作为本病辅助诊断方法，也可在流行病学调查时使用。常用方法有皮内试验（intraderminaltest，IDT）、间接血凝试验（indirectheamagglutination test，IRA）、酶联免疫吸附试验（enzyme-linkedimmunosorbent assay，ELISA）和免疫胶体金标记技术。

4. **其他检查**　患者轻度感染或感染早期无明显的肝功能异常，中度以上感染或感染的中、晚期可出现肝功能改变。B 超提示肝脾肿大或肝硬化现象。

华支睾吸虫应与下列疾病相鉴别：

1. **慢性肝炎肝硬化**　华支睾吸虫病的一般病例大都有慢性消化道症状及肝大，极易被误诊。但华支睾吸虫病的消化道症状较轻，精神、食欲改变较小，而肝脏肿大明显，质地较硬，肝功能正常或改变较轻微。确诊方法取决于找到虫卵。

2. **慢性消化不良**　华支睾吸虫病常有腹泻，大便一日 2~3 次至 7~8 次，呈黏糊状，含有未消化的食物残渣或脂肪球，与慢性消化不良相似。如在华支睾吸虫病流行地区用一般助消化药物不见效时，应考虑到华支睾吸虫病。如查获虫卵，经驱虫治疗，腹泻症状常在短期内消失。

3. **侏儒症**　华支睾吸虫病引起的发育停滞应与其他原因的侏儒症鉴别。华支睾吸虫病除全身呈均匀性矮小外，可伴有程度不等的浮肿、腹泻、肝大、贫血等症状，且智力发育无明显障碍。X线骨龄检查都在正常范围内。

【治疗】

1. **药物治疗**　积极开展普查普治是减少传染源的重要措施。治疗药物吡喹酮效果最好。用法：轻度感染者总剂量为75mg/kg，2日内分6次服用；重度感染者为150mg/kg，2日内分6次服用。该药为广谱驱蠕虫药，疗效高、疗程短、毒性低、代谢快。也有报道用丙硫苯咪唑，总剂量16mg/kg，日服两次，疗程10日，虫卵阴转率可达100%。

2. **外科治疗**　晚期患者因肝硬化，出现门静脉高压症。需要针对门静脉高压症的并发症进行治疗，如食管胃底静脉曲张的治疗，脾功能亢进的治疗。行肝移植是解决终末期肝病的最理想方法但受条件限制，难以普及应用。

附：小儿肝华支睾吸虫病诊治流程图

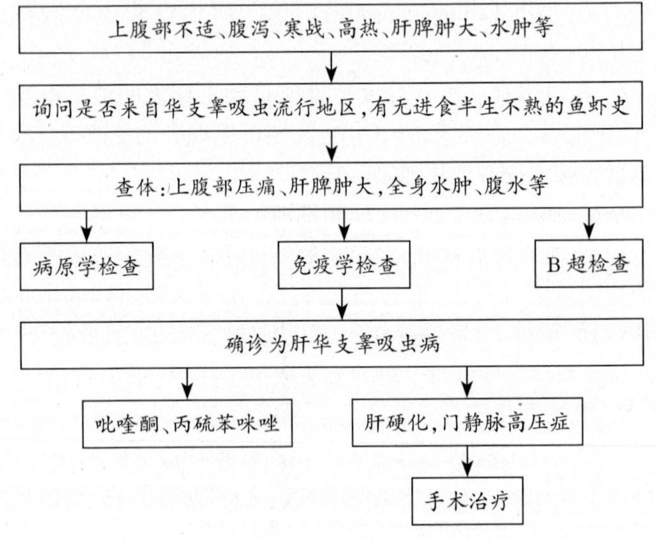

第三节　血吸虫病

【概述】 血吸虫(schistosoma)寄生于人及哺乳动物的静脉血管中,引起血吸虫病(schis-tosomiasis)。寄生于人体的血吸虫除日本血吸虫(schistosoma japonicum)外,主要还有曼氏血吸虫(S.inansoni)和埃及血吸虫(Schistosoma haematobium)。在我国流行的只有日本血吸虫,接下来仅介绍日本血吸虫病。

【流行病学】 日本血吸虫病主要分布于亚洲的日本、中国、菲律宾和印度尼西亚。我国血吸虫病流行历史悠久,据湖南长沙马王堆西汉女尸及湖北江陵西汉男尸体内发现典型血吸虫卵的推断,说明至少存在于2100余年前,我国长江流域已有血吸虫病的流行。新中国成立初期调查显示,在我国长江流域及其以南的湖南、湖北、江西、安徽、江苏、云南、四川、浙江、广东、广西、上海、福建等12个省、市、自治区,370个县(市)流行血吸虫病,累计感染者达1160万,查出钉螺分布面积143亿平方米,受威胁人口在1亿以上。经过40多年的努力,我国血吸虫病防治取得了举世瞩目的成绩,目前已有5省、市、自治区,236县(市)达到消灭血吸虫病的标准。

流行环节及影响流行的因素:

1. **传染源**　日本血吸虫病是人兽共患寄生虫病。传染源包括感染日本血吸虫并从粪便中排出虫卵的人、畜及野生动物。在我国,自然感染日本血吸虫的家畜有黄牛、水牛、猪、狗、猫、兔等10余种,其中以黄牛、水牛等为最重要;野生动物有褐家鼠、野兔、野猪等31种。由于保虫宿主种类繁多,分布广泛、使防治工作难度较大。在流行病学上,患者和患牛是重要的传染源。

2. **传播途径**　在传播途径的各个环节中,含血吸虫卵的粪便污染水源,水体中有钉螺,以及人们由于生产和生活活动与疫水接触,这构成血吸虫病在人群中传播的三个重要环节。粪便污染水的方式与当地的农业生产方式、居民生活习惯及家畜的饲养管理有密切关系。钉螺是日本血吸虫的唯一中间宿主。

3. **易感人群**　不论任何年龄、性别和种族的人,对日本血吸虫皆有易感性。在多数流行区，感染率通常年龄在11~20岁升至高峰，以后下降。

4. **流行因素**　包括自然因素和社会因素两方面。自然因素主要是影响血吸虫生长发育和钉螺生存的自然条件，如地理环境、气温、水质、土壤等。社会因素包括政治、经济、文化、生产活动、生活习惯等。卫生状况和全民卫生保健对防治血吸虫病十分重要。

【病理】　日本血吸虫的不同发育阶段，尾蚴、童虫、成虫和虫卵除对宿主产生机械性损伤外，还由于成虫、虫卵抗原连续大量释放到血液或组织内，致敏免疫细胞，引起免疫应答及复杂的免疫病理反应，造成组织损伤。血吸虫病可视为是一种免疫性疾病。

1. **尾蚴侵入皮肤**　引起皮炎有部分感染史患者在尾蚴侵袭期可发生一过性皮炎，称尾蚴性皮炎（cercarial dermatitis）。患者局部出现瘙痒和丘疹，多次感染的患者奇痒难忍。病理变化为毛细血管扩张、充血，伴有出血、水肿、周围有中性粒细胞和单核细胞浸润。属Ⅰ型和Ⅳ型超敏反应。禽、畜等动物的血吸虫尾蚴也可以引起人尾蚴性皮炎。

2. **童虫移行所致病变**　童虫在血管内移行，可引起所经过脏器的病变，以肺部病变较明显，发生肺脏点状出血和局部炎症，患者常出现咳嗽、咯血、发热、嗜酸性粒细胞增多、一过性肺部浸润及全身不适等临床表现，认为与脏器炎症、虫体代谢产物或崩解产物引起的反应有关。

3. **成虫、循环抗原及免疫复合物所致损害**　成虫在静脉内寄生，一般无明显致病作用，少数可引起轻度机械性损害，如静脉内膜炎和静脉周围炎。但成虫的代谢产物、分泌排泄物及成虫不断更新的表膜，以及可溶性虫卵抗原排入血液，成为循环抗原，与相应抗体结合形成循环免疫复合物。当免疫复合物形成过多不能被有效清除时，可在组织（血管、关节）内沉积，引起损伤组织的炎症反应，即E型超敏反应。血吸虫病的肾小球病变与免疫复合物沉积有关。

4. **虫卵所致损害**　虫卵是血吸虫的主要致病阶段。虫卵沉积在宿主的肝脏及肠壁等组织，在其周围出现细胞浸润，形成虫卵肉芽肿（granuloma）和组织纤维化，是血吸虫病的主要病变。

【临床表现】 临床上，日本血吸虫病可分为急性期、慢性期和晚期三个阶段。当尾蚴侵入皮肤后，部分患者可出现尾蚴性皮炎。急性血吸虫病多见于无免疫力、初次重度感染的青壮年和儿童，常在接触疫水后1~2个月出现，常见症状为发热、肝脾肿大、腹痛、腹泻、黏液血便、嗜酸性粒细胞增多等症状，粪便检查血吸虫卵或毛蚴孵化结果阳性。在流行区，约90%的患者患慢性血吸虫病，大多数患者无明显临床症状和不适，部分患者有腹泻、粪便中带有黏液及便血、肝脾肿大，贫血和消瘦等，直肠黏膜多可检到虫卵。一般在感染后5年左右，部分重感染者发生晚期血吸虫病变。根据主要临床表现，晚期血吸虫病可分为巨脾、腹水和侏儒三型。在临床上常见是肝脾肿大、腹水、门脉高压，以及因侧支循环所致的食管下端及胃底静脉曲张为主的综合征。儿童和青少年如感染严重，使垂体前叶功能减退，及其他因素可影响生长发育和生殖而致侏儒症。

异位损害：血吸虫虫卵沉积在门脉系统以外的器官或组织内引起的病变称为异位损害，或异位血吸虫病。人体常见的异位损害在肺和脑。肺部异位损害占60%左右，多见于急性患者。脑血吸虫病亦多见于急性期，临床表现类似于脑膜脑炎。异位损害的原因，可能由于大量感染尾蚴，体内虫数过多所致。

【诊断】 患者来自血吸虫病流行区或有接触疫水史，出现不明原因腹痛、腹泻、便血、肝脾肿大等症状，应考虑本病。需进一步作病原学和免疫学检查。

1. **病原检查**　查到虫卵即可确诊。但对轻度感染者、晚期患者及经过有效防治的疫区感染人群，常会因虫卵少而漏检。检查方法包括直接涂片法、重力沉淀法、毛蚴孵化法、改良加藤厚涂片法（改良Kato法）和直肠黏膜活组织检查等。

2. **免疫学检查**

(1) 皮内试验（intradermaltest，IDT）：常用新鲜成虫抗原作皮内注射。一般在感染后2周即可出现阳性，感染后4~7周全部阳性，该法与粪检血吸虫卵阳性的符合率可达90%左右，有假阳性现象出现，与肺吸虫病易发生交叉反应。皮内试验仅用于流行病学调查及筛选新感染者，无考核疗效价值。

(2) 检测抗体:检测血吸虫特异抗体有许多种方法,如环卵沉淀试验(circumovalprecipitin test,COPT)、间接红细胞凝集试验(indirect haemagglutination test,IHA)、酶联免疫吸附试验(enzyme-linked immunosorbent assay,ELISA)和检测循环抗原。

【治疗】 查治患者、病畜、消灭传染源,查出患者、患牛要及时治疗,处理其他病畜及野生哺乳类动物。平时做好个人防护,如必须和疫水接触者,可使用防护衣裤和长筒胶鞋,也可事先涂擦皮肤防护药物,以防血吸虫尾蚴的侵入。

确诊后首先选用药物治疗方法,口服常用吡喹酮,具有毒性低,疗程短,疗效高,使用方便等优点,是首选的治疗药物。晚期患者结合中医中药治疗可提高疗效。肝硬化腹水的患者治疗包括让患者卧床休息,限制钠盐和水的摄入以及利尿药物的应用。脾切除是治疗儿童晚期血吸虫病门脉高压症的有效方法,对治疗和预防上消化道出血有明显的疗效。

附:小儿血吸虫病诊治流程图

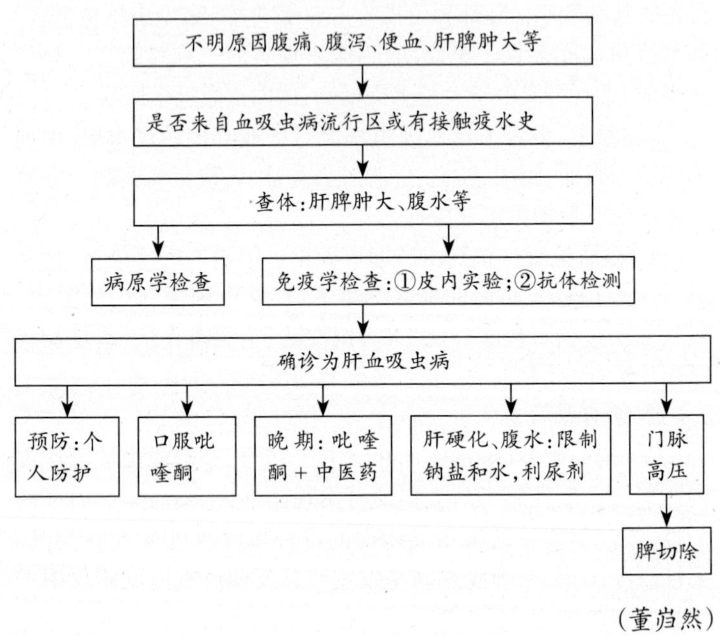

(董岿然)

【参 考 文 献】

1. 董蒨,李龙,肖现民,等.小儿肝胆外科学.第2版.北京:人民卫生出版社,2017:196-208.
2. 冉博.小儿肝囊型包虫病的诊断与治疗.新疆医科大学,2016.
3. 克里比努尔·阿布都热依木,阎景红,冉博,等.新疆地区儿童肝囊型包虫病临床诊治及预后分析.新疆医科大学学报,2016,39(6):727-730.
4. 樊华,国九英,张楠,等.急性华支睾吸虫病误诊为肝炎1例.中国医科大学学报,2015,6:568-569.
5. 张燕,董惠芬,蒋明森,等.血吸虫分子生物学检测技术研究进展.中国血吸虫病防治杂志,2017(6):798-801.
6. 胡勤明,杨政,袁喆,等.我国急性血吸虫病临床特征分析.临床肝胆病杂志,2018(5):1068-1074.
7. Kengne-Fokam A C, Nana-Djeunga H C, Djuikwo-Teukeng F F, et al. Analysis of mating system, fecundity, hatching and survival rates in two Schistosoma mansoni, intermediate hosts in Cameroon. Parasites & Vectors, 2016, 9(1): 10.
8. Dansoappiah A, Olliaro P L, Donegan S, et al. Drugs for treating Schistosoma mansoni infection. Cochrane Database of Systematic Reviews, 2013, 2(2): CD000528.

第九章　先天性胆管扩张症

【概述】 先天性胆管扩张症(congenital biliary dilatation)为临床上最常见的一种先天性胆道畸形。其病变主要是指胆总管的一部分呈囊状或梭状扩张,有时可伴有肝内胆管扩张的这样一种先天性畸形。本症在亚洲东方人中的发病率明显高于欧美白色人种。女性发病高于男性,约占总发病率的60%~80%,东亚人种的发病是一致的。本症在各年龄阶段均可见到,但囊肿型大多在10岁以下的儿童期获得诊断而得到治疗,梭状型则有较多延迟至成人期才被发现者。

即使在当今,无论在国内还是在国外的教科书及文献上,本症的病名仍有多种。如被称为胆总管囊肿(choledochal cyst)、先天性胆总管囊肿(congenital choledochal cyst)、先天性胆总管扩张症、巨胆总管症等。近年,随着对本症的病理、形态、病因等研究的深入,发现除了胆总管的囊性扩张之外,约有半数的患者仅表现为胆总管的梭形或圆柱形扩张,而非巨大的囊肿。另外,除了肝外胆总管的扩张外,约1/4的病例同时合并有肝内胆管的扩张,因此,近年来普遍倾向认为将该症称为先天性胆管扩张症更为合理,更能全面地反映本病的病理变化,更好地包容该症的多个方面。

【病因】 先天性胆管扩张症的病因尚未完全明确,目前有很多学说,如胆道胚胎发育畸形学说、胆总管末端梗阻、病毒感染学说、胆总管远端神经和肌肉发育不良、胰胆合流异常致病学说及遗传性因素等。目前更倾向于先天性胰胆管合流异常为本病的重要发病原因,可能是由于多种因素引起的先天性发育畸形。

【病理】

一、主要的病理改变

由于本症几乎均合并胰胆管的合流异常，在疾病的发生、发展中肝脏、胰腺也常会出现各种病理改变。见图 9-1。

1. 主要的病理改变为胆总管扩张，同时有约 30%~40% 的病例合并肝内胆管的扩张，而扩张部下方的末端胆总管常呈不同程度的狭窄。见图 9-2 至图 9-5。

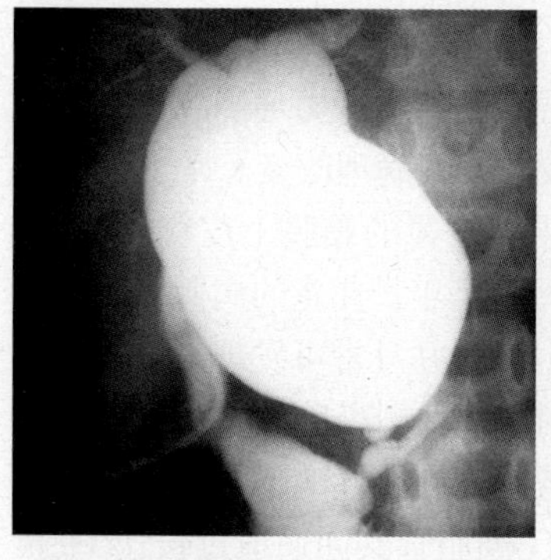

图 9-1　囊肿型胆管扩张，合并胆管 - 胰管型，胰胆管合流异常

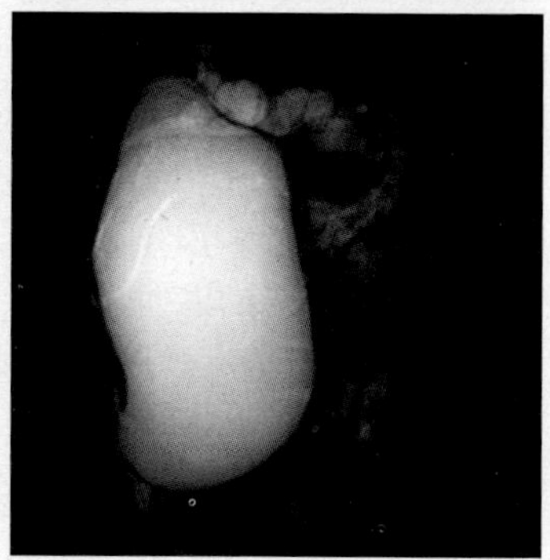

图 9-2　囊肿型先天性胆管扩张症

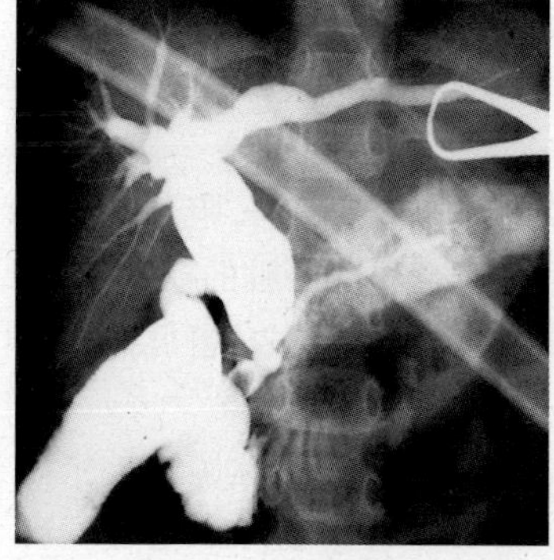

图 9-3　梭状型胆管扩张，合并胰管 - 胆管型胰胆管合流异常

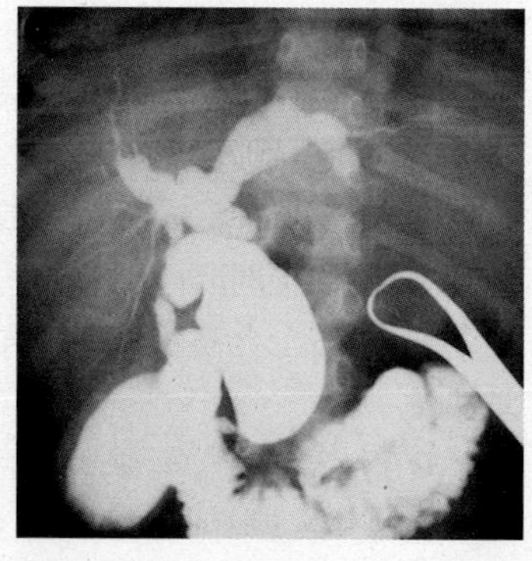

图 9-4　囊肿型胆管扩张，合并肝内胆管扩张

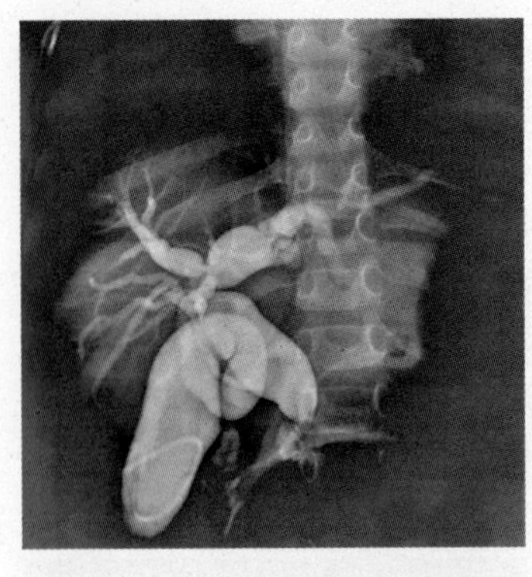

图 9-5　梭状型胆管扩张，合并肝内胆管扩张

2. 胆总管远端的梗阻可以导致胆管内压力增高、胆汁淤积，这些因素都可以使胆管壁发生较严重的病理改变。常表现为胆管壁增厚、纤维壁层明显增生、内层被覆的黏膜上皮往往消失。胆管壁内有大量的炎细胞浸润，特别是年长儿童的病例由于反复炎症发作，胆管壁变得增厚、脆弱易碎，并且常可发现囊肿壁与周围组织有较严重的粘连，给手术时的囊肿剥离带来极大的困难。

3. 几乎均存在胰胆管合流异常的先天性畸形。患者的胰胆管远端主要存在两种病理改变：①胰胆管共同通道过长；②主胰管与胆总管合流的角度异常，多接近甚至超过 90°。

4. 由于胰胆管合流异常，分泌压高的胰液返流入胆总管以及肝内胆管，肝脏毛细胆管内的胰淀粉酶会通过肝静脉窦系统扩散进入血液系统表现为高胰淀粉酶血症，个别病例则会导致胰腺的实质性病变。而由于胰酶对胆总管壁的消化、破坏，有部分病例会发生胆道穿孔。

5. 由于胆总管或肝内胆管的反复炎症、感染，胆总管不同程度的梗阻引起胆汁潴留，这些病变都会引起肝脏的损害，如肝脏纤维化，甚至会有胆道闭锁样的胆汁性肝硬化、门静脉高压等并发症。

6. 近年来研究发现胆管癌变已经成为先天性胆管扩张症最严重的并发症。大量文献报道先天性胆管扩张症胆管癌变发生率是正常人群的 25~40 倍。并且随年龄增加胆管癌变率也随之大幅上升。

二、分类

在对先天性胆管扩张症的认识和诊治的发展历史过程中，出现过几种临床、病理的分类。影响较大，且被广泛参考应用的有 Alonso-lej 分类及 Todani 分类方法。

Alonso-lej 提出根据本病形态特点分为Ⅰ型：胆总管囊性扩张型，从胆总管起始部位到胰腺后的胆总管均呈囊性扩张；Ⅱ型：胆总管憩室型，较少见，仅占 2%~3.1%，在胆总管侧壁有囊肿样扩张，囊肿以狭窄的基底或短蒂与胆总管侧壁连接，胆管的其余部分正常或有轻度扩张；Ⅲ型：胆总管末端囊性脱垂型，罕见，仅占 1.4%。病变表现为胆总管末端扩张并疝入十二指肠内。见图 9-6。

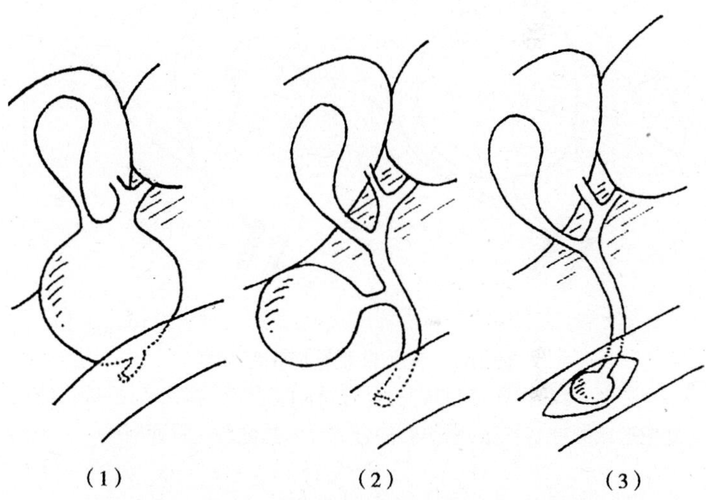

图 9-6　先天性胆管扩张症的 Alonso-lej 分型

(1)：胆总管囊性扩张型；(2)：胆总管憩室型；(3)：胆总管末端囊性脱垂型

户谷（Todani）在 Alonso-lej 分类的基础上增加了第Ⅳ型，是指多发性的肝内或肝外的胆管扩张；Ⅴ型，肝内胆管扩张。但随着对肝内胆管扩张症了解的深入，目前多数学者认为Ⅴ型其实是一独立的病症（Caroli 病），其与先天性胆管扩张症有着本质的区别。

20 世纪 90 年代后，各国学者相继对胰胆管合流异常与先天性胆管扩张症的关系进行了深入的研究。基于临床常见的病理形态、临床表现特点的不同和胰胆合流异常的类型相结合，而常用一种新的、简便明了、有利于临床诊疗的分类方法：囊肿型与梭状型。①囊肿型，发病较早，呈囊状扩张，多见于婴幼儿。胰胆管的合流异常呈胆管 - 胰管型；②梭状型，病程较长，呈梭形或圆柱状扩张，多见于年长儿或成人。胰胆管的合流异常为胰管 - 胆管型。两型均有约 30%~40% 的病例合并肝内胆管不同程度的扩张。见图 9-7。

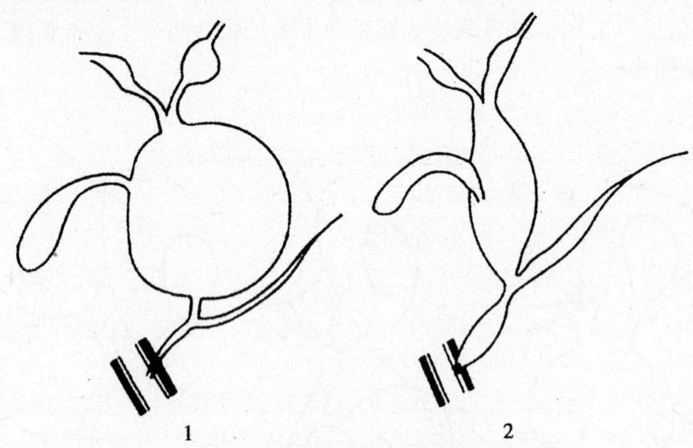

图 9-7　先天性胆管扩张症分类

1. 囊肿型：囊状扩张，胰胆管的合流异常呈胆管 - 胰管型；2. 梭状型：呈梭形或圆柱状扩张，胰胆管的合流异常为胰管 - 胆管型

【诊断】

(一) 临床表现

女性多于男性，男女之比约为 1∶2.5~1∶4。以往国内报道发病年龄较小，约半数以上为 3 岁以前获得诊断，但随着对梭状型认识程度的提高，检出率大为增加，成人的发病病例也逐渐占有相当的比率，随着梭状型病例获得诊断的增多，平均发病年龄在逐渐上升。

许多教材都描述“腹痛”、“黄疸”及“腹部肿块”为本病的3个典型症状(“三主征”)。但大部分患儿,特别是梭状型者多不同时具有上述的“三主征”,临床上常以其中1~2种表现就诊。

1. **腹痛**　多局限在上腹、右上腹部或脐周围。疼痛性质以绞痛为多,也可表现为持续性或间歇性的钝痛、胀痛或牵拉痛。高脂肪或多量饮食常可诱发腹痛。幼小患儿因不会诉说腹痛,常易误诊。婴幼儿腹痛时常呈头肩向下的跪卧位姿势,似可作为一种参考。有的腹痛反复发作,间歇性发作迁延数月乃至数年,并可同时有恶心、呕吐、厌食等消化道症状。有腹痛者占60%~80%。

2. **肿块**　多于右上腹部或腹部右侧有一囊性感光滑肿块,上界多为肝边缘所覆盖,大小不一,有超过脐下接近盆腔的巨大腹部肿块病例。其可有轻重不一的触痛,梭状型胆管扩张症则多不会触及腹部肿块。

3. **黄疸**　间歇性黄疸为其特点,多数病例均存在此症状。出现黄疸间隔时间长短不一。严重黄疸可伴有皮肤瘙痒,全身不适。黄疸出现和加深说明因胆总管远端梗阻,胆汁引流不畅所致,合并囊内感染或胰液反流会导致加重。当炎症减轻,胆汁排出通畅,黄疸可缓解或消退。部分患儿黄疸加重时,粪便颜色变淡,甚至呈白陶土色,同时尿色深黄。

除三个主要症状外,合并囊肿内感染时可有发热,体温可高达38~39℃,亦可因炎症而引起恶心、呕吐的消化道症状。病程较长或合并黄疸者,患儿可因脂溶性维生素吸收的障碍而引致凝血因子合成低下,患儿有易出血的表现。个别还表现有维生素A缺乏的一系列症状。

(二)实验室检查

大多数患者血、尿及粪的检查呈阻塞性黄疸所见。可有不同程度的急性肝功能不良的表现。少数患者各项检查指标可基本正常。合并囊肿内感染者可见血象增高等的炎症改变。

本症有相当比例的病例,尤其是梭状型者病程中被发现血、尿的胰淀粉酶增高,而被诊为单纯的急性胰腺炎。临床实际病例中确有合并胰腺炎者,但多数病例为由于胰胆合流异常存在。胰液会反流入胆管、甚至肝内胆管,在毛细胆管中胰淀粉酶可通过肝静脉窦而反流入血循环所致，多非真性胰腺炎。

（三）特殊检查

1. **B 超**　最为简便且无创的检查手段，可初步获得诊断。肝脏下方显示界限清楚的低回声区，并可查明肝内胆管扩张的程度和范围及是否合并胆管内结石。

2. **CT 检查**　可明确胆总管扩张的程度、位置，胆总管远端狭窄的程度以及有无肝内胆管扩张、扩张的形态及部位等，有助于术式的选择。近年来由于螺旋 CT 及其三维甚至四维成像技术的发展，可以立体性地全面地反映肝内胆管的影像。见图 9-8 至图 9-10。

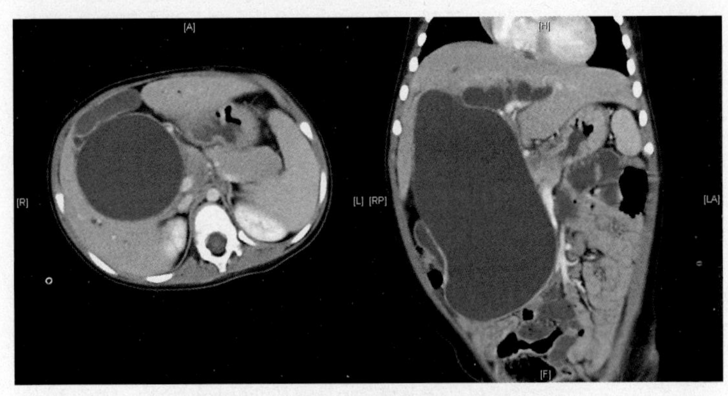

图 9-8　CT 所示的先天性胆管扩张症

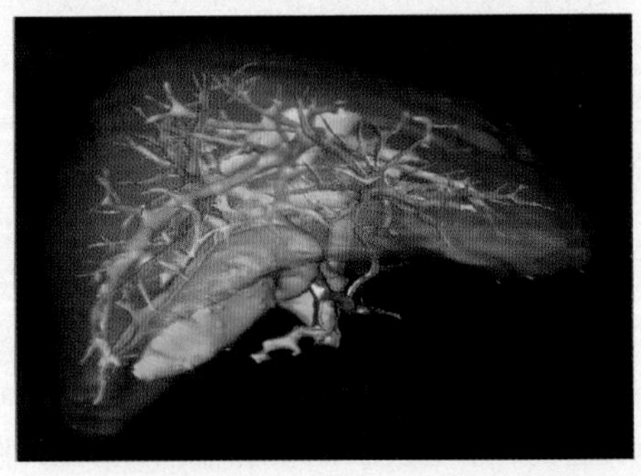

图 9-9　CT 所示的先天性胆管扩张症肝内胆管的扩张，三维成像技术可以立体性地全面反映肝内胆管的影像

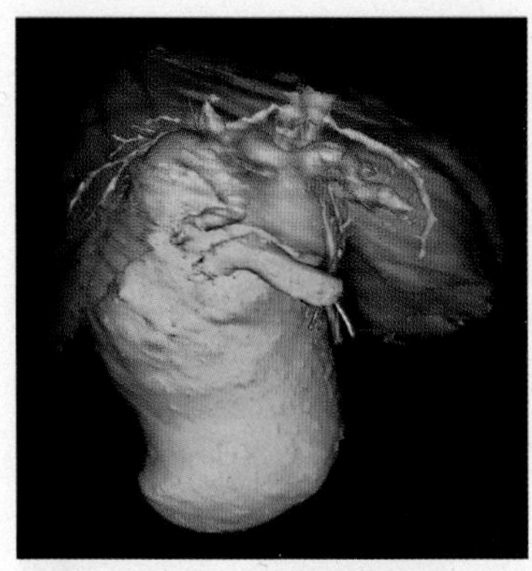

图 9-10　巨大囊肿型先天性胆管扩张症海信 CAS 三维重建所示

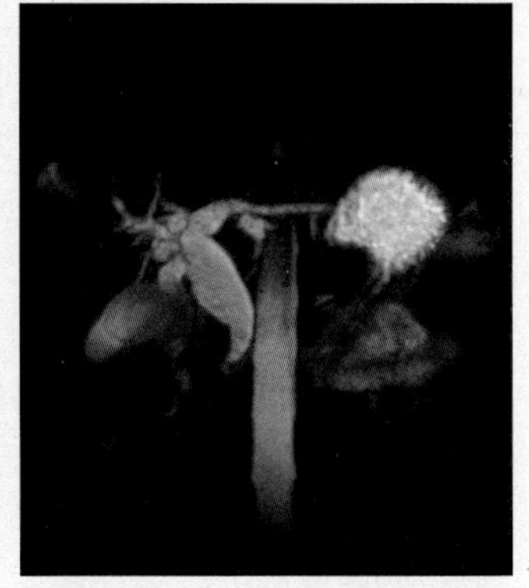

图 9-11　先天性胆管扩张症的 MRCP 检查，可明确判断出合并胰胆合流异常

3. **磁共振及磁共振胰胆管成像技术（MRCP）** 利用磁共振的特殊呈像技术获得清晰的胰胆管呈像效果，甚至可明确地判断出是否合并胰胆合流异常（图 9-11）。

4. **逆行性胰胆管造影（ERCP）** 损伤相对较小，对小儿需全麻，成人仅黏膜浸润麻醉即可，无明显的器质性损伤。造影易成功，且可获得优于 PTC 的诊断效果。目前，在国外也可对新生儿顺利进行 ERCP 的检查，对胰胆合流异常的诊断更为有效。

5. **术中胆道造影** 对于无术前 ERCP 或 MRCP 的病例，在以开展明确诊断的情况下，术中胆道造影仍十分必要。详细了解肝内胆道及胆总管远端和胰胆分流异常的病理形态仍十分重要。因部分肝内胆管的囊性扩张或狭窄需行适当的肝门部甚至肝内胆管成形术，以确保防止术后并发症的出现。术中胆总管造影可很好地提供帮助和指导手术（图 9-12、图 9-13）。

【鉴别诊断】

（一）囊肿型以右上腹或上腹部肿块为突出表现，而无黄疸者，应与肝囊肿、腹膜后囊肿、肾积水、肾母细胞瘤、大网膜囊肿和肠系膜囊肿相鉴别

1. **肝包虫病** 患者有在畜牧区与狗、羊等动物接触。囊肿会是逐渐增大。B超及CT检查均示为肝内占位性病变，肝外胆总管显示正常。多半嗜酸性细胞记数增多。Casoni试验(包虫皮内试验)阳性率高达80%~95%。80%补体结合试验阳性。

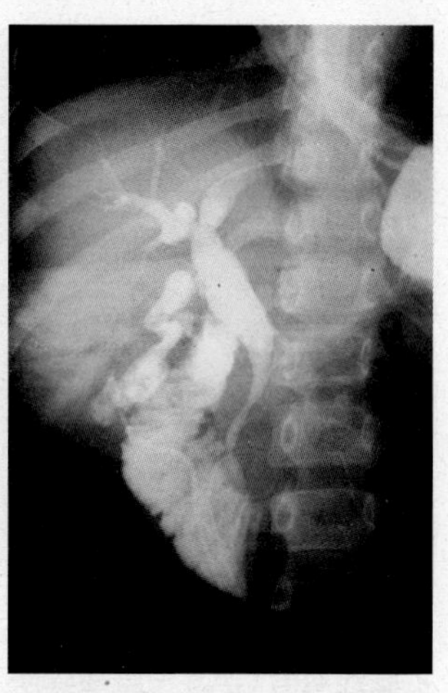

图 9-12 先天性胆管扩张症的术中胆道造影，合并胰胆管合流异常

2. **肝囊肿** 肝较大，硬且有结节感，无触痛。肝功能检查一般均正常，多囊肝患者有时可同时伴有肾，胰腺或脾的多囊性病变。B超及CT检查多可明确显示囊肿位于肝内而肝外胆道正常。

3. **腹膜后囊性肿物** 如囊性畸胎瘤、淋巴管瘤等。从症状和体征来看较难与无黄疸的胆总管囊性扩张鉴别，B超、CT可基本区别，行ERCP检查可除外胆管扩张。右侧肾积水体格检查不易与胆管扩张相区别，但肾积水多偏侧方，腰三角区常饱满，特别是借助B超、静脉肾盂造影(IVP)或胰胆管逆行造影(ERCP)两者很易鉴别。

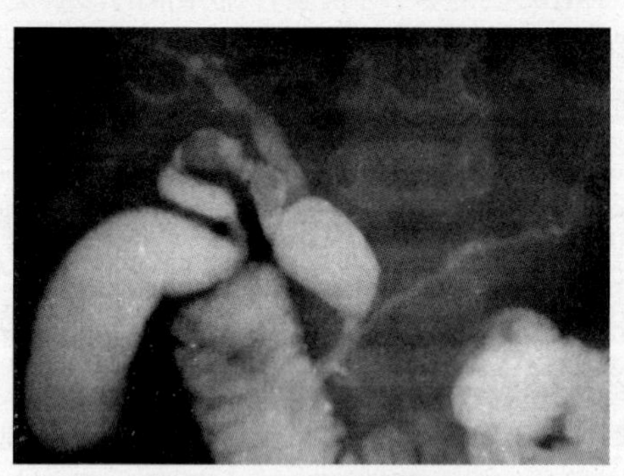

图 9-13 囊肿型先天性胆管扩张症的术中胆道造影，但未显示胰胆管

4. **胰腺囊肿**　儿童假性胰腺囊肿与外伤有密切关系,囊肿多位于左上腹部或脐上,常伴有腹痛。尿糖及血糖升高,血清淀粉酶升高或正常。以B超、CT或ERCP检查,多无困难区分。

(二)以黄疸为突出表现者,应与胆道闭锁、胆管癌、右上腹部腹膜后肿瘤压迫胆总管等相鉴别

1. **胆道闭锁**　超声检查探不到胆总管,无胆囊或仅有萎缩的胆囊,而本症则表现为肝外胆管的扩张。

2. **胆总管口壶腹周围癌**　主要鉴别点为:①患者多为中年或以上,病程短;②黄疸为进行性加深而非间歇性出现;③全身情况恶化快,可出现消瘦、贫血等症状;④肿块大者可触及,但坚硬呈结节感;⑤CT、B超或MRI可发现胆总管远端壶腹部的实性肿物,而本症则无。

值得注意的是本症有较高的胆管癌的癌变率,发生胆管癌后以间歇性腹痛、发热为主诉的患儿约占一半以上,与不合并癌变的本症相比,这一频度稍高。约30%出现黄疸并触到腹部肿块。当出现背部疼痛、消瘦则提示为进展期。由于其癌变后并无特异性的表现,故容易与原发病相混淆。因此,B超、CT、ERCP造影等一旦发现扩张胆管内有肿块阴影,应高度怀疑。

(三)以急性上腹部疼痛为突出症状者,应与胆道蛔虫症、急性胆囊炎、急性胰腺炎及肠套叠相鉴别

1. **胆道蛔虫症**　①突然发生的右上腹或上腹部钻顶样疼痛,发作后可缓解或恢复正常,症状严重而体征较轻为其特点;②多无黄疸,有时也较轻;③右上腹或上腹部无肿块;④超声检查可见胆总管内有虫体样回声影,胆总管可有轻度的扩张,而胆管扩张症无虫体样回声,可见胆总管的囊状或梭状扩张,ERCP可见胆管扩张及胰胆合流异常,而胆道蛔虫则无。

2. **急性胆囊炎**　多发于成人,发热、右上腹疼痛、触痛和肌紧张明显,Murphy征阳性。有时可触及胆囊随呼吸移动并较浅表,不及胆总管扩张症的位置深并范围大,如有黄疸也较轻。B超的实时检查多可较容易地鉴别两者,急性胆囊炎无囊状或梭状扩张的胆总管。

3. **肠套叠**　本病主要症状为较为规律的阵发性腹痛。腹部肿块呈椭圆形或长圆形，易移动，稍偏韧，位置多位于右上方，可有果酱样大便。钡灌肠或空气灌肠可见典型的套叠头部的杯口状影。

4. **急性胰腺炎** 本病以成人多见，腹痛较剧，常位于上腹正中偏左，可牵涉及左腰背部及左肩部，严重者可发生休克，恶心呕吐、发热，可有腹膜刺激征。生化检查可见血尿淀粉酶明显增高。行B超、CT检查，可见肿大的胰腺并且胆总管是正常的。特别值得注意的是先天性胆管扩张症病程中约20%~40%曾表现高胰淀粉酶血症，尿中也可查得淀粉酶增高。部分病例为真性合并的胰腺炎，而大多为毛细胆管中的淀粉酶反流入血液中而引起所谓"假性胰腺炎"的表现。该肿病例胰腺病变症状多较轻。

除了获得病名诊断和基本分类之外，均应在术前或术中了解胰胆管合流异常是否存在及其形态、其共同通道内有无结石、肝内胆管有无扩张和肝门部胆管有无狭窄等病变，以正确地指导治疗。

【治疗】 目前认为先天性胆管扩张症的治疗原则可以归纳如下：①在尽可能符合生理要求的前提下，进行肠管与近端胆道的吻合。解除胆总管的梗阻，恢复胆汁通畅地向肠道排出，胆道重建时要求保证吻合口足够大，避免吻合的肠管扭曲、成角；②切除扩张胆总管与胆囊，排除今后可能的胆管癌变的问题；③进行胰胆分流，解决胰胆管合流异常的问题；④了解并解决肝内胆管存在的扩张或狭窄及肝内胆管结石的问题；⑤了解并解决胰胆管共同通道可能存在的胰腺结石问题。

(一) 手术适应证及手术时机的选择

原则上诊断明确后应及时进行手术治疗。在针对具体的患者选择手术时机时，由于临床、病理类型的不同、是否处于急性发作期、是否合并肝功能不良、是否合并高胰淀粉酶血症等情况，手术的时机及必须的术前准备有很大的不同。

1. **先天性胆管扩张症囊肿型及胆总管明显扩张的梭状型患者** 患儿一经明确诊断后，应适当术前准备、及时手术。

2. **急性发作期的患者** 如果囊肿型病例出现严重的胆道感染症状、高热、腹肌紧张甚至出现休克，而判断为囊肿严重感染时应急诊行囊肿外引流手术。但大多数的病例包括囊肿型或梭状型的急性发作并非严重的细菌性感染，而多由胰液反流胰酶消化引起的化学性炎症所致，此类患者经过禁食、解痉、抗炎等处理后多可以缓解，而处于缓解期时进行囊肿切除、胰胆分流的根治手术要安全许多。但个别病例即使采取以上的措施治疗一周甚至10天以上仍无法缓解腹痛、黄疸等症状，甚至加重，也可以急症进行手术。

(1) 急性发作合并高胰淀粉酶血症及肝功损害的患者　先天性胆管扩张症，特别是梭状型的病例，在急性发作的病程中约20%~40%曾表现高胰淀粉酶血症，血液及尿中可查得胰淀粉酶的明显增高。少部分病例可能为合并真性胰腺炎，而大多为毛细胆管中胆汁内的淀粉酶反流入血液中而引起所谓“假性胰腺炎”的表现，该种病例胰腺病变多较轻微甚至没有明显的病理学改变。此类患者经过上述积极的术前准备后可以有所好转，一般胰胆分流及根治手术后，高胰淀粉酶血症及肝功受损的问题会很快消失，多没有必要因为高胰淀粉酶血症及肝功指标增高而延迟或改为即刻的紧急手术。

(2) 合并胆道穿孔的患者　胆道穿孔也可表述为胆汁性腹膜炎，是先天性胆管扩张症的一种非常常见的并发症。可以发生于囊肿型合并感染、炎症时，但更多见于梭状型的病例，许多病例甚至以胆汁性腹膜炎为首发症状，而事前并不知晓是先天性胆管扩张症的患者。患儿往往突然出现全身情况恶化、腹部明显膨隆、末梢血运微弱、呼吸急促。腹腔穿刺抽出胆汁性腹腔积液即可明确诊断。应进行快速的补液、纠正水电解质紊乱等必须的术前准备后急症剖腹探查。因为炎症部位的渗出、水肿、粘连多较严重，患儿病情也多危重，多无法进行囊肿切除的根治性手术。如果能够找见穿孔部位，可以自穿孔部位置管行胆总管引流，如果无法发现具体穿孔部位，可以仅行腹腔引流，待今后再行根治。如果穿孔刚刚发生，且囊肿壁炎症较轻、患儿一般情况较好，也可一期行囊肿切除、胰胆分流胆道重建。

(二) 常用手术方式及术式选择

随着对本病认识程度的提高，其手术方式的选择也发生了很大的变化。尽管曾经广泛应用的手术方式及目前正在推崇进行的手术的具体种类繁多,但大体可以归纳为三大类型:①胆总管外引流手术;②扩张胆总管肠管吻合的内引流手术;③扩张胆总管、胆囊切除,肝总管肠管吻合的胰胆分流、胆道重建手术,也即所谓根治性手术。目前国、内外学者一致认为扩张胆总管、胆囊切除,胆道重建应作为标准的手术方式。尽管扩张胆总管肠管吻合的内引流手术有手术简便、时间短、损伤小等优点,并且在国内外曾经广泛应用,但由于其远期效果不佳,有癌变、感染、结石等致命的并发症,目前应该完全摒除这种内引流手术。以下将历史上曾经广泛进行过的手术术式及当今的推崇手术进行较为详尽的介绍。

1. **胆总管囊肿外引流手术**　本术式应用于严重胆道感染。短期保守治疗无法控制、中毒症状严重、一般情况较差的患儿以及胆道穿孔引起严重胆汁性腹膜炎,而且穿孔部位粘连严重、病情危急无法一期进行根治手术的患儿。可以先进行胆总管囊肿外引流术,待手术 1~3 个月后,病情稳定、营养改善、炎症明显消退后可以择期进行根治性囊肿切除、胆道重建术。

2. **扩张胆总管、胆囊切除、胆道重建术常用的术式有肝总管-空肠 Roux-Y 吻合**　自 20 世纪 60 年代末以来,国际上开始应用此术式,目前国内外学者已一致认为其为治疗本症首选的术式,可以解决囊肿、肠管吻合内引流手术所存在的许多问题。其优点为:①解决胆总管狭窄的问题;②可以较彻底地切除病灶,同时胰胆管的分流可以去除胰胆管合流异常的重要病理改变,防止胰液在囊肿内与胆汁合流。由此可以彻底解决由于囊肿内反流的胰酶导致被肝脏轭合解毒的致癌物质脱轭合而恢复其致癌性的问题,达到预防癌变发生的目的;③手术后并发症少,较囊肿肠管吻合引流手术的远期疗效明显好;④可以通过近端的肝总管了解左右肝管,甚至肝内胆道的病变,予以必要的处理;⑤可以了解胰胆共同通道内可能存在的胰腺结石等病变的问题,进行必要的处理。

近年国内外都有报道经腹腔镜行胆总管囊肿切除,肝管空肠 Roux-Y 吻合术,并取得较好的效果。

（三）几种特殊情况的手术及辅加手术

1. 合并肝内胆管扩张的手术　临床统计显示，约 30%~40% 的病例合并肝内胆管不同程度的扩张，仔细地进行影像学检查和术中探查可见部分肝内胆管扩张呈自肝门部向胆管末端逐渐变细的锥形扩张，此类病例无需特别的手术处理。而另外部分则表现为肝内胆管约 0.5~2.2cm 直径大小的囊样扩张，左、右胆管最大径处明显扩张，但其汇入肝总管的开口却呈瓣膜状、隔膜状或细管状狭窄。对存在于左、右肝管处的此类狭窄者，根据狭窄情况以狭窄口隔膜切除或狭窄段纵切、横缝的方法解除狭窄。然后反复冲洗肝内胆管，最后完成肝管 - 空肠 Roux-Y 吻合、胰胆分流胆道重建的标准手术。

2. 胆总管轻微扩张病例的手术　一般认为以胆总管直径大于 0.4~0.6cm 即为异常，如果同时合并胰胆管合流异常，即可以明确先天性胆管扩张症的诊断。但仅有轻微扩张的胆管与肠管吻合后可能发生吻合口的狭窄。对于极轻微扩张病例可以随访观察，随时间推移，胆管往往会渐渐扩张。部分患儿起初胆总管直径为 0.5~0.6cm，以后数年内患儿有反复发作的胰胆症状，但经保守治疗后控制好转，2~6 年后随访发现胆总管扩张至 0.9~1.5cm，而成为梭形胆管扩张，而此时可以较好地完成肝总管 - 空肠吻合。

3. 二次手术问题　部分病例由于病情需要，曾接受一期的囊肿外引流术，如急性严重感染的病例和扩张胆总管穿孔的病例。而另有部分病例由于历史或其他原因而接受了囊肿肠管吻合的内引流手术，术后并发症会反复发作。在临床上遇到这两类患者，应该考虑二次根治性手术的问题。因为如果囊肠吻合的内引流手术未能解决胰胆管合流异常的问题，存在的囊肿就成为炎症反复发作或癌变的病灶，原则上应该行二次根治手术。

4. 合并迷走胆管的手术　迷走胆管本身为胆道变异，其解剖走行、与肝内主胆道系统交通情况亦存在很多变异，加之先天性胆管扩张症由于炎症反复发作导致肝外胆管区粘连、水肿等病理改变，使得解剖关系更加不清，给手术增加了难度。对合并迷走胆管的先天性胆管扩张症的手术治疗，在标准根治术，即囊肿切除胆道重建的基础上，关键是判断迷走胆管是否与肝内主胆道系统相通，明确迷走胆管是否完全独立引流部分肝脏胆汁。若与肝内主胆道系统相通，可将迷走胆管结扎后再行胆肠吻合手术；若与肝内主胆道系统不相通，则先行迷走胆管与肝总管吻合成形，再行肝总管空肠 Roux-Y 吻合。

【预后】 先天性胆总管囊肿手术死亡率，近年来已明显下降，约为 1%~4%。许多医疗机构已经能够做到无手术死亡。

附：小儿先天性胆管扩张症诊治流程图

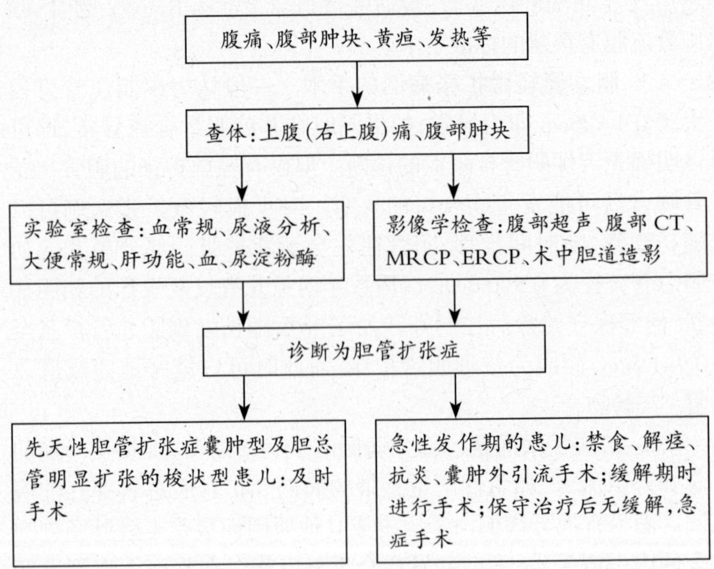

（董蒨　周显军）

【参考文献】

1. 席红卫，赵正，段文强，等. 先天性肝总管扩张症合并其他胆管畸形的手术治疗. 中华消化外科杂志，2017，(12)：1257-1259.
2. 董蒨，李龙，肖现民，等. 小儿肝胆外科学. 第 2 版. 北京：人民卫生出版社，2017：398-425.
3. 罗喜荣，詹江华，胡晓丽，等. 婴儿胆道扩张症伴胆道发育不良的手术治疗．中华普通外科杂志，2013，(32)8：155-158.

4. 张军，李龙，刘树立，等．腹腔镜联合内镜治疗梭状先天性胆管扩张症．中华小儿外科杂志，2013，34(6)：404-406.
5. 曹月敏，孟翠巧．先天性胆管扩张症的诊治现状．中国微创外科杂志，2013，13(3)：193-196.
6. Narayanan SK，Chen Y，Narasimhan KL，et al. Hepaticoduodenostomy versus hepaticojejunostomy after resection of choledochal cyst：A systematic review and meta-analysis.J Pediatr Surg，2013，48(11)：2336-2342.
7. Zhou JL，Zhou SM，Cheng YW，et al. Etiology，clinical characteristics and prognosis of 175 infants with cholestatic jaundice. Journal of Practical Medicine，2016.

第十章　先天性肝内胆管扩张症

【概述】 先天性肝内胆管扩张症(Caroli 病)是一种较为少见的先天性胆道疾病,1958 年由法国学者 Jaeque Caroli 首先报道一例肝内末梢胆管的多发性囊状扩张病例,故一般多称为 Caroli 病。其特征为肝内胆管囊性扩张而形成肝脏内的胆管囊肿,可单发,较多为多发性。有学者认为这是一种常染色体隐性遗传病,但许多病例无法追寻典型的遗传家族史。

自 Caroli 提出本病后,时至今日关于其定义、基本概念与分类归属都较为混乱。最主要的问题是与先天性胆管扩张症(congenital biliary dilatation)的关系与区别。1975 年日本学者户谷(Todani)提出先天性胆管扩张症的 Todani 分型,其中肝外胆管扩张同时合并有肝内胆管的扩张及先天性的肝内胆管的扩张为第Ⅳ和Ⅴ型,即多发性扩张型。但随着对肝内胆管扩张了解的深入,目前多数作者认为这是一独立的病症(Caroli 病),其与先天性胆管扩张症有着本质的区别。

Dayton 曾汇总世界的文献报道的病例连同自己的 4 例病例共 142 例,自 20 世纪 80 年代后,我国报道的病例也已超过 300 例。一方面作为亚洲的东方人种,由于先天性胆道疾病多发,可能病例较多;但另一方面,由于本病缺乏统一公认的诊断标准,各家报道的病例存在很大的不同。如中山医科大学曾于 1991 年报告一组 40 例当时世界最大宗的病例分析,但其中 11 例(27.5%)为先天性胆管扩张症同时合并存在肝内胆管的扩张。2006 年国内一组关于 10 例病例的报道中,3 例实际为先天性胆管扩张症合并肝内胆管扩张。如果将实为先天性胆管扩张症合并肝内胆管扩张者也归类为 Caroli 病,而有些报道则严格将单纯的先天性肝内胆管扩张症才列为 Caroli 病,那么对这些文献的统计对比分析肯定存有较大的差异。近年来由于超声显像和各种胆道造影技术等诊断方法的应用,可获得肝内病变的正确诊断,因此病例报道也日见增多。但仔细分析所报道的病例,会发现其中不乏为先天性胆管扩张症同时合并有肝内胆管的扩张。

【病理与分型】 根据肝脏与胆管的病理组织结构、是单侧还是双侧以及单发还是多发有不同的分型。

(一)按组织结构分型

Caroli 按组织结构将其分为单纯型与门静脉周围纤维化型两类。

1. **单纯型肝内胆管扩张** 有肝内的胆管扩张但肝实质的色泽与质地正常,仅在扩张的胆管壁上有纤维组织增生。与肝硬化及门静脉高压无关,约一半以上的病例合并肾囊性病变或髓质海绵状肾。

2. **静脉周围纤维化型** 除肝内的胆管节段性扩张之外,常伴有肝脏先天性纤维化,从门静脉间隙到肝小叶周围均有广泛的纤维增生,甚至可导致肝硬化及门静脉高压症。

(二)按病变的范围分型

按病变的范围,将该症分为单侧型与双侧型两型,前者局限在一个肝叶或半肝,后者则累及左右肝叶。

(三)按病变的数量分型

根据病变的数量,分为单发性与多发性肝内胆管扩张症两种类型。肝内各级胆管均可有圆形或梭形囊样扩张,直径为0.5~5cm,表现为串珠状或葡萄状,散居在肝叶内。

关于 Caroli 病与胆管癌变的关系,通过文献检索发现近 20 余年来国内外都有 Caroli 病合并发生胆道系统癌变的报道。但对这些文献进行认真、仔细地统计分析会发现大多数报道均为先天性胆管扩张症合并肝内胆管扩张者发生的胆道癌变。尽管也有 Caroli 病胆道癌变的报道,但尚无证据证实本病也像先天性胆管扩张症一样具有极高的癌变率,有统计,成人病例合并胆管癌变的发生率达 4%~7%。

【临床表现】 本症主要发生于儿童或青少年,10 岁以下开始发病而出现症状者约占全部病例的 60%。女性稍多于男性。

临床症状常不典型，以肝内胆管扩张和胆汁淤积所致的肝内小胆管炎症及结石形成为其临床特点，可起病于任何年龄。单纯型者临床表现为食欲降低、体重减轻、经常反复发作的右上腹疼痛、发热。可无黄疸或仅有轻度黄疸，有胆管炎时黄疸可加深，部分病例主要表现为反复发作的黄疸。在发作时肝脏常明显增大，待感染控制后，随着症状的好转肝脏多会较快地缩小。若合并严重的胆道感染可形成肝内脓肿或革兰氏阴性杆菌性败血症。笔者曾经历一例 5 岁女童，其发生了严重肝内胆道感染，且 2 个月无法通过药物控制，肝功能严重衰竭，最终通过行肝移植治愈。而切除的病肝为弥漫全肝的多发性小脓肿。反复胆道感染的发作极易形成肝内胆管结石，又进一步加重了肝内胆管的梗阻，最终导致胆汁性肝硬化。若以门静脉周围纤维化型为主时，临床主要表现为门静脉高压、脾肿大及上消化道出血。

对于原因不明的寒战、高热，特别是经常出现的黄疸者，应考虑本病的可能。由于本病常合并存在其他器官的囊性病变，应该同时了解肾脏、胰腺、脾脏是否也有囊性改变。Caroli 病的 CT 影像见图 10-1。

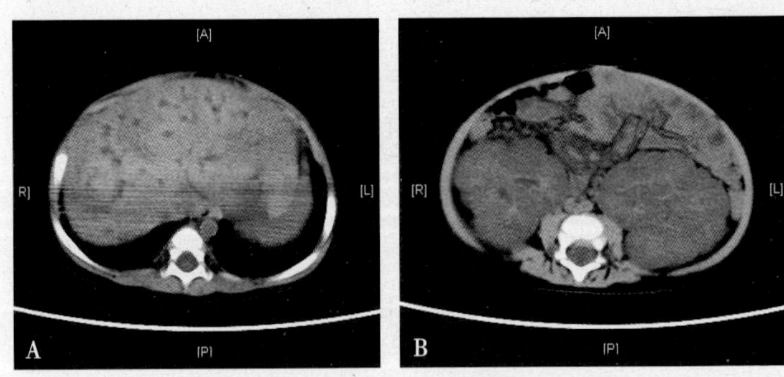

图 10-1　Caroli 病的 CT 影像（男，7 岁）

A：CT 显示肝脏整体内漫布大小不等的圆形囊状病变，肝脏明显肿大；B：CT 显示肝脏整体内漫布大小不等的圆形囊状病变，同时双肾显示多囊性改变

【诊断】 由于临床症状多不典型，因而诊断较为困难。近年由于影像学检查手段的极大进步，可以较清晰地于手术前了解肝内的病理形态而获得正确的诊断。

（一）常规检查

常规的血、尿检查，特别是对肝功的了解非常重要，每次肝内胆管的炎症发作对整体的肝脏都是一个较大的损害，常表现为转氨酶增高、碱性磷酸酶以及胆红素明显上升，随着病期的延长，甚至有严重的低蛋白的发生。

（二）特殊检查

1. **B 超检查** 简便、迅速、无损伤，可作为首选方法。可以显示肝内扩张胆管的部位与形态。可见肝内胆管呈囊样或串珠样扩张，肝切面图像可见囊状、葡萄状或串珠状无回声暗区，境界清晰，后壁回声增强。囊肿沿肝内胆管走向分布，并与之相通。囊肿之间可见正常胆管声像图。还可以准确地了解肝外胆道的形态和是否有肝内胆管的结石。胆管的单向流动对诊断也有一定的帮助。Stellamor 认为 B 超使该病的诊断变得容易，但仅凭 B 超仍无法确诊。

2. **CT 检查** 可以证实有无扩张的肝内胆管，并确定胆管扩张的部位、范围、形态和大小以及是否合并结石。常表现为肝脏内有多个水样密度的圆形囊状病变，彼此间或其边缘上可见与囊肿相通的轻微扩张的细小胆管。这种不成比例的扩张并与正常胆管相间的特点是鉴别本病与继发阻塞性肝内胆管扩张关键，后者表现为从中央向末梢逐渐变细的成比例的扩张。中心点征是又一重要的征象，是指囊肿阴影内的小点状软组织影像。平扫密度低于或等于肝实质，增强后密度高于肝实质，其病理基础是门静脉分支被胆管扩张的囊壁包绕，并在切面上呈轴位投影。Seth 等认为“中心点”足以提供准确的诊断而可以不借助于损伤性的检查。Caroli 病的 CT 影像及手术切除的全部肝脏标本见图 10-2。Caroli 病的 CT 影像及手术切除的肝脏标本见图 10-3。

3. **磁共振胰胆管造影** 磁共振胰胆管造影（MRCP）是一种有效的检查方法，可清楚地了解肝外及肝内胆管的形态。根据

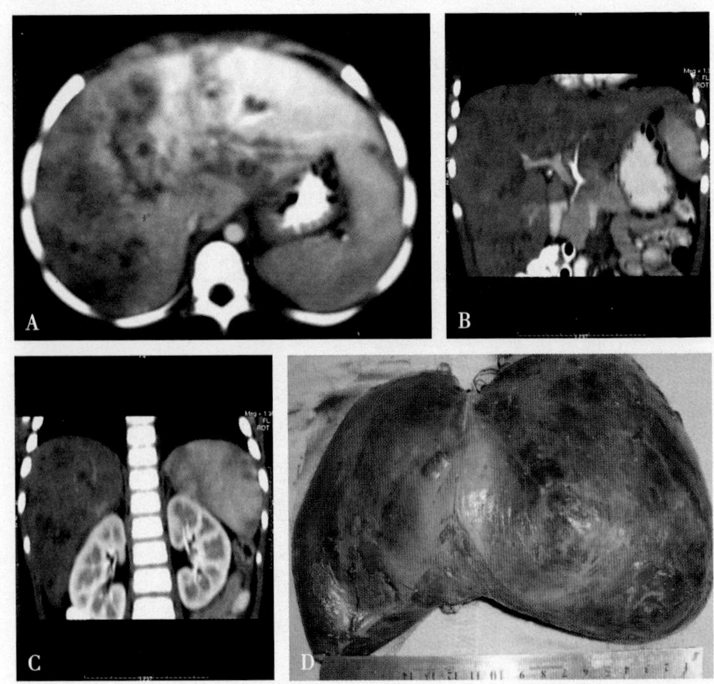

图 10-2　Caroli 病的 CT 影像及手术切除的全部肝脏标本（女，6 岁）

A、B、C：CT 显示肝脏整体内漫布大小不等的圆形囊状病变，肝脏明显肿大；D：同种异体肝左叶肝移植时切除的患儿肝脏，全肝漫布大小不等的囊状病变，且大部囊肿为严重的化脓性病变

T_2 权重序列的静态水包括胆管和胰管内分泌物表现为高信号，而实质性器官为低信号，流动的血液因为流空效应而无信号，因而 MRCP 不需要造影剂就可以获得良好的对比。可显示肝内胆管扩张的部位、大小以及有无结石存在，且有三维结构形态。并可发现本症并不合并胰胆管合流异常，此特点与先天性胆管扩张症有很大的不同。后者可合并肝内胆管的扩张，但几乎均存在胰胆管合流异常，而 Caroli 病则不合并胰胆合流异常，多无明显的肝外胆管的狭窄和梗阻征象。许多学者认为本法可以作为 Caroli 病的首选方法。因 PTC（经皮肝穿刺胆道造影）是有损伤性的检查，现临床上已较少应用。

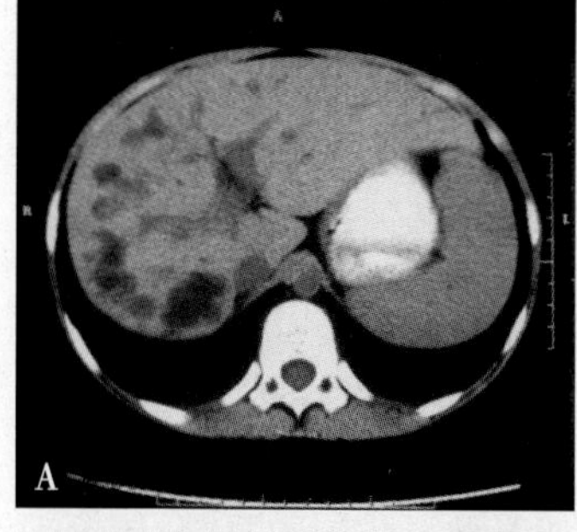
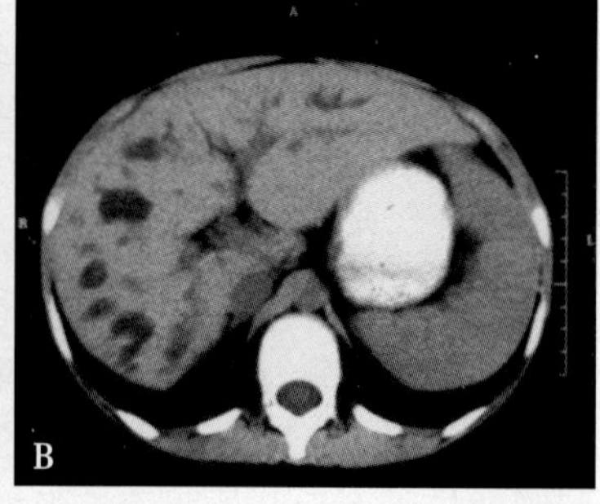
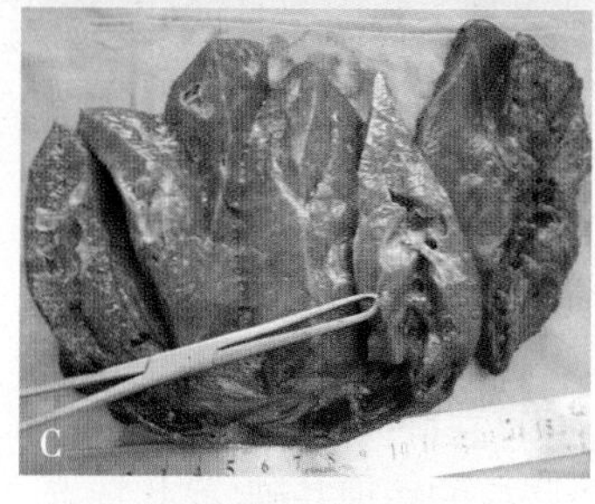

图 10-3 Caroli 病的 CT 影像及手术切除的肝脏标本(女,9 岁)

A、B:CT 显示以右肝为主的肝内多发圆形囊状病变,肝脏明显肿大;C:肝右叶大部切除的患儿肝脏,肝内可见漫布大小不等的囊状病变

【鉴别诊断】

(一) 多囊肝

多囊肝也是肝脏内存在多发性囊肿,但囊肿不与胆管相通,囊液也不含有胆汁,不并发肝硬化。与先天性肝内胆管扩张症不同的是本症多无肝脏及胆管的临床症状,一般不会发生胆管的炎症。多囊肝也常伴有多囊肾,可因肾功能不良而出现症状。先天性肝内胆管扩张症者可伴有肝纤维化,门静脉高压症。

(二) 继发性肝内胆管扩张症

多有远端胆道狭窄或梗阻的病史。因胆管内压力长期增高,使胆管被动性、继发性扩张,多累及 1、2 级胆管,呈树枝状,扩张的口径逐渐递减。当原发性的狭窄或梗阻因素解除后,扩张的肝内胆管可逐渐恢复正常。而先天性肝内胆管扩张症多无明显的肝外胆管的狭窄和梗阻原因,肝内胆管的扩张多为囊性。

【Caroli 病与先天性胆管扩张症合并肝内胆管扩张的关系】 在对本病的认识过程中最容易混乱的是本病与先天性胆

管扩张症的关系问题。本病是一种独立的疾病还是先天性胆管扩张症的一种类型、本病与先天性胆管扩张症之间的病理、预后、治疗的关系等都引起过许多的争论，不同的学者也有其不同的主张。

20世纪70年代Todani（户谷）针对先天性胆管扩张症的分类提出后来被国际广为引用的Todani分类法，其在Alonso-lej分类的基础上增加了第Ⅳ型和第Ⅴ型，即多发性扩张型。肝外胆管扩张同时合并有肝内胆管的扩张为第Ⅳ型，先天性的肝内胆管的扩张而无肝外胆管扩张为第Ⅴ型。我国教育部、国家卫生与健康委员会全国高等学校规划教材《小儿外科学》、七年制《外科学》的有关章节中也引用Todani分类法，将Caroli病列为先天性胆管扩张症的一个类型。而Caroli本人于1973年报道本病常伴有先天性肝纤维化，且症状特殊、预后也有其自身的特点，主张应该列为独立的一型疾病。1971年土田首次报道的16例先天性胆管扩张症中，有9例合并存在肝内胆管的扩张。对比分析了Caroli病与先天性胆管扩张症的病理基础、症状特点、特别是是否合并胰胆管合流异常等。近年，多数学者都认为两种疾病有着根本的区别，本症应该作为一种独立存在的疾病。

（一）基本病理改变的差异

尽管有学者曾将Caroli病列为先天性胆管扩张症的一个类型，但两者的基本病理改变存在着很大的差异。前者是指病变仅存在于肝内胆管的囊状扩张，而后者一定合并肝外胆总管的扩张，可以是囊性，也可以为梭状。土田曾报道合并肝内胆管扩张的先天性胆管扩张症的手术后长期随访观察，全部43个小儿病例中20例同时合并肝内胆管扩张，占46.5%。根治术后经过平均13年6个月的长期观察，7例(35%)肝内胆管扩张持续存在，而13例(65%)已经完全消失。分析肝内胆管的病变与手术后肝内胆管扩张消退的关系，发现肝内胆管呈囊状扩张伴狭窄者3例，术后扩张持续存在；不伴狭窄者7例，至随访时4例扩张消失。而肝内胆管梭状扩张者10例，仅有1例扩张持续存在。可见当肝外胆总管扩张的病变解除、胆道重建后大部分病例的肝内胆管扩张的病变可自行消退。提示部分病变可能是继发性的，由于肝外胆道压力的增加而逐渐导致肝内胆管扩张。而Caroli病则为肝内胆管自身的先天性病变。笔者认为应该区分为两种不同的独立疾病。

（二）是否合并胰胆管合流异常的差异

我国学者黎明从病因学上是否合并胰胆管合流异常的角度，对Caroli病与先天性胆管扩张症合并肝内胆管扩张的关系进行分析探讨。笔者通过ERCP检查两组病例的胰胆管的合流形态和肝内胆管的病理变化。发现Caroli病的肝外胆管均不扩张而且是胰胆管分别显影，胰胆管的合流部未见任何形式的胰胆管异常合流形态。其肝内胆管多呈多发性囊状扩张，部位多在远离左右肝管的末梢，囊泡多不连续，之间可有正常的胆管。而先天性胆管扩张症合并肝内胆管扩张者表现为肝外胆总管的囊状、梭状扩张。部分合并肝内胆管的囊状、梭状扩张，部位多在左右肝管的近端，可为扩张的肝内胆管的延续。造影时胰胆管多同时显影，均合并胰胆管合流异常的存在。提示Caroli病与先天性胆管扩张症可能是不同的病因所致，不应将Caroli病归于先天性胆管扩张症的一种类型，而应为独立的疾病。

（三）治疗及预后的区别

先天性胆管扩张症的预后较好，经过扩张胆总管、胆囊切除，胰胆分流胆道重建的根治性手术后绝大多数治愈，合并肝内胆管扩张者，手术后大部分病例的肝内胆管扩张也逐渐消失。未消失者也多不会引发严重的肝胆问题。而Caroli病的治疗则较为复杂，即使手术，许多病例的效果并不满意。特别是弥漫性肝内胆管的囊状扩张者效果更差，如果病变广泛、反复发作无法控制，甚至导致肝硬化者肝移植就成为唯一的选择。

【治疗】 本病的治疗较为棘手，对Caroli病的最佳治疗方案仍有争论，严重病例的预后也往往较差。对于无胆道梗阻或胆管炎的患者可暂不治疗，观察随访。轻微症状者可以先采用保守治疗的方法。基本治疗原则应以早期诊断、预防和治疗胆管炎为基本要求。

（一）保守治疗

明确诊断后可以相对较长时间地应用广谱抗生素，同时给予利胆剂和保肝药物。有学者报道并用利胆、解毒的中药可以较好地缓解症状或延长非发作期。但有时效果并不满意，无法完全控制胆管炎的反复发作，而只有转为手术治疗。

（二）手术治疗

由于病变广泛，所以外科治疗往往非常困难。如果病变局限于一叶肝脏，可以实施肝部分切除或肝叶切除，此种病例手术效果最为理想，但据报道能成功切除者不足30%。如果扩张的囊肿较大且靠近肝脏表面也可以行囊肿部分切除后肝内胆管与空肠 Roux-Y 吻合，以促进胆汁的引流和结石的排出，部分病例效果较好，手术后顺利地促进黄疸的消退。对于病变累及左右肝叶，全身情况差，黄疸及肝内胆管炎症无法有效控制者，可以暂时性地行经皮肝穿刺胆道外引流手术（PTECD），以引流胆汁控制炎症和全身严重的黄疸。但手术后胆汁丢失量过多，常导致水、电解质平衡紊乱和营养不良。应该积极纠正，并适当提供静脉营养。

如合并门静脉高压、脾肿大、食管静脉曲张出血等只能对症处理，必要时可行脾切除或断流术。合并肝脓肿可切开引流或行包括脓肿在内的肝叶切除。

如果以上方法仍无法控制或病变广泛累及全肝、病情重笃者，肝移植成为唯一有效的最终选择。近年来我国肝移植技术的进步，已经取得较好的成绩。1997年6月30日西安第四军医大学西京医院为一名由本病所致肝硬化的10岁女性患儿施行肝左外叶移植，供肝来自40岁的父亲，这是我国内地首例儿童活体部分肝移植病例，也是健康存活时间最长的纪录保持者，父女均健康存活。笔者曾行同种异体部分肝移植治疗一例 Caroli 病6岁女童，已存活4年多。到目前为止国内外已有较多的本病接受肝移植的报道。但尽管如此，肝移植仍存在许多医学或非医学性的难题。因此对于本病怎样更好地了解其病因、病理，寻找切实可行且有效的治疗方法仍是各国学者今后需要努力的方向。

附:小儿先天性肝内胆管扩张症(Carolis 病)诊治流程图

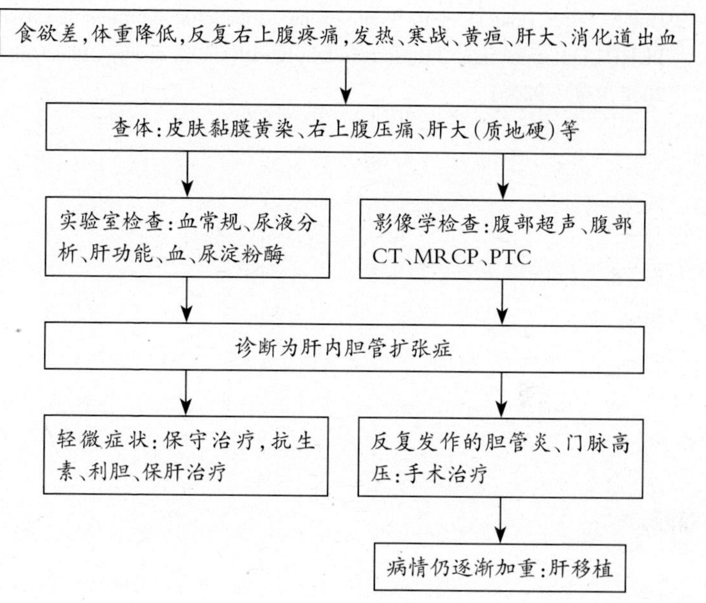
食欲差,体重降低,反复右上腹疼痛,发热、寒战、黄疸、肝大、消化道出血
查体:皮肤黏膜黄染、右上腹压痛、肝大(质地硬)等
实验室检查:血常规、尿液分析、肝功能、血、尿淀粉酶
影像学检查:腹部超声、腹部CT、MRCP、PTC
诊断为肝内胆管扩张症
轻微症状:保守治疗,抗生素、利胆、保肝治疗
反复发作的胆管炎、门脉高压:手术治疗
病情仍逐渐加重:肝移植

(董蒨)

【参考文献】

1. 董蒨,李龙,肖现民,等.小儿肝胆外科学.第2版.北京:人民卫生出版社,2017:426-432.
2. 苏琳,董蒨,张虹,等.计算机辅助手术系统在先天性胆管扩张症诊治中的应用.临床小儿外科杂志,2016,15(2):140-143.
3. 吴欣,杜霄壤,丁金芳,等.儿童先天性肝纤维化的临床特点.临床儿科杂志,2016,34(6):444-448.
4. 杨世忠,项灿宏.累及肝内胆管的先天性胆管扩张症:外科治疗的进展、难点与争议.临床肝胆病杂志,2017,33(2):263-267.
5. Grieb D, Feldkamp A, Lang T, et al. Caroli Disease. Plos One, 2013, 9(4): e92661.

6. Calinescu-Tuleasca A M, Bottani A, Rougemont A L, et al. Caroli disease, bilateral diffuse cystic renal dysplasia, situs inversus, postaxial polydactyly, and preauricular fistulas: a ciliopathy caused by a homozygous NPHP3, mutation. European Journal of Pediatrics, 2013, 172(7): 877-881.
7. Hao X, Liu S, Dong Q, et al. Whole exome sequencing identifies recessive PKHD1 mutations in a Chinese twin family with Caroli disease. Plos One, 2014, 9(4): e92661.

第十一章　胆道闭锁

【概述】 胆道闭锁(biliary atresia)是肝内或肝外胆管中断、纤细、狭窄或闭锁呈条索化,因而胆汁排出障碍,出现梗阻性黄疸的临床表现,是新生儿和婴儿最常见的梗阻性黄疸。一般认为亚洲人发病率较高,尤以日本和我国的发病率高。由于病理改变的特殊性、早期诊断困难、患儿就诊时间晚以及患儿家长和医务人员对治疗本病的认识等原因,胆道闭锁在我国目前治疗效果仍不理想。

1959 年 Kasai 介绍肝门空肠吻合术(portoentorostomy,又称 Kasai 术式),从此翻开了治疗不可矫治型胆道闭锁的新篇章。1963 年 Starzl 对一位胆道闭锁的患儿开展了世界首例肝移植,50 多年来经过器官保存方法的改进、新型免疫抑制剂的问世和不断开发、手术操作技巧包括供肝的方式改进,肝脏移植已成为儿童终末期肝病的一种常规治疗手段。胆道闭锁是儿童肝脏移植常见的适应证,约占儿童肝移植的一半。肝移植的成功使胆道闭锁的治疗又提供了一种极其有效的治疗方法,使一些错过了葛西手术治疗时间的患儿或者治疗效果不理想者,通过肝移植而挽救生命、提高生活质量。因而葛西手术和肝移植目前是胆道闭锁的治疗两种互相补充的治疗方法。

【病因】 胆道闭锁的病因复杂,有众多的学说,但每一学说仅能解释一部分病例发生的原因,至今确切的发病机制还不完全清楚。目前认为胆道闭锁不是单因素引起,是新生儿肝胆系统受胚胎期和围生期多种因素影响所致。主要与以下几个方面有关:①病毒感染有关,这些病毒主要有巨细胞病毒、肝炎病毒、轮状病毒、呼肠孤病毒、人类乳头瘤病毒和逆转录病毒等;②肝外胆管形态发育的缺陷(胚胎型),与 Kartagener 基因、Hox 基因和 X 染色体某些基因突变有关,患儿常伴有多脾综合征,如多脾、肠旋转不良、十二指肠前门静脉、下腔静脉缺如、内脏倒置等畸形；③患儿免疫系统异常；④妊娠期妇女接触有毒物质；⑤胎儿肝胆系统发育过程血管发育异常。受这些因素的影响，对胆道特异性抗原产生了自身免疫损伤，在这个过程中包括遗传易感性，发育异常，病毒感染或异常的免疫反应等错综复杂的相互作用。围产期胆道上皮发生一系列的病理改变，导致肝外胆管的纤维化和梗阻，最终出现胆道闭锁的临床一系列表现。

【病理及分型】 胆道闭锁病理改变是胆管进行性炎症和肝纤维化，患儿胆道梗阻的程度和范围差异较大。比起成人的其他胆道梗阻性疾患，肝纤维化的发展更快更具有侵袭性。胆道闭锁的最终结果是胆管细胞、肝细胞损伤、胶原沉着和肝硬化，在此过程中涉及损伤的启动和持续进展，其细胞和分子机制主要包括三个过程：胆管损伤、细胞因子激活和胆汁的毒性作用。

胆道闭锁的病理改变表现为肝门附近的胆道系统狭窄、闭锁或缺如。胆囊亦纤维化、未发育、萎缩和空瘪，胆囊内或有少许无色或白色黏液。组织学检查示肝外胆管存在不同阶段的炎症过程，大多呈瘢痕结节样慢性炎症，形成三角形的纤维索，纤维索位于肝门部的横断面上尚可见一些不规则的、发育不良的胆管结构，与肝内胆管相通，这些胆管结构即为 Kasai 手术的解剖基础。

肝内病变是进行性的，早期的肝组织内肝小叶结构欠清，但肝细胞改变不明显，仅部分见再生结节；门脉区水肿、纤维化、伴肝内胆管炎症及胆汁淤积；单核细胞包括淋巴细胞和巨噬细胞的浸润集中在门脉区。所以早期胆道闭锁的肝组织病理改变主要是肝内门脉区的胆管炎症及纤维化形成；而婴儿胆汁淤积病例，肝细胞病变相对明显，较少见胆管反应，存在一定程度炎症和纤维化，但主要在肝小叶内而非肝小叶外，肝内这种病理改变对于两种疾病的鉴别诊断具有一定价值。随着疾病发展，肝脏发生显著的胆汁性硬化，肝的体积增大 1~2 倍，质地坚实，呈暗绿色，表面有结节。至晚期，肝脏可出现萎缩，质地坚实硬如石头，被胆汁染成深绿色，表面平滑或呈颗粒状。切面可见网络状灰白色结缔组织增生。

显微镜下,初期的改变是以淤胆为主要特征,即在肝细胞和毛细胆管内有胆色素沉着。肝细胞有程度不等的变性,如肝细胞肿胀,空泡变性、羽毛状变性及肝细胞嗜酸性变等。除肝细胞广泛变性外,还出现肿胀、细胞质疏松、淡染,压迫肝窦变狭窄,肝细胞内胆汁沉着,呈棕黄色细颗粒或粗颗粒。晚期肝外组织和器官淤胆、汇管区及小叶间结缔组织大量增生,新生小胆管增多,且发育不全,即被覆立方形或柱状上皮的分化成熟的胆小管少见,少数炎性细胞浸润。邻近的肝细胞陷于萎缩消失,但小叶结构仍见保存。小叶内及小叶间胆管充有胆圆柱,星形细胞及肝细胞的细胞质内可见胆色素颗粒。往往可以见到毛细胆管极度扩张含浓缩胆汁(胆栓),小叶周边扩张细胆管破绽后,可酿成胆湖。增生的结缔组织,也可向小叶间及小叶内滋长,肝脏正常小叶结构被破坏,由间质将其分割成大小不等、形态不一的假小叶。中央静脉偏位,甚至缺如,肝索排列紊乱。肝门周围的纤维化的发展,引致肝硬化。这发展过程因人而异,并且无法预测。

胆道闭锁葛西手术后观察肝脏病理变化,在一段时间内仍然是呈持续性逐渐加重纤维化。但其与术后临床表现有密切关系。手术后胆汁引流好黄疸已完全消退,无胆管炎或胆管炎发作次数少程度轻,经数月乃至数年后,肝脏病变有所减轻。但术后反复出现胆管炎者,肝脏病变无减轻,甚至加重。特别是发生肝门部胆管梗阻者,肝脏病变明显加重,短期内出现假小叶。远远比手术前发展要快得多。这可能是肝门部梗阻由胆管炎引起,出现肝门部梗阻后胆管炎并未完全控制,炎症的存在又加重了胆道的梗阻,在胆管炎和胆道梗阻双重因素下,更加重了肝损害。同时通过研究还发现肝脏显微镜下的病理变化与肉眼观察并为不一致。

胆道闭锁的分型,一般可分为 3 型及 7 个亚型。

1. **I 型** 胆总管闭锁,根据闭锁部位的不同分为 3 个亚型(图 11-1)。此型属于“可矫治型”胆道闭锁,肝总管以上有管腔且通畅,含有胆汁,可供进行吻合。此型约占 10% 左右,手术进行肝总管与肠道的吻合,治疗效果好。

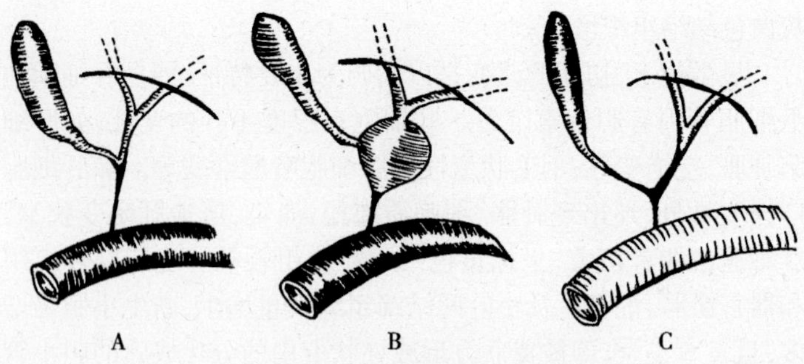

图 11-1　胆总管闭锁 3 个亚型

2. Ⅱ型　肝管闭锁型，此型亦有不同的 3 个亚型（图 11-2）。肝总管以下呈闭锁形态，其中有两个亚型肝内胆管有发育（图 11-2），可行肝总管与肠道吻合。亦有一亚型（图 11-2C）肝门部呈胆湖型，胆湖与肠道吻合，胆汁引流效果差。

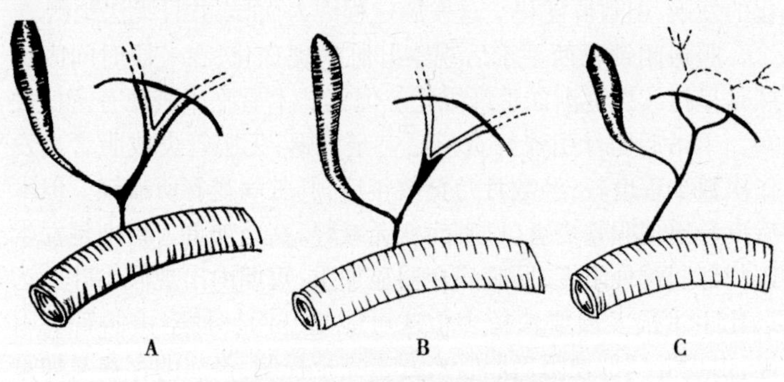

图 11-2　肝管闭锁 3 个亚型

3. Ⅲ型　肝门部闭锁，此型有不同的类型（图 11-3）。肝门部虽然闭锁，但多数肝内胆管有发育，而肝外胆道结构几乎完全不存在，呈闭锁形态。此型以往不能行肝外胆道与肠道的吻合，故曾称为“不可矫治型”胆道闭锁，这类型最多，临床上最常见，约占近 90%。还有一亚型，肝门部胆管闭锁，而胆囊、胆囊管、胆总管与十二指肠相通（图 11-3D）。

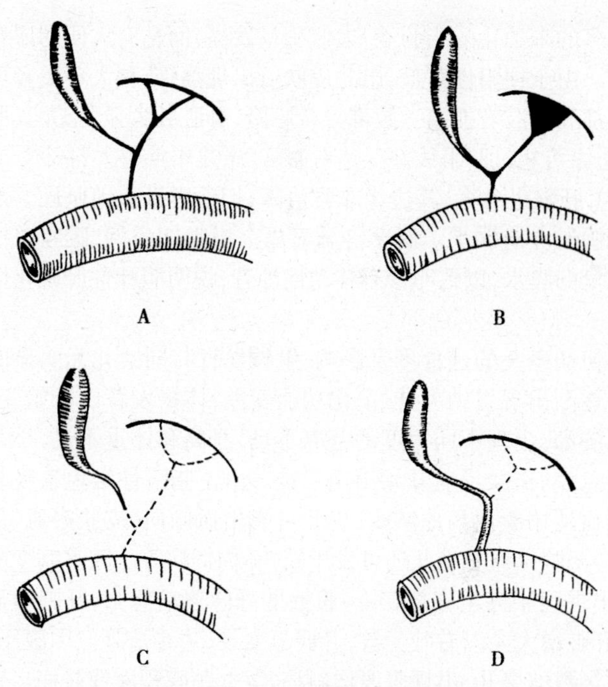

图 11-3 肝门部闭锁 3 个亚型

【临床表现】 患儿表现为梗阻性黄疸，多数在出生后 2~3 周逐渐显露黄疸，但早的在出生后 1~2 天内巩膜开始便出现黄疸，部分患儿在生理性黄疸时，就比一般新生儿重，且从未完全消退，随年龄增长，黏膜、巩膜黄疸加深，并且皮肤也逐渐出现黄疸，迟的可在满月后，家属才发现患儿黄疸。患儿直至晚期为暗黄色、略带棕绿色。全身组织液甚至泪液及唾液亦呈黄色。小便呈深黄色，直至为红茶，甚至将尿布染成黄色。大便在胎粪排干净后，出现由正常的黄色转为棕黄色、淡黄色、米色，以后发展无胆汁的陶土样白色。大便的颜色与患儿进食的食物和药物有关，进食奶粉者的大便比食母乳者颜色淡，服药者受药物的影响大便呈灰色、灰黑色等。在病程较晚期时，大便偶可略现淡黄色，这是因胆色素在血液和其他器官内浓度增高，而少量胆色素经肠黏膜进入肠腔掺入粪便所致。因缺乏胆汁，患儿的大便含有很多的未消化的脂肪滴，大便稍呈发亮，而粘有大便的尿布很油腻。由于梗阻性黄疸，患儿皮肤可出现瘙痒，稍大年龄者可出现脸部和四肢有抓痕。腹部异常膨隆，肝脏肿大显著，尤其肝右叶，边缘可超过脐平线甚至达右髂窝，患儿年龄越大(4个月或更大者)，肝脏也愈大，其边缘非常清晰，扪诊时肝质地坚硬。部分病例脾脏亦有肿大。腹壁静脉显露。极晚期病例，腹腔内可有一定量的腹水，以致叩诊有移动性浊音，说明胆汁性肝硬化已很严重。

初期患儿的进食不受影响，生长发育与同龄儿无明显的差异。逐渐出现胃纳欠佳、消化功能变差，体格发育已开始变慢，精神萎靡，出现不同程度的营养不良，身高和体重不足，小儿精神倦怠，动作及反应开始出现迟钝。由于脂溶性维生素吸收障碍和血清中凝血酶原减少，患儿可有出血倾向，皮肤瘀斑、鼻出血，甚至脑出血。患儿还可发生缺钙、佝偻病等。随着病变的发展，出现腹胀甚至腹部膨隆，腹壁的静脉逐渐怒张、肝脾明显增大，肝脏增大尤以右叶为甚，并明显变硬，边缘清晰。因腹压高，超过半数的患儿，出现腹股沟斜疝、睾丸鞘膜积液或脐疝。患儿还可出现生长发育停止、腹水、呼吸困难等一系列临床表现。未经治疗的胆道闭锁患儿多在1岁左右，因肝硬化、门静脉高压、肝性脑病而死亡。

实验室检查主要表现为包括谷丙转氨酶在内的酶学明显升高，血胆汁酸升高，血直接胆红素和间接胆红素均升高，以直接胆红素升高为主。晚期因肝功能差白蛋白低，白蛋白与球蛋白比例倒置。尿检查常规含大量胆红素，但无尿胆原和粪胆素。大便常规检查可见脂肪球。

【诊断及鉴别诊断】 胆道闭锁主要症状是持续性黄疸、或黄疸虽经治疗可暂时或一过性减轻，但从无完全消退。排浅黄色、灰白色或白陶土色大便。小便色黄，或为浓茶色。肝脏增大可变硬，脾脏亦可增大。晚期出现全身腹壁静脉怒张、腹水及严重凝血机制障碍。

需与胆道闭锁鉴别的婴儿黄疸常见疾病有新生儿溶血症、母乳性黄疸、败血症黄疸、婴儿巨细胞肝炎（又称新生儿肝炎）和先天性胆管扩张症,某些遗传性代谢性疾病也会出现类似梗阻性黄疸的表现。目前随着肠外营养的普遍应用,有越来越多的低体重儿、早产儿及行肠外营养的婴儿出现胆汁淤积,其临床表现也与胆道闭锁极其相似,需进行鉴别。其他原因如肿瘤等则罕见。目前对梗阻性黄疸鉴别诊断的方法有多种,但尚无一种方法是特异及可靠的。

为及时对胆道闭锁进行诊断,早期对黄疸的新生儿进行筛查。大便比色卡是新生儿早期筛查一种有效而便捷的方法,其敏感度和特异性较高。其能通过对出现黄疸的新生儿的粪便进行比色,早期认识患儿的粪便颜色有异常,提高认识胆道闭锁的警惕性,并能及时对这部分患儿进行鉴别诊断。

对于足月产儿出生后 2 周、早产儿出生后 3 周仍有黄疸,大便颜色偏浅,尿色加深的新生儿需要监测肝功能。可进行检查:血总胆红素、直接胆红素、谷丙转氨酶、谷草转氨酶、碱性磷酸酶、r- 谷氨酰转肽酶。胆道闭锁表现为直接胆红素增高为主,占总胆红素水平的 50%~80%,血胆汁酸升高,转氨酶正常或轻度增高和明显的 r- 谷氨酰转肽酶增高。尿检查常规含大量胆红素,但无尿胆原和粪胆素。大便常规检查可见脂肪球。

1. **B 超检查** 直至目前为止 B 型超声显像仍是临床常规检查项目,可在基层医疗单位进行,其对肝门处的胆总管闭锁伴有肝管囊性扩张诊断价值较高,对于绝大多数Ⅲ型肝门部闭塞的诊断有帮助但有难度。胆道闭锁的 B 超检查,因胆囊空瘪或发育不良,检查结果多数为未发现胆囊或胆囊发育不良。还可通过观察进食前后胆囊的收缩情况,计算进食后胆囊超过缩小 50%,可排除胆道闭锁。进食前后胆囊的收缩率计算方法为:分别在进食前、中、后半小时,测定胆囊长径和前后径,以其最大长径和前后径乘积作为胆囊面积,测算胆囊收缩率。胆囊收缩率 =(最大胆囊面积 - 最小胆囊面积)/ 最大胆囊面积 ×100%。

胆道闭锁患儿肝门有一纤维结缔组织块,略呈三角形,为条索状高回声。胆道闭锁患儿多可在肝门部见纤维块,对诊断特异性很高。通过观察胆囊的情况以及胆囊进食前后的变化,特别是观察有无肝门纤维块,能较早期地做出正确诊断。B 超检查的优点在于,无创伤性、可重复进行,在当前我国绝大多数的医疗单位都具有这一设施,可普遍采用B超进行鉴别诊断。但患儿年龄小,有时不易观察到肝门纤维块。个别胆道闭锁患儿可无肝门纤维块。

2. **放射性核素肝胆显像** 利用肝细胞具有排泄功能,静脉注射 ^{99m} 锝标记的亚氨基二乙酸(IDA),亦称TC-IDA。是利用肝细胞从血液中摄取,^{99m}TC-IDA类化合物与肝细胞膜上的阴离子结合膜载体结合,进入肝细胞内,再与细胞内的受体蛋白结合,分泌入毛细胆管,最后经胆道系统进入肠道。正常情况下注射化合物10分钟后,肝外胆管和肠道相继显影。出现胆道阻塞时,可经肾异途径排出。先天性胆管扩张症,扩张的胆管内有放射性浓聚,4~6小时后显影更清晰。婴儿肝炎的患儿,心、肾影较浓,且消退较迟,而肠道显影较晚。当梗阻较重时亦会表现为肠道24小时仍不显影,此时可误诊为胆道闭锁。胆道闭锁患儿由于显像剂不能经胆道系统排至肠内,因此表现为胆囊和肠道无放射性,24小时仍不见肠道显影。虽然放射性核素肝胆显像诊断胆道闭锁敏感度较高,但有时会把婴儿肝炎误诊为胆道闭锁,其主要原因胆红素水平过高、肝细胞受损影响吸收以及胆道正是完全梗阻时期。为减少婴儿肝炎误诊,应于检查前口服苯巴比妥钠,剂量按每天5mg/kg,用药5天以上。若能静脉滴注皮质激素,增加胆汁排出和减轻胆道水肿则效果更好。本检查方法在患儿年龄在30天前,效果理想。当婴儿肝炎患儿大便出现持续陶土色或淡黄色时,多提示此时胆道出现阻塞。此时,放射性核素肝胆显像检查结果多误为胆道闭锁。IDA显像剂具有迅速通过肝脏、胆汁中浓度高的优点,对早期阻塞性黄疸的患儿有较高的诊断率,但缺点是IDA显像剂与胆红素均经阴离子转输机制进入肝细胞内,因此血清胆红素对IDA被肝细胞摄取有竞争抑制作用,使婴儿肝炎患儿肝外胆道和肠道无放射性物质出现,特别是婴儿肝外胆道口径小,肝炎累及肝外胆道可出现炎症水肿和胆汁黏稠,使胆道阻塞,可出现误诊。

3. **MRI(磁共振)** 因小儿的特点,一般行不控制呼吸的磁共振胰胆管检查(MRCP)。MRCP能清楚显示胆道、胰胆管合流异常,对扩张的胆道如胆管扩张症能显示清楚。肝炎的患儿MRI检查,可见包括胆囊、胆囊管、胆总管、总肝管、左右肝管及肝内二级肝管的胆道。而胆道闭锁的患儿仅能显示胆囊,同时胆道闭锁患儿可见门静脉周围纤维性增厚,据此可做出诊断。本检查方法是一种可靠程度较高,非损伤性诊断方法。但由于是不控制呼吸的检查,患儿需在绝对镇静的情况下才能进行,同时由于检查时间较长,此检查方法操作过程有难度。

4. **十二指肠引流** 根据胆道闭锁患儿胆汁不能流入消化道,十二指肠液中没有胆红素,化验检查无胆红素或胆酸,故可对十二指肠液进行测定,进行鉴别诊断。为确保引流管在十二指肠内,也可在X线下观察协作下插管,必要时注入造影剂,证实引流管进入十二指肠后,抽液进行检查。收集十二指肠液,定量测定标本中总胆红素值。胆道闭锁患儿的十二指肠液胆红素 $<8.5\mu mol/L$,婴儿肝炎综合征的十二指肠液胆红素值 $\geq 8.5\mu mol/L$。也有对十二指肠液进行胆酸的测定,婴儿肝炎者为阳性,阴性者多为胆道闭锁。还有利用静脉注射放射性核素,收集十二指肠液,观察有无含放射性的物质,进行胆道闭锁和婴儿肝炎的鉴别诊断。具体方法从静脉注射同位素 ^{99}锝的衍生物,然后定时收集十二指肠液进行检测,进行γ射线闪烁计数。两病无相互交叉的结果,可靠性较高。十二指肠引流具有无创伤、可重复进行、诊断率较高的优点。但患儿在无消化道梗阻的情况下,有时不易收集十二指肠液。为避免此种情况,改用较粗的导管经口腔插管,上述情况可有改善。

5. **肝活检术** 肝脏穿刺活检,特别是在B超引导下行肝脏的穿刺活检,对诊断胆道闭锁有帮助。但肝脏穿刺活检有局限性,要求穿刺的肝的标本至少要包括6个肝小叶结构。此外,病理诊断的局限性包括:①其准确性很大程度上依赖病理医生的经验和标本的取材;②穿刺有一定风险;③年龄在6周以内的患儿由于肝脏病变有一个发展渐进的过程,故常需要重复穿刺;④部分晚期梗阻性黄疸的非胆道闭锁肝脏也有与胆道闭锁相同的病理改变。

6. **腹腔镜检查** 近年来采用腹腔镜进行梗阻性黄疸的鉴别诊断,步骤包括在腹腔镜下观察肝脏及肝外胆道、行肝活检、穿刺胆囊造影。胆道闭锁的患儿肝脏明显淤胆,肝门区空虚,胆囊塌陷,肝胆管均显示不清。行胆囊穿刺,再从穿刺的胆囊注入合适浓度造影剂,胆道闭锁患儿肝外胆道不显影或胆囊萎缩无法穿刺造影。或只见胆囊、胆囊管及胆总管远端通畅,而胆总管近端胆管不显影,此时需压紧胆总管再注入造影剂,如仍无肝内胆管显影则可诊断胆道闭锁。肝门部有囊肿,也可直接穿刺囊肿造影。如无法在手术时行胆道造影,可胆囊穿刺看有无胆汁抽出,如无胆汁或仅抽出无色的少量液体,提示近端胆管无胆汁排出。再从胆囊注入稀释的亚甲蓝液,无法注入或者肝外胆道,特别是左右肝管无显示,提示为胆道闭锁。而非胆道闭锁的患儿,可出现几种情况。从相对较充盈的胆囊,穿刺可抽出黄色的胆汁;或从胆囊注入少许生理盐水后,通过稀释胆囊内容物,再回抽可见有黄色的液体或黄色丝状物,均提示近端胆管有胆汁排出。再把稀释的亚甲蓝液从胆囊注入,如果胆总管和十二指肠内有蓝色液体显示,可排除胆道闭锁。腹腔镜属微创手术,手术创伤小,能直接观察到肝外胆管和胆囊的情况。随着小儿腹腔镜应用的普及,不失为一种快速鉴别诊断的好方法。

综上所述,早期诊断的检查方法虽多,但目前的检查方法无一是绝对可靠的。各有利弊,在这些检查方法中,究竟选用哪一种或几种检查方法,医生应根据所在单位所具备的设备、对检查方法的熟悉程度等进行分析。每一检查方法均有优缺点,在熟练掌握后结合临床表现多能做出正确的诊断。尤其应注意考虑就诊时患儿的年龄,不应僵化地进行程序性鉴别诊断,而忽略了这一点,致使闭锁患儿错失手术的时机。胆道闭锁患儿以 60 天左右手术疗效较好,但恰恰是 60 天内,鉴别诊断困难,且年龄越小,诊断越困难。而年龄越靠近 3 个月,供医生进行鉴别诊断的时间就越短,此时越应加紧时间,尽快做出诊断。必须强调应结合临床并综合分析检查所得结果进行鉴别。

对鉴别诊断有帮助的还有临床表现与血清学检查。胆道闭锁出现黄疸的时间早，多数患儿在生后3~5天时出现，黄疸程度深于正常儿的生理性黄疸，虽经治疗后黄疸有所减轻，但不能完全消退。而婴儿肝炎在生理性黄疸消退后，多在2~3周后再重新出现黄疸。胆道闭锁较早排浅黄色或白陶土色大便，多在排完胎粪后，大便颜色开始变淡。而婴儿肝炎大便颜色时淡时深。白陶土色大便多是一过性。肝脏的硬度亦是胆道闭锁的患儿要明显硬于肝炎。

此外，还要综合分析临床资料、实验室检查，才可做出正确的判断。如吃母乳的患儿比用奶粉喂养的大便颜色要深，但胆道闭锁的患儿大便不会出现含有绿色的粪便。同时在观察大便时，还要注意患儿有无服用药物，因服用药物后会使大便颜色改变，而干扰了我们的观察结果。

血清学检查，两病均表现为阻塞性黄疸的改变，但肝炎多数谷丙转氨酶明显升高，直接、间接胆红素都升高，间接胆红素与直接胆红素升高的值大致相当。而胆道闭锁的胆红素以直接胆红素升高为主。

【治疗原则与方案】 唯有手术治疗才能有效治疗胆道闭锁，包括葛西手术(Kasai手术)以及各种改良术式和肝移植。葛西手术对于大多数胆道闭锁患儿可达到退黄或延长自体肝生存时间的目的。对60天左右的胆道闭锁患儿治疗首选行葛西手术治疗，若葛西手术失败，或超过120天的患儿，可选择肝移植术。90~120天的胆道闭锁患儿应首先行肝门空肠吻合术，或可推迟肝移植的年龄，使患儿增加获取供肝的机会。另外，葛西手术可为肝移植手术创造一个较为理想的条件。在胆道闭锁的治疗中，葛西手术仍具有重要的、不可替代的作用，目前仍是胆道闭锁首选的手术方法。肝移植是治疗胆道闭锁有效方法。不但对年龄较大的患儿可直接进行肝移植，对葛西手术后出现肝功能不全、门静脉高压等可行肝移植。因而，葛西手术和肝移植，这两种治疗方法是相辅相成的。必须根据当地医疗条件、医疗技术水平以及患儿的具体情况来决定。一般认为：①患儿年龄<3个月，宜先行葛西手术；>3个月则首选肝移植；②葛西手术后无胆汁排出、或量少、或反复发生胆管炎,影响了手术治疗效果,宜选用肝移植;③葛西手术后出现肝终末期者可再行肝移植。

葛西手术及各改良术式强调及时诊断、尽早手术这对胆道闭锁的疗效至关重要。早期诊断早期治疗,应在60天左右,最迟不能超过90天。本病造成的肝脏损害是进行性的。如果手术延迟,效果就相应降低,肝硬化加重成为不可逆性,最后死于肝功能衰竭。

1. **术前处理** 术前除进行常规手术前准备和检查外,术前重点注意凝血功能是否正常,胆道闭锁患儿往往伴有凝血功能异常,术前需纠正;血浆蛋白水平也必须补充至正常参考值水平,以免伤口和吻合口愈合不佳;此外,还应进行积极护肝治疗,患儿因阻塞性黄疸,可出现脂溶性维生素吸收障碍,出现维生素K吸收减少,加上肝功能不好,凝血功能障碍,术中和术后出血不止,所以术前需补充维生素K;还需进行肠道准备,同时因为胆道闭锁属于限期手术,患儿应尽量在入院后较短的时间内进行手术。

2. **手术** 手术包括2个基本部分:肝门部的解剖和胆道重建术。其中肝门解剖的范围和深度,直接决定了肝门部胆汁的排出量,影响了手术的预后。Kasai根治术的关键是要彻底剪除肝门纤维块,此时操作最好在手术放大镜下进行,小心解剖肝门部纤维组织,微小的胆管来自Glisson组织的纤维部分,先结扎数支由门静脉进入纤维块的小静脉,使剪除断面的侧面达左右门静脉入肝实质处,纵向达门静脉分支上缘水平,然后切除纤维块。切除肝门纤维块的深度是此手术的关键性步骤,过浅可能未达到适宜的肝内小胆管,过深损伤肝实质术后吻合口出现瘢痕,影响胆汁的排出。一般是切除肝门纤维块时肝表面上只保存很薄一层包膜;其次,对于剪除创面的止血要慎用电凝,特别是左右肝管进入肝实质处,压迫止血可以达到一定效果。

手术步骤:先将肝圆韧带、肝镰状韧带、左肝三角韧带和左冠状韧带等肝周韧带切断,使肝脏可顺利托出腹腔外,将肝门部向上翻起，使肝门部暴露良好。首先检查胆囊，观察胆囊是否空瘪萎陷，能否穿刺回抽无黄色或绿色液体。再经胆囊造影或注入稀释的亚甲蓝液，以判断闭锁的类型，确定手术方式。肝门空肠吻合术适合于肝管和胆总管缺如或闭锁。对肝门部的胆道呈囊肿样改变，术中胆道造影和探查均证实囊肿与近端肝管和远端胆道不通，应切除囊肿进行经典的Kasai根治术，不应利用囊肿与肠吻合；胆总管未闭锁型的胆道闭锁手术方式，亦以传统的肝门空肠吻合术（Kasai手术）为佳。

胆道重建是将距蔡氏韧带10~15cm空肠作为空肠肝支，空肠肝支长35~50cm，与肝门部进行吻合，建立胆道。

随着腹腔镜的广泛应用，腹腔镜进行胆道闭锁的根治手术已有相关报道，但其临床疗效尚待探讨和随访，较多的外科医生持不赞成态度，故目前认为不推荐对于腹腔镜胆道闭锁的根治手术。

3. **术后处理** 手术后除按胃肠道手术后常规进行外，还需继续护肝、利胆、防治胆管炎等治疗。

术后护肝和利胆，继续静脉注射护肝和治疗凝血功能障碍的药物。常规运用利胆药、糖皮质激素和抗生素，胆道闭锁术后有效的药物治疗对于改善预后极为重要。

利胆药还包括去氢胆酸、胰高血糖素、前列腺素E_2、熊去氧胆酸。其中以熊去氧胆酸应用最多，熊去氧胆酸显著改善必须脂肪酸的缺乏，并能降低胆红素水平，目前作为常规使用获得良好疗效，尚未有副作用报道。临床上推荐口服熊去氧胆酸10~20mg/(kg·d)，术后进食即开始，一般维持1~2年。

糖皮质激素作为Kasai根治术后辅助治疗的主要组成部分，认为可以提高早期退黄，明显改善术后的生存质量，增加自体肝生存的年限。尽管其使用仍有争论，国内在胆道闭锁术后广泛应用激素，但各间医院的用量、用法、应用的时间不同。

预防性抗生素的应用，胆道中存在肠道迁移的微生物及术后大量和长期应用激素，以及肝内胆管发育不良，术后胆汁流量少，均增加胆管炎的发生风险，胆道闭锁手术后胆管炎直接影响预后，故应积极防治胆管炎，故术后应预防性使用抗生素。目前一般主张术后静脉应用3代头孢菌素,甚至应用亚胺培南一类对革兰阴性菌有效的抗生素。

胆道闭锁患儿无论Kasai术后黄疸是否消退,都存在一定程度的营养不良,主要表现在:白蛋白水平,尤其是前白蛋白水平下降;三头肌皮肤厚度,上臂中段直径减少;各种脂溶性维生素及微量元素缺乏,其原因在于:患儿原发疾病导致食欲减退,胆汁分泌减少或胆汁不进入肠腔引发的吸收障碍,肝细胞代谢异常,肝硬化门静脉高压相关的胃肠道疾病。患儿在提供高蛋白食物同时,需注意脂溶性维生素补充。

4. **术后并发症的处理** 术后的并发症常见有胆管炎、肝门部胆管梗阻、门静脉高压以及肝内胆管的囊性扩张等。

(1) 胆管炎:胆道闭锁术后胆管炎是葛西手术后最常见,同时又是最难处理的并发症,发生率可达到术后33%~90%,常可影响疗效,需积极治疗胆管炎。引起胆管炎的病原体有细菌和真菌。细胞多为革兰阴性杆菌,如铜绿假单胞菌、大肠埃希菌等。在长期大量使用广谱抗生素和激素后,还可发生真菌感染。胆管炎临床特征表现为不明原因的发热达38.5℃以上的高热和弛张热、胆汁排出减少,甚至完全停止。发生胆管炎时患儿往往烦躁、哭闹不安、呻吟、睡眠中似做噩梦一般突然发出惊叫声。可伴腹胀和呕吐和肝功能变差,患儿短时间内黄疸重新加深。因胆汁排出减少,大便颜色变淡,小便呈现深黄色。实验室检查血白细胞明显升高,尤以中性粒细胞增多为主,C反应蛋白升高,血胆红素明显升高,直接和间接胆红素均升高。B超检查可见肝内胆管壁增厚、粗糙。

对胆管炎预防比治疗更重要。除围术期期间静脉滴注抗生素外,手术后应选用经肝胆道排泄的广谱抗生素,静脉滴注抗生素如头孢曲松、头孢哌酮加舒巴坦等,联合甲硝唑或奥硝唑,一般用药7~10天。胆管炎控制不佳时可改用亚胺培南或美罗培南。抗生素应定期更换,持续2~4周。对持续高热,黄疸加重明显的患儿,可禁食。并适当使用激素冲击治疗,激素方案可静脉滴注甲基泼尼松龙每天4mg/kg,3天后逐步减量,或每天分别注射甲基泼尼松龙10、8、6、5、4、3、2mg/kg,共7天;亦可应用提高免疫力的药物如静脉滴注丙种球蛋白。

(2) 肝门部胆管梗阻:指胆道闭锁行葛西手术后,已能从肝门吻合口排出胆汁,但因各种因素,使肝门胆管堵塞,胆汁排出障碍。肝门部胆管梗阻的预防措施包括葛西手术时,肝门部解剖和吻合口剪除适当,及时使用激素。更重要的是防止术后早期胆管炎发生。肝门部胆管梗阻发生后,抗感染、利胆等治疗。如果非手术治疗仍无效,应进行手术治疗。手术步骤包括拆除肝门空肠吻合口,剪除肝门部瘢痕组织,剪除既要达到一定的深度,又不能误伤门静脉,这是一个决定再次手术是否成功的关键步骤。

随着生存病例数增加和存活时间的增长,肝内胆管囊状扩张例数也会增多,临床表现为发热、黄疸、排白陶土大便,通过B超和CT可作出诊断。分为3型:单个孤立囊腔与周围没有交通支的属A型;孤立囊肿与周围有交通支属B型;多发性囊状扩张属C型。A型和B型可通过PTCD或肝内囊肿空肠吻合术而治愈,而C型此治疗方法效果差,要考虑肝移植。

(3) 肝硬化门静脉高压:胆道闭锁晚期并发症,主要为肝硬化门静脉高压。门静脉高压出现消化道出血时,按门静脉高压消化道出血处理,首先推荐内镜下注射硬化剂或套扎术,可反复进行,亦有做分流术,合并脾亢可考虑作脾栓塞。

5. **肝移植** 患儿年龄超过90天或葛西手术失败者,以及术后肝功能差、生活质量不佳者,应考虑进行肝移植。小儿肝移植术式为背驮式,小儿肝移植可进行减体积肝移植、亲属活体供肝肝移植、劈离式肝移植。

葛西手术后的患儿在什么情况下需行肝移植和何时行肝移植,是一个十分重要的问题。胆道闭锁Kasai术后患儿,需综合考虑血胆红素、转氨酶、凝血时间,以及肝硬化和门静脉高压程度、消化道静脉曲张情况、反复发作的胆管炎的次数和程度、患儿生长发育停止或迟缓、肝脏合成蛋白障碍、腹水等情况,还有如葛西手术后无胆汁排出或每日排出量不够6mg,患儿术后仍长时间带黄疸生存,反复发生的消化道大出血,也适合于行肝移植。

【预后】 胆道闭锁由于肝内胆汁排出障碍，肝脏发生纤维化、硬化。门静脉出现高压，消化道曲张、出血。因而胆道闭锁需在出生后60天左右行肝门空肠吻合术，使胆汁能顺利排出。肝门空肠吻合术在我国治疗胆道闭锁具有重要的、不可替代的作用，目前仍是胆道闭锁首选的手术方法。20世纪70年代中期以来，随早期诊断、手术技巧及术后处理的改进和提高，预后明显改善，长期生存的病例增加。文献报告5年生存率40%左右；10年生存率13%~20%。若生后60天内手术，其10年生存率可达70%以上。目前对早期(60天左右)胆道闭锁患儿行肝门空肠吻合术无疑议，存在争议的是对90~120天左右或年龄更大的胆道闭锁患儿，有无先行肝门空肠吻合术的必要，首次手术即行肝移植是否更合适。现认为肝门空肠吻合术是胆道闭锁患儿的初期处理，若手术失败、预后因素不良，可再选择肝移植术。肝门空肠吻合术可为肝移植手术创造一个较为理想的条件(如体重)。

如果肝门空肠吻合术失败或预后不良，可再择期行肝移植手术。两者的结合能提高胆道闭锁的治疗效果，并且符合我国的国情，可使更多的患儿得到有效的治疗，提高患儿的生存质量，因而，在不可矫治型胆道闭锁治疗中，肝门空肠吻合术和肝移植应是相辅相成关系。

【小结】 胆道闭锁需早期诊断，在出生60天左右行葛西手术，患儿可较长时间靠自体肝存活。但早期诊断有困难，需与一些黄疸的疾病进行鉴别诊断。诊断方法虽然很多，但无一绝对可靠的，需根据各医疗单位和进行诊治的医生掌握其熟悉的方法进行。争取在60天左右行葛西手术。术后胆汁顺利排出，预防胆管炎的发生，同样可减慢或防止肝硬化的发生。患儿如果就诊年龄太大，或葛西手术后胆汁排出不畅，反复发生胆管炎，术后肝硬化可出现门脉高压，肝功能衰竭，患儿可行肝移植。

(刘钧澄)

附：小儿胆道闭锁诊治流程图

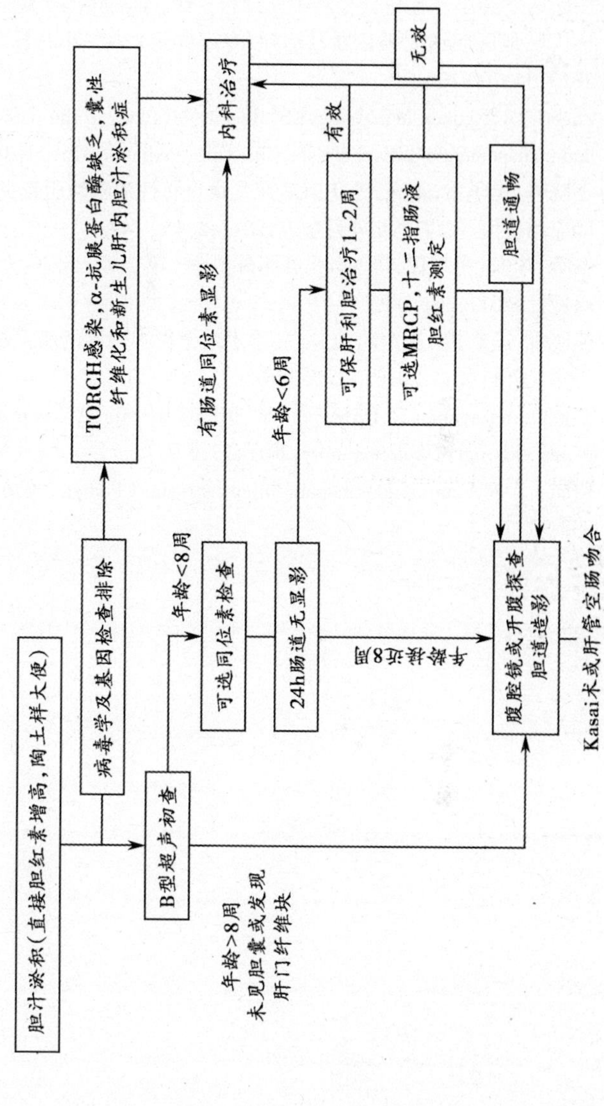

【参考文献】

1. 中华医学会小儿外科分会新生儿外科学组,小儿肝胆外科学组.中国大陆地区胆道闭锁诊断及治疗(专家共识).中华小儿外科杂志,2013,34:700-705.
2. Zagory JA,Nguyen MV. Wang KS. Recent advances in the pathogenesis and management of biliary atresia. Curr Opin Pediatr,2015,27:389-394.
3. 王晓晔,崔华雷,董亮,等.ERCP在儿童化脓性梗阻性胆管炎治疗中的应用价值.中华小儿外科杂志,2017,2:139-142.
4. 董蒨,李龙,肖现民,等.小儿肝胆外科学.第2版.北京:人民卫生出版社,2017:361-389.
5. 熊晓峰,冯杰雄.胆道闭锁Kasai手术效果影响因素的研究进展.中华小儿外科杂志,2016,5:382-386.
6. Lakshminarayanan B,Davenport M. Biliary atresia:A comprehensive review. Journal of Autoimmunity,2016,73:1-9.
7. Krauss A N. Familial extrahepatic biliary atresia. J Pediatr,2016,65(6):933-937.

第十二章　先天性胆道发育不良

【概述】 先天性胆道发育不良(congenital biliary hypoplasia或hypoplasia of the bile duct),又称小叶间胆管减少(paucity of interlobular bile duct,PIBD)、肝内胆管减少症等,有学者将其归类于硬化性胆管炎范畴内的特发性胆管病之一。是一种由于小叶间胆管数量减少引起的肝内胆汁淤积性疾病,为小儿肝内胆汁淤积最为常见的原因之一。依照是否伴有特定的合并畸形可分为两种类型:①综合征型(syndromatic type)也就是alagille综合征,又称动脉-肝脏发育不良(arteriohepatic dysplasia);②非综合征型(non syndromatic type)。在新生儿Alagille综合征的发生率约为1∶70 000~1∶100 000,发病率低于胆道闭锁及新生儿肝炎,是一种较罕见的疾病。

【发病机制】 多数先天性胆道发育不良患儿的病因不清,部分患者有家族遗传性。Landing认为,各种原因导致的胎儿肝脏及胆道系统炎症为胆道闭锁、胆道发育不良、胆总管囊肿及新生儿肝炎之共同病因,若炎症限于肝脏时为新生儿肝炎,波及胆道系统时依病变程度不同而出现胆道闭锁、胆道发育不良及胆总管囊肿等。有学者认为本病的发生可能与胎儿宫内病毒感染有关。也有学者发现本病部分患者胰胆管合流部位于十二指肠肠壁外、具有较长的共通管,因而认为本病发生可能与胰胆管合流异常有关。但多属推断,缺乏有力的证据。

【病理】 先天性胆道发育不良的病理特点是小叶间胆管数目减少甚至消失,正常人小叶间胆管数与小叶数比值为0.9~1.8,本病则减少为0~0.4,要求至少检查10个小叶并取其平均值,若小于0.4则可诊断为本病。多数病例肝外胆管纤细或狭窄,但所有病例肝外胆管内腔保持连续。随着年龄增长肝脏病变加重,呈现胆汁淤积性肝硬化改变。

【临床表现】 最初的临床表现与胆道闭锁类似，特别是非综合征型与胆道闭锁表现尤为相似。本病一般症状包括持续性或反复黄疸、陶土样大便(因淤胆程度不同粪便颜色可深可浅，有时可为淡黄色大便)等，伴肝脾肿大，肝脏硬而光滑。本病患儿到4~5个月龄时多开始出现严重的皮肤瘙痒，随着高脂血症出现黄色瘤。由于淤胆导致肠道缺乏胆盐，可出现慢性脂肪痢并引起生长缓慢甚至停顿。本病部分患儿智商较低，但也有约半数智力正常。随病情进展可因维生素E缺乏而出现神经系统异常如反射消失、运动失调及眼肌麻痹等，慢性胆汁淤积还可造成牙釉质发育不良。一部分患儿可发生颅内出血而出现相应的症状。随着年龄的增长，患儿渐出现肝硬化症状，少数患儿在此基础上进一步发生肝脏肿瘤(肝细胞癌)。综合征型最初被临床认识时，认为其主要表现为"新生儿肝炎"并伴有家族性肺动脉发育不良，最明显的症状是慢性阻塞性黄疸及心脏杂音。随着对此综合征认识的加深，发现了另外一些特征性表现并总结为：①特殊面容即Alagille面容：主要表现为脸小额宽且前额突出、眼窝深陷且部分患儿眼距增宽、下颌尖且向前突出，这些面部特征性表现随年龄增长而日趋明显；②慢性淤胆；③眼部畸形：最常见的为青年角膜弓，表现为角膜缘出现白色条纹。观察青年弓多需用裂隙灯或前房角镜方可清晰看到，但有时肉眼也能看清，另外，还有一种畸形为非特异性视网膜色素沉着转移，表现为视力减退、视野变窄，还可伴有高度近视；④心血管系统异常：肺动脉发育不良或狭窄最为常见，少数合并有房有间隔缺损、主动脉缩窄或法络四联症等；⑤脊椎畸形：有学者称之为蝴蝶形脊椎畸形或蝶形椎弓畸形，包括椎体或前部椎弓融合及胸腰部椎骨椎弓根间隙变窄；⑥发育迟缓但生长激素水平正常或偏高；⑦性腺发育不良、小阴茎等；⑧肾脏异常如肾发育不良、肾小管扩张、单肾及血尿。1979年Alagille报告37例，综合征型占24例、非综合征型占13例。

【实验室检查】 血清总胆红素升高且直接胆红素占30%~50%，血胆固醇可高达200mg/dl，甘油三酯达500~1000mg/dl，血清碱性磷酸酶、γ-谷氨酸转肽酶和5'核苷酸水平明显升高，血清转氨酶亦可升高,但无肝功能不全时其凝血因子和蛋白等通常正常。

【诊断与鉴别诊断】 综合征型患者因具有其特征性表现,再加上黄疸等症状,诊断相对容易。非综合征型则由于其表现与胆道闭锁及新生儿肝炎酷似,术前明确诊断颇为困难,腹部B超检查观察肝外胆道、胆囊大小以及进餐后胆囊体积的改变等对诊断有一定的帮助。手术中造影和肝脏活检对诊断起决定性作用。近年,小儿逆行性胰胆管造影(ERCP)的开展为本病非综合征型的术前诊断提供了新的手段。国内中国医科大学报告应用ERCP为11例5个月至12岁的本病患者确定了诊断,本病ERCP均表现为全程胆管狭窄,其胆总管直径1.4~6mm,平均3.9mm。并提出在新生儿黄疸患儿中,若ERCP显示胆管形态与直径正常为新生儿肝炎;若为全程胆管狭窄则为先天性胆管发育不全;若胆管未显影则疑为胆道闭锁。应用放射性核素 ^{99} 锝标记的亚氨基乙酸(^{99m}Tc-IDA)及其衍生物如二异丙基亚氨基乙酸,即 ^{99m}Tc-DISIDA(Disafenin)、三甲基溴亚氨基乙酸即 ^{99m}Tc-BRIDA(Mebrofenin)等进行肝胆显像检查有助于判断肝外胆道开放与否,是目前临床广泛用于鉴别胆道闭锁的重要辅助检查,肠道出现放射性就可排除胆道闭锁,但此检查结果受肝细胞功能影响较大,肝细胞严重受损时肝脏对 ^{99m}Tc-DISIDA等摄入很差,故肠道无放射性核素显像并不能确诊为胆道闭锁。

【治疗】

1. **内科治疗**　苯巴比妥、大剂量考来烯胺(4~8g/d)可以一定程度上改善皮肤瘙痒并降低血脂水平,随着血脂水平下降黄色瘤可以消退。苯巴比妥可以降低血胆红素水平。熊果酸脱氧胆酸(ursodeoxycholic acid:UDCA,剂量:每日10~15mg/kg)可以减轻胆管病变、改善皮肤瘙痒等症状并促进脂溶性维生素的吸收,在控制症状、改善血生化指标方面比考来烯胺、苯巴比妥更为有效且副作用较少。药物治疗的同时应给予营养支持,特别是对于淤胆严重的病例,应该静脉补充脂溶性维生素。

2. 外科治疗　美国的 Longmir 等在 1964 年就报告了手术疗法,即离断胆总管下端后进行胆囊空肠吻合,但其效果并不明确。葛西手术即肝门 - 空肠吻合术也曾被用于本病的治疗但效果也不肯定,甚至有学者认为此手术有害无益,所以在临床上是否应该施行存在争议。肝移植是目前公认的本病的有效疗法,无论综合征型还是非综合征型,持久而严重的胆汁淤积都将导致生活质量下降,有严重的生活质量下降和进行性肝脏功能损害都应考虑进行肝脏移植。近年,随着肝移植技术、围术期管理水平的提高和新的免疫抑制剂不断开发,肝移植术后患者生存率、移植物有功能存活时间均明显改善,特别是免疫耐受状态的达成使得许多肝移植患者告别了免疫抑制剂,使其生活质量得以明显提高。因此,肝移植作为本病的有效治疗手段,今后其应用将更加广泛。

【预后】 严重的心血管系统畸形是 Alagille 综合征患儿的重要死亡原因之一。就本病的自然病程而言综合征型的预后比非综合征型为好,非综合征型则有约 70% 患者晚期进展为肝硬化,而综合征型患者淤胆症状多数在 2~4 岁时改善,仅遗留少量纤维化,尽管实验室检查显示有血清胆酸、转氨酶、碱性磷酸酶增高,多数可成活至成人,仅有 30%~40% 的患者有进行性肝脏损害、约 5% 的患者于 20 岁前因肝硬化、肝功能衰竭而死亡。肝移植极大地改善了本病患者的生活质量及预后。

附:小儿先天性胆道发育不良诊治流程图

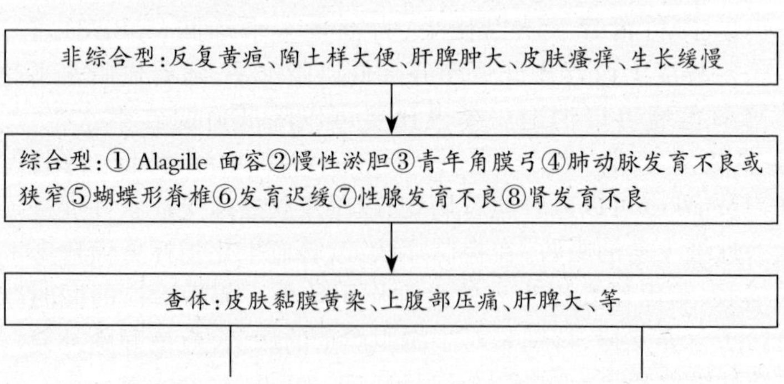
非综合型:反复黄疸、陶土样大便、肝脾肿大、皮肤瘙痒、生长缓慢
综合型:① Alagille 面容②慢性淤胆③青年角膜弓④肺动脉发育不良或狭窄⑤蝴蝶形脊椎⑥发育迟缓⑦性腺发育不良⑧肾发育不良
查体:皮肤黏膜黄染、上腹部压痛、肝脾大、等

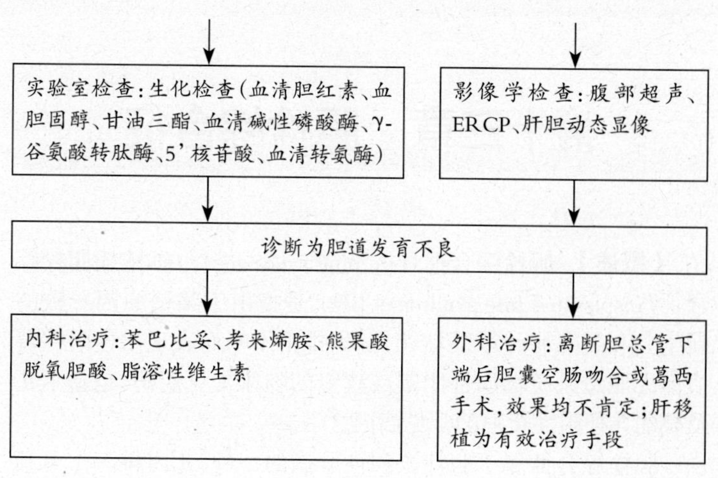

（徐泉　刘仕琪）

【参考文献】

1. 王伟，黄柳明，刘钢，等．婴幼儿胆道发育不良的胆道造影及病理特点和预后．中华小儿外科杂志，2013，34（10）：737-740.
2. 卫园园，赵林胜，陈扬，等．胆道发育不良患儿的临床病理特点回顾．中华小儿外科杂志，2017，38（7）.
3. 董蒨，李龙，肖现民，等．小儿肝胆外科学．第2版．北京：人民卫生出版社，2017：433-437.
4. 杨媛，詹江华．胆道发育不良的临床诊治进展．临床小儿外科杂志，2018（1）：73-78.
5. 罗喜荣，詹江华，胡晓丽，等．婴儿胆道扩张症伴胆道发育不良的手术治疗．中华普通外科杂志，2013，28（8）：582-585.

第十三章　胆栓综合征

【概述】 胆栓综合征(bile plug syndrome)也称浓缩胆栓综合征(inspissated bile syndrome, IBS),是指由于某些原因导致的新生儿和婴儿胆汁浓缩粘稠、淤积排出不畅而表现出梗阻性黄疸但无胆道系统器质性闭锁或狭窄的临床常见疾病,是新生儿及婴幼儿梗阻性黄疸的常见病因之一。

胆栓综合征属于胆汁淤积性肝病的一种,儿内科医生更倾向将其称为婴儿胆汁淤积症(cholestasis syndrome),儿外科医生认为经胆道冲洗即可缓解病情故应称为胆栓综合征,名称的区别源自早期中英文翻译表述的不同。多数专家认为该病起源于新生儿期,也可以在新生儿期后才出现,该病以血中直接胆红素升高为主要表现,伴或不伴肝、脾肿大。婴儿胆汁淤积症是目前儿童肝病就诊及住院的首位原因,是婴儿期致死或致残的重要原因之一。国外文献报道活产婴儿发生率约1∶5000~1∶2500。

【病因】 多种因素包括肠外营养、感染、肝内外胆道疾病、先天畸形或染色体疾病、遗传代谢性疾病、新生儿溶血和其他一些不明原因可导致胆汁流动停滞和受抑制而形成胆汁淤积黄疸,但胆栓综合征病因至今并没有完全明确,大致可分为肝细胞性胆汁淤积、胆管性胆汁淤积及混合性胆汁淤积。由于母子间血型不合导致的过度溶血,胆汁中的胆红素增加,胆汁浓缩、聚集而引起梗阻性的黄疸其治疗以蓝光治疗和交换输血为主,极少有保守治疗无效需行胆道冲洗,不属于本章节范畴。

【病理】 组织病理学表现为肝组织胆汁淤积、肝细胞呈巨细胞变,多核巨细胞形成、胆管增生、纤维组织增生、肝小叶和汇管区炎性细胞浸润,小叶中央区肝细胞变性坏死及不同程度的门脉纤维化。肝细胞淤胆,假腺腔形成、羽毛状变性和毛细胆管胆栓形成为胆汁淤积的特征性表现。

【临床表现】 临床表现为胆汁排出不畅，淤积在肝内外胆管而导致阻塞性黄疸，症状发生时间因发病原因不同而异，最早可发生在生后 2 日，皮肤、巩膜黄疸并逐渐加重，皮肤瘙痒；大便淡黄色或白色陶土样，脂肪泻；尿液颜色加深；营养不良，脂溶性维生素缺乏的相应临床表现。体征：皮肤、巩膜黄染及肝肿大。

【诊断及鉴别诊断】

1. **病史** ①新生儿期或婴儿期发生黄疸，持续 3 周以上；②粪便颜色改变（淡黄、白色陶土样）；③尿液深黄。

2. **体格检查** 皮肤巩膜黄染，肝脏肿大和（或）肝脏质地改变；

3. **实验室检查** 血清总胆红素和直接胆红素增高，以直接胆红素为主，血总胆红素 <85μmol/L 时，直接胆红素 >17μmol/L，或血总胆红 >85μmol/L，直接胆红素 / 总胆红素≥20% 即为胆汁淤积。γ- 谷氨酰转肽酶（γ-GT）、5′- 核苷酸酶（5′-NT）、碱性磷酸酶、谷丙转氨酶等升高，胆汁酸增高。尿胆红素阳性，尿胆原阴性。晚期凝血象异常。

4. **影像学检查** B 超、CT、MRI 主要检查肝脏及肝外胆管、胆囊有无及发育情况，因胆汁淤积与其他肝脏病变所致肝脏结构改变影像学表现十分相似，容易混淆，影像学检查往往难以明确诊断。

5. **鉴别诊断** 胆栓综合征的诊断除了与常见的新生儿肝炎及先天性胆道闭锁等器质性肝外胆道梗阻相鉴别外，随着认识的不断提高，Citrin 缺陷症、Alagille 综合征、进行性家族性胆汁淤积症等引起胆汁淤积的新病因正逐渐被学者所关注。各种病因造成的浓缩胆栓综合征的预后及治疗各不相同，因此认清各个病因对早期诊断及鉴别诊断意义重大。与病毒、细菌、弓形体、梅毒螺旋体等感染相关的疾病不在此详述。

（1）胆道闭锁：胆栓综合征与胆道闭锁及胆道发育不良等梗阻性黄疸性疾病临床症状较为相似，临床诊断比较困难。胆道闭锁是指肝内或肝外胆管中断、闭锁，是新生儿阻塞性黄疸最常见的病因。B 超和 MRI 可以做到初步判断，但有时浓缩胆栓综合征与胆道闭锁在影像学检查上不能完全明确，需要手术探查，术中胆道造影及肝组织活检。病理上胆道闭锁汇管区纤维化、胆管增生及汇管区炎症常见，以进行性胆管破坏和肝纤维化为特征性病理改变。胆道疾病虽不是最主要原因，但胆道闭锁患儿往往需要在出生 2 个月内行手术治疗，晚于 3 个月手术影响预后。

(2) 先天性免疫性溶血性肝炎：指新生儿溶血病后出现明显的梗阻性黄疸。贫血多在出生后 1~2 周内逐渐加重，与黄疸程度不成比例，肝、脾肿大，网织红细胞增多，一部分患者 Coombs 试验呈阳性，或母婴间 Rh 因子不合。一般黄疸在出生后 2 天出现，持续 3 周，程度轻重不一，呈肝前性，粪便陶土色，相对较易鉴别。

(3) Citrin 缺陷病：Citrin 缺陷引起的新生儿肝内胆汁淤积症（neonatal intrahepatic cholestasis caused by citrin deficiency, NICCD）是由于 SLC25A13 基因突变，导致其编码的 Citrin 蛋白功能障碍，造成机体代谢紊乱。表现为婴儿期肝内胆汁淤积、弥漫性肝脂肪变，可伴有低出生体重、低蛋白血症、凝血障碍、肝大或肝功能异常，通过无乳糖、强化中链脂肪酸的饮食干预，多数在 1 岁前症状消失，基因 SLC25A13 突变分析可作为确诊依据。

(4) 进行性家族性肝内胆汁淤积症：进行性家族性肝内胆汁淤积症（progressive familial intrahepatic cholestasis, PFIC）以严重的肝内胆汁淤积为主要特征，是一种罕见的常染色体隐性遗传病，常发生在新生儿期或 1 岁内，多表现为渐进性黄疸、瘙痒、皮肤结节、营养不良和生长发育障碍，严重者可因肝功能衰竭而死亡。肝脏移植是唯一有效的治疗手段。然而由于该症发病机制特殊，存在移植后复发风险。亲体移植多采用家族内供体肝脏，但家族杂合子供体肝脏可能存在部分代谢缺陷；移植后机体免疫状态改变，加之免疫抑制剂的应用，均增加了移植肝再发胆汁淤积的风险。近年来，以减少胆汁酸肝肠循环为目的的非移植外科治疗被广泛采用。

(5) 先天性胆汁酸合成缺陷：先天性胆汁酸合成缺陷（congenital bile acid synthetic defect, CBAS）是指一类从胆固醇合成胆汁酸过程中的酶缺陷所致的遗传性疾病，多属于常染色体隐性遗传。临床上有明显胆汁淤积，但血清总胆汁酸不升高，和(或)GGT不升高的患者，要高度怀疑先天性胆汁酸合成缺陷，确诊靠胆汁酸谱精细分析和基因诊断。

(6) 早产儿肠外营养相关性胆汁淤积(PNAC)：早产儿胆酸代谢功能不完善，长时间禁食胃肠道缺乏刺激，胃肠道激素水平降低，胆囊收缩力下降，减慢了胆汁的正常排泄造成胆汁淤积。停止肠外营养，进食后大部分患儿会得到缓解。

其他一些需要鉴别的疾病包括：甲状腺功能低下、半乳糖血症、遗传性果糖不耐受症、遗传性酪氨酸血症、α1抗胰蛋白酶缺乏症、Alagille综合征等临床上较少见，可参考相关文献。

【治疗原则与方案】

1. 内科治疗

(1) 苯巴比妥：能诱导肝细胞微粒体葡萄糖醛酸转移酶和Na^+-K^+-ATP酶活性，促进胆汁排泄，剂量为5~10mg/(kg·d)，分次口服。

(2) 熊去氧胆酸：已经广泛用于各种肝内胆汁淤积的治疗，能改善瘙痒症状，剂量为10~20mg/(kg·d)，分2次口服，对胆道闭锁和严重肝功能异常患者禁用。

(3) 皮质激素：具有抑制免疫、消炎、促进胆汁分泌的作用，对各种肝内胆汁淤积具有良好的疗效。但不良反应大，能抑制免疫功能，婴儿慎用。泼尼松1~2mg/(kg·d)，分次口服。

(4) 营养支持治疗。

(5) 对症治疗：补充脂溶性维生素。

2. 外科治疗

(1) 手术指征：①已明确诊断为胆栓综合征者；②阻塞性黄疸婴儿经内科保守治疗2周血清胆红素水平无明显下降；③影像学检查不能排除胆道闭锁的应及时进行胆道探查及胆道造影。

(2) 术前准备：术前常规禁食，胃肠减压，纠正水电解质紊乱，补充维生素。

(3) 胆道冲洗术：右侧肋缘下切口，进腹探查，观察胆囊充盈情况，胆总管是否存在扩张，必要时可解剖肝门部。在胆囊底缝合牵引线后行胆囊穿刺，观察抽吸出的胆汁情况，若胆汁呈黄绿色黏稠状，可确认为胆栓综合征。用生理盐水进行胆道冲洗，至注入盐水顺畅，术中胆道造影，胆汁排入十二指肠，提示冲洗有效。同时造影观察胆管发育情况，排除先天性胆道闭锁。在穿刺处切开小口，插入硅胶导尿管，并荷包缝合。

胆道造影对胆道梗阻的鉴别诊断有极大的价值。成功率明显优于 ERCP，既可观察胆管形态、胰胆合流情况及乳头开口部位，也可观察梗阻部位以上胆道是否有畸形。

(4) 肝组织活检术：对于黄疸患儿行手术探查时，常规应行肝组织活检，有助于明确肝脏受损情况及进一步明确诊断。

(5) 腹腔镜胆道探查：气管插管麻醉，患儿头高仰卧位，CO_2 气腹压力在 8mmHg。脐缘做一长 0.5cm 的小切口，置入 5mm 腹腔镜探查。探查肝门，找到胆囊。在腹腔镜指引下，右上腹胆囊底体表投影处腹壁作一长 0.5cm 切口，直接用抓钳提起胆囊壁底部，拖出切口外，预置荷包缝合线后切开胆囊，抽出胆汁，置入 F6 气囊导尿管后充气并结扎荷包缝合固定。从导尿管缓慢注入造影剂作胆道造影并摄片。术后每日用 20~50ml 生理盐水冲洗，手术 2 周后再次造影，如造影显示肝内外胆管通畅，则可以拔管。

目前腹腔镜胆道造影是一项较为成熟的技术。在腹腔镜下造影明确诊断后行胆囊造瘘及胆道冲洗，可以减轻胆汁淤积对肝脏的进一步损害；临床上疑似胆道闭锁时，及时腹腔镜探查可以争取到早期手术的时机。

(6) 术中注意以下几点：①如胆道周围有肿大的炎性淋巴结可先切除；②术中先行胆囊穿刺，若抽出黏稠胆汁，即可确诊为本病；若不能抽出胆汁，可加压注入药物，若见到肝外胆管均扩张，亦可确诊；③术中不必解剖寻找胆管，以减轻手术损伤；④术中必须取肝脏组织做病理检查，了解肝脏损伤程度；⑤探查时若为胆道闭锁，则按闭锁类型选择不同的手术方式；⑥术中冲洗胆管时可轻揉肝脏，促使肝内淤胆排出；⑦用 F6 气囊硅胶导尿管胆囊造瘘，有利于引流管的固定和拔除，避免滑脱及胆汁渗漏。

3. **术后处理与并发症预防**

(1) 胆道冲洗液可采用20~50ml生理盐水，开始胆道冲洗时应缓慢注入，压力不可过大，以免造成胆囊造瘘口渗漏。

(2) 胆道冲洗可从术后第1天开始。

(3) 冲洗15天左右后拔除引流管前必须再次行胆道造影，显示肝内外胆管通畅后，患儿黄疸改善，反复夹闭造瘘管后拔出。

【预后】 多数病人经内科治疗及胆道冲洗后均能在1个月左右逐渐恢复。但胆栓综合征有时只是一个症状诊断，病因复杂，不同病因预后不同，因此早期发现胆汁淤积性黄疸，及时行胆道造影及冲洗手术有重要意义。

【小结】 胆栓综合征病因复杂，不能仅靠一种诊断方法来确定胆汁淤积的病因，应在详细询问病史和认真体格检查的基础上，根据其病史特点选择针对性的诊断方法，以期尽快早期诊断和治疗。对于大于2周龄患儿的黄疸、观察便、尿的颜色有助于及早发现胆汁淤积性黄疸，及时进行血TBIL和DBIL检测。

（卞红强）

附：小儿胆栓综合征诊治流程图

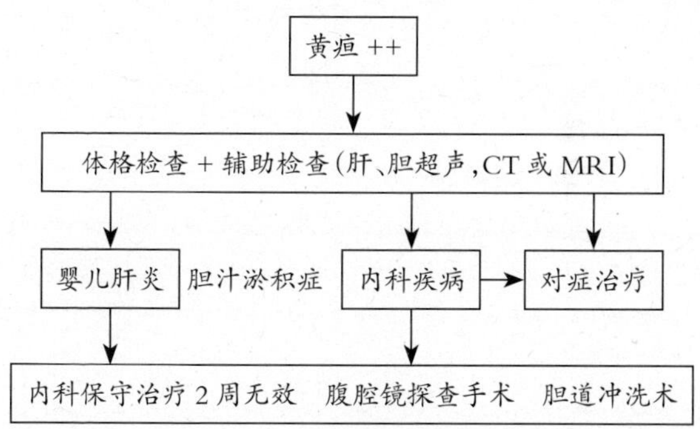

【参考文献】

1. 董蒨，李龙，肖现民，等．小儿肝胆外科学．第2版．北京：人民卫生出版社，2017：443-445.

2. 叶国刚,段栩飞,吕志宝,等. 婴儿期外科相关性胆汁淤积症临床分析. 中华普通外科杂志,2016,31(2):137-140.
3. 张明满,蒲从伦,郭春宝,等. 胆道闭锁与婴儿肝炎综合征肝活检病理对比分析. 临床小儿外科杂志,2017,16(2):142-145.
4. 熊清芳,杨永峰. 不明原因胆汁淤积诊断思路. 实用肝脏病杂志,2018,(1):18-20.
5. 陈小青,王迎春. 肝内胆汁淤积性肝病的病因与治疗. 实用肝脏病杂志,2018,(2):163-165.
6. Yang K, Köck K, Sedykh A, et al. An updated review on drug-induced cholestasis: Mechanisms and investigation of physicochemical properties and pharmacokinetic parameters. Journal of Pharmaceutical Sciences, 2013, 102(9): 3037-3057.
7. Woolbright BL, Dorko K, Antoine DJ, et al. Bile acid-induced necrosis in primary human hepatocytes and in patients with obstructive cholestasis. Toxicology & Applied Pharmacology, 2015, 283(3): 168-177.

第十四章 小儿胆囊炎

【概述】 急性胆囊炎(acute cholecystitis)是由于胆囊管阻塞和细菌侵袭而引起的胆囊炎症,小儿急性胆囊炎临床较少见,主要发生在8~12岁年龄段的儿童。

【病因】

1. **胆囊管阻塞** 胆囊管阻塞在小儿急性胆囊炎中扮演着非常重要的角色,多数情况由于寄生虫、结石堵塞胆囊管或嵌顿于胆囊颈,同时损伤黏膜导致胆汁排出受阻,胆汁滞留在胆囊内,囊壁逐渐吸收水分,胆盐浓度升高,从而刺激胆囊引起炎症。绝大多数的急性胆囊炎患儿都是因胆囊管阻塞或胆囊排空障碍而发病,而胆囊管阻塞又多是由于胆石积于胆囊颈部引起,因此也可以将急性胆囊炎分为结石性和非结石性。

2. **细菌、病毒侵袭** 细菌侵入是急性胆囊炎的重要病因。其侵入途径为:①从十二指肠经胆总管侵袭,例如寄生虫携带细菌侵入胆管;②经淋巴管侵入肝脏及胆囊;③从门静脉进入肝脏和胆囊,例如肠道菌群失调、转移(大肠埃希菌、克雷伯菌、铜绿假单胞菌),常合并厌氧菌感染;④经胆囊动脉进入胆囊。

然而,近年也有关于EB病毒引起儿童急性胆囊炎的病例报道,EB病毒是一种普遍的疱疹病毒,可终生存在于正常人体内,在孩童时期感染EB病毒通常是无症状的。尽管如此,急性非结石性胆囊炎仍是初期EB病毒感染的典型症状之一。另外免疫抑制的患儿,如AIDS患儿可发生机会性巨细胞病毒感染导致急性胆囊炎。

3. **其他因素** 急性胆囊炎合并急性胰腺炎,原因可能与胰胆管合流异常有关,如胆管未能与胰管共同汇入十二指肠,而是提前开口于胰管内,当胰管压力高于胆管时,胰酶反流入胆管、胆囊,被胆汁激活从而损伤胆囊黏膜。另外,非结石性胆囊炎也可在严重创伤、烧伤或重大手术后，还可发生在长期禁食或全胃肠外营养时。

【病理】 病变开始时，胆囊管发生梗阻，胆汁淤积导致胆囊肿大，胆囊壁张力增加、黏膜充血水肿，此时为急性单纯性胆囊炎。

但若病情进一步加重，病变波及胆囊壁全层，囊壁增厚，浆膜层发生炎症，甚至有脓性深处，则为化脓性胆囊炎。

如果胆囊梗阻仍未解除，胆囊壁血管受压，胆囊壁张力持续增高，将造成胆囊血供不足、发生缺血坏疽，则发展为坏疽性胆囊炎，少数病例发生胆囊穿孔。此时胆汁性或脓性液体将渗出胆囊流向腹腔内，形成胆汁性腹膜炎，或被大网膜、邻近器官包裹局限。

【临床表现】

1. **小儿胆囊炎症状** 多不典型，常以右上腹部或上腹部疼痛就诊，疼痛多为持续性、阵发性加重。较大儿童有时诉右肩、背部放射性痛。部分患儿腹痛间歇性发作，伴有胆囊结石者则疼痛较剧烈。

2. **寒战、发热** 一般为38~39℃，病情发展可出现寒战、高热、抽搐、全身状态迅速恶化。

3. **消化系统症状** 食欲缺乏、右上腹饱胀、腹痛拒按、恶心、呕吐，不能耐受油腻饮食。

4. **体格检查** 小儿腹式呼吸减弱，右上腹肌紧张，胆囊区有明显压痛及反跳痛，墨菲征阳性。在小儿安静时，有时可扪及肿大的胆囊，随呼吸上下移动。感染加重时，少数患儿出现黄疸，可能是胆囊的急性炎症波及胆管，使其充血、水肿而梗阻，或胆囊结石进入胆管致梗阻所致。

【诊断与鉴别诊断】

一、诊断

1. **临床表现** 小儿有右上腹明显持续性疼痛、肌紧张、压痛，能触及肿大的胆囊底，或伴有高热、黄疸时，诊断多无困难。但小儿胆囊炎常缺乏典型的临床表现，且发病率低，婴幼儿不能确切表述自觉症状，常影响及时的确诊。

2. **实验室检查**　急性胆管炎时白细胞升高、中型粒细胞比例增高，肝功能检查异常。血清C反应蛋白增高，与炎症程度呈正比。

3. **影像学检查**　首选腹部B超检查，B超检查及术前胆道造影有助于诊断。近年由于B超的普及应用，术前的正确诊断率已明显提高。超声可见胆囊明显增大，水肿、增厚，可有周围积液，胆囊内可见泥沙样沉积。

二、鉴别诊断

1. **急性阑尾炎**　小儿盲肠位置相对较高，部分阑尾伸向右上腹。高位阑尾炎时，可表现右上腹痛、肌紧张，易与急性胆囊炎相混淆。除临床表现外，B超检查有助于诊断。

2. **胆道蛔虫症**　小儿常有呕虫或便虫史，表现为阵发性右上腹钻顶样剧痛，但腹部体征轻微，且在疼痛缓解期，患儿犹如"健康"儿。胆囊炎表现为持续性右上腹痛，并有发热、黄疸等表现。然而胆道蛔虫亦可引起胆系感染表现，B超有助于鉴别。

3. **肝脓肿**　高热、肝区疼痛、右上腹痛性包块、肝大及明显触痛等征象。B超可见肝内无回声，内有点状稍强回声；X线检查见膈肌升高和活动受限，部分患儿可表现反应性右侧胸膜炎或胸腔积液。

4. **急性传染性肝炎**　有肝炎接触史，患儿腹部闷胀、食欲缺乏、乏力、低热、巩膜黄染、右季肋下可触及肿大的肝脏边缘，并有轻度触痛，肝功能异常，而白细胞数增高不明显。腹部平坦柔软，无腹膜刺激症状。B超检查显示肝脏肿大明显，胆囊可有增大但胆囊壁无水肿增厚。

5. **急性胰腺炎**　疼痛以上腹部或左上腹为明显，范围较广。体征不如急性胆囊炎明显。尿淀粉酶和血清淀粉酶明显升高，B超检查能发现胰腺肿大、水肿。

6. **Kawasaki病（儿童胆囊积水伴川崎病）**　1967年，日本首次报道，1974年，美国报道256例。全部患儿都有发热及腹痛症状，75%有呕吐，93%右上腹痛，55%右上腹包块。为非结石性急性胆囊积水，合并全身表浅淋巴结肿大，双眼结膜充血及上呼吸道感染。此综合征好发于小儿，不需手术治疗。本病被认为是一种特殊类型的胆囊炎。

【治疗原则与方案】 小儿非结石性胆囊炎，早期采用非手术疗法，大多数可获治愈。

1. **非手术治疗** ①一般治疗：卧床休息，进流食或半流食；②有恶心、呕吐、腹胀者，应禁食或做短期的胃肠减压；③纠正水、电解质失衡，并给予全身支持疗法；④使用广谱高效抗生素，肌内注射维生素 K，腹痛剧烈者可用解痉镇静药，亦可口服利胆药物，适用于单纯性胆囊炎。

2. **手术治疗** 适应证：①化脓性、坏疽性胆囊炎；②单纯性胆囊炎经非手术治疗病情恶化者；③有并发症出现；④急性腹膜炎，高度怀疑胆囊病变，经非手术治疗无好转者。

手术方法主要是胆囊切除术和胆囊造口术。病情允许而又无禁忌证时，一般是行胆囊切除术；但对状态严重、高度危重者，仅在局麻下行胆囊造口术，达到减压引流的目的，3 个月后病情稳定时再行胆囊切除术。胆囊切除术适应证为：①非手术治疗未能减轻症状或病情明显加重者；②胆囊炎症病变加重、胆囊有坏死穿孔可能者；③临床症状反复发作，并有先天性肝外胆管发育异常者；④胆囊内结石不能排出者。

胆囊切除术的目的是消除原发感染病灶、解除梗阻及取石，方法如下。

(1) 经腹胆囊切除术：该术式已成为治疗胆囊炎安全、有效的手段。手术病死率为 0.3%~0.5%，并发症率为 1.5%。胆囊切除术分为顺行和逆行切除，前者先在胆囊管和肝总管交界处分离出胆囊管、胆囊动脉，术中注意其解剖变异，查明解剖关系，再分别切断、结扎，从肝床上切下胆囊。逆行切除法是由于胆囊管周围炎性粘连较重，无法顺利分离时，先从胆囊底部开始分离，自肝面剥下胆囊，最后再处理胆囊管和胆囊动脉，术后根据患儿病情和腹腔内情况决定是否放置腹腔引流管。

(2) 腹腔镜胆囊切除术：本术式具有腹壁创口小、腹腔内创伤反应轻、无感染、术后恢复快等优点，为目前广为开展的一项胆囊切除新技术。主要适用于伴结石的单纯性胆囊炎或反复发作的非结石性单纯性胆囊炎，另外因为儿童胆囊三角（Calot 三角）解剖较成人更为清楚，操作起来更方便。但在急性胆囊炎充血、水肿明显，周围解剖关系不清或继往有腹部手术史者应慎用。小儿胆囊感染易波及肝外胆管，发展成为化脓性胆管炎。因此，胆管减压、引流、取石是减少术后胆源性败血症的重要措施。一般认为除非有胆总管扩张，否则不应探查胆总管。因小儿肝外胆管口径细小，术后可因炎性粘连、瘢痕收缩致胆管狭窄、梗阻。所以，小儿胆总管探查引流应高度慎行。当有胆总管远端先天性畸形狭窄时，同时可行胆肠吻合术。

(3) 单孔腹腔镜胆囊切除术：此术式仅有一处脐部切口，放置三通道单孔腹腔镜手术用穿刺器后通过各种单孔腹腔镜器械操作，手术步骤与传统四孔法相同。随着手术器械的更新换代和外科医生手术技术的不断提高，我国的微创手术正在飞速发展，而肉眼无创更是每个外科医生追求的完美效果，所以单孔腹腔镜技术也正在小儿外科领域中逐渐普及。

3. 术后处理

(1) 单纯性胆囊炎胆囊切除术后由于胃肠蠕动功能减弱，肝功能也受到一定程度影响，胆汁分泌量降低，所以术后 1~2 天应禁食水，第 3 天可以试饮水，若无明显不良反应则进半流食，鼓励病儿早下床活动。

(2) 化脓性、坏疽性胆囊炎伴腹膜炎患儿术后禁食水，胃肠减压。麻醉清醒后取半卧位。静脉补液及电解质，同时静脉抗生素治疗。病情出现好转即鼓励患儿多离床活动帮助胃肠功能恢复以及预防其他感染。肠蠕动恢复、排气后可进流质饮食，2~3 天后进半流质饮食。每日更换敷料时应观察腹腔内引流液的性质、量和气味，腹腔引流管则根据病情术后 5 天左右内拔除。

4. 术后并发症及预防

(1) 开放手术并发症：①因术中污染或引流不畅导致切口、肝下感染，因此术中应先用注射器尽可能地完全抽吸胆汁，保护好切口及周围组织；②出血：多为胆囊血管处理不当或结扎线脱落出血，需再次手术止血。预防措施包括术中止血彻底，结扎血管紧实。

(2) 腹腔镜胆囊切除术后并发症：①胆管损伤：术中使用电凝钩分离胆囊管时不慎将胆管损伤，术后容易引起胆漏；②血管损伤：例如气腹针损伤腹主动脉、肠系膜血管引起的出血，或电凝钩造成的肠损伤，术后患儿出现腹膜炎。另外，若损伤了胆囊附近的肝动脉、门静脉也会造成术后腹腔内出血。

(3) 胆漏：多因肝管开口异常或胆囊管口封闭不良导致，若量少可经腹腔引流治愈，若量大或经引流治疗后病情未见好转，继发弥漫性腹膜炎则需要再次手术处理。

(4) 胆囊切除术后综合征：根据研究报道，有部分患者术后仍有反复发作的腹胀、腹痛伴恶心、呕吐，发热和黄疸，被称为“胆囊切除术后综合征(PCS)”。发生该综合征的主要原因包括：①结石：胆总管残留结石，由于术前缺乏对患者胆道系统整体情况、结石分布部位和数目的了解，术中缺乏系统性的探查，抑或手术时不慎将胆囊结石挤入胆总管，以及急诊手术等原因，手术未能完全清理全部结石造成PCS；②粘连：患者病灶区粘连较严重，未能将胆囊完全切除，此时术中的解剖一定要清楚、彻底，避免胆囊残留；③十二指肠憩室、胰腺炎：十二指肠憩室、胰腺炎也会出现类似症状，需要注意鉴别；④胆汁排出：失调易导致胃肠胀气、上腹部不适和阵发性腹痛等症状，此时给予对症治疗即可；⑤肝下积液：术中需要仔细操作，彻底止血，若渗出较多应放置腹腔引流管。

【预后】 单纯性胆囊炎如果及时采取治疗解除梗阻可使炎症消退，大部分组织可恢复至原来结构，且不遗留瘢痕。化脓性胆囊炎病变波及胆囊壁全层，囊壁增厚，浆膜层发生炎症，甚至有脓性渗出，此时即使治愈也会产生组织增生、瘢痕，而且容易复发。坏疽性胆囊炎的胆囊的底部和颈部此时常并发穿孔，导致胆汁性腹膜炎，若炎症侵入肝脏将形成肝脓肿。胆囊穿孔还可能通向十二指肠形成瘘管。

【小结】 小儿急性胆囊炎在临床中较为少见，且多为非结石性胆管炎，确诊后可先行保守治疗。若出现体温持续不降、腹痛加重或患儿一般情况不改善或恶化，应立即手术治疗，手术应首选微创外科技术，对于较严重的胆囊坏疽穿孔、组织周围浸润严重和弥漫性腹膜炎患儿建议实施常规腹腔镜阑尾切除术，而对于单纯性胆囊炎，技术和设备较成熟的中心可实施单孔腹腔镜方法。术后应注意常见并发症的预防和胆囊切除术后综合征的鉴别与治疗。

附：小儿胆囊炎诊治流程图

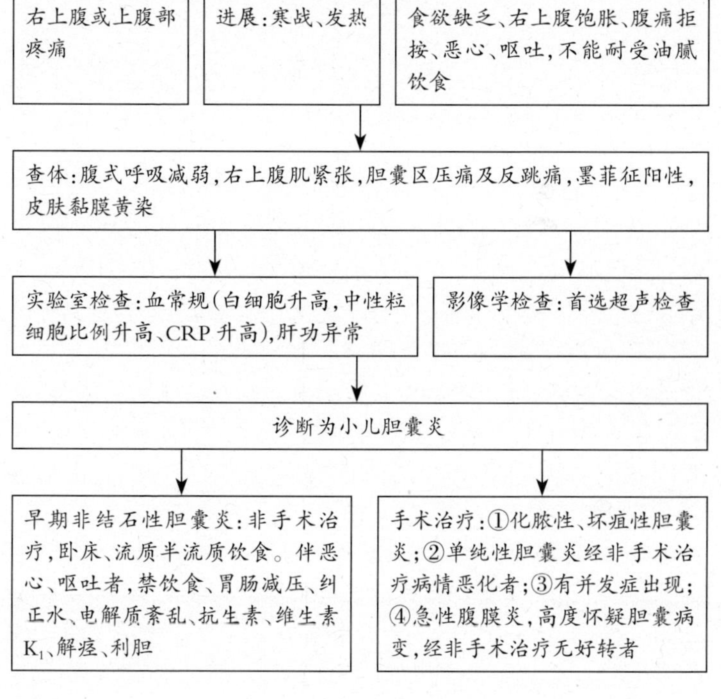

（刘磊）

【参考文献】

1. Gnassingbé K, Katakoa G, Kanassoua KK, et al. Acute cholecystitis from typhic origin in children. Afr J Paediatr Surg, 2013, 10(2): 108-111.
2. Alkhoury F, Diaz D, Hidalgo J. Acute acalculous cholecystitis (AAC)

in the pediatric population associated with Epstein-Barr Virus (EBV) infection. Case report and review of the literature. Int J Surg Case Rep, 2014, 11:50-52.

3. 李春颖，陈小健．胆囊切除术后综合征的临床分析(附 20 例报告). 医学理论与实践，2013，26(24):3278-3280.
4. Antunes SM, Santos TPD, Deuchande S, et al. Acute acalculous cholecystitis in children. Nascer E Crescer, 2017.
5. Ng JY, Gu J. Conservative Management of Acalculous Cholecystitis in a Seven-year-old Child. Cureus, 2018, 10(1): e2092.

第十五章　急性梗阻性化脓性胆管炎

【概述】 急性胆管炎(acute cholangitis,AC)由Charcot于1877年首次定义。急性胆管炎是细菌感染引起的胆道系统急性炎症,大多在胆道梗阻的基础上发生。炎症过程开始于肝外胆道,容易进展至肝内,导致菌血症。东京指南将急性胆管炎分为轻、中、重度。而急性梗阻性化脓性胆管炎是一种严重的胆道感染性急腹症,该病具有发病急、进展快、死亡率高的特点,其主要致病菌是革兰阴性杆菌。1983年中华外科学会胆石研究会将其定名为重症急性胆管炎(acute cholangitis of severe type,ACST)。

【病因】 胆道梗阻和感染是导致急性胆管炎最主要、最常见的病因。

1. **胆道梗阻**　胆道梗阻导致胆汁排泄不畅是引起急性胆管炎的最根本原因。胆道梗阻的部位、程度、范围以及时间对ACST的发生均有不同影响。胆道梗阻最常见的原因是胆道结石,另外,先天性胆总管囊肿、恶性肿瘤、良性狭窄以及胆道干预等均是胆道梗阻的原因。

2. **胆道感染**　胆道系统的细菌感染可能是上行性感染或门静脉菌血症。多为以革兰阴性杆菌为主的肠属需氧和或厌氧菌的混合感染,如大肠杆菌、变形杆菌、铜绿色假单胞菌等,其中以大肠埃希氏菌最多见。

3. **胆道高压**　胆总管压力是发病最重要的因素。如果压力超过25cmH_2O这个临界值,肝脏抗感染机制被破坏,紧接着免疫功能紊乱。

【病理】 胆管梗阻后,胆管内压力升高,梗阻以上的胆管扩张,管壁增厚、黏膜充血水肿,炎性细胞浸润,黏膜上皮糜烂脱落,形成溃疡。肝脏常肿大,肝细胞肿胀,肝血窦扩张,胆汁淤积,肝内胆管和周围组织有中性粒细胞及淋巴细胞浸润,纤维增生,严重时可发生肝细胞变性坏死和多发性肝脓肿。在胆道压力的作用下，大量脓性胆汁、细菌和内毒素逆流进入血窦，随后进入血液循环；其中细菌、内毒素造成胆源性脓毒症、感染性休克、以及高胆红素血症，影响全身血液循环，产生多器官功能损害，甚至衰竭、死亡。

【临床表现】 患者有腹痛、寒战高热、黄疸三联征（Charcot三联征），病情进一步发展，可能出现神志改变、低血压（Reynolds五联征）。

1. **腹痛**　突发的剑突下或右上腹剧烈疼痛，呈持续性、阵发性加重，疼痛性质可为绞痛或胀痛。

2. **寒战高热**　发热前常有寒战，随后体温升高，常超过39℃，部分患者可达40~41℃。少数病例体温不升，说明病情严重。

3. **黄疸**　黄疸来源于胆管的梗阻及肝细胞的急性损害，黄疸程度与梗阻部位及病程长短有关，肝总管、胆总管部位的梗阻，病史长的患者，黄疸明显。一侧肝管梗阻引起的胆管炎，黄疸可能较轻。黄疸的深浅与疾病的严重性无必然相关性。

4. **休克、神经系统症状**　休克发生后，患者可出现意识障碍、昏睡乃至昏迷等中枢神经系统抑制表现，同时常有血压下降现象。

5. **其他**　部分患者伴有如下体征：右上腹及剑突下明显压痛、腹肌紧张、肝脏肿大，有时可触及肿大的胆囊，肝区触痛、叩击痛等。

【诊断】 我国1983年重庆胆道外科会议制定的ACST诊断标准，目前仍在沿用，即发病急骤，病情严重；多需进行紧急减压引流；梗阻在肝外胆管、左或右肝管；出现休克，动脉收缩压<9.3kPa。或有下列2项以上症状者：①精神症状；②脉搏>120次/分；③体温>39℃或<36℃；④白细胞计数>20×10^9/L；⑤胆汁呈脓性伴胆管内压明显升高；⑥血培养阳性。

东京指南2013年对急性胆管炎进行了轻、中、重度的分级，其胆管炎的诊断原则如下：可疑的诊断：A中的一项及B或C中一项，明确的诊断：A、B、C中各一项。并对其进行了严重度的评估，见表15-2。

表 15-1　东京指南(Tokyo guideline 2013)
急性胆管炎的诊断原则

A. 全身炎症
A-1. 发热和或寒战
A-2. 实验室数据:炎症反应的证据
B. 胆汁淤积
B-1. 黄疸
B-2. 实验室数据:肝功能异常
C. 影像学
C-1. 胆道扩张
C-2. 影像学上病因的证据(狭窄、结石,支架等)

注:A-1 发热:体温 >38 ℃;A-2 炎症反应的证据:白细胞 $>10\times10^9$/L,或 $<4\times10^9$/L,CRP≥1;B-1 黄疸:总胆红素 2(g/dl);B-2 肝功能异常:ALP、GGT、AST、ALT>1.5 正常值的上限

表 15-2　急性胆管炎的严重度评估原则

Ⅲ级(重度)急性胆管炎:
定义为至少伴有以下一个器官的功能障碍:
1. 心血管功能障碍　血压低需要每分钟多巴胺 >5μg/kg,或者任何剂量的肾上腺素。
2. 神经功能障碍　意识障碍。
3. 呼吸功能障碍　PaO_2/FiO_2 比值 <300。
4. 肾脏功能障碍　少尿,血肌酐 >2mg/dl。
5. 肝脏功能障碍　PT-INR>1.5。
6. 造血功能障碍　血小板计数 <100 000/mm^3。
Ⅱ级(中度)急性胆管炎:
伴有以下任何两种情况:
1. 异常的白细胞计数(>12 000/mm^3,< 4000/mm^3)。
2. 发热(≥39℃)。
3. 年龄(≥75 岁)。
4. 高胆红素血症(总胆红素≥5mg/dl)。
5. 低蛋白血症(<STD×0.7)。
Ⅰ级(轻度):
最初诊断时不符合重度或重度急性胆管炎的原则

注:STD 正常值的下限

胆管炎的早期诊断，合适的严重度评估和及时的胆道引流是缓解胆道梗阻和预防全身性炎症反应综合征（systemic inflammatory response syndrome SIRS）的关键。如果怀疑急性胆管炎，每6~12小时使用《东京指南（2013）》评估一次；做腹部平片和腹部超声，CT、MRI、MRCP和HIDA。在诊断时、诊断24小时内、24~48小时间依据严重度评估原则评估严重度。见图15-1。

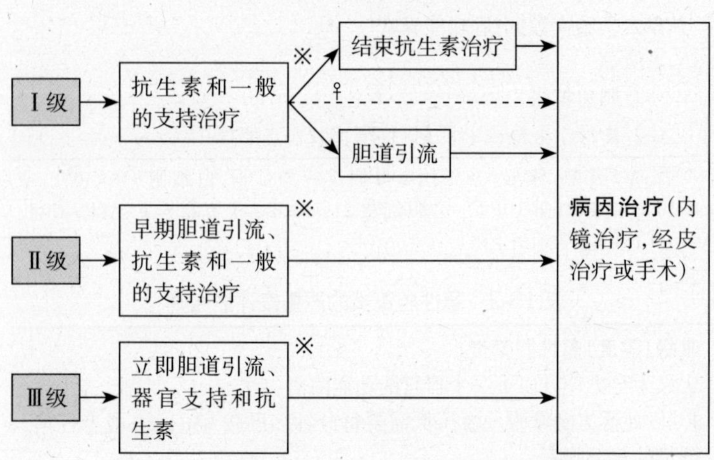

图15-1 《东京指南（2013）》急性胆管炎的治疗

应用抗生素前应抽血培养，胆道引流时应做胆汁培养；急性胆管炎的治疗包括抗生素、胆道引流和病因治疗

【鉴别诊断】

1. **急性化脓性胆囊炎** ①引起明显黄疸者少见；②多表现为畏寒，寒战者少见；③多无低血压和休克的表现；④血清氨基转移酶和谷氨酰转肽酶增高者少见；⑤影像学检查多无胆道扩张，但有胆囊增大、壁增厚。

2. **肝脓肿** 患儿虽有肝区疼痛和寒战高热，但病史长，且黄疸不显著，B超和CT检查可发现肝内液性病变。

3. **急性胰腺炎** 可与重症急性胆管炎并发，单独急性胰腺炎诊断需满足至少两项：①典型腹痛；②淀粉酶、脂肪酶升高3倍以上；③横断面的影像学检查提示胰腺炎。

【治疗】 重症急性胆管炎的治疗原则是在液体复苏、抗休克治疗的同时紧急手术解除胆道梗阻并引流胆汁，及早而有效地降低胆管内压力。

1. 非手术治疗

(1) 抗生素的治疗：抗生素的选用，既要考虑致病菌的情况，也要考虑所选抗生素在肝脏的代谢和胆汁的浓度。在应用抗生素前应先抽血培养，并在胆道引流时留取胆汁培养。在药敏结果未出之前，经验性用药，多采用针对需氧菌和厌氧菌的联合用药。该类患者常伴有菌血症或肝内小脓肿，胆道引流后，也必须找到合适的敏感的抗生素来治疗。

(2) 液体复苏、纠正水电解质及酸碱平衡紊乱：在补液过程中应注意晶体液和胶体液的同时给予。

(3) 抗休克治疗：积极液体复苏后，低血压状态或休克仍无明显改善，可应用血管活性药物，以解除微循环的血管痉挛，提高心输出量。

(4) 对症支持治疗：营养支持和解痉止痛等对症支持治疗。

2. 胆道引流　手术治疗应进行简单有效的手术以尽早地解除梗阻，减压引流胆道为主。胆道引流有三种方法：手术、经皮经肝和内镜下引流。

在良性疾病例如胆道结石，由于内镜引流或经皮经肝穿刺引流的普及，外科引流比较少，当重症急性胆管炎行手术引流时，应避免长时间的手术，建议简单的手术方式，例如T管引流。我们在胆总管囊肿导致重症急性胆管炎时选择囊肿内放置蘑菇头外引流。通常不采用很难达到有效引流目的的单纯胆囊造口术。术式有传统开腹手术及腹腔镜手术。

不管病变是良性的还是恶性的，内镜经乳头引流是微创的引流方式，目前已成为急性胆管炎的金标准技术。2/3的外科医生和内镜医师建议中度或重度急性胆管炎患者行内镜下引流。内镜经乳头引流分为两种：内镜鼻胆管外引流术和内镜下胆道支架植入内引流术。依从性差的患者和鼻腔异常导致鼻胆管插入困难者避免采用内镜鼻胆管外引流术。熟练的内镜技术是必需的，因为长时间的手术和不成功的手术可能导致严重的并发症。由于儿科患儿的特殊性以及内镜在我国的普及性，内镜引流尚未成为首选的方式。

经皮肝穿刺胆道引流术是位于内镜引流术后的第二种治疗急性胆管炎的选择。有以下任何情况时可考虑行经皮经肝穿刺胆道引流术：①由于十二指肠梗阻无法触及乳头，例如在十二指肠梗阻或 Whipple 切除或 Roux-en-Y 吻合后发生解剖改变，在这种情况下内镜通道或内镜引流困难或不可能；②没有熟练的内镜操作者；③传统的内镜引流失败时，在超声引导下，可以避免损伤血管，针穿刺是安全的。

3. **病因治疗**　胆道引流术后应继续进行抗生素治疗，直至患儿体温正常、实验室反应炎症的数据恢复正常。患儿胆道引流术后意识恢复、肠蠕动恢复，可进食。胆道引流后患儿病情稳定，应根据患儿梗阻原因进行相应治疗。

【术后并发症及预防】

1. 引流管不畅或脱出。

2. 经皮经肝胆道引流术后可能有腹腔内出血、胆汁性腹膜炎，以及住院时间长。

【预后】　重症急性胰腺炎病死率高，死亡率可达 4%~10%。

【小结】　重症急性胆管炎病情危重，病死率高，严重危害患儿身心健康，正确认识其病因、病理、诊断标准及治疗方式等是提高治愈率的关键。一旦明确诊断，应紧急行胆道引流术，目前由于内镜技术的普及，内镜引流术已成为急性胆管炎的金标准，但由于儿科患儿的特殊性，目前在我国儿童内镜引流尚未成为首选的方式。

附：小儿急性梗阻性化脓性胆管炎诊治流程图

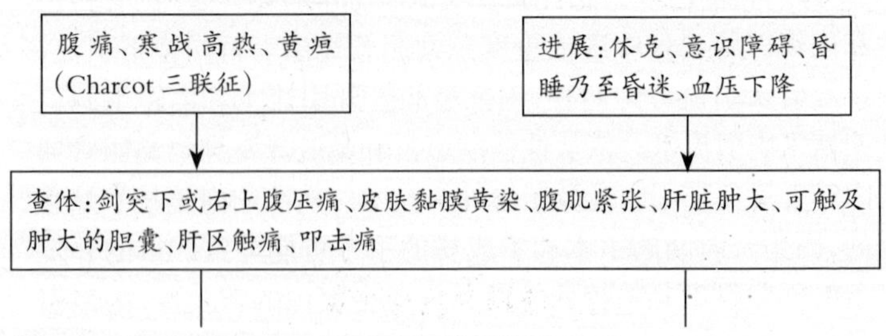

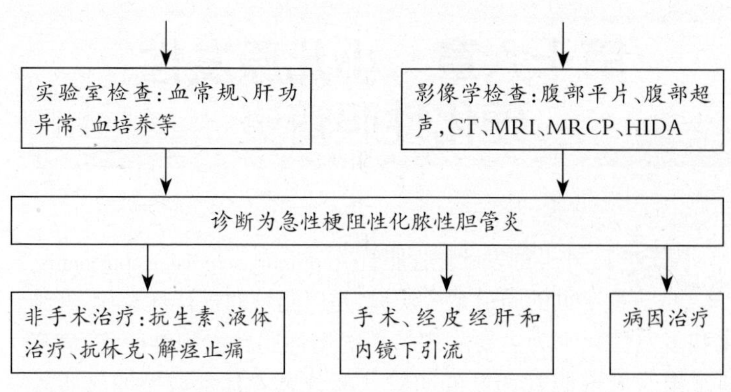

（彭春辉　张廷冲）

【参考文献】

1. 王晓晔，崔华雷，董亮，等.ERCP在儿童化脓性梗阻性胆管炎治疗中的应用价值.中华小儿外科杂志，2017，2：139-142.
2. Mayumi T，Someya K，Ootubo H，et al. Progression of Tokyo Guidelines and Japanese Guidelines for management of acute cholangitis and cholecystitis. J UOEH，2013，35（4）：249-257.
3. Nishino T，Hamano T，Mitsunaga Y，et al. Clinical evaluation of the Tokyo Guidelines 2013 for severity assessment of acute cholangitis.J Hepatobiliary pancreat Sci，2014，21（12）：841-849.
4. 蒋朝阳、黄明海、杨征波，等.内镜下行鼻胆管引流治疗急性重症梗阻性化脓性胆管炎并胆汁细菌培养及药敏分析.中国内镜杂志，2013，19（12）：1272-1275.
5. Itoi T，Tsuyuquchi T，Takada T，et al. TG13 indications and techniques for biliary drainage in acute cholangitis（with videos）. J Hepatobiliary Pancreat Sci，2013，20（1）：71-80.

第十六章　小儿原发性硬化性胆管炎

【概述】 小儿原发硬化性胆管炎(primary sclerosing cholangitis，PSC)是一种罕见的胆道系统疾病，是以胆管的进行性炎症、纤维化和多发性狭窄为主要病理特征的慢性胆汁淤积性肝病，病变通常累及肝内胆管和肝外胆管。部分患者具备典型的淤胆表现和 PSC 病理学特征，但胆道造影显示胆管正常，被定义为小胆管 PSC。

【病因】 PSC 的病因为法国学者 Delbet 于 1924 年首先描述，至今病因尚不清楚，一般认为与以下因素有关：

1. **细菌感染**　国外文献报道原发性硬化性胆管炎常伴有溃疡性结肠炎。从而推测结肠内的炎症和黏膜溃疡可使一些病原菌通过肠壁进入肝门静脉系统，再侵入胆管，引起慢性胆管炎症，使胆管纤维化，管腔变窄。

2. **病毒感染**　部分病例表现为体温无明显升高。胆管周围淋巴结肿大，白细胞计数不高，从而支持病毒感染的可能性，如乙型肝炎病毒等。

3. **自身免疫疾病**　本病除多办法溃疡性结肠炎和节段性小肠炎外，偶可伴发其他自身免疫性疾病，如硬化性甲状腺炎，后腹膜纤维化等。患儿血清中 IgM 高于正常，部分病例抗核抗体阳性。

有学者认为溃疡性结肠炎并原发性硬化性胆管炎可能是一种有遗传倾向的自身免疫性疾病，文献中有 5 个家族发生原发硬化性胆管炎的报道。

【病理】

1. **病理**　因胆道系统炎性纤维性增厚、狭窄，致使肝脏排胆受阻，肝脏增大、质硬，呈棕褐色。早期肝组织活检可见门静脉汇管区炎症反应，结缔组织增生，淋巴细胞和浆细胞浸润，小叶间胆管增殖,此后结缔组织伸入肝门静脉周围,导致纤维间隔形成,严重者引起胆汁淤积性肝硬化。早期纤维闭塞性胆管炎为最有代表性的改变,继而一段胆管被纤维结缔组织代替,有时小叶间和邻近间隔的胆管完全消失。此时肝门静脉及纤维间隔邻近的肝细胞变性,甚至小片状坏死。

受累的肝外胆管外径变化不明显,但管壁增厚、变硬、官腔变小。胆囊,甚至胰管也可能有慢性纤维化改变。

2. **病理分型**

根据上述病变累及范围不同,本病可分为 3 型:即弥漫型、局限型和节段型(跳跃型),以局限型较为多见。Whelton 将硬化性胆管炎分为原发性和继发性(胆道结石、手术创伤等)两类。

【临床表现】 患病早期,原发硬化性胆管炎是无症状的。中期出现的主要症状有瘙痒症、黄疸、体虚、体重减轻、脂肪痢;10%~15% 的患者伴有发热、右上腹部疼痛、盗汗、寒颤。多数患儿可能出现食欲减退、反胃、体虚、体重减轻。体检时可发现患儿肝脏肿大、脾肿大或皮肤有过重的色素沉着。54%~72% 患者伴有炎性肠道疾病,常为慢性溃疡性结肠炎,其次为克隆恩病和腹膜后纤维性病变。

【诊断与鉴别诊断】

1. **病史及体征** 慢性梗阻性黄疸,呈间歇性、进行性加重。无胆道外伤史及手术史,无胆道系统占位性病变及先天性胆管发育异常史。此类患儿常合并炎性肠病、后腹膜纤维化、Reidels 甲状腺炎等自身免疫性疾病。

2. **血液生化检查** 血清碱性磷酸酶升高,血清胆红素增高。90% 患儿有肝功能改变,75% 病例血浆铜蓝蛋白升高、IgM 上升,部分病例抗核抗体阳性。

3. **辅助检查**

(1) B 超检查:表现为肝大,肝内结构紊乱。胆管壁增厚,管腔狭窄,狭窄段近端胆管扩张。晚期病例可有脾大、胆积液。

(2) X 线造影:内镜逆行性肝胆管造影(ERCP)和经皮肝穿胆管造影(PTC),对原发性硬化性胆管炎的诊断有肯定性价值。其影像特点为:病变部位胆管狭窄,其近端胆管扩张。病变累及肝内胆管时，其胆管分支减少并呈僵直。病变可表现为局限性、弥漫性或节段性改变。

(3) 肝活组织检查：病变胆管周围肝细胞变性、坏死，胆管炎，门静脉周围纤维化，管壁增厚、管腔狭窄或闭塞。镜下观察，胆管壁结构完整，无糜烂及溃疡形成。

(4) 放射性核素扫描：可用 ^{131}I，见 24 小时肝内放射性核素滞留，肠道内无放射性核素显现。

4. **鉴别诊断**　本病应与急性梗阻性化脓性胆管炎鉴别，后者是由于急性胆管炎、管壁溃疡的形成与修复、纤维瘢痕组织增生缩窄所致，是急性化脓性胆管炎病理改变的结果。临床表现有感染中毒症状，胆管压力增高及脓性胆汁。

【治疗原则与方案】 本病倘若早期不及时给予治疗，可因反复发作的胆管炎，终将发生胆汁性肝硬化、门静脉高压症、上消化道出血及肝性脑病而致死亡。

1. **内科治疗**　明确诊断后应尽早治疗。目前多数病例仅能采取对症治疗：①抗感染：应用有效的广谱抗生素，如头孢菌素类、甲硝唑等，以控制胆道感染；②利胆：应用羟甲烟胺、考来烯胺只能缓解临床症状，但不能改变疾病过程；③护肝：肾上腺皮质激素和免疫抑制剂的应用。

2. **外科治疗**　外科治疗的目的是达到胆汁有效引流和减轻肝脏进行性损害。外科治疗的指征是：内科治疗无效，梗阻性黄疸进行性加重及临床症状明显者。手术方法应依据病变类型而选择术式，对于胆管病变广泛者，仅能设法行胆管“T”形管引流，并通过导管滴入抗感染药物；对病变局限者，可显露狭窄部近端扩张的胆管，行胆肠吻合术，重建疏通胆通路。

总之，因本病胆管病变多较广泛，胆管壁炎性增厚致管腔狭窄甚而闭塞，难以行胆管切开引流及胆肠吻合手术。对原发性硬化性胆管炎，迄今尚无理想的治疗方法，故预后较差。

【小结】 PSC 患者的预后较差，由于病因不明、发病机制不清，所以目前尚无针对病因及发病机制治疗的特效方案。此外，目前对 PSC 的认识尚不足，且 PSC 属于少见疾病，目前 PSC 的治疗目的以减轻症状、早期发现并发症以及延长生存期为主，有效治疗方法的发现还有待于其发病机制的阐明。

（余家康）

附：小儿原发性硬化性胆管炎诊疗流程图

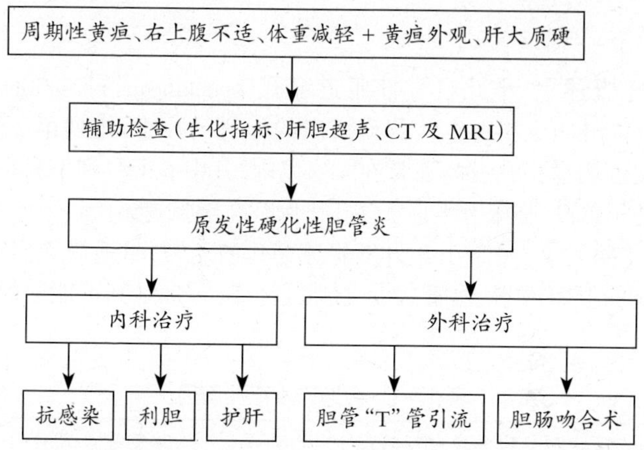

【参考文献】

1. 董蒨，李龙，肖现民，等．小儿肝胆外科学．第2版．北京：人民卫生出版社，2017：453-456.
2. 叶勒泰·努尔扎提，郑珊．口服万古霉素在小儿原发性硬化性胆管炎中的应用．中华实用儿科临床杂志，2018，23（7）：556-558.
3. 马臻，陶鹏先，谷保红，等．原发性硬化性胆管炎患者肝移植的研究进展．中华肝胆外科杂志，2018，24（4）：279-282.
4. Karlsen T H，Schrumpf E，Boberg K M. Update on primary sclerosing cholangitis. Journal of Hepatology，2013，59（3）：571-582.
5. Eaton J E，Talwalkar J A，Lazaridis K N，et al. Pathogenesis of Primary Sclerosing Cholangitis and Advances in Diagnosis and Management. Gastroenterology，2013，145（3）：521-536.
6. 中华医学会肝病学分会．原发性硬化性胆管炎诊断和治疗专家共识（2015）. 中华肝脏病杂志，2016，34（1）：449-458.
7. 刘红虹，罗生强，福军亮，等．原发性硬化性胆管炎诊断及治疗新进展．实用肝脏病杂志，2013，16（1）：91-93.

第十七章　自发性胆道穿孔

【概述】 小儿自发性胆道穿孔(spontaneous perforation of the bile ducts)在新生儿黄疸疾病的外科治疗中,排列第2位。自发性胆道穿孔发病通常在4岁以内,其中6个月到1岁是最高发年龄段,临床上胆总管穿孔比例略高于胆囊穿孔。

【病因】 关于小儿自发胆道穿孔的病因,目前尚无定论。远端的梗阻因素、血管病变、胰胆管合流异常是其可能的原因(表17-1)。

表17-1　胆道自发穿孔病因

胆总管自发穿孔原因	胆囊穿孔原因
先天性胆总管前壁薄弱	结石性胆囊炎
胰胆合流异常	非结石性胆囊炎
胰腺炎	伤寒
远端胆道梗阻或狭窄	新生儿窒息
胆总管结石	新生儿败血症
胆总管憩室	
胆总管壁内异常腺体	
胆道病毒感染	
结核	
坏死性小肠结肠炎	
肿瘤侵袭胆道(较少见)	
胆总管引流术后局部薄弱(较少见)	
局部血栓导致胆总管损伤(较少见)	

【病理改变】 穿孔部位多位于肝总管、胆囊管和胆总管交界处，少数在胆总管或肝总管上方，亦有未找到穿孔者。穿孔大小不一，小如针孔、大至 1.5~2.0cm 不等，术中有时未找到穿孔，只见腹腔内有大量胆汁，形成腹膜炎。大宗的病例报道自发胆道穿孔与胆管扩张症有关。

【临床表现及诊断】 本病的临床表现多样，多为呕吐、腹胀、发热、腹痛、黄疸而就诊，病程多呈亚急性。当胆道穿孔后，胆汁外溢引起的腹膜炎为化学性腹膜炎，由于胆汁为弱碱性，更由于患儿年龄小，神经系统发育不完善，除腹胀外腹部体征无特异性，容易误诊。

当合并细菌感染后出现化脓性腹膜炎的临床表现。发热、腹痛，合并胆道狭窄可有黄疸出现，而从出生到黄疸发生通常有一段无症状“间歇期”。腹部出现压痛、肌紧张、反跳痛、肠鸣音减弱等，与其他原因引起的腹膜炎不易区别，故早期诊断较困难，误诊率可达 73.3%。也有产前检查发生胆道穿孔报道，孕期 B 超检查发现胎儿大量腹水，主要诊断方法如下：

1. **腹腔穿刺**　腹腔穿刺对本病的诊断有重要价值，当腹腔穿刺抽出胆汁性腹水即可作出本病的诊断。并应常规将腹水送检，测定腹水中胆红素含量及淀粉酶值可能更有意义。

2. **腹部 B 型超声检查**　能显示肝门区液体积聚，假性囊肿和腹水，可作为辅助诊断，然而仅 38.4% 的病人可发现穿孔大致位置。

3. **CT 及 ^{99m} 锝扫描**　近来，国内文献认为 CT 及 ^{99m} 锝扫描可显示胆汁泄漏部位，为胆道穿孔的诊断提供最可靠的资料。CT 扫描需要增强以观察胆道的轮廓，其发现穿孔位置的比例可达 69.2%，CT 引导下胆囊穿刺造影可协助诊断。同位素扫描能够判断肝脏功能、胆道破损以及胆汁向游离腹腔蔓延，但对于亚急性或慢性胆道穿孔其效果较差。

4. **^{131}I 排泄试验**　如腹水量较少腹腔穿刺多为阴性时，国外有学者利用 ^{131}I 排泄试验观察腹水中、血清中及粪便中 ^{131}I 含量的比例，有助于早期诊断。

5. **磁共振扫描（MRI）**　对于儿童尤其是小婴儿磁共振能清

晰的辨别软组织病变且能提供多维影像，同时可减少辐射，近年逐步得到推广。磁共振胰胆管成像可观察局部积液及假性囊肿的形成，观察胆道壁及局部缺损，同时发现胰胆合流异常。

【鉴别诊断】 胆道自发性穿孔多以胆汁性腹膜炎为主要临床表现。有学者认为当有黄疸的患儿出现腹水，应考虑此病的诊断。病程可呈慢性、亚急性及急性表现。由于呕吐、腹胀、腹痛是小儿腹部疾病的常见症状，所以本病术前诊断困难，主要鉴别诊断有：

1. **胃肠道穿孔**　因胃肠液量多、细菌多，易形成化脓性腹膜炎，病程急，腹膜炎及中毒症状严重，腹部X线直立位平片显示气腹，腹腔穿刺抽得气体、脓液或胃肠内容物，即可确定诊断。

2. **阑尾穿孔、弥漫性腹膜炎**　本病以婴幼儿多见，需仔细地检查腹部，找到左、右侧的不同处，随访腹部体征，结合腹部B超、CT明确诊断。

3. **尿性腹水**　胎儿或新生儿腹水可有不同原因，但约40%属尿路梗阻的尿性腹水，其中后尿道瓣膜症更是常见的梗阻原因。尿液渗出可见多种部位，但最常见的是肾实质或(和)肾窦，因膀胱穿破而致的腹水罕见。患儿往往以腹胀、呕吐、呼吸困难或肺部感染就诊，腹部平片可见腹部增大，密度增高，横膈抬高，经留置导尿数天后往往腹水消失，做腹腔穿刺可得淡黄色液体，实验室检查符合尿液，行静脉尿路造影可显示双肾输尿管积水，甚至膀胱壁增厚有小梁形成，后尿道扩张，所有这些均可提示尿性腹水而不是胆道穿孔或其他腹膜炎。

【治疗】 小儿自发性胆道穿孔均需手术治疗。

1. **术式的选择**　多数学者认为本症最适宜的术式是“T”形管引流及腹腔引流。在大多数情况下可以采用，但应根据患儿的全身情况及术中所见选择适宜的手术方式。

(1) 术中发现穿孔，但患儿一般情况较重，不论胆总管远端有无梗阻，均应于腹腔冲洗后，于胆总管内置“T”形管，并行腹腔引流。如患儿一般情况下尚可，胆总管炎症反应不严重，可用纤细的可吸收缝线在穿孔处作横形缝合修补。胆总管远端梗阻往往由于黏稠的胆栓所导致，有条件可经引流管术中冲洗。

(2) 术中未发现穿孔，腹腔内有大量胆汁，胆总管周围已被大网膜包裹粘连成团或形成假性囊肿，则不宜强行剥离，只行腹腔引流术即可。文献有强行分离寻找穿孔缝合术后形成肠瘘致死的报道，也有学者推荐应同时行胆囊造瘘。

(3) 远端胆道梗阻及胰胆合流异常，在急性炎症期过后，可择期手术选择胆肠吻合等内引流手术，一期内引流术，国外有成功的报告，但在患儿病情重，且胆总管局部有炎症、充血和水肿，不宜作为首选的术式，仍应以分期手术为宜。

2. 术中注意事项

(1) 术中应留腹水送检常规，细菌培养，胆红管及胰淀粉酶含量的测定。

(2) 术中如发现腹腔内炎症严重，胆道周围被大网膜包裹，切忌强行剥离，寻找穿孔，因有误伤重要器官的危险，将腹腔引流管放在包裹的囊内引流即可。如胆囊张力较高，同时行胆囊造瘘更为妥当。

(3) 术中如条件许可行经胆囊或经"T"形管的胆道造影，可了解穿孔部位及大小，胆总管远端有无梗阻性病变如狭窄，异物，胆总管有无扩张，以及观察胰胆管合流部的情况。

3. 术后处理

(1) 抗生素的应用：患儿术前常有感染、营养状态不佳，部分患儿肝功能有改变。需应用抗生素控制感染，并行保肝治疗。推荐首先选用针对肠道菌群的抗生素，尤其是针对以大肠埃希菌为主的革兰阴性杆菌和厌氧菌的抗生素。以后的治疗可根据细菌培养和药敏结果再作适当调整。

(2) 胆道造影：术后 2~3 周，经"T"形管行胆道造影，不仅要注意胆总管有无扩张，远端有无梗阻，也要观察肝内胆管，胰管及胰胆合流管的形态，如远端无梗阻，无胆管扩张，无胰胆合流异常，造影后引流 1~2 天后夹管 1~2 天，如无发热、腹痛及黄疸等症状即可拔管，如造影发现胆总管远端梗阻，胆管扩张症或伴胰胆管合流异常时，戴管出院，3 个月后，行二期根治术。

(3) 胆总管的直径需要动态观察，定期随访，通常 3 个月至半年随访一次 B 超。

4. 再次治疗　小儿自发性胆道穿孔如伴有胆总管远端梗阻，胆管扩张或存在胰胆合流异常时，均需行二期根治手术。即扩张胆管切除，肝管空肠 Roux-en-y 吻合术，以达根治的目的。在临床上无胆管扩张的胆道穿孔病例，需进行密切的跟踪随访。如以后证实存在胰胆合流异常，需行胰胆分流的手术。

【预后】　由于对本病认识的提高，小儿自发性胆道穿孔的病死率已明显下降，多数患儿可获得良好的疗效。然而部分患儿由于局部感染和炎症反应，术后可发生胆道狭窄，甚至发生获得性胆道闭锁；少数患儿可出现门静脉血栓形成；由于胰胆合流异常的存在，随访 2~8 年后部分患儿会出现胆管扩张，所以此类患儿需要进行长期随访跟踪观察。

（陈功　周以明）

附：小儿自发性胆道穿孔诊治流程图

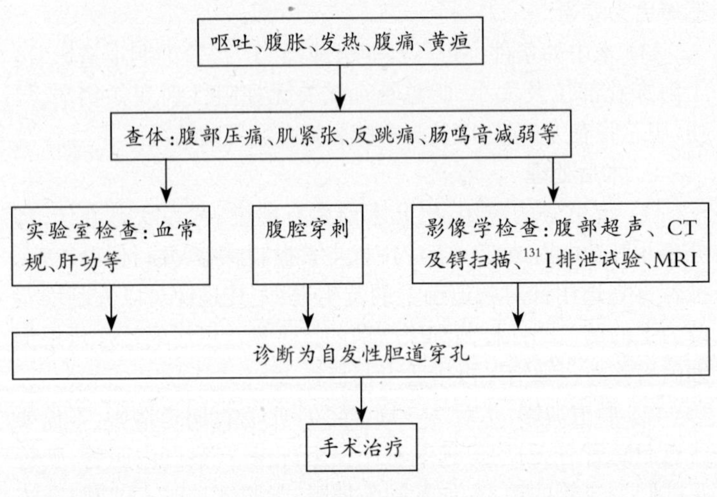

【参考文献】

1. 董蒨，李龙，肖现民，等．小儿肝胆外科学．第 2 版．北京：人民卫生出版社，2017：457-461.
2. 裴薇，高明太，刘登瑞，等．国内小儿自发性胆道穿孔 320 例临床荟萃分析．临床小儿外科杂志，2013，12（2）：113-116.

3. 张杉杉,吴学东,金鑫,等.围生儿自发性胆道穿孔1例报告.临床儿科杂志,2013,10:979-980.
4. 游志恒,席红卫,石正峰.小儿自发性胆道穿孔诊治分析.中国小儿急救医学,2016,23(7):499-500.
5. Jeanty C, Derderian S C, Hirose S, et al. Spontaneous biliary perforation in infancy: Management strategies and outcomes. Journal of Pediatric Surgery, 2014, 50(7): 1137-1141.
6. Gupta R, Paul R, Sharma S, et al. Spontaneous biliary perforation in a 7-year-old child. Formosan Journal of Surgery, 2015, 48(4): 133-136.

第十八章　小儿胆石症

胆石症(cholelithiasis)是指发生于胆道系统任何部位和不同病理状况下的结石病,是一个泛指的病名,包括肝内胆管结石(intrahepatic lithiasis)、胆囊结石(gallbladder stone)、胆总管结石(common bile duct stone),也包括由胆道的病变如胆总管囊状扩张,肝内胆管囊状扩张(Caroli 病)时并发的结石。

小儿胆石症有其自身特点,在发病原因、发病机制、临床表现及治疗上都与成人不完全相同。因各部位的结石形成机制不相同,治疗方法不同,也分为肝内胆管结石、胆囊结石、原发性及继发性胆总管结石、胆总管囊状扩张,肝内胆管囊状扩张(Caroli 病)时并发的结石等。小儿胆石症最早是 Lasage 于 1697 年在解剖一儿童女尸时发现的,其后又有人在解剖胎儿和生后 25 日的新生儿时发现胆石。小儿胆石症在临床上少见,发病率低。据 RogerW 报道 16 岁以下患胆石症仅占胆管结石病例的 0.15%~0.22%,国内有人报道为 0.53%~1.16%,这提示小儿胆石症发病率在增加。一般认为小儿胆石症发病年龄在 4~5 岁较多,尤其 10 岁以上最多。有报道以男孩发病率高。小儿胆石症发病原因有多种。先天性胆囊或胆道系统发育异常,造成肝内、肝外胆管狭窄或扩张。胆汁长期淤积、浓缩,细菌容易繁殖,促进胆汁成分改变而形成结石。

在欧美国家,结石发生在胆囊者常见,而原发于胆管系统的结石非常少见。在我国,胆道蛔虫曾是引起胆道感染与结石的最重要原因之一。胆道蛔虫造成胆道梗阻和黏膜损伤,虫卵或残骸可作为核心形成结石。近年来由于寄生虫类疾病的控制,已经大为减少。目前在我国,患者胆道系统各个部位的结石均较常见,且各部位的结石在病因、临床表现、治疗上均有许多不同之处。因而,可称为胆囊结石、肝内胆管结石、原发性胆(总)

管结石、继发性胆总管结石、先天性胆管扩张症合并结石等。

另外，溶血性疾病引起大量红细胞破坏，血中胆色素增多，是形成胆色素结石的重要原因。完全肠道外营养是小儿胆囊结石最常见的原因。新生儿胆石症症状不明显，唯一体征是黄疸，易与生理性黄疸混淆。

第一节　胆囊结石

【概述】 胆囊结石病（gallbladder stone）是指原发于胆囊内的结石所引起的各种胆囊病理改变，病变程度有轻有重，有的可无临床症状，即所谓无症状胆囊结石，有的可引起胆绞痛及胆囊内或胆囊外的严重并发症。胆囊结石在儿童很少见，患有慢性溶血性疾病的儿童，常合并有胆囊结石，且多为胆色素结石。

近年来，胆囊结石的诊断有增多的趋势，其原因可能有两个方面：一是小儿胆石症实际患病率上升，这主要与溶血性疾病、先天性畸形、感染、胆汁淤积、妊娠、回结肠疾病、静脉高营养治疗、利尿剂的应用，以及过胖、性早熟、禁食、高脂高蛋白饮食的改变有关；另一原因是人们对小儿胆石症的诊断和认识水平的提高，特别B超的普及，使无症状的胆囊结石也能及时得到诊断。

【病因】 小儿胆囊结石的原因主要有：

1. **胆道畸形**　由于胆囊管或胆总管的先天性发育畸形、胆道血管发育畸形造成胆总管、胆囊管狭窄和扩张，胆汁淤积、浓缩，胆汁成分改变，胆固醇容易析出结晶，形成结石。同时胆道梗阻易继发细菌感染，多为大肠埃希菌及脆弱类杆菌，可产生大量的β-葡萄糖醛酸苷酶，使结合胆红素水解，结合胆汁中的钙离子而沉积形成胆红素结石。

2. **溶血性疾病**　由于大量红细胞破坏，非结合胆红素增加，与钙结合形成胆红素钙。慢性溶血性贫血患者胆汁中增高的胆红素葡萄糖酸酯，自身还与钙结合，形成胆红素单葡萄糖醛酸钙，再与胆红素钙一同沉淀，形成胆色素结石。Roger报告小儿胆石症常并发于溶血性贫血占71%。在遗传性球形红细胞增多症中,胆石症的发生率高达43%~66%,并随着年龄的增长而增加,10岁后发生率更高。

3. **胆道蛔虫** 在我国多数学者认为胆道蛔虫并感染是胆囊结石的重要成因。蛔虫进入胆道,蛔虫活体或残骸不但阻塞胆道和黏膜损伤,而且死亡的虫体残骸可作为核心而形成结石。胆汁中的结合性胆红素则是由于细菌,特别是大肠埃希菌分泌β葡萄糖醛脂酶的作用,发生水解,使它从胆汁中沉淀下来,而与钙结成胆色素钙。据报道,在我国胆道蛔虫并感染是本病的主要原因。

4. **胆道感染** 胆道感染与胆结石形成互为因果。胆道感染可改变胆汁的酸碱度,使胆管上皮脱落,胆汁淤积,促进胆石形成。

5. **既往感染史或手术史** 在长期发热、败血症时,因胆汁浓缩变黏稠,同时免疫状态持续低下,保护胆道黏膜作用被削弱而形成结石。

6. **完全肠道外营养(TPN)** 长期的完全肠道外营养是小儿胆囊结石最常见的原因,在有回肠病变或回肠切除的患儿,由于肠道内缺乏食物,胆囊收缩减弱,从而使胆汁淤积而合并胆囊结石;另一方面,依赖完全胃肠外营养的患儿,往往患有全身性严重疾病,如:败血症、创伤、腹部手术史,输血、辅助通气或使用麻醉性止痛剂等因素,对胆道功能都有不利影响。

7. **胰胆管合流异常合并胆石症** 临床上发现胰胆管合流异常病例经常合并存在胆管、胰管或共同通道内的结石。江上等通过病例分析及文献复习发现合流异常的胆石合并率约19.7%~58.6%,其中囊状扩张合并结石率低,而梭状型胆管扩张病例结石多位于胆囊。另外,不合并胆管扩张的胰胆管合流异常病例胆囊结石较多。20世纪90年代日本胰胆管合流异常研究会对5年间全国病例的胰石或胰管内的蛋白栓的发生率进行统计分析,发现其合并发生率为6.8%~8.0%,较胆道系统结石的发生率为低。

对于胰胆管合流异常合并胆石症的原因,大多数学者认为胆石成因与合流异常的解剖学结构有关,胰液与胆汁相互逆流,胰液混入胆汁产生各种活性胰酶和胆汁酸、游离脂肪酸等损伤物质，首先破坏胆道壁的黏膜屏障、胆管上皮间的细胞间连接，而后直接损伤上皮细胞，引发胆道及胰腺的二次损害。胰液于胆道内活化，胆道上皮剥离脱落，胆汁淤积致使细菌感染，β-葡萄糖醛酸酶活性增高，色素性胆石与胆砂、胆泥发生。内村发现肝内外胆管囊肿型扩张的胰胆管合流异常病例结石的合并率最高，结石中约有 2/3 为色素性。合流异常并胆石较易发生腹痛，发热等临床症状，而且大多数细菌培养为阳性，认为合并的细菌感染也可能是发生的原因之一。

8. **激素平衡失调**　在青春期，雌激素有活化 5-β-羟化酶作用，可使胆固醇合成增加，使呈过饱和状态，胆汁中的胆固醇易析出形成胆固醇结石。这是青春期女性胆结石发病率明显增高的主要危险因素。

【发病机制】胆囊结石由胆汁的成分沉淀、集合而成，大部分的胆囊结石含有胆固醇、胆红素、钙、脂肪酸的钙盐、碳酸盐，另一些结石尚含有磷酸钙、脂肪酸、蛋白质或多糖类等。根据结石的主要成分，临床上常分为纯胆固醇结石，纯胆红素结石，胆固醇-胆红素混合结石，胆红素钙-胆固醇混合结石，碳酸钙结石，其他少见的结石，如脂肪酸、脂肪酸胆红素等组成的结石。在胆囊内，以胆固醇-胆红素钙混合结石最为常见。

近年来，主要从胆汁成分的改变(主要指肝脏脂类代谢失衡)，胆囊局部环境改变(胆囊功能紊乱，包括胆囊的吸收、分泌及胆囊收缩功能改变)，促核形成，三方面因素进行研究胆囊结石的成因。胆汁由水、胆汁酸盐、胆固醇、卵磷脂、胆色素、脂肪酸、无机盐类、微量元素、黏蛋白等组成。人体肝胆汁的水分占 96%~97%，固体成分占 3%~4%。肝胆汁进入胆囊后，无机盐和水可被胆囊吸收，胆囊胆汁较肝胆汁浓缩数倍。胆汁酸盐、卵磷脂和胆固醇三者占胆汁干重的 90%。胆汁中胆固醇的溶解度与胆汁酸盐、卵磷脂和胆固醇三者的相对浓度比例密切相关。当三者的比例关系发生改变，胆汁酸盐、卵磷脂的含量绝对或相对减少，胆固醇处于绝对或相对过饱和状态时，胆固醇的溶解度降低，易形成结晶析出。慢性溶血性疾病患者胆汁中结合性胆红素及非结合性胆红素增高，在大肠埃希菌感染胆道时，其繁殖过程中产生大量的β-葡萄糖醛酸苷酶，作用于胆红素葡萄糖醛酸，使其水解，分出游离胆红素与胆汁中的钙离子结合，生成不溶性的胆红素钙而沉淀。除了大肠埃希菌外，胆道感染时的脆弱类杆菌等厌氧菌亦能产生大量的β-葡萄糖醛酸苷酶。由于先天性胆道发育异常，胆道畸形造成肝内、外胆管狭窄或扩张，胆汁排出障碍。另外，胆总管括约肌功能失调、括约肌痉挛、蛔虫梗阻也可导致胆汁长期淤积、浓缩，并促进细菌生长繁殖，使胆汁成分改变，酸碱度改变，导致结石形成。

【头孢曲松钠的假性结石问题】 头孢曲松钠(ceftriaxone sodium)为第三代头孢菌素类抗生素，对肠杆菌科细菌有强大活性，对大肠埃希菌、肺炎克雷伯菌、产气肠杆菌、氟劳地枸橼酸杆菌、吲哚阳性变形杆菌普鲁威登菌属和沙雷菌属的MIC90介于0.12~0.25mg/L。对流感嗜血杆菌、淋病奈瑟菌和脑膜炎奈瑟菌有较强的抗菌作用。对溶血性链球菌和肺炎球菌亦有良好作用。因此广泛应用于临床，在小儿病例中也不乏使用。

但近年来，欧美、日本及国内均有较多的小儿接受头孢曲松钠后被发现胆囊结石的报道。日本学者曾报道5例发生应用头孢曲松钠治疗后所致假性胆囊结石的小儿病例。2例无症状，而另外3例在应用2~19天时出现严重间歇性腹痛，停药14~25天后结石影消失。另有作者为了解日本患儿应用头孢曲松钠治疗后所致假性胆囊结石的发病情况，对27例静脉用药患儿进行每日的B超检查，发现4例(14.8%)在用药4~9天后出现假性胆囊结石。结石表现为泥沙样或块粒样结石影。2例合并腹部疼痛并伴有恶心、呕吐，停药后1~5周后结石消失，而国内有作者观察应用头孢曲松钠治疗后所致假性胆囊结石的发病情况、临床特点及转归。对47例应用头孢曲松钠治疗患儿应用腹部B超定期观察胆囊胆泥或结石情况并记录应用过程中的伴随症状。发现形成胆囊假性结石22例(46.8%)，其中原发病为肺炎者2例，发生率为10.5%，原发病为胆囊炎者20例，发生率达71.4%(x^2=16.862，P<0.01)。胆石均发生于应用后1~7天，均伴有呕吐1~5次，其中16例伴有上腹痛，22例胆囊结石中21例于停药后

1~2 周结石消失，1 例于停药 8 周后消失。认为，头孢曲松钠可引起假性胆囊结石，且原发病为胆囊炎者发生率明显高于肺炎病例，停药后均能自行消失，无需手术治疗。

【临床表现】 小儿胆囊结石的临床表现因年龄不同，临床症状不同。主要表现为如下的症状和体征：

1. **右上腹疼痛**　可呈急性右上腹痛或间歇性右上腹痛，尤其在饮食不当或进油腻食物后发作，可向右背及右肩部放射，多伴有恶心、呕吐、腹胀等消化道症状。

2. **发热、寒颤**　为胆石并发感染的表现，胆囊结石伴发急性胆囊炎时，右上腹疼痛加重。

3. **黄疸**　在肝外胆管梗阻时，可出现黄疸，为间歇性，程度较轻。有黄疸时，尿色深黄，粪色变淡。

查体右上腹部压痛，腹肌紧张，有时可扪及肿大的胆囊，墨菲（Murphy）征阳性。而新生儿胆囊结石症状多不明显，唯一的体征是黄疸，易与生理性黄疸相混淆。影像学检查有助于诊断。婴儿和儿童的症状取决于结石的部位、大小、有无胆管梗阻及炎症。无症状的胆囊结石可能长期不被发现。

【诊断】 小儿胆石症比较少见，临床症状不够典型，常被忽略或误诊。应结合临床症状和特殊检查作出诊断。

1. **病史**　患儿可有胆道蛔虫病史，溶血性疾病史。询问患儿有无手术史。

2. **临床表现**　小儿胆囊结石临床症状不典型，只有当合并感染或梗阻急性发作时，表现为右上腹疼痛、黄疸、发热。查体可有右上腹压痛，可触及肿大的胆囊，腹肌紧张。

3. **实验室检查**　检查血清中总胆红素、直接胆红素、间接胆红素，确定有无梗阻性黄疸。

4. **B 型超声检查**　能显示结石的位置、数量、大小及肝内外胆管有无扩张。典型胆囊结石在胆囊腔内可见一个或多个高回声光团，光斑。高回声的后方伴有清晰的高回声影，可随体位改变而移动。本法对胆囊结石敏感，应作为胆囊结石诊断的首选方法。

5. **CT**　在胆囊区可见单个或成堆的高密度影，常呈环装或多层装，其位置可随患者体位而改变。

【治疗】

1. 无症状胆囊结石　不合并胆总管结石，可保守治疗，但需每年进行 B 超检查，若出现腹痛症状或并发症，则应及时采用手术。对于 2~3 个月的婴儿，胆囊疾病一般不宜手术，对于无症状者应长期观察。

2. 有症状的小儿胆结石　一般认为对有症状的小儿胆结石，一经明确诊断，应行手术治疗。胆囊结石的手术方法有两种，即胆囊切除术及胆囊切开取石术。小儿患者选择哪一种方法为好，一直存在争议。Robertson 对 14 例手术治疗的胆石症患儿随访 4 个月 ~12 年(平均 4.1 年)，结果 9 例胆囊切开取石术均无症状；5 例胆囊切除术后有 2 例常出现腹痛，因此认为小儿时期做胆囊切除应慎重。而 Caluwe 等对胆囊切除和胆囊切开取石组进行 2 年及 5 年随访，切除组术后无症状，胆道内无结石残留或复发；而切开取石组术后一年之内即有 30% 的患儿右上腹反复疼痛，B 超检查结石复发，其中 1 例经再次切除胆囊治愈。

目前一般认为胆囊切除是治疗胆囊结石伴有急、慢性胆囊炎的较好方法。但对胆囊功能良好，炎症不明显或较轻微者可予以保留。胆囊结石常引起潜在的严重并发症，如继发性胆总管结石、胆源性胰腺炎、急性化脓性胆管炎等，除非有手术禁忌证，否则均应择期或急症手术治疗。胆囊内结石，合并胆囊炎时胆囊切除或结石摘除是首选的方法。

3. 微创外科的治疗方法　伴随着微创外科的发展以及医疗器械的改进，腹腔镜胆囊切除术(LC)以其组织损伤小、手术后恢复快，腹腔镜胆囊切除术的严重并发症已接近于甚至低于开腹胆囊切除术。由于患儿合并症少、病程短，Calot 三角脂肪沉积少、解剖清楚，施行腹腔镜胆囊切除术较成年人更方便、更快捷。因此腹腔镜胆囊切除术当前已成为胆囊结石行胆囊切除术的首选方式。

由于小儿患者的生理、解剖特点，胆囊结石行腹腔镜胆囊切除术有其特殊性。①小儿患者施行腹腔镜胆囊切除术时，由于其腹壁薄弱、腹腔容量小，气腹压力不宜过大，适当减少充气量；②放置腹腔 Trocar 时，应缓慢旋转刺入，避免用力过猛，造成腹腔脏器损伤；③牵拉、固定胆囊时不可用力过猛，以防撕伤小儿肝脏；④根据小儿年龄和发育情况，适当减小电凝器的输出功率；⑤电灼胆囊床，尤其肝门部时，需要特别注意以防损伤肝管；⑥患儿解剖结构精细，手术者应具备丰富的腹腔镜操作技巧，熟知儿童期胆系解剖特点和变异。防止损伤变异胆管，造成胆道狭窄。腹腔镜胆囊切除术要掌握严格的适应证，不适当的腹腔镜胆囊切除术有可能造成残余结石，而进行第二次开腹手术。小儿急性胆囊炎不是LC治疗的禁忌证，但如术中发现胆囊床明显水肿粘连；或者胆囊三角重度粘连、解剖关系不清等手术困难时，应及时中转开腹胆囊切除术。其他术中发现胆囊积液、积脓、解剖关系不清、胆囊癌变、胆囊管闭合困难时也应即刻或延期转开腹手术。

4. 对于胆囊结石伴黄疸，需查明黄疸的原因，予以分类处理。胆囊结石如合并胆总管结石又无开腹手术的合并征时，可在腹腔镜下行“胆总管切开取石、纤维胆道镜取石、T管引流术”；如合并胆总管囊肿或合并肝内外胆管结石则需开腹手术治疗。

（陈鑫　董蒨）

附：小儿胆囊结石诊治流程图

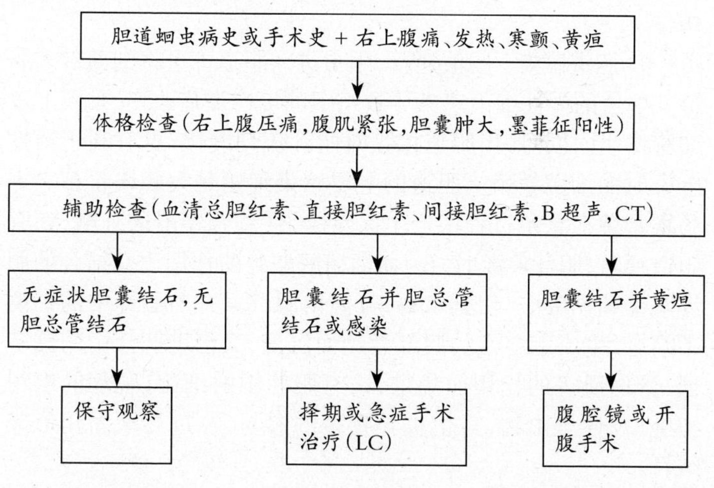

第二节 胆管结石

【概述】 小儿胆管结石同样少见,由于常是寄生虫病或先天性胆道疾病的伴发病症,所以其有不同于成人的特点。原发性胆管结石病是指原发于胆管系统(包括肝胆管系统)内的结石,而不包括自胆囊排降的结石。结石的特点是呈棕色的不定形的结石,以胆红素钙为其主要成分的色素性混合结石,只含少量的胆固醇。原发性胆管结石的形成与胆道感染、胆汁停滞、胆汁内成分沉积有关。

【病因】 小儿原发性胆管结石的病因与多种因素有关:

1. **胆道畸形** 由于先天性胆道发育异常,如先天性胆管扩张症,Carroli 病等,存在肝内、外胆管狭窄或扩张,可引致胆汁长期淤积、浓缩,促进细菌繁殖,使胆汁成分改变形成结石。

2. **胆道寄生虫** 胆道蛔虫、华支睾吸虫在原发性胆管结石的病因学上有重要意义。蛔虫进入胆道,将细菌带入胆道,胆道的主要感染细菌为大肠埃希菌,大肠埃希菌在繁殖过程中产生大量的 β- 葡萄糖醛酸苷酶,可促使胆红素钙的沉积,促进胆管结石形成。蛔虫尸体及蛔虫卵在胆道内腐败、碎裂,形成结石的核心。

3. **胆道感染** 肠液逆行,蛔虫进入胆道都可将细菌带入胆道。胆道的慢性细菌感染导致组织的慢性炎症改变,黏膜上皮细胞增生。同时,当胆道扩张时胆汁流动缓慢,更有利于慢性感染时的细菌繁殖。胆道的主要感染细菌是大肠埃希菌。大肠埃希菌在繁殖过程中产生大量的 β- 葡萄糖醛酸苷酶,在有胆道梗阻、胆汁停滞时,β- 葡萄糖醛酸苷酶作用于双结合的胆红素葡萄糖醛酸,使其水解,分离出胆红素并与胆汁中的钙离子结合,生成不溶性的胆红素钙而沉淀,又借助胆汁中的黏多糖、蛋白质等的作用而集结,又有胆汁中的细菌,脱落的组织细胞,炎性渗出物,寄生虫异物等的参与,经过逐渐固化形成结石。

原发性胆管结石的主要临床症状是慢性和急性胆道感染。

而胆道感染可诱发结石形成，另一方面，胆管结石可引起胆汁淤积，有利于细菌繁殖，胆石的沉积，两者相互促进。

【临床表现】 婴儿及儿童的症状取决于胆石的部位，有无梗阻及是否合并感染。

临床表现主要为结石梗阻和急性化脓性胆管炎的表现。临床症状主要为右上腹疼痛，可向右肩部放射，多伴有恶心、呕吐、腹胀等消化道症状。寒颤、发热，为胆结石并发感染的表现。继而出现黄疸，在肝外胆管梗阻时出现，为间歇性。体格检查右上腹压痛，肌紧张，有时可扪及肿大的胆囊，肝肿大，有触痛，墨菲征阳性。

【诊断】

1. **病史**　应询问患儿有无蛔虫病史。

2. **临床症状**　小儿胆管结石的临床症状主要表现为结石梗阻和急性胆管炎的表现。表现右上腹疼痛，寒颤，发热，黄疸。查体可见右上腹压痛，腹肌紧张，胆囊肿大，墨菲征阳性，肝肿大，有触痛。

3. **实验室检查**　血清总胆红素、直接胆红素、间接胆红素可升高，有梗阻性黄疸的表现。

4. **B型超声检查**　沿胆管、胆道走向回声增强，提示胆管壁增厚，胆管内见高回声团，呈圆形、斑点状、条束状，一般后方伴声影。结石以上的胆管扩张。B型超声检查能显示结石的位置、数量、大小及肝内外胆管是否扩张，可作为首选的诊断方法。

5. CT　胆管、胆道内可见钙化影像，其远侧段胆管扩张。

【治疗】 原发性胆管结石的主要病理改变在于胆道梗阻和胆道感染。长时间的胆管梗阻和每一次急性胆管炎发作，均增加对肝脏的损害，增加胆管内结石的数量，引起新的病变，甚至危及患儿的生命。因此，胆管结石合并胆道感染反复发作时，应手术治疗，手术在急性期时要求尽量取出胆管内的结石（特别是梗阻处的关键性结石），解除梗阻，引流胆总管，控制胆道感染。

胆总管结石合并胆总管远端狭窄、近端扩张者，取结石后应行胆道重建，伴胰胆管合流异常的同时行胰胆分流术。继发于胆总管囊性扩张症的胆管结石应行在取尽结石后行囊肿切除胆肠吻合术。

（陈鑫　董蒨）

附：小儿胆管结石诊治流程图

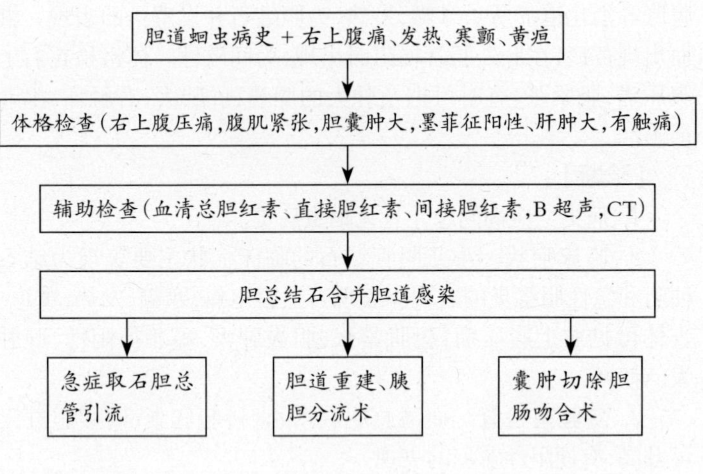

【参考文献】

1. 董蒨，李龙，肖现民，等．小儿肝胆外科学．第 2 版．北京：人民卫生出版社，2017：468-473.
2. 冯杰雄，吴晓娟．儿童胆石症的处理．临床外科杂志，2013，21（8）：595-596.
3. 李旭，管考平，刘树立，等．腹腔镜联合尿道镜微创保胆取石术治疗小儿胆囊结石．临床小儿外科杂志，2015（1）：51-53.
4. 金祝，刘远梅，王鑫，等．腹腔镜治疗小儿胆囊结石 28 例．临床小儿外科杂志，2013，12（5）：430-431.
5. Matuszczak E，Dębek W，Oksiuta M，et al. Epidemiology，risk factors，management of cholelithiasis in children and review of the literature. Pediatria Polska，2013，88（4）：335-339.
6. Embleton D B，Bükülmez A，Yılmaz S，et al. Risk Factors and Management Problems in Non-Hemolytic Cholelithiasis in Children. Gazi

Medical Journal,2017,28(2):112-114.

7. Karami H,Kianifar H R,Karami S. Cholelithiasis in Children:A Diagnostic and Therapeutic Approach. 2016.

8. 李旭,管考平,刘树立,等.腹腔镜联合尿道镜微创保胆取石术治疗小儿胆囊结石.临床小儿外科杂志,2015,(1):51-53.

第十九章　小儿胆道肿瘤

胆道肿瘤包括原发于胆囊和肝外胆管系统的肿瘤，有良性和恶性之分。胆道良性病变主要指胆囊息肉和胆囊腺瘤。胆道的良性肿瘤并不常见，占全部胆道手术病例的0.1%，只占肝外胆管肿瘤的6%。胆道的恶性肿瘤有癌和肉瘤之分。

第一节　胆道良性肿瘤

一、胆囊息肉

【概述】 在当前普遍使用B超和诊断技术不断提高的情况下，胆囊息肉（gallbladder polyps）变得更为常见，其泛指向胆囊腔内突出或隆起的病变，实质上属于非肿瘤性病变和瘤样病变或异位增生性病变，可以使球形或半球形，有蒂或无蒂生长，多为良性。

【病因】 胆囊息肉的形成机制复杂，涉及多种因素的相互影响。胆固醇息肉可能与胆汁中胆固醇的代谢有关。胆囊腺肌增生症是一种以增生为主的疾病，而炎性息肉与结石、慢性炎症有密切关系。

【病理】 良性的胆囊息肉样病变包括以下几种类型：①胆固醇息肉；②炎性息肉；③腺瘤性息肉；④腺肌增生症；⑤其他少见病变。

【临床表现】 胆囊息肉大部分是体检时由B超检查发现，大多无症状。少数患者可能有右上腹隐痛、恶心呕吐、食欲缺乏和消化不良现象；极个别患者可引起梗阻性黄疸、无结石性胆囊炎、胆道出血、诱发胰腺炎等。体格检查可能有右上腹压痛。

【诊断及鉴别诊断】 胆囊息肉的临床表现多不显著，主要通过辅助检查技术进行诊断，其中，B 超是主要的诊断依据，但难以区分是肿瘤性还是非肿瘤性息肉，是良性还是恶性病变。CT、ERCP、经皮经肝胆道造影和内镜超声等可以帮助提供有关肿瘤定位、范围与大小等重要信息，而超声引导下经皮细针穿刺活检和病理检查可以提供良恶性依据。

1. **胆固醇息肉** 这可能是胆囊胆固醇沉着症的一种，最为常见，它本身并不是真正的肿瘤，体积常较小，直径 <1cm，并有蒂。结集的胆固醇晶体有细蒂与胆囊黏膜相连接，常为多发性；显微镜下可见息肉具有结缔组织、微血管、分支的绒毛样凸起；有密集的泡沫状巨噬细胞与胆囊胆固醇沉着症时所见者相同。脱落的胆固醇息肉经 Oddi 括约肌排出时可引起胆绞痛和急性胰腺炎。

2. **炎性息肉** 可以单发或多发，直径常 <1cm，常合并有慢性胆囊炎及胆囊结石。

3. **腺瘤性息肉** 腺瘤性息肉可呈乳头状或非乳头状，属于真性的肿瘤，可为单发或多发，直径为 0.5~2.0cm，有时可更大，充满胆囊腔。腺瘤性息肉可合并慢性胆囊炎及胆囊结石，并一直被认为是潜在的恶性变，发展成为乳头状腺癌。乳头状腺瘤可发生出血、坏死，有时脱落至胆囊腔内。

4. **腺肌增生或腺肌瘤** 属于胆囊的增生性改变，可呈弥漫性或局限性改变，其特点是过度增生的胆囊黏膜上皮向增厚的肌层陷入，造成局部狭窄，或在胆囊的顶部有局限性的充盈缺损，但有造影剂进入其中央，犹如脐状。

【治疗原则与方案】 在普遍应用 B 超检查之后，胆囊息肉的诊断率大大提高。但 B 超难以确定病变的良恶性，因而在胆囊切除术的手术指征方面仍有不同的态度。目前认为，当胆囊息肉有明显症状，或无症状但伴有胆囊结石、直径≧10mm、无蒂、在观察过程中体积增大者，应行胆囊切除术。如患者无以上情况，不宜急于手术，可追踪观察，每 6 个月 B 超复查一次。

附:小儿胆囊息肉诊治流程图

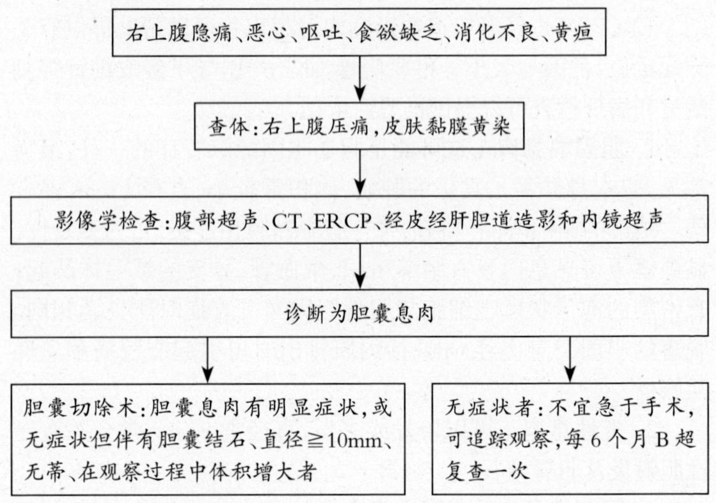
右上腹隐痛、恶心、呕吐、食欲缺乏、消化不良、黄疸
查体:右上腹压痛,皮肤黏膜黄染
影像学检查:腹部超声、CT、ERCP、经皮经肝胆道造影和内镜超声
诊断为胆囊息肉
胆囊切除术:胆囊息肉有明显症状,或无症状但伴有胆囊结石、直径≧10mm、无蒂、在观察过程中体积增大者
无症状者:不宜急于手术,可追踪观察,每6个月B超复查一次

二、胆道腺瘤

【概述】 胆道腺瘤属于良性肿瘤,来自上皮和间质组织。前者为乳头状或非乳头状腺瘤;后者主要是指胆道的腺瘤、乳头状瘤和脂肪瘤等。

【病因】 胆道腺瘤的发生可能与胆囊的胆石症和胆固醇沉着症有关。

【病理】 胆道腺瘤主要有三种病理类型:

1. **乳头状腺瘤**　乳头状腺瘤(papillary adenoma)又称绒毛状腺瘤,因其胆囊或肝外胆管黏膜上皮呈乳头状或乳头较细长如绒毛而得名。光镜下见上皮呈乳头状,表面为单层柱状上皮,少数呈假复层状,具有结缔组织之中心柱。

2. **管状腺瘤**　管状腺瘤(tubular adenoma)又称单纯性腺瘤,此型少见。光镜下见肿瘤形成许多腺腔,衬以高柱状或立方形上皮细胞,排列整齐,这些变化都是在慢性胆囊炎基础上发生的。

3. **混合型腺瘤**　混合型腺瘤又称乳头状腺瘤，具有以上两种腺瘤的组织形态，此外，也有巨体呈囊腺瘤形态的病例报道。

【临床表现】胆道腺瘤无典型的临床表现。可能出现黄疸，黄疸的发生可能是不知不觉或间歇性出现，还可以有一些突发的临床表现，如上腹部绞痛，疼痛向肩部或背部放射，还有恶心、呕吐等，很少伴有明显的体重下降。

【诊断与鉴别诊断】胆道腺瘤的诊断与胆囊息肉的诊断类似，也是主要依靠 B 超检查，CT、ERCP 等帮助诊断，病理检查提供良恶性依据。

胆囊腺瘤可单发或多发，直径 0.5~2.0cm，甚至可充满整个胆囊。腺瘤表面可破溃出血、坏死、感染。胆囊腺瘤一直被认为是胆囊癌的癌前病变，需要通过冷冻切片或快速切片病理检查进行鉴别诊断。

从影像学特征上很难将肝外胆管腺瘤与胆管癌甚至壶腹癌鉴别开。超声的典型表现为无声影的官腔内肿物，有时带有一个可见的蒂或柄，但更常见的是一个无蒂或广基的结构。EPCP可见一分叶状官腔内充盈缺损，通常在分泌黏蛋白的腺瘤中因被黏蛋白积聚物所掩盖而变得模糊。在接近壶腹部的地位胆总管上发生的病变，可以通过十二指肠乳头在内镜下观察到。相反，在壶腹部的恶性病变更倾向于侵袭性，常常更大、更硬，在表面有破溃的倾向。

【治疗原则与方案】胆囊腺瘤被认为是胆囊癌的癌前病变，所以一旦确诊，宜手术切除，行胆囊切除术。术中应将切除的胆囊连同腺瘤送冷冻切片或快速切片病理检查，术后还应做常规石蜡切片检查，如发现癌变需按胆囊癌原则处理，如胆囊肿物合并出血、坏死、感染，也应尽早手术治疗。

肝外胆管腺瘤也应进行手术治疗。基于报道的经验，手术方式的选择取决于患者的年龄、医疗条件、肿瘤的位置，但均应包括完整切除病变，带上一部分胆管壁更好。在多数情况下，源自壶腹部的病变可通过大范围的局部切除方式予以成功的处理。

附:小儿胆道腺瘤诊治流程图

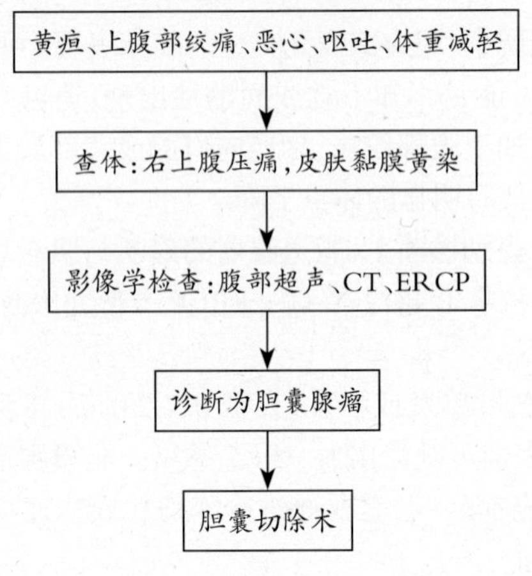
黄疸、上腹部绞痛、恶心、呕吐、体重减轻
查体:右上腹压痛,皮肤黏膜黄染
影像学检查:腹部超声、CT、ERCP
诊断为胆囊腺瘤
胆囊切除术

第二节 胆道恶性肿瘤

一、胆道横纹肌肉瘤

【概述】 横纹肌肉瘤是小儿时期最常见的软组织肉瘤,可发生于身体任何部位。但发生于胆道系统的横纹肌肉瘤罕见。Wilks早在1875年报道了世界上第1例胆道横纹肌肉瘤,到1969年由Davis等复习文献18例,新病例5例,共23例报道,到1976年相继报道了第24例和第25例。1972年美国成立了横纹肌肉瘤研究协作组(IRS),研究儿童和青少年的横纹肌肉瘤,协作组总结分析了10年间的1257例横纹肌肉瘤的病例,其中发生在胆道的仅有10例,占0.8%,到1985年协作组报道时一共有49例,在美国,平均每年就有1例的报导。在我国,小儿外科杂志1963~1996年中有4例个案报道。胆道横纹肌肉瘤多发生于胆总管,少数发生在肝总管,原发于胆总管的横纹肌肉瘤,葡萄状样的肿瘤沿增大、增厚的胆总管生长,向上可延伸至肝,向下可延伸至胰腺。肿瘤常有出血及坏死，也可发生感染及胆管穿孔。

【病理与分期】 横纹肌肉瘤来源于间叶组织，其原始组织为横纹肌母细胞，可发生在身体各个部位，以头颈部和泌尿生殖器官最为好发，胆道少见。按世界卫生组织分类有四型：在小儿多为胚胎型和腺泡型，两者合称儿童型；多形型，为成人型；儿童型与成人型的混合称混合型。所谓葡萄状肉瘤为形态学命名，组织学上属胚胎型。当前临床分期普遍采用美国IRS的分期(表)，这一分期系统以原发肿瘤的切除性和区域淋巴结状况为依据，不加任何组织学标准，应用临床分期有助于制订治疗方案和估计预后。

横纹肌肉瘤的临床分期：

- Ⅰ期：肿瘤局限，完全切除，区域淋巴结未受侵犯
    - Ⅰa期：肿瘤限于原发肌肉和脏器
    - Ⅰb期：肿瘤浸润至原发肌肉和脏器之外，如穿过筋膜层
- Ⅱ期：肿瘤局限，肉眼下完全切除
    - Ⅱa期：肉眼下原发肿瘤切除，有镜下残留，无区域淋巴结转移
    - Ⅱb期：肿瘤局限，完全切除，有区域淋巴结转移
    - Ⅱc期：肉眼下原发肿瘤切除，有镜下残留，有区域淋巴结转移
- Ⅲ期：不完全切除或活检，有肉眼下残留
- Ⅳ期：诊断时已有远处转移

【临床表现】 多见于2~6岁小儿，4岁为发病高峰，进行性加重的梗阻性黄疸是本病的主要症状。临床表现为腹痛、黄疸和发热，常伴有食欲缺乏、腹胀、右上腹不适等症状。发病初期易被误诊为传染性肝炎及胆总管囊肿。随着病情的发展，肿块增大，梗阻性黄疸加重。体格检查发现肝脏肿大，有时可触及肿大的胆囊和胆囊区有实质性肿块。

【诊断与鉴别诊断】 上消化道钡餐造影可见十二指肠压迹，胆囊造影或静脉胆道造影显示胆道梗阻。腹部B超及增强

CT 常能显示肿物形状，个别病例有赖于经皮肝穿胆管造影（PTC）检查，可显示扩张的肝内胆管及近端病变的位置。PTC 检查对于胆道横纹肌肉瘤不同的部位、不同的发展阶段，可显示不同的影像特征。实验室检查多提示为梗阻性黄疸，在严重梗阻性黄疸的患儿，可伴有不同程度的肝功能损害。

发生于胆道的横纹肌肉瘤多为向腔内膨胀性或息肉状生长特点。肉眼观察为葡萄状，故又称”葡萄状肉瘤”。胆道横纹肌肉瘤多发生于胆总管，其次为肝管及肝内胆管，曾有报道 2 例发生在 Vater 壶腹。小儿胆道较细，可很快表现为梗阻性黄疸，伴有或不伴有腹胀、发热、食欲缺乏等症状。临床症状缺乏特异性，极易误诊为“黄疸型肝炎”。早期临床表现为黄疸，部分有右上腹肿块与腹痛，极易与胆总管囊肿、肝肿瘤、神经母细胞瘤、炎性假性肿瘤和霍奇金淋巴瘤等相混淆。通过 CT、MRI、超声等检查，诊断可以初步成立，但最终需要外科手术探查后病理确诊。胆道肿瘤术中冷冻切片，甚至病理切片 HE 标准染色也难以确诊，常表现为一个小圆细胞恶性肿瘤特征，应辅助 MyOD1、Myogenin 等检查以明确诊断。MyOD1 可以明确肿瘤性质、起源，Myogenin 可以判断横纹肌肉瘤的预后。

【治疗】 胆道横纹肌肉瘤罕见，治疗经验不多。根据既往的治疗经验，总体来说都是在梗阻性黄疸进行性加重后，即行剖腹探查手术。术中所见肿瘤若比较局限，能切除者应手术切除，不能行根治性手术的病例，可行姑息性手术并加以引流，活检明确病理类型后进行化疗或放疗。

针对不同病理分期、组织亚型制订合理有效的治疗方案，是提高生存率、减少不必要损害的关键。具体方案如下：

- Ⅰ期：任何部位、组织亚型均只需局部切除手术、术后不作放疗，给 VAC 方案，疗程 2 年。

- Ⅱ期：无重要脏器、血管累及，临床分期Ⅱa 期及组织结构良好型治疗方案同Ⅰ期。特殊部位和重要脏器累及者，可术前 VAC 方案化疗 6 周后延期手术；临床分期Ⅱb、Ⅱc 和组织结构不良型，用 VAI（VCR、ACTD、IFS）或 VIE（VCR、IFS、DDP）方案，化疗 24 个月，同时瘤床放疗 15~30Gy。

• Ⅲ期：手术，瘤床放疗(40~55Gy)，化疗 24 个月。化疗方案：①脉冲 VAC；②CYVADTIC；③VAI 或 VIE。

• Ⅳ期：先化疗（脉冲 VAC）或局部放疗 6 个月左右后手术切除，术后化疗方案同Ⅲ期，疗程 2 年。有条件者应在强化化疗一个疗程后进行自体骨髓移植或外周血干细胞移植，以后维持化疗 18 个月。

化疗方案参照如下：

VAC 方案：VCR 每周 $2mg/m^2$，静脉注射，疗程前一天给药，连续 12 周（每次量不超过 2mg）；ACTD 第 1~5 天每天 15μg/kg，静脉注射，于第 12、24、36 和 48 周重复。CTX 每天 2.5mg/kg，口服第 42 天开始，连续 24 个月。

冲击剂量 VAC 方案：VCR 每周 $2mg/m^2$，静脉注射，连续 12 周；ACTD 每天 15μg/kg，静脉注射，连续 5 天；CTX 每天 10mg/kg，静脉注射，连续 3 天。第 21、42 和 63 天给予 CTX 20mg/kg，静脉注射。第 12 周后给下列药物，每 4 周重复，持续 2 年：VCR 每天 $2mg/m^2$，静脉注射，疗程前 1 天和第 4 天给药；ACTD 每天 15μg/kg，静脉注射，第 1~5 天给药；CTX 每天 10mg/kg，静脉注射，第 1~3 天给药。

CYVADTIC 方案：CTX $500mg/m^2$，静脉注射，第 1 天；VCR $1mg/m^2$，静脉注射，第 1、5 天；ADM $50mg/m^2$，静脉注射，第 1 天；达卡巴嗪（DTIC）$250mg/m^2$，第 1~5 天；4 周重复。

放射治疗：有效放疗剂量不应小于 40Gy。具体根据年龄而定，3 岁以下为 40~45Gy，3~6 岁为 45~50Gy，6 岁以上为 50~55Gy。但全肺照射时为 14~18Gy，腹部为 30Gy。一般为每天 0.20~0.25Gy，每周 5 天，4~5 周完成。照射野应包括瘤床及其周围 1~5cm 的正常组织，应注意周围重要结构的保护，无淋巴结转移一般不作预防性照射。

附：小儿胆道横纹肌肉瘤诊治流程图

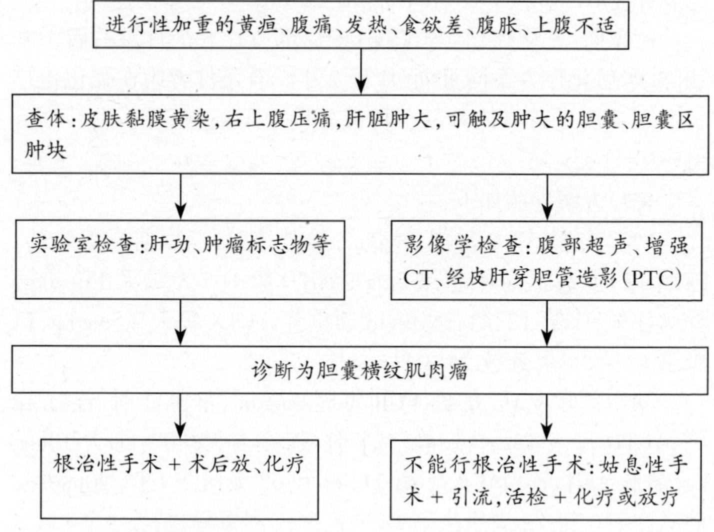
进行性加重的黄疸、腹痛、发热、食欲差、腹胀、上腹不适
查体：皮肤黏膜黄染，右上腹压痛，肝脏肿大，可触及肿大的胆囊、胆囊区肿块
实验室检查：肝功、肿瘤标志物等
影像学检查：腹部超声、增强CT、经皮肝穿胆管造影(PTC)
诊断为胆囊横纹肌肉瘤
根治性手术＋术后放、化疗
不能行根治性手术：姑息性手术＋引流，活检＋化疗或放疗

二、胆道癌症

小儿胆道癌症极为少见，多与先天性胆管扩张症有关。先天性胆管扩张症伴胰、胆管合流异常癌变得病理类型70%为腺癌，由于早期症状不典型，直到肿瘤是巨块型、出现梗阻性黄疸时就诊，难以根治，预后不佳。由于小儿胆道癌症病例数极少，故以下内容按成人胆道癌症的诊疗经验进行分述。

（一）胆囊癌

【概述】 胆囊是肝外胆道癌的好发部位。胆囊癌发病率低，临床表现缺乏特异性，就诊时往往已是晚期，缺少有效的治疗手段，预后差。胆囊癌经常在胆囊切除术中被偶然发现，而胆囊切除术仅适用于最早期的胆囊癌，对其他各期的胆囊癌来说，仅仅切除胆囊是不够的。

【病因】 除胆囊腺瘤和胆囊腺肌增生症是目前公认的胆囊的癌前病变外，胆囊的发病机制尚不清楚。胆囊癌的危险因素很多，据流行病学研究，胆结石、肠伤寒女性携带者、胃切除、女性肥胖、吸烟等均是胆囊癌的危险因素，但这些因素是否是胆囊癌的直接病因还是各种因素的相互作用，目前尚不明了。

【病理】 胆囊癌多发生于胆囊体或胆囊底部，偶亦见于胆囊颈；多为腺癌，可分为浸润型和乳头状型两类。浸润癌时胆囊壁呈弥漫性增厚，有的在胆囊腔内充满黏液；乳头状癌分局部型和弥漫型，常见于胆囊底部，瘤肿呈绒毛状或菜花样包块，可阻塞胆囊的出口，肿瘤可发生出血及坏死，胆囊腔扩大，临床上可误诊为胆囊积液。

胆囊癌的 Nevin 分期（1976）：

- Ⅰ期：黏膜层内原位癌；
- Ⅱ期：侵入黏膜和肌层；
- Ⅲ期：侵犯胆囊壁全层；
- Ⅳ期：侵犯胆囊壁全层和胆囊淋巴结；
- Ⅴ期：侵犯或转移至肝及其他部位。

胆囊癌的 TNM 分期（1995）见表 19-1。

表 19-1　胆囊癌的 TNM 分期（1995）

TNM 分期	原发肿瘤	区域淋巴结	远处转移
	（T）	（N）	（M）
0	T_{is}	N_0	M_0
Ⅰ	T_1	N_0	M_0
Ⅱ	T_2	N_0	M_0
Ⅲ	T_1 或 T_2	N_1	M_0
	T_3	N_0 或 N_1	M_0
Ⅳa	T_4	N_0 或 N_1	M_0
Ⅳb	任何 T	N_2	M_0
	任何 T	任何 N	M_1

注：T：原发肿瘤；Tis：原位癌；T_1：肿瘤侵及黏膜或肌层；T_2：肿瘤侵及肌层周围结缔组织，但未突破浆膜或侵犯肝脏；T_3：肿瘤突破浆膜层（腹膜脏层），或直接侵犯一个邻近脏器（浸润肝脏深度小于 2cm）；T_4：肿瘤浸润肝脏深度大于 2cm 和（或）侵及两个以上邻近脏器；N：区域淋巴结；N_0：无区域淋巴结转移；N_1：胆囊管、胆总管周围和（或）肝门部淋巴结已有转移；N_2：胰头旁、十二指肠旁、门静脉周围、腹腔动脉和（或）肠系膜上动脉周围有淋巴结转移；M：远处转移；M_0：无远处转移；M_1：已有远处转移

【临床表现】 胆囊癌没有典型的、特异性的临床症状，因而早期诊断常不及时，或只在因胆囊结石施行胆囊切除术时偶然发现。

胆囊癌主要临床表现为腹痛、上腹部肿块、黄疸三大主要症状，随着病情的发展，可出现消瘦、上消化道出血、贫血、腹水等症状。

【诊断】 胆囊癌的早期诊断常比较困难，当临床上已能在胆囊区摸到硬块时，病程多已是晚期。另一些患者仅被诊断为胆囊结石，对癌变未能有足够的注意，待切除胆囊后送病理检查时，才在标本上发现癌变。目前，影像学检查是诊断胆囊癌的主要手段，其目的是获得病变的定位诊断，定性诊断和以浸润深度为主的分期诊断。其中，B 超以其非侵袭性和可重复性，成为目前胆囊癌最为简便而有效的辅助检查手段。

隆起性早期胆囊癌主要与胆囊良性息肉样病变相鉴别，胆囊隆起性病变的大小与病变的良恶性有一定的关系，直径在 10mm 以下多为良性病变；11~15mm 之间为良、恶性病变均有；15mm 以上多为恶性病变；进展期胆囊癌直径多大于 20mm。

与晚期胆囊癌需要鉴别的主要有原发性肝癌和肝门部胆管癌。原发性肝癌侵及胆囊，在胆囊部位形成肿块和胆囊阻塞，侵犯胆囊的肝癌可在肝门部和肝十二指肠韧带发生淋巴结转移与晚期胆囊癌的淋巴结转移相似；胆囊颈部癌可直接侵犯或通过淋巴结转移导致高位胆管梗阻，临床表现类似肝门部胆管癌。

【治疗】 手术切除是胆囊癌的唯一有效的治疗，但结果往往很令人失望，只有极少数的患者手术后能生存至 5 年以上。根据手术时的发现：①75% 的患者于手术时便发现肿瘤已超出了可能切除的范围；②20% 的患者肿瘤已转移至邻近肝组织或肝十二指肠韧带上的淋巴结；③10% 的患者肿瘤仍局限于胆囊，如果此时行胆囊切除术，可望延长患者的生命，或在极少数的情况下，可能有 5 年以上的治愈。文献上报道的极少数的手术后长期生存的病例多属于第③类。第②类患者，在理论上可行胆囊连同肝脏的楔形切除及肝十二指肠韧带的淋巴结清扫；以往曾有采用连同胆囊的肝右叶切除术，但术后并未有存活 5 年以上的病例。对于晚期的患者，扩大手术切除的范围是无益的，姑息性的手术方法是通过切开胆总管，将“T”形管的一臂放置至梗阻部位之上，以解除黄疸及瘙痒。晚期患者，亦可通过经皮肤肝穿刺胆管置管引流（PTCD）而不必做剖腹手术。

附：小儿胆囊癌诊治流程图

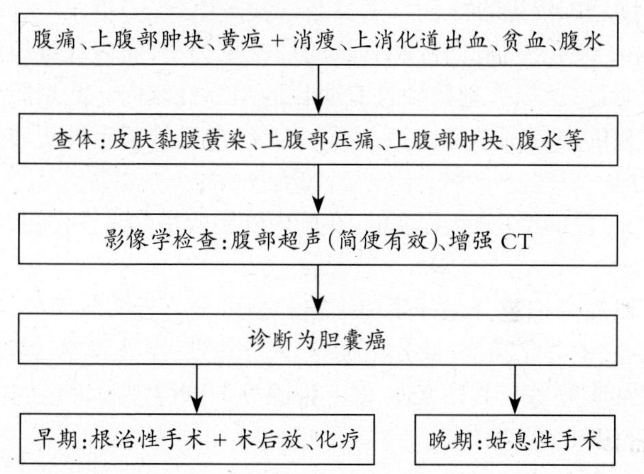
腹痛、上腹部肿块、黄疸＋消瘦、上消化道出血、贫血、腹水
查体：皮肤黏膜黄染、上腹部压痛、上腹部肿块、腹水等
影像学检查：腹部超声（简便有效）、增强CT
诊断为胆囊癌
早期：根治性手术＋术后放、化疗
晚期：姑息性手术

（二）胆管癌

胆管癌一般是指原发于自左、右肝管至胆总管下端的肝外胆管癌，不包括肝内的胆管细胞癌、胆囊癌和壶腹部癌。根据肿瘤生长的位置，胆管癌又可以分为上段胆管癌、中段胆管癌、下段胆管癌。三者在临床病理、手术治疗方法、预后上均有一定的差别。

1. 肝门部胆管癌

【概述】 肝门部胆管癌亦称上段胆管癌、近端胆管癌、肝胆管癌，是指原发于胆囊管开口与左、右二级肝管起始部之间，主要侵犯肝总管及其分叉部以上左、右肝管的胆管癌，约占全部胆管癌的23.5%~58.0%。

【病因】 肝门部胆管癌病因尚未明了，但普遍认为与胆管结石、胆管寄生虫病、胆管囊性扩张症、原发性硬化性胆管炎和溃疡性结肠炎等有关。

【病理】 根据大体形态和生长方式，在大体上可将肝门部胆管癌分为四型：

(1) 息肉样或乳头状型：好发于胆管下段，癌肿呈息肉样向管腔表面生长，形成大小不等的乳头状结构，排列整齐。分化程度高，一般不向胆管周围的血管、神经、淋巴等组织浸润。

(2) 结节型：多发于中段胆管，肿瘤呈结节状向管腔内突起，瘤体一般较小，表面不规则，基底较宽。分化程度较高，但具有向周围组织侵犯的特点。

(3) 硬化型：肝门部胆管癌的最常见类型，瘤内纤维组织增生较明显，所以质地较硬且有明显的缩窄性倾向。此型胆管癌有明显的向周围结缔组织、血管、神经、淋巴管甚至肝实质侵犯的倾向。

(4) 浸润型：分化程度低，在肝内外胆管呈弥漫性侵犯，预后极差。

根据癌细胞分化程度和细胞类型可分为乳头状腺癌、高分化腺癌、中分化腺癌、低分化腺癌、未分化癌、黏液腺癌、腺鳞癌、鳞状细胞癌等。其中 95% 以上为腺癌。肝门部胆管癌的 TNM 分期（UICC）见表 19-2。

表 19-2　肝门部胆管癌的 TNM 分期（UICC）

分期	T	N	M
0	Tis	N_0	M_0
Ⅰ	T_1	N_0	M_0
Ⅱ	T_2	N_0	M_0
Ⅲ	T_1/T_2	N_1	M_0
Ⅳa	T_3	N_0/N_1	M_0
Ⅳb	$T_1/T_2/T_3$	N_0/N_1	M_1

注：T：原发肿瘤；Tis：原位癌；T_1：肿瘤局限于胆管壁黏膜或肌层；T_2：肿瘤侵及胆管壁外结缔组织；T_3：肿瘤侵及邻近组织；N：区域淋巴结；N_0：无淋巴结转移；N_1：区域淋巴结转移；M：远处转移；M_0：无远处转移；M_1：有远处转移

肝门部胆管癌的临床分型（Bismuth-Corlette）：

- Ⅰ型：肿瘤位于肝总管分叉部以下，未侵犯汇合部，约占 16.3%；

• Ⅱ型:肿瘤位于肝胆管分叉部,即侵犯汇合部但未累及到左右肝管,约占 22.4%;

• Ⅲa 型:肿瘤位于肝总管,并侵犯右侧一级肝管分支,同侧二级分支阻塞,占 20.4%;

• Ⅲb 型:肿瘤位于肝总管,侵犯左侧一级肝管分支,同侧二级分支阻塞,占 34.7%;

• Ⅳ型:肿瘤位于肝总管同时侵犯双侧一、二级肝管分支以上,占 6.1%。

【临床表现】 肝门部胆管癌的早期症状缺乏特异性,多为食欲缺乏,厌油、消化不良和右上腹不适等。到进展期时的主要症状是黄疸,伴有尿色加深,全身皮肤瘙痒,少数患者可出现寒颤、发热、腹泻、恶心呕吐等症状。进行性的黄疸、皮肤瘙痒症和体重下降时肝门部胆管癌的特征性临床征象。

【诊断及鉴别诊断】 根据病史、临床表现、查体、实验室检查及影像学检查可获得对肝门部胆管癌的初步诊断。

肝门部胆管癌的一些特征性表现包括:进行性加重无痛性梗阻性黄疸;肝内胆管扩张;肝外胆管不扩张;胆囊萎缩和肝门部肿块等。

在对肝门部胆管癌进行辅助诊断的各种影像学检查技术中,B 超最常用。B 超能对患者进行初步筛选,常能显示肝内胆管扩张、在肝门去截断、断面不规则,有时候在截断处可见中等回声软组织影,胆囊及胆总管正常。

肝门部胆管癌应注意与以下疾病相鉴别:①胆囊癌肝门部转移;②肝十二指肠韧带淋巴结转移癌;③肝细胞癌胆管内癌栓;④肝内胆管细胞性肝癌。临床上最难与肝门部胆管癌区别者是发生在胆管分叉不的原发性狭窄性胆管炎,此种切开较少见,但具备肝门部胆管癌所有的临床特征,甚至在手术时若未经病理切片仍难判别。

【治疗】 肝门部胆管癌患者,一旦确认,若患者一般情况较好,无手术禁忌证,经短时间术前准备,即可进行手术。经验表明,肝门部胆管癌根治切除可提供最长的生存期和最好的生活质量,姑息切除较单纯内外引流术生存期也明显延长。

能将肿瘤及其局部侵犯的组织(肝实质、门静脉等)安全切除,并保有5mm内无癌边缘,同时清楚肝十二指肠韧带内可能转移的淋巴结,即为实现了根治性切除。完整的切除肿瘤,彻底清扫肝门区淋巴结,实现肝门区大血管的骨骼化,并根据浸润范围联合肝脏、肝外脏器切除及门静脉、肝动脉切除是实现根治切除的基本要求。其基本术式应包括:肝门部胆管癌单纯骨骼化切除;在骨骼化单纯切除基础上联合肝叶及肝外脏器切除;联合门静脉和肝动脉切除;全肝切除、肝移植术等。

肝门部胆管癌在根治性切除术后,胆管肠道的重建方式有两种:一种是肝管空肠吻合术(hepatico-jejunostomy),这种方式术后并发症较少;另一种是肝-空肠吻合术(hepato-jejunostomy),即肝组织与空肠吻合,吻合口多不理想,并发症多。

对于不能切除的肝门部胆管癌,首先选择的姑息治疗是胆道引流术,包括胆道外引流和内引流。

放射治疗可用于肝门部胆管癌术前、术中和术后。化疗可用于不能切除的肝门部胆管癌和切除后肝门部胆管癌的辅助治疗。

附:小儿肝门部胆管癌诊治流程图

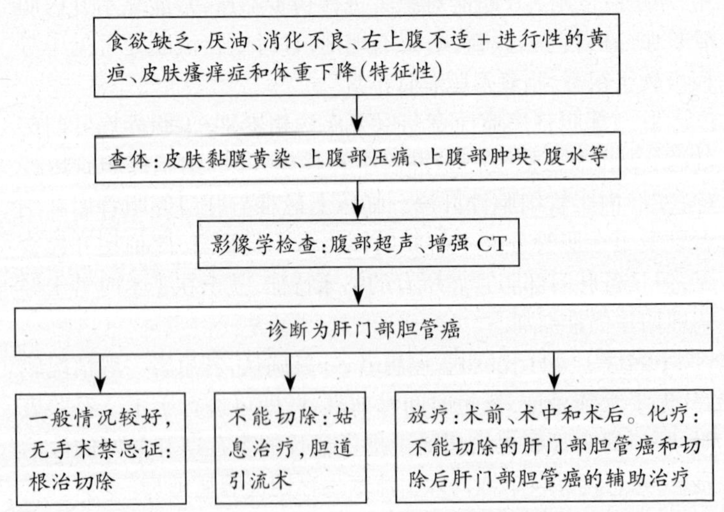

2. 中、下段胆管

【概述】 中、下段胆管癌在临床表现和治疗方式上有很多相似之处，并且两者的晚期病例很难被区分。

【病因】 中、下段胆管癌与胆石症、胆管良性肿瘤、胰胆管合流异常、先天性胆管扩张症、胆道手术原发性硬化性胆管炎及慢性溃疡性结肠炎等有一定相关性。

【病理】 中、下段胆管癌的组织学分型如下：①乳头状腺癌；②高分化腺癌；③低分化腺癌；④未分化腺癌；⑤印戒细胞癌；⑥鳞状细胞癌。临床 TNM 分期与肝门部胆管癌相同。

【临床表现】 中、下段胆管癌多见于年龄大于 50 岁的男性。临床症状不典型，约 70% 的患者在黄疸出现之前有上腹部不适、食欲缺乏及皮肤瘙痒症状，持续时间由数天至数月不等。黄疸是中、下段胆管癌的最主要症状，一般进展很快。发热约占 10%~20%。有些病例于黄疸出现之前会有体重减轻，随着病程进展而逐渐明显。体格检查可触及重大的肝脏和重大的胆囊，但 Murphy 征可为阴性。

【诊断及鉴别诊断】 对中、下段胆管癌的诊断，出根据临床表现外，实验室检查、影像学检查、病理学检查可以为诊断提供依据。

B 超检查可显示一般并不满意；CT 检查可能较好地显示肿瘤以及扩张的胆总管与胰腺的关系。ERCP 可显示十二指肠主乳头的状况及肿瘤部位，并可吸采样品做脱落细胞检查。PTC 除了能显示肿瘤的部位之外，如果患者的血清胆红素达 171~342μmol/L（10~20mg）或更高的水平时，可做插管引流减轻黄疸，以减少手术后的并发症。

中、下段胆管癌需要与胆囊癌、胆石症、良性胆管狭窄、壶腹部癌、胰头癌及胆管良性肿瘤等疾病相鉴别。

【治疗】 胆管癌的部位不同，术式的选择不同。中、下段胆管癌的标准术式为胰十二指肠切除术。对于早期胆管癌，可采用肿瘤局部切除，胆管空肠 Roux-Y 吻合术。晚期的中、下段胆管癌可行胆道引流术。

附:小儿中下段胆管癌诊治流程图

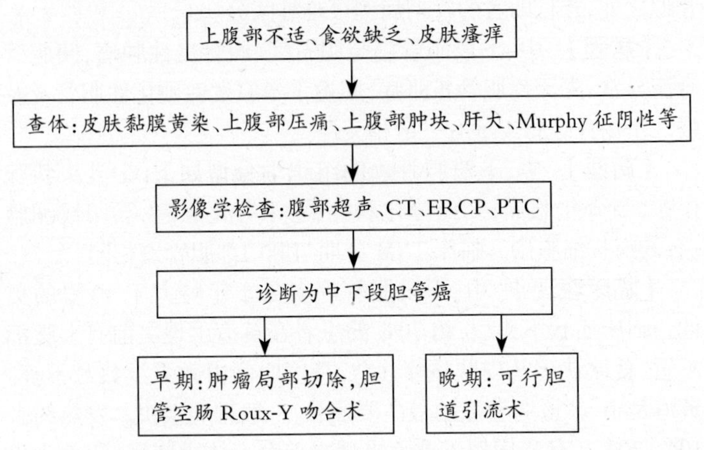
上腹部不适、食欲缺乏、皮肤瘙痒
查体:皮肤黏膜黄染、上腹部压痛、上腹部肿块、肝大、Murphy 征阴性等
影像学检查:腹部超声、CT、ERCP、PTC
诊断为中下段胆管癌
早期:肿瘤局部切除,胆管空肠 Roux-Y 吻合术
晚期:可行胆道引流术

(三) 壶腹部癌

【概述】 胆总管下端、壶腹、十二指肠乳头及胰头的肿瘤,可统称为壶腹部癌,它们的临床表现、诊断和治疗方法等方面有许多相似之处。

【病因】 壶腹部癌的原因尚不明了,可能与此处复杂的解剖关系、功能及环境有关。有不少研究也显示壶腹部癌可能与胰胆合流异常有关,也可能与先天性异常或遗传因素存在某种内在的联系。此外,壶腹部腺瘤具有较高的恶变倾向,被认为是壶腹部癌的癌前病变。

【病理】 根据肿瘤与十二指肠乳头黏膜的关系,壶腹部癌的大体形态可分为:肿瘤型、溃疡型、混合型和其他型(正常型、息肉型和特殊型)。肿瘤型根据肿瘤是否突出于肠腔又分为非露出型(壶腹内型)和露出型(壶腹周围型)。

壶腹部癌在组织学上大多数为腺癌,包括乳头型、管状型、黏液型和印戒细胞癌等。出腺癌外,还有鳞癌、腺鳞癌、小细胞癌、类癌和癌肉瘤等少见类型。

壶腹部癌的临床分期(日本胆道癌处理规约):

- Ⅰ期:无十二指肠和胰腺浸润,无淋巴结转移;

• Ⅱ期:可疑有十二指肠浸润或浸润局限于十二指肠壁内,可疑有胰腺浸润,第一站淋巴结有转移;

• Ⅲ期:肿瘤浸润已超越十二指肠肠壁,胰腺浸润仅限于壶腹部周边,第二站淋巴结有转移;

• Ⅳa 期:无论十二指肠是否受侵袭或浸润程度如何,壶腹部周边部意外的胰腺被侵袭,第三站淋巴结有转移;

以上各期均无肝脏、腹膜及腹腔外远隔脏器转移。

• Ⅳb 期:第四站淋巴结有转移,或肝脏、腹膜及腹腔外远隔脏器有转移。

【临床表现】 壶腹部癌的最主要症状之一是黄疸。在肿瘤引起胆道不全梗阻时,可出现上腹部饱胀、隐痛、食欲缺乏甚至恶心呕吐等非特异性上消化道症状。一旦造成胆道完全梗阻时,即出现巩膜、皮肤黄染,周身皮肤瘙痒,尿色加深,大便颜色变浅,严重时陶土样便。

体检在右上腹可触及肿大的胆囊,很少可在上腹部触及肿瘤包块。

【诊断】 胆道内压增高可引起碱性磷酸酶和谷氨酰胺转肽酶上升。胰管的阻塞可引起血、尿淀粉酶升高,特别是在黄疸出现之前淀粉酶的升高对早期诊断有一定意义。

影像学检查方面,B 超和 CT 检查可反映出胆道扩张的情况,对鉴别内科或外科疾病引起的黄疸有决定性的意义。MRCP 可清楚的显示胆道的梗阻和不全梗阻,判断梗阻部位及性质。十二指肠肠镜及 ERCP 等内镜检查也可帮助诊断。

壶腹部癌主要应该与壶腹部良性肿瘤、壶腹部炎性狭窄及结石等相鉴别。

【治疗】 胰头十二指肠切除术(pancreatoduo-denectomy, PD)是治疗壶腹部癌的首选术式,适用于能够切除的各期病例。保留幽门的胰头十二指肠切除术(pylorus-preserving pancreatoduodenectomy,PPPD)可选择性的应用于壶腹部癌、胆总管中下段癌、胰头及其周围良性病变和恶性度较低的胰头恶性病变。扩大的胰头十二指肠切除术(extended pancreatoduodenal resection,EXPDR)不是壶腹部癌的常规术式,对那些已经侵犯血管、尚无远隔转移、全身情况较好的病例，可考虑该术式。壶腹部局部切除术适用于壶腹部良性肿瘤和难以耐受 PD 手术的早期壶腹部癌。

附：小儿壶腹部胆管癌诊治流程图

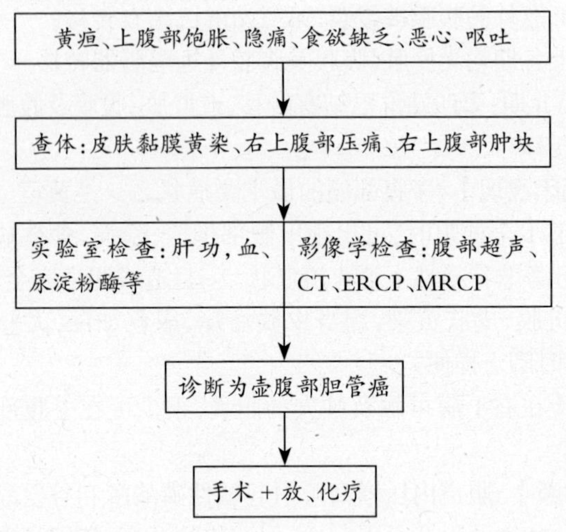

（董岿然）

【参 考 文 献】

1. 董蒨，李龙，肖现民，等．小儿肝胆外科学．第 2 版．北京：人民卫生出版社，2017：474-480.
2. Ross J S，Wang K，Catenacci D V T，et al. Comprehensive genomic profiling of biliary tract cancers to reveal tumor-specific differences and genomic alterations. Gastrointestinal Cancers Symposium. 2015：231-231.
3. 王艳茹，王家祥，高鹏飞，等．小儿胆道横纹肌肉瘤三例报告并临床分析．中华小儿外科杂志，2014，35（6）：479-480.
4. 中华医学会外科学分会胆道外科学组．胆囊癌诊断和治疗指南(2015 版)．中华消化外科杂志，2015，14（11）：881-890.
5. 黄志强．肝门部胆管癌．中华消化外科杂志，2013，12（3）：166-169.
6. 沈浮，陆建平．肝门部胆管癌的 MRI 诊断．中华消化外科杂志，

2013,12(3):196-199.

7. 国际肝胆胰学会中国分会,Hepatic Surgery Group,Chinese Medical Association. 胆管癌诊断与治疗—外科专家共识 . 临床肝胆病杂志,2015(1):1-5.

第二十章　胰胆管合流异常症

【概述】 胰胆管合流异常症(an anomalous arrangement of the pancreaticobiliary duct,APBD或pancreaticobiliary maljunction,PBM)是指在胚胎时期由于某些因素导致胰胆管先天性发育异常。表现为在解剖学上,胰管与胆管于十二指肠壁外合流的畸形;在功能上,由于十二指肠乳头部括约肌(Oddi括约肌)不能正常地作用到合流部,而发生胰液与胆汁相互混合及逆流,最终导致胆道及胰腺的各种病理变化的一种畸形。目前国内外多数学者认为这种病理变化也可独立称为"胰胆管合流异常症"。

【病因】 针对胰胆管合流异常的发生原因及胚胎时期发生的时机,诸多学者进行了不同角度的研究,而提出多种假说,如:①胰腺的原因,胰腺的原始胚基的发生、发育和始基左叶消退时出现问题;②管腔脏器的发生过程中由实质期向再贯通期过渡时发生异常;③在中肠旋转时期,以肠系膜上动脉为轴心,中肠逆时针回转270°,同时腹侧胰腺原基以十二指肠为轴心顺时针旋转180°,在此过程中可能出现畸形的发生;④前胰原基向背侧胰基旋转并愈合时发生前胰原基的异位;⑤胰管与胆总管连接部向十二指肠内移行时;以上各种时期发生一种或合并存在的异常,均有可能引致胰胆管合流异常的发生。

从人种的发病率来看,亚洲人合并胰胆管合流异常的先天性胆管扩张症的发病率明显高于欧美地区;另外,女性发病率也明显高于男性,种族与性别的差异也是影响因素之一,但其具体机制尚不明了。

【病理】

一、病理改变

1. 胰胆管在十二指肠壁以外汇合,经过一长的共同通道将胆汁与胰液导流入十二指肠。因为共同通道的长度的正常值依年龄、体格发育等个体差异以及X线投射角度不同而不同，所以不能单纯以共同通道的长度来定义合流异常。虽然目前尚缺乏各年龄阶段的公认正常值标准，许多学者还是进行了不懈的探讨。一般认为小儿胰胆管共同通道的长度大于6.0mm，则为高位合流的异常。

2. 胰管与胆管汇合的角度往往不正常，以直角或大角度合流。

3. 十二指肠乳头部括约肌的异常　由于合流的共同通道过长，Vater壶腹处的括约肌及胰管与胆管末端的括约肌的解剖结构与功能都出现异常。正常情况下十二指肠乳头部括约肌由三组括约肌组成，合称为Oddi括约肌，为胆总管末端括约肌、胰管括约肌及壶腹部括约肌。三组括约肌邻近并相互配合，共同调节胆汁及胰液的流出，但在胰胆管合流异常病例，由于胰管与胆管在远离十二指肠壁外处合流，三组括约肌的解剖结构与功能均出现明显异常。过长的胰胆管共同通道及失去正常功能的胰胆管括约肌使得胰液的胆道系统内的反流成为可能。

4. 经常伴有胆管、胰管、共同通道及副胰管的形态异常。

5. 由于胰胆管解剖结构的病理改变和括约肌的功能异常，会导致胰液向胆管内或胆汁向胰管内的反流。

6. 由于胰液向胆道系统反流，并且可能存在胆汁向胰腺的反流，有可能导致胆管扩张、急慢性胰腺炎、胰结石、胆道炎、胆石症、胆道癌变等诸多问题。

二、病理分型

20世纪90年代初，古味（Komi N）对胰胆管合流异常病例进行进一步细致统计分析，提出了胰胆管合流异常的古味分类法。古味分类法中包括Ⅰ、Ⅱ、Ⅲ型三大类，其中Ⅰ、Ⅱ型又各分为a、b两种亚型，同时合并共同通道扩张者为a亚型，无共同通道扩张者为b亚型，Ⅲ型又称为复杂型胰胆合流异常，是指胰胆管异常合流的同时合并副胰管的存在且显影。三型的分类详见图20-1。

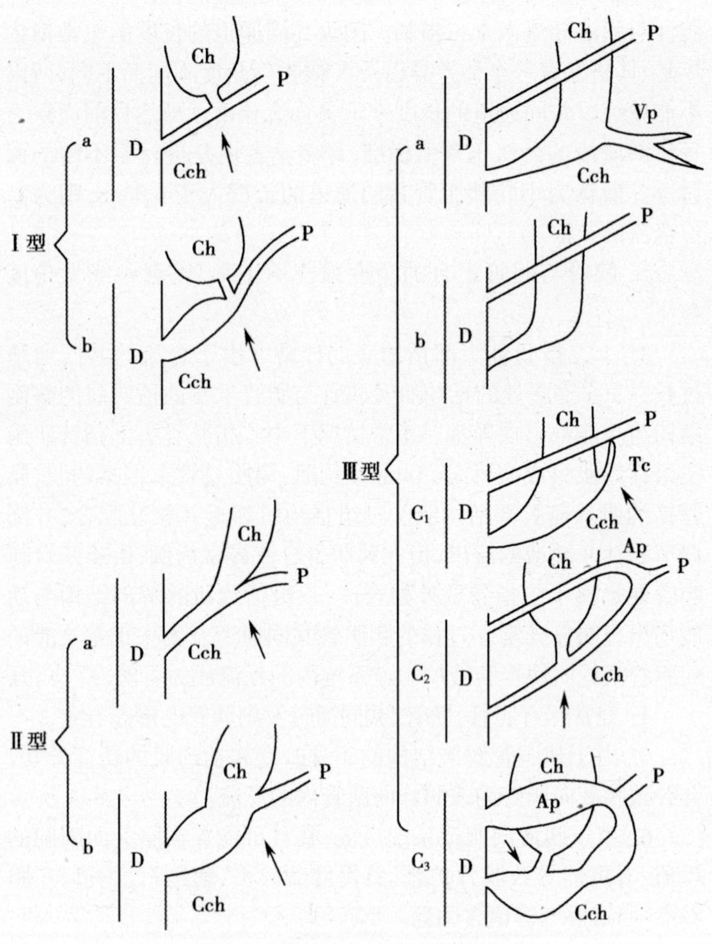

图 20-1　胰胆合流异常古味分类法

Ⅰ型：胆管 - 胰管型胰胆管合流异常，同时合并共同通道扩张者为 a 亚型，无共同通道扩张者为 b 亚型；

Ⅱ型：胰管 - 胆管型胰胆管合流异常，同时合并共同通道扩张者为 a 亚型，无共同通道扩张者为 b 亚型；

Ⅲ型：又称为复杂型胰胆合流异常，指胰胆管异常合流的同时合并副胰管的存在且显影，根据交通支的大小、副胰管有无、共同通道有无分为 a、b、c 三个亚型；

D：十二指肠；Ch：胆总管；P：胰管；Cch：胰胆管共同通道；Ap：副胰管；Vp：背侧胰管；→：胰胆管合流异常；Tc：细小胰管

对于胰胆管合流异常各型所占有的比例，据日本胰胆管合流异常研究会一组共996例造影病例的统计分析。小儿共374例，Ⅰ型218例，占58%；Ⅱ型133例，占36%；Ⅲ型23例，占6%。成人病例615例，Ⅰ型295例，占48%；Ⅱ型277例，占45%；Ⅲ型43例，占7%。可见小儿病例与成人病例的各型比例不尽相同。可能与囊肿型胆管扩张症的合流形式以Ⅰ型为主，而囊肿型病例多在儿童期得到手术治疗，不会进入到成人的统计当中有关。

【临床表现】 因胰胆管合流异常主要以先天性胆管扩张症、胆道癌、胆石症等疾病形式存在，其临床表现也较为复杂和多变。患儿多以间歇性黄疸、发热、腹痛、右上腹部间歇性疼痛等为主要症状。据日本胰胆管合流异常研究会总结了1627例胰胆管合流异常患者的临床表现，其主要临床症状为反复发作的腹痛（82%）、恶心呕吐（65%）、黄疸（43%）、腹部肿块（29%）、发热（22%），少数表现为背部疼痛。18.9%的患者曾出现急性胰腺炎的症状和实验室表现，22%的患儿检查发现胆囊或胆管内结石，7%存在有胰腺结石，约6%的患儿曾出现过白陶土样大便。

对于是否合并胆管扩张，1627例的影像学统计分析证实，其中1239例（76%）合并存在肝外胆管扩张，而388例（24%）为不合并胆管扩张的胰胆管合流异常病例，这些病例是以急慢性胰腺炎、胰结石、胆道炎、胆石症、胆道癌等各种其他的胰胆疾病为表现的。另外，还有相当的小儿病例是以间歇性腹痛、黄疸为临床表现，影像学检查为胆总管轻微扩张。对于无胆管扩张或胆总管轻微扩张的病例应该特别引起临床的注意。对于原因不明的反复发作的黄疸、发热、腹痛的患儿均应考虑到胰胆管合流异常的可能，需要及时进行特殊的影像学检查。

【诊断】

一、诊断标准

在现阶段，本症的诊断主要依靠X线学及解剖学的检查来进行。参照日本胰胆管合流异常研究会制订的诊断标准，不论采用何种检查，如果符合下列所见，即可诊断。

1. **X线学的诊断**　目前通过内镜的逆行性胆道胰管造影

（ERCP）、经皮经肝胆道造影（PTCD）、术中胆道造影、磁共振胰胆管呈像技术（MRCP）等方法，如果观察到胆道和胰管存在如下问题即可诊断：①具有异常长的胰管胆道合流的共同通道，对于小儿，胰胆管共同通道长于 5mm 则认为异常；②合流的形态异常，胰管胆道呈钝角或直角汇合。

2. **解剖学的诊断**　经手术或解剖检查能确认胰管胆道合流部位于十二指肠壁外或者胰管与胆道有异常的合流形态时。

3. **辅助诊断**　作为辅助诊断，如有下列所见，强烈提示胰胆管合流异常存在：①含有高胰淀粉酶的胆汁，开腹后或经皮采取的胆管或胆囊胆汁内检测有异常增高的胰淀粉酶，胆汁的胰淀粉酶明显高于血液中的水平，甚至达数十万单位；②先天性胆管扩张症，几乎所有的先天性胆管扩张症都合并胰胆管合流异常，当发现胆管有囊状、梭状或圆筒状扩张时，有必要细致检查是否合并胰胆管合流异常。

二、诊断方法

1. **内镜逆行性胆道胰管造影（ERCP）**　对于胰胆管合流异常的诊断，ERCP 被认为是最准确的方法，经过 Vater 乳头注入造影剂，可以清晰地显示胆管与胰管的解剖位置、共同通道的长度、共同通道是否有扩张与狭窄、胰胆管的形态、合流的角度甚至肝内胆管的形态。由于小儿 ERCP 检查多需要在全麻下进行，其对造影剂有过敏的可能性，并且 ERCP 的检查有可能诱发胰腺炎症的发生，因此应该常规收入院（图 20-2~ 图 20-5）。

2. **术中胆道造影**　手术中常规进行胆道造影具有重要的临床意义，也非常有必要。①可以明确地了解胆总管的形态，特别是胆总管末端的形态和位置；②相当的病例可以较清晰地看到胰胆管共同通道及胰管的显影，并可了解其中是否有胰腺结石等病变。这些对手术的具体操作有重要的指导意义；③了解肝内胆管的形态，特别是合并肝内胆管扩张的病例，检查扩张的肝内胆管的近端是否有狭窄，并决定是否手术处理。检查时根据扩张胆总管的大小估计注入造影剂的量，注射造影剂前先抽出等量的胆汁，以获得其通常状态的影像显示。

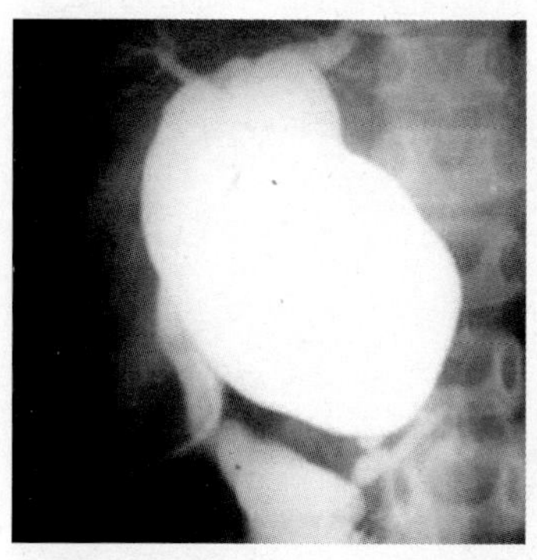

图 20-2　胰胆管合流异常Ⅰ型，合并囊肿型胆管扩张症

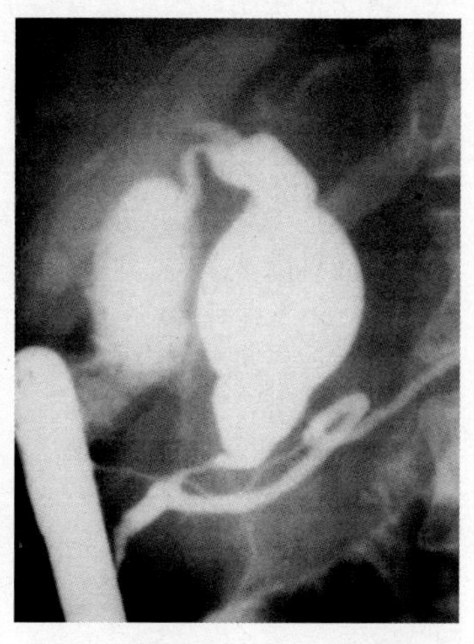

图 20-3　胰胆管合流异常Ⅰ型，合并囊肿型胆管扩张症

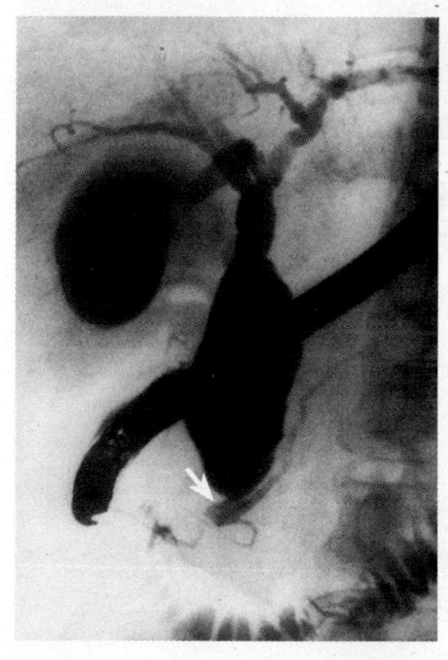

图 20-4　胰胆管合流异常Ⅱ型，合并梭状型胆管扩张症

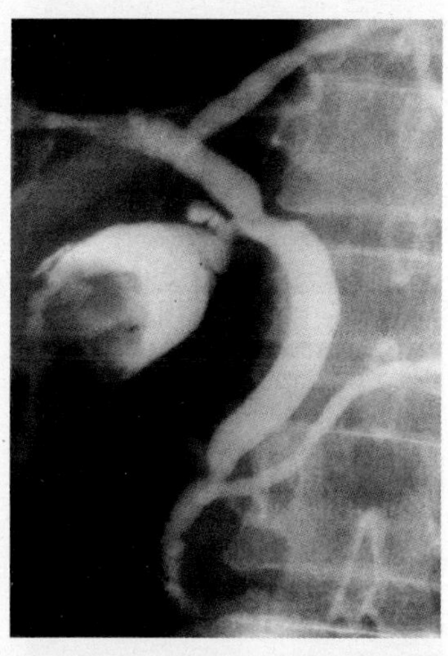

图 20-5　胰胆管合流异常Ⅱ型，合并梭状型胆管扩张症

由于扩张明显的胆总管特别是大的囊肿型病例，一般的术中胆道造影经常不能够清楚地显示胰胆管共同通道，有学者创用近贴精密造影摄片法。对初次造影不清晰胆总管囊肿病例，在横断扩张胆总管后，将囊壁向远端胆总管适当分离，缝一荷包缝合，将造影导管插入胆总管远端后扎紧荷包。在十二指肠与胰头后部处放置牙科用 X 光片，注入造影剂后摄片（图 20-6~ 图 20-8）。

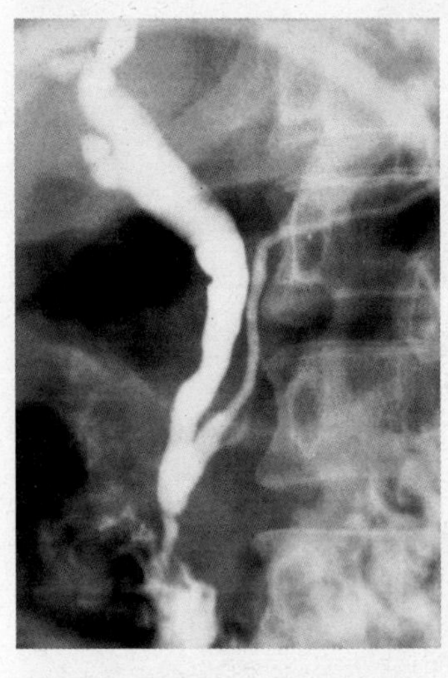

图 20-6　胰胆管合流异常Ⅱ型，不合并胆管扩张

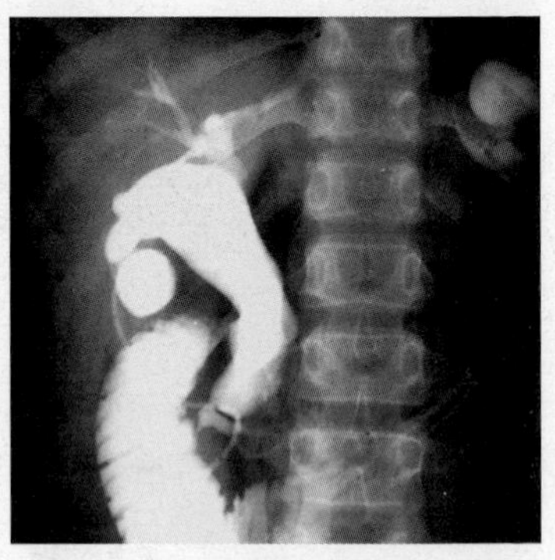

图 20-7　胰胆管合流异常Ⅱ型，合并梭状型胆管扩张

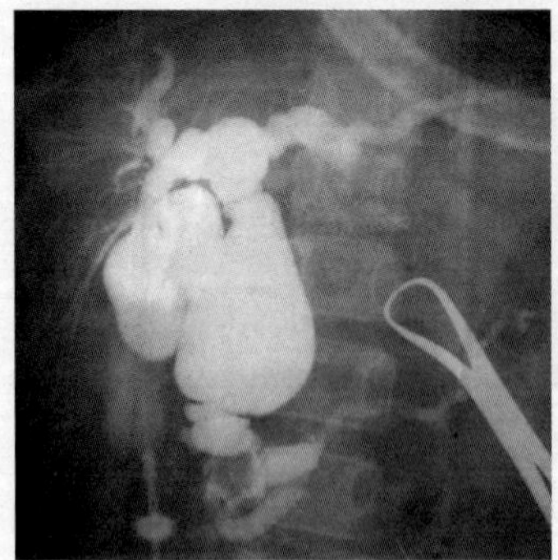

图 20-8　胰胆管合流异常Ⅲ型，囊肿型胆管扩张合并共同通道扩张及胰石

3. **磁共振胆道胰管成像技术（MRCP）** 胆囊、胆总管、胰管内为液体充盈，周围为实质和脂肪组织，这为 MRCP 提供了良好的背景对比，结石、癌肿因信号强度不同易被确诊。MRCP 与应用多年、技术成熟的逆行性胰胆管造影（ERCP）技术相比，各有所长。ERCP 技术能兼顾诊断和治疗，但 ERCP 是一种侵袭性检查，成功率与医师操作有很大关系，可发生严重并发症和碘过敏副作用。MRCP 作为无创性检查，对胰胆管梗阻性疾病具有重要的诊断价值，MRCP 技术在大医院也普遍开展，与 ERCP 显像具有高度的一致性。有望取代诊断性的 ERCP 检查（图 20-9）。

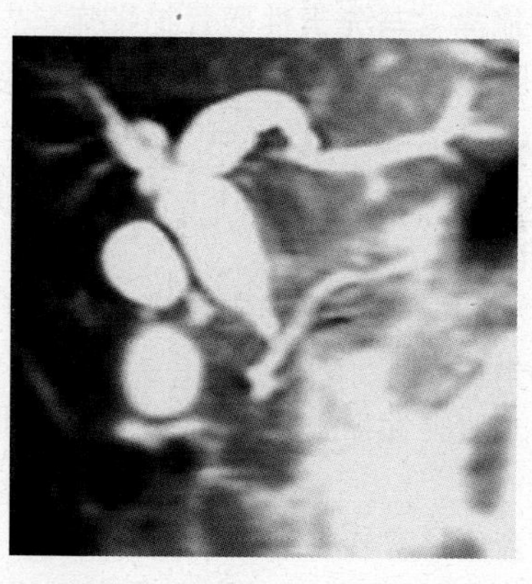

图 20-9　胰胆管合流异常Ⅰ型，合并囊肿型胆管扩张症（MRCP）

4. **酶学检查分析** 检查胆汁、血液及尿液中相关胰酶可以对病情的发生、疾病的性质进行估计。①血、尿胰淀粉酶的测定，在疾病发展过程中经常会发现血、尿胰淀粉酶的增高，有合并急慢性胰腺炎的可能，但部分病例则为胰液反流入胆道系统，经毛细胆管及肝窦反流进入血液所致，并非真正的胰腺炎；②手术开腹后，在不刺激胰腺及十二指肠的前提下抽取胆囊内胆汁，测定胰淀粉酶，来估计胰液的胆管内反流。如果有条件，可以进行各种胰蛋白酶的测定；③胆道穿孔、胰腺炎时需要测定腹水的胰淀粉酶。正常胆汁内胰淀粉酶的测定值明显小于血液的数值，但在胰胆管合流异常病例中，胆汁内胰淀粉酶的数值可以达数千甚至几十万单位。在该病的诊断中，明显的胰淀粉酶增高对于诊断有重要的参考价值。

【胰胆管合流异常与先天性胆管扩张症、胆道癌变等主要胰胆疾病的关系】 胰胆管合流异常的本质为胰胆管的先天性发育畸形所导致的胆道及胰腺的各种病理变化，也可以称之为胰管与胆道的合流异常所导致的主要为胆道与胰腺的各种疾病表现综合征。因此，在阐述胰胆管合流异常的致病机制、诊断、鉴别诊断及治疗时，应了解胰胆管合流异常与先天性胆管扩张症、胆道癌变等主要胰胆疾病的关系。

1. 胰胆合流异常与先天性胆管扩张症 先天性胆管扩张症几乎均合并胰胆合流异常这一结论已得到大多数学者的认可，并将其作为胰胆合流异常的参考诊断标准之一，但近年来诸多学者报道部分胰胆合流异常并不合并胆管扩张，而以胆道癌、胰腺疾病或其他症状为表现。

统计学提示胰胆管合流异常患者中，75% 的病例为合并先天性胆管扩张症者，25% 为不合并胆管扩张者，即所谓的不合并胆管扩张的胰胆管合流异常，而以其他胰胆并发症为主要表现。

2. 胰胆管合流异常与胆道癌的发生

(1) 胰胆管合流异常与胆道癌变的临床关系：在日本胰胆管合流异常研究会报道的关于胰胆管合流异常合并胆道癌变的统计分析的全部 2561 例患者中，21.6% 为合并先天性胆管扩张症病例，其中胆囊癌 62.3%，胆管癌 32.1%，胆囊 + 胆管癌 4.7%。42.4% 为不合并胆管扩张的胰胆管合流异常病例，其中胆囊癌 88.1%，胆管癌 7.3%，胆囊 + 胆管癌 4.1%。不合并胆管扩张的胰胆管合流异常病例的胆道癌变部位主要在胆囊，而其合流异常的病理类型绝大多数为Ⅱ型。共 9 例 15 岁以下胰胆管合流异常儿童发生胆道癌变，8 例为先天性胆管扩张症病例，1 例为不合并胆管扩张的胰胆管合流异常病例。先天性胆管扩张症以女性多发，而合并胰胆管合流异常的先天性胆管扩张症胆道癌的发生，男女之比为 1∶3，与整个胰胆管合流异常的发生率一致。

(2) 合并胰胆管合流异常的先天性胆管扩张症的手术方式与癌变的发生：先天性胆管扩张症的癌变病例有相当一部分为接受内引流手术者，其中，以囊肿十二指肠吻合为最多。一组统计报道显示，癌症发生时的平均年龄仅为 35 岁，比未接受手术者约早 10 年，而且相当一部分为 30 岁以前发病者。对于发生部位，80% 发生于扩张部胆道，10% 发生于胆囊。具统计，先天性胆管扩张症接受囊肠吻合内引流手术者，其发生胆道癌的几率是正常人群的 35~40 倍。

(3) 胰胆管合流异常胆道癌变机制：近年对胰胆管合流异常患者胆道癌变的机制进行了较多的研究，主要有如下几种学说：

1）胆汁中的致突变物质的致癌学说：董蒨曾较全面地对胰胆管合流异常与胆道癌变的关系进行了调查，通过制作动物模型，检测患者及胰胆管合流异常动物模型胆汁的致突变性，对其致癌机制进行研究。提出了由于胰胆管合流异常存在，胰液与胆汁合流，胆道内的胰液可以使被肝脏解毒、轭合并随胆汁排至胆道的致癌物质重新脱轭合而恢复其致癌性的新学说。即：人类生活的环境里含有大量的致癌物质，如污染的空气、香烟、烤焦的肉类等等都含有大量的致癌物质。正常人摄入后被吸收、经血液转运至肝脏，在肝脏多种解毒酶类的作用下，致癌物质被轭合解毒，经胆管、肠道排出体外。所以，对于正常人，即使少量摄入致癌物质，也并不致癌。但在胰胆管合流异常患者，由于胰液向胆道逆流，胆道内含有大量胰液，胰酶可以使被肝脏解毒、轭合并随胆汁排至胆道的解毒致癌物质重新脱轭合而恢复其致癌性。尤其合并胆管扩张症的患者，胆汁淤积、滞留胆道时间长，因此，胰胆管合流异常患者的胆道癌发生率较正常人要高得多。

2）胰液逆流破坏学说：由于胰液的分泌压明显高于胆汁的分泌压，胰胆管合流异常患者经常会发生胰液向胆道的逆流。胰液进入胆道，许多种胰酶在胆道会被激活，激活的胰酶对胆道黏膜产生破坏作用。在合流异常存在下，胆汁与胰液混合，胰酶等损害性物质被激活，损伤胆道上皮引起各种病理变化。胆道上皮反复脱落再生，作为对损害性物质的保护性反应，上皮呈现过形成，而发生肠黏膜上皮化生，异形性等表现。认为上皮的“损伤→脱落→再生”的过程在致癌因子的作用下发生癌变。胆管上皮长期暴露于损伤物质可能是一种癌前状态，在胆道黏膜的“破坏→修复→破坏”的过程中，发生化生而致癌。

3）胆汁酸致癌学说：胆汁酸的代谢产物胆酸和脱氧胆酸的化学结构与已知的某种致癌物质的结构相似，两种胆汁酸的代谢产物可能变性而成为这种致癌物质。在胰胆合流异常和胰液向胆道的逆流的情况下，这两种胆酸的含量明显增加。另外，正常情况下含量极微少的石胆酸在胰胆合流异常患者胆汁中明显增多，而这种胆酸已被证实对胆汁中致突变性的产生具有促进作用。

3. **胰胆管合流异常与胰腺炎的关系**　有学者报道胰胆管合流异常合并胰腺炎率为23.4%，其中大部分发生于20岁以前。伴发胰腺炎病例的胆管形态之间无明显差异，但不伴胆管扩张的病例发生胰腺炎率低于有胆管扩张病例，其原因可能为由于胰胆管合流异常的存在，胰液与胆汁可发生逆流，进入胰管的胆汁可能是引起胰腺疾病的因素。共通管长的病例，胆汁排入十二指肠受阻，胆汁容易持续流入胰管，使其内压上升，而诱发胆汁性胰腺炎。

临床上诊断为急性胰腺炎的病例主要表现为合并血、尿胰淀粉酶的明显增高。但近年发现，许多高胰淀粉酶血症的患者手术中并未见到明显的胰腺肿胀、坏死等炎症表现，胰腺的活组织病理检查也发现许多病例并无明显的炎症，与一般急性胰腺炎的血、尿高胰淀粉酶完全不同。已有学者通过临床与实验研究，提出一部分可能因一过性胰管闭塞或胆汁的胰腺内逆流可以引发真正的急性胰腺炎。但也有相当部分的胰胆管合流异常患者因发生胰液向胆管内逆流，逆流入肝内毛细胆管的胰淀粉酶可经过肝静脉窦反流入血循环中，如此导致高胰淀粉酶血症，也即所谓的假性胰腺炎。此时胰腺并无真正的炎性病理变化。

因此，并非所有合并高胰淀粉酶血症的胰胆管合流异常患者均为胰腺炎，而应结合B超、CT、MRI等对胰腺的检查和临床表现综合判断。

4. **胰胆管合流异常与胆道穿孔**　以往临床上常将原因不明确的胆道穿孔或胆汁性腹膜炎命名为特发性胆道穿孔。但随着对胰胆管合流异常认识的逐渐深入和对此类病例的长期随访，发现几乎所有的特发性胆道穿孔的病例都存在胰胆管的合流异常，可能是造成小儿自发性胆道穿孔的主要原因。由于胰液和胆汁相互交流，胰液分泌压较胆管内压力高，所以胰液有可能反流至胆管内，胰蛋白酶被肠激酶激活，破坏胆管壁，同时由于胆管内压增高，逐渐造成胆管扩张甚至穿孔。对于特发性胆道穿孔的病例，即使当时无明显的胆管扩张，也应该考虑到胰胆管合流异常的可能而需要长期的跟踪随访，如果发现有渐进性的胆管扩张或证实合并胰胆管合流异常，应该进行相应的手术处理。

5. **胰胆管合流异常与胆道结石及胰腺结石**　临床上发现胰胆管合流异常病例经常合并存在胆管、胰管或共同通道内的结石，有报道胆石合并率约19.7%~58.6%，其中囊状扩张合并结石率低，而梭状型胆管扩张病例结石多位于胆囊。另外，不合并胆管扩张的胰胆管合流异常病例胆囊结石较多。胰腺结石或胰管内的蛋白栓的发生率约为6.8%~8.0%，较胆道系统结石的发生率为低。

合流异常并胆石较易发生腹痛、发热等临床症状，而且大多数细菌培养为阳性，认为合并的细菌感染也可能是发生的原因之一。

对于胰腺结石的产生，许多学者认为由于胰胆管共通通道过长，胆汁排入十二指肠受阻，胆汁容易持续流入胰管，使其内压上升，发生胆汁性胰腺炎，特别是头部胰管的异常扩张部的胆汁混入和胰液淤积成为胰腺结石或胰管内蛋白栓形成的重要因素。

（周显军　董蒨）

附：小儿胰胆管合流异常症诊治流程图

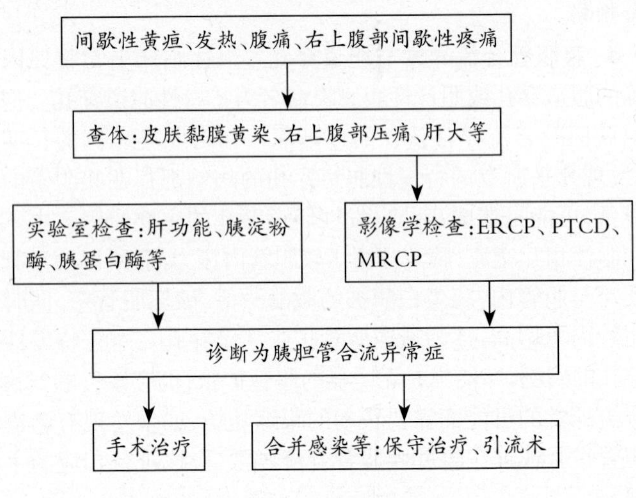

【参考文献】

1. 董蒨，李龙，肖现民，等．小儿肝胆外科学．第 2 版．北京：人民卫生出版社，2017：481-496.
2. 日本膵管胆道合流異常研究会，日本胆道学会．膵·胆管合流異常診療ガイドライン．日本東京：医学図書出版株式会社，2013：1-7.
3. Tavusbay C，Alper E，Gökova M，et al. Management of perforation after endoscopic retrograde cholangiopancreatography. Ulusal travma ve acil cerrahi dergisi = Turkish journal of trauma & emergency surgery：TJTES，2016，22(5)：441.
4. Gürsoy A Ç，Gülpınar B，Baş H，et al. Frequency of bile duct confluence variations in subjects with pancreas divisum：an analysis of MRCP findings. Diagnostic & Interventional Radiology，2018，24(2)：72-76.
5. 支文贤，赵俊刚．儿童胰胆管合流异常伴胆管扩张精准手术切除的策略探讨．世界最新医学信息文摘，2017，79.
6. 黄顺根，耿佳，汪健，等．肌球蛋白在胰胆管合流异常患儿胆总管平滑肌中表达的改变．中国普通外科杂志，2013，22(8)：1043-1048.
7. 姚毅，胡健，周浙江，等．胰胆管合流异常 MRCP 征象分析．医学影像学杂志，2014，24(9)：1650-1653.

第二十一章 胆道蛔虫病

【概述】 胆道蛔虫症(biliary ascariasis)是常见的外科急腹症,是儿童、青少年常见的寄生虫病,我国广大农村儿童蛔虫感染率仍较高,但随着卫生条件改善,肠道蛔虫病减少,本病也随之减少。

【病因和病理】 蛔虫喜寄生于回肠,喜钻孔和扭结成团,并能产生一种致肠痉挛的物质以及从肠内带来感染,而且蛔虫在胆道内死亡后也可形成结石核心及感染源,最终可引起一系列外科并发症,如蛔虫性肠梗阻、肝脓肿、肠穿孔等。当胃肠功能紊乱、饥饿、发热、驱虫不当导致肠内环境发生改变时,寄生于肠道的蛔虫可窜入上消化道,加上蛔虫有钻孔的特点,当 Oddi 括约肌松弛时,嗜碱性的蛔虫便可乘机钻入患儿胆道,机械刺激可引起括约肌痉挛,导致胆绞痛或诱发急性胰腺炎。蛔虫还可将肠道细菌带入胆道内,造成感染,引起急性化脓性胆管炎甚至肝脓肿,若蛔虫经胆囊管钻入胆囊,还可造成胆囊穿孔。

【临床表现】 胆道蛔虫症的特点是"症征不符",即剧烈的腹痛与较轻的腹部体征不相称。突发性剑突下疼痛,呈阵发性钻顶样绞痛,伴恶心、呕吐,常放射至右肩胛部或背部。间歇期疼痛缓解,或症状全无。腹痛可反复发生,持续时间不定,发生胆道感染时,症状与急性胆管炎相似,可伴有轻度黄疸。

【诊断与鉴别诊断】

1. 反复出现腹部或脐周一过性隐痛,或伴偏食、夜间磨牙、腹部膨隆等均可提示蛔虫感染。如有合并症,则应根据相应的症状、体征和有关检查结果酌情判断;如出现胆绞痛、胆管炎、胰腺炎时应考虑胆道蛔虫病的可能性;儿童患者腹痛、呕吐、腹胀、停止排大便与排气，扪及腹部条索状肿块时应注意蛔虫性肠梗阻的可能性。

2. 查体发现仅有右上腹、剑突下压痛，还可合并胆管炎、胰腺炎或肝脓肿相应的体征。

3. 辅助检查　首选B超检查，胆管有轻度或中度的扩张，管壁增厚，可见胆道内平行强光带及蛔虫影；粪便涂片查虫卵是最简单、快速、可靠的肠蛔虫病确诊依据。胃肠吞钡检查可显示蛔虫的形态与数量；腹部X线平片可见胃内有大小与蛔虫相似的可变性圆条状阴影；若多条蛔虫平行聚集，则阴影如“稻米状”；虫体截面投影则呈“豆粒状”或“串珠状”影像；十二指肠引流液查见虫卵是胆道蛔虫病的直接证据。

4. 鉴别诊断　通过以上症状、体征和检查多能确诊，但也需要与胆石症、肠系膜淋巴结炎相鉴别。

【治疗原则与方案】 小儿胆道细小，管道较短，钻入的蛔虫往往头已经进入胆管，但体部仍悬于十二指肠，因此，有时可借Oddi括约肌松弛及胆道内压增高及虫体卷曲时退出胆道，故胆道蛔虫症绝大部分可经非手术治疗而治愈。文献报道仅2.5%的患儿需经手术治疗。

1. **非手术疗法**　本病的治疗原则是解痉、镇痛、利胆、驱虫、控制感染和纠正水、电解质失调。

(1) 解痉镇痛：①解痉镇痛药物：常用药物有阿托品、654-2，维生素K_3等，可解除平滑肌痉挛所引起的绞痛。绞痛剧烈，在诊断明确时可配合应用哌替啶、异丙嗪、苯巴比妥等；②针灸治疗：发病初期可采用中医针灸治疗，常用的穴位有足三里、上脘、太冲、鸠尾、脐俞、内关等；③用食醋50ml、芝麻油25ml口服。

(2) 利胆驱虫：①中药乌梅汤；②胆道排蛔汤；③驱虫药物：左旋咪唑、四咪唑、枸橼酸哌嗪等；④氧气驱虫：插入鼻胃管之后，成人缓慢的一次性注入氧气300ml，儿童酌减。⑤应用33%硫酸镁；⑥十二指肠镜直视下取虫。

(3) 预防和控制感染：可采用氨基糖苷类、喹诺酮类和甲硝唑或替硝唑等抗生素。

2. **手术治疗**　适应证：①胆道蛔虫症经非手术治疗 5~7 天后症状未见好转，仍有剧烈而频繁的腹部绞痛时；②胆道蛔虫症经胆管造影证实蛔虫在胆道内已死亡；③阵发性腹痛转为持续性腹痛，体检时上腹部肌紧张，临床怀疑胆管穿孔及腹膜炎时；④合并重度胆管炎，患儿体温在 39℃以上，黄疸，肝大，上腹部肌紧张，中毒症状严重，经抗感染治疗不能控制时；⑤合并胆道出血或急性胰腺炎时。

(1) 术前准备

1) 不典型病例，可做静脉胆道造影、B 超检查，进一步明确诊断。少数诊断困难的病例可行 ERCP 检查；

2) 有严重感染及中毒症状者应禁食，补液纠正酸碱平衡的紊乱，应用抗生素预防感染；

3) 积极非手术治疗法，包括应用解痛镇静药物、中药及驱虫治疗；

4) 并发黄疸时肌注维生素 K_1 治疗；

5) 术前放置胃管；

(2) 麻醉：全麻插管或硬膜外麻醉，仰卧位。

(3) 手术步骤

1) 切口：右上腹肋缘下弧形切口或右侧腹直肌切口。

2) 进入腹腔后，盐水纱垫保护肝脏：助手将肝脏向上牵开，将胃拉向左侧，显示肝十二指肠韧带，详细探查胆道及肝脏、胆囊。术者左手示指伸入胃网膜孔内，以拇指放在肝十二指肠韧带内触摸胆总管。如胆总管内有索状物即为蛔虫，但如果触不清蛔虫时，也应切开胆总管进行探查。

3) 切开胆总管取虫：切开肝十二指肠韧带分出胆总管，在胆总管下部穿刺，抽出胆汁后，在穿刺点两侧以 2-0 丝线缝合两针。作为牵引线，在两牵引线间纵行切开胆总管 1cm。吸尽胆汁，用取虫钳伸入胆总管夹取蛔虫，同时不断按摩左右肝管，仔细检查左右肝管。有多条蛔虫同时钻入胆管时，应全部取出。取虫后向左右肝管及胆总管下端用生理盐水冲洗，以探条向胆总管下端扩张，检查壶腹是否通畅。

4) 胆总管引流：向胆总管内安放“T”形管，胆总管以2-0丝线间断缝合。“T”形管从切口或上腹部另戳孔引出，于肝下放置烟卷引流。关闭切口。有学者主张如无胆道感染时，可不必放置“T”形管而直接缝合胆总管。但多数学者认为取虫术后Oddi括约肌水肿痉挛，另外患儿胆道系统多有感染存在，“T”形管引流可降低胆管压力，待胆汁引流通畅后，可促进胆管的炎症及水肿迅速消退，故主张用“T”形管的占多数。

5) 术中驱虫：安放“T”形管前，可将导尿管放入胆总管远端，并通过壶腹进入十二指肠，向十二指肠腔注入驱虫药，但不宜向肠腔灌入氧气法驱虫，否则会加重术后腹胀。

6) 胆囊：除非有急性炎症或胆囊已坏死，不必常规切除胆囊。

(4) 术中注意要点

1) 术中应彻底清除胆管内的蛔虫，反复冲洗胆管及肝管，以便去除蛔虫卵，防止术后形成胆管结石。

2) 取虫过程中所用钳体不能太大，操作中应防止损伤胆管壁。

3) 如合并肝脓肿时，如果脓肿距肝表面不深时，可做切开引流。脓肿太小，且位置较深时，可采取非手术方法治疗。

4) 术中尚应了解消化道蛔虫的分布及数量。

5) 安放“T”形管的两臂不要过长。缝合胆总管应严密，防止由于缝合疏漏导致胆汁外溢造成腹膜炎。

3. 术后处理

(1) 禁食、胃肠减压、静脉补液、应用抗生素预防感染。

(2) 每日记录“T”形管的胆汁流量，定期作显微镜检查，以便了解有无蛔虫卵或感染存在。

(3) 如引流阻塞时，可用生理盐水冲洗。有时阻塞系肠道内蛔虫再次钻入所致。可向胆道内注入生理盐水，试将蛔虫挤入肠腔。

(4) “T”形管的拔除：术后经过顺利，体温正常，黄疸消退，引流液逐日减少时，可于术后 2~3 周夹管。如无不适，于 3 周后拔除。

(5) 肠功能恢复后可经口进食，并服驱虫药物。

(6) 如“T”形管内不断有蛔虫爬出时，应积极口服驱虫药驱虫。

4. 术后并发症及预防

(1) 腹腔或膈下感染：胆道蛔虫多合并感染，术中切开取虫可能污染腹腔，所以，在“T”形管安放完毕后，应用大量生理盐水冲洗腹腔，腹腔内放置烟卷式引流，应用抗生素治疗。

(2) “T”形管脱出或扭曲：均在临床上表现胆汁突然减少，前者更为危险。术后早期“T”形管脱落是严重的并发症，应及时手术修补胆管并重新放置。手术妥善固定，防止再脱。

(3) 胆瘘：拔除“T”形管后，引流口不断引流胆汁，经久不愈时，证明胆总管下端梗阻，应再次手术解除梗阻。

【预后】 蛔虫病一般预后良好。有胆道蛔虫病等严重并发症可影响健康。幼儿蛔虫性肠梗阻、蛔虫性窒息等未能及时诊断与治疗者可危及生命。由于存在再感染的可能，所以，最好每隔 3~4 个月驱虫一次。

【小结】 儿童蛔虫感染较成人更为多见。我国农村儿童蛔虫感染率大约为 30%，城市儿童则为 3% 左右。传染源主要为粪便中含有受精蛔虫卵的人，儿童感染的主要传播途径主要是经口吞入感染期虫卵。各地区的感染季节都不相同，全年均可感染，我国大部分地区以春、夏季为主。蛔虫感染往往有家庭聚集性。大多数人感染后没有明显的临床症状，称为带虫者。儿童和体弱者出现的症状较多。蛔虫的幼虫、成虫均可作为致病因素，成虫的危害主要与机械损伤、变态反应和夺取营养有关。当虫体完全进入胆管或胆囊，疼痛反而减轻。如合并感染，可出现急性胆管炎甚至腹膜炎症状。对带虫者应积极进行驱虫治疗，治疗原则为镇痛、解痉、驱蛔和控制感染。相关部门应在农村、幼儿园、小学等进行广泛地普查、普治，并开展卫生宣传教育工作，宣传蛔虫病的危害及防治知识。加强粪便管理工作，养成良好的卫生习惯，不随地大便，饭前、便后洗手，勤剪指甲，不食不清洁的瓜果、蔬菜等，不饮生水，防止食入虫卵。

（刘磊）

附：小儿胆道蛔虫病诊治流程图

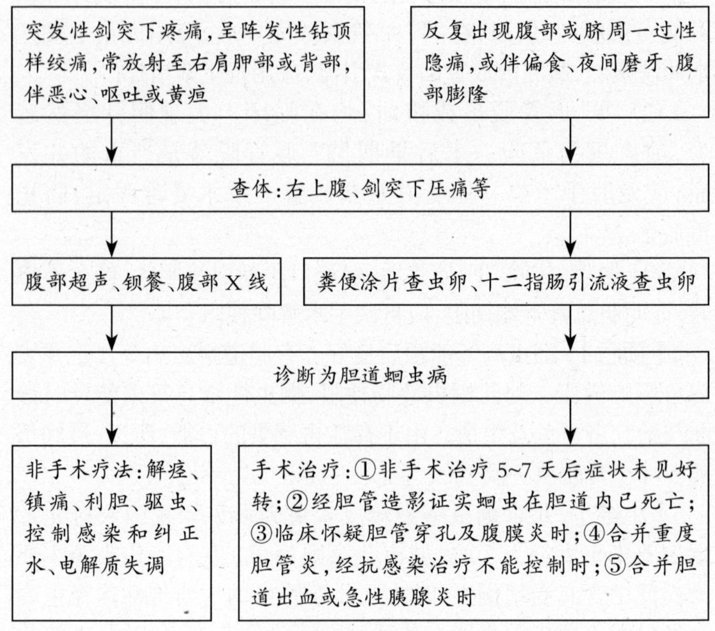

【参考文献】

1. 陈慧敏.18例小儿胆道蛔虫症的多普勒超声诊断研究.医学信息，2014，9：478-478.
2. 韩丽娟.58例小儿胆道蛔虫症的临床疗效分析.齐齐哈尔医学院学报，2013，34（3）：399-400.
3. Ramzan Z，Anzengruber F. A case of biliary ascariasis. Isr Med Assoc J，2014，16（5）：324-325.
4. 董彦，王立，绞条玉，等.超声在肠道及胆道蛔虫症诊断中的价值.中国临床医学，2013，6：835-837.

5. Mansilla-Vivar R,Caballero ES,Dueñas CS,et al. Biliary ascariasis as etiology of recurrent abdominal pain. Endoscopy,2016,48(S 01): E196-E196.
6. 董蒨,李龙,肖现民,等.小儿肝胆外科学.第2版.北京:人民卫生出版社,2017:196-197.

第二十二章　先天性胰腺疾病

胰腺在胚胎发育约4周时，前肠分化出背侧和腹侧两个胰腺的始基，然后随着胚胎逐渐发育，背侧的始基在十二指肠后方向左发展，成为胰腺体、尾及头的一部分，腹侧始基位于十二指肠前方，至胚胎6~7周时随十二指肠旋转至背侧，与背侧始基靠近并融合形成胰头。背、腹侧胰芽在旋转、融合过程中一旦发生变异，可发生胰腺先天性畸形，如环状胰腺、胰腺分裂等。

第一节　环状胰腺

【概述】 环状胰腺（annular pancreas）是胰腺先天性畸形中最常见的一种解剖变异，文献报告发病率约12 000-15 000个活婴中有1例环状胰腺病患儿，男、女发病比例无明显差异，早产儿或低体重儿更多见。环状胰腺是引起先天性十二指肠梗阻的最重要的原因，绝大多数患者在新生儿和婴儿期出现症状，极少数可终生无症状。1862年Ecker将本病命名为“环状胰腺”。

【病因】 胰腺的发育是由腹侧始基随十二指肠由左向右后旋转并与背侧始基融合而形成。当胚胎时期这一发育过程出现异常，即腹侧始基顶端固定且被环绕包裹十二指肠右侧面与背侧始基融合而形成环状胰腺（见图22-1）。此外，胚胎早期原肠内潜在胰芽融合停滞以及腹、背侧始基因炎症刺激而肥大增生，也可能是引起环状胰腺的原因；还有文献报告，遗传因素对本病的发生也起着重要作用，环状胰腺患儿合并Down综合征的可能性是普通患儿的430倍。

【病理】 环状胰腺可分为两种类型，一种是壁外胰腺，另一

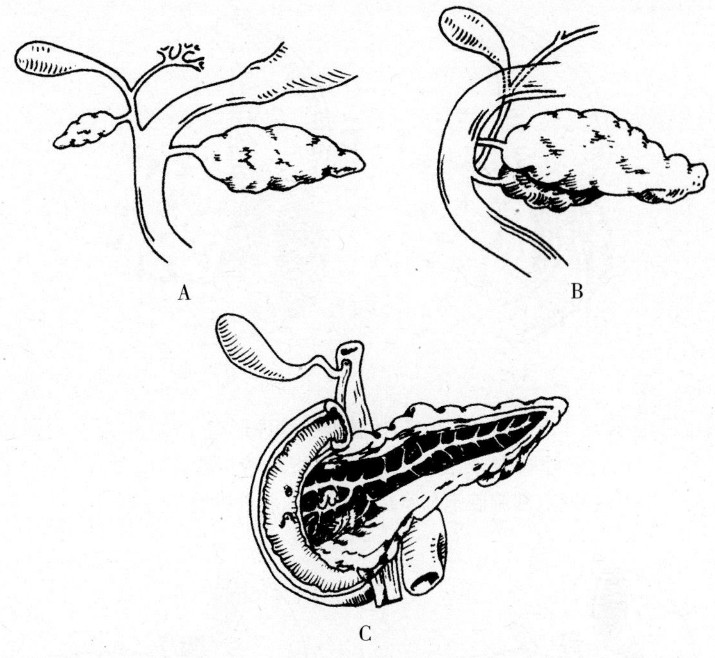

图 22-1　胰腺胚胎发生的三个过程

A:胚胎发育第四周时,胰腺的腹侧始基背侧始基;B:胚胎第七周时,腹侧始基随十二指肠向左向后旋转与背侧始基融合;C:胰腺形成后主、副胰管

种是壁内胰腺,即胰腺组织与十二指肠壁的肌纤维混合成一体(见图 22-2)。环状胰腺的外观可见其组织与正常胰腺没有明显区别,显微镜下可见正常腺泡和胰岛,而且胰腺的外分泌和内分泌功能也无明显异常。

环状胰腺还可根据其包绕十二指肠解剖状态分为完全性环状胰腺和不完全性的环状胰腺(见图 22-3),国内曾有报告,完全性包绕十二指肠者占 61%(25/41),部分包绕者即不完全性占 39%(16/41)。

环状胰腺大多数位于十二指肠降段,个别位于十二指肠水平段或十二指肠球部。当环状胰腺压迫十二指肠时,引起十二指肠的完全性或不完全性梗阻。梗阻部位以上消化道扩张,以

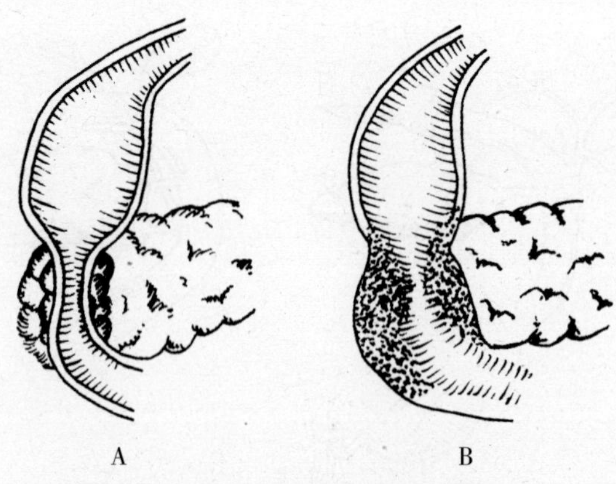

图 22-2　环状胰腺的病理形态

A:壁外胰腺、胰腺组织与十二指肠壁不融合;B:壁内胰腺、胰腺腺泡与十二指肠壁的肌纤维混为一体

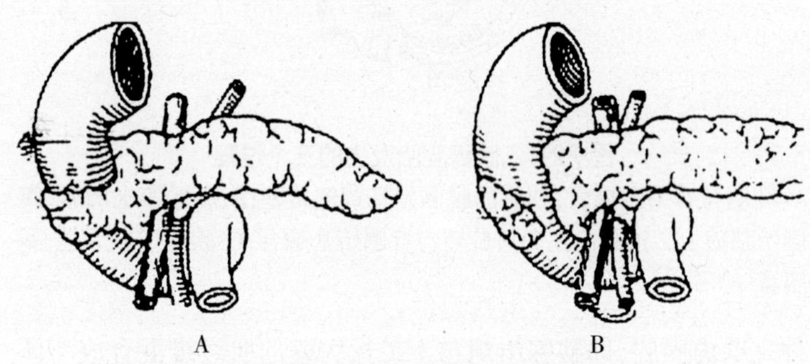

图 22-3　环状胰腺的病理形态

A:完全性环状胰腺;B:不完全性环状胰腺

十二指肠球部或降部近端最明显,胃部其次。梗阻远端肠管明显细小。

环状胰常可伴有其他畸形,十二指肠狭窄与闭锁、肠旋转不良最为常见。文献报告,十二指肠狭窄与闭锁占合并畸形的约 20%,合并肠旋转不良者约占 40%,食管闭锁 - 食管气管瘘、梅克尔憩室、肛门闭锁、先心病以及唐氏综合征也是环状胰腺的常见合并畸形。

【临床表现】 环状胰腺有一部分可能胰腺宽大或部分包绕而不影响十二指肠的通畅可无任何临床症状，终身不需要手术；也有部分在成年期发病。多见于 20~40 岁，国外有报告过 79 岁高龄的环状胰腺患者；但大部分环状胰腺患者在新生儿期即出现高位肠梗阻的临床表现。环状胰腺临床表现主要由并发症所引起。

1. **十二指肠梗阻** 新生儿病例多数为完全性或几乎完全性十二指肠梗阻，故多在出生后一周内发病。临床表现为顽固性呕吐，依环状胰腺与十二指肠乳头的相对位置不同，呕吐物中可含胆汁或不含胆汁，有时可同时并发黄疸。由于频繁呕吐，患儿很快出现脱水、碱中毒和体重不增反降。成人患者大多为慢性不全性十二指肠梗阻，表现为反复上腹疼痛和间隙性呕吐，呕吐物中含有宿食，上腹部饱胀，身体消瘦，营养不良。症状出现年龄越小，局部病变往往越重。

2. **梗阻性黄疸** 多见于新生儿，成人少见。主要由于环状胰腺压迫胆总管下端引起胆道梗阻，或胰腺炎波及胆道引发。患者表现为肝内外胆管扩张，胆囊胀大、淤积，血浆直接胆红素及血胆汁酸明显增高，尿胆红素阳性，肝功能异常。

3. **胰腺炎或消化性溃疡** 仅见于成人，胰腺炎也偶可见于儿童。环状胰腺引起胰腺炎可能与胰管的畸形有关，且多仅限于环状胰腺部分。发生溃疡可能由于长期的胃潴留及高酸的作用导致胃和十二指肠发生溃疡，这种溃疡以十二指肠溃疡多见，且多位于球后。

【诊断及鉴别诊断】

1. **产前检查** 产前超声检查时可发现羊水过多，十二指肠第二段外周有环状胰腺影像。

2. **呕吐** 生后出现频繁呕吐，早者生后 1~2 天开始，吃奶后不久即发生呕吐，大多为胆汁性呕吐，重者呕吐还可出现咖啡色物。

3. **排便** 大多胎粪排出正常，但排便较黏稠，每次量较少。

4. **一般情况** 由于呕吐可出现脱水、电解质紊乱、消瘦，体重不增反降，吸入性肺炎等症状。

5. **体格检查**　上腹饱满、腹部可见胃型和胃蠕动波。

6. **X线影像学检查**　腹部正位平片可见到典型的“双泡征”，即十二指肠球部和胃内各有一个气液平面，“双泡征”以下没有气体呈致密影；部分患者除“双泡征”外，远端有少许气体。如诊断不明可行上消化道造影（新生儿多用碘水造影），造影显示造影剂很少部分或完全不通过十二指肠第二段。此外，CT及MRI也应用于诊断环状胰腺及十二指肠畸形，在鉴别复杂的胰十二指肠疾病时，可作为常规X线检查的补充。成人也有将十二指肠超声内镜应用于临床报告。

7. **胎粪化验**　可取患儿胎粪的中间部分染色镜检，由于环状胰腺引起的完全性十二指肠梗阻，胎粪中找不到随羊水吞咽下鳞状上皮细胞或胎毛。

8. **腹腔镜检查**　随着腹腔镜器械的进一步改进和术者操作技术不断提高进步，腹腔镜的检查不仅可以作为环状胰腺最终的确诊方法，还可以作为手术进行治疗的手段。

9. **环状胰腺的诊断与鉴别**　诊断程序中主要与下列几种疾病鉴别：

(1) 先天性肥厚性幽门狭窄：通常在出生后2~3周开始出现喷射状呕吐，呕吐物中不含胆汁，患儿安静腹肌松弛时右上腹可触及橄榄形包块。腹部立位平片呈“双泡征”，碘水钡餐见造影剂通过幽门困难，幽门管延长并呈“鸟嘴状”。

(2) 肠旋转不良：呕吐为肠旋转不良的主要临床症状，呕吐物含胆汁。X线直立位腹部平片显示肠内积气较多，盆腔有气体。如行钡剂灌肠检查可见回盲部位于右上腹，这对诊断肠旋转不良具有决定性意义。

(3) 肠闭锁：呕吐内容常含胆汁或肠内容物，生后不排胎粪或仅少量胎粪排出。腹部平片见上腹肠内积气，但下腹及盆腔无气体。

【治疗原则及方案】

1. 治疗原则

(1) 环状胰腺的诊断明确又有手术指征时，应积极纠正患儿的脱水和电解质紊乱、营养不良，争取尽早手术。

(2) 手术是治疗环状胰腺的唯一选择。手术治疗的目的是解除十二指肠的梗阻，而对胰腺本身仅是解剖位置的变异不影响胰腺的外分泌与内分泌功能，无须从十二指肠壁上来剥离松解胰腺组织。

2. **手术指征**　生后早期即出现十二指肠完全性或部分梗阻症状，经一系列影像学检查证实后应行开腹探查或行腹腔镜检查手术。

3. **手术前准备**

(1) 新生儿手术前准备

1) 新生儿病例伴有脱水者，迅速补充液体和电解质，按血液生化检查结果纠正酸碱失衡，全身情况差应输适量新鲜血或血浆，提高机体免疫力。

2) 置鼻胃管减压，防止误吸。

3) 应用维生素 K 和维生素 C，预防术后出血；合并肺部感染应经静脉输用抗生素。

(2) 慢性不全性十二指肠梗阻者的手术前准备

1) 纠正营养不良和慢性脱水。术前数日每天补给氨基酸和脂肪乳剂。贫血和低蛋白血症者输全血或血浆，全身性情况改善后手术。

2) 手术前两日给流质饮食，术前日晚用温生理盐水洗胃。术晨置鼻胃管减压。

3) 给予合适抗生素预防感染。

4. **术式与操作**

(1) 全身麻醉、阻滞麻醉，必要时气管内插管。

(2) 常选右上腹横切口或经腹直肌切口。

(3) 十二指肠 - 十二指肠菱形吻合术：①充分游离十二指肠梗阻部的远端肠管，使吻合口无张力；②近端横、远端纵切口 1.5~2cm 长；③用可吸收缝线十二指肠 - 十二指肠全层间断侧侧缝合；④逐层缝合腹壁。

5. **注意事项**

(1) 注意其他伴发畸形　如十二指肠远端有肠闭锁或肠狭

窄、肠旋转不良以及梅克尔憩室等，必须要作相应处理，十二指肠侧侧吻合术，十二指肠空肠 Roux-en-Y 形吻合术，Ladd 松解术，梅克尔憩室切除。

(2) 术中在吻合前将胃管送入吻合口远端或十二指肠扩张段内有利吻合口的减张与愈合。

(3) 术后禁食，胃肠减压待胃液清亮后停止，继续用抗生素防止感染。

(4) 结肠后胃空肠吻合或十二指肠空肠吻合均易产生盲袢综合征，现已很少应用。

(5) 腹腔镜下环状胰腺的手术治疗，该手术具有极佳的美容效果。

患儿疼痛轻、创伤小、恢复快，受到越来越多的患者欢迎与接受，但由于技术难度大、操作要求高，目前开展尚不普遍，特别是合并有肠旋转不良时腹腔镜下 Ladd 术式不能很好地拓宽肠系膜根部，术后再发生肠扭转机会较大，有报告腹腔镜下矫正肠旋转不良后复发率高达 19%，建议此种伴发畸形时慎重考虑与及时中转开腹。

6. 术后处理

(1) 常规禁食：胃肠减压管引流清亮，肛门排气或排便后拔除鼻胃减压管，新生儿先试喂少量温开水，如无不良反应再给母乳喂养。年长儿给适量流质饮食，再逐渐增加食量，切忌操之过急。

(2) 全身情况差或营养不良者，术后 5~7 天经静脉营养。以促进吻合口愈合。

(3) 继续用抗生素预防感染。

(4) 细心观察腹部变化，注意切口以及腹腔感染、吻合口并发症发生。

7. 术后并发症及预防处理

(1) 吻合口狭窄：目前国内外均多数采用十二指肠前壁的菱形吻合术，此术式简单，符合解剖生理要求，吻合口菱形开放，不易狭窄或梗阻，有利于胃肠内容物的排出，肠功能恢复较快，同时也避免盲袢形成与吻合口狭窄的发生。术中应注意菱形吻合前一定先剪开十二指肠右侧侧腹膜、轻柔分离十二指肠球部、降部，直至屈氏韧带，使十二指肠降部近远端在无张力下行吻合术。此外，十二指肠的吻合切口太小，吻合时切口边缘组织内翻过多，吻合口呈直线而非菱形，均可形成吻合口狭窄。

(2) 十二指肠盲袢综合征：十二指肠吻合口位置过高，切口远离环状胰腺上缘，术后易发生盲袢综合征，空肠十二指肠吻合亦易发生同样并发症。术后患儿经常胆汁性呕吐，影响营养物质摄取与生长发育。需再次手术重行十二指肠—空肠 Roux-en-Y 形吻合术。

(3) 吻合口瘘：多因吻合技术欠佳，如缝合过稀或过密，吻合线结太紧吻合口血运差，肠壁两切缘对合不良吻合口张力过大等均可导致吻合口瘘发生。术前营养不良，严重低蛋白血症也是吻合口瘘发生的可能原因。一旦发生吻合口瘘应立即鼻胃管减压，开腹行双套管腹腔引流，必要时胃造口置导管十二指肠内引流和空肠造口插管营养液滴注，加强支持治疗或 TPN 治疗。

(4) 环状胰腺伴发畸形：畸形的发生率可高达 69%，术中如有遗漏，将给患儿带来不良后果，如十二指肠闭锁或狭窄、易遗漏，术后可能仍再出现长期腹痛，反复呕吐，十二指肠近端逐渐扩张肥厚，年长儿或成人则发生巨十二指肠，需再手术行十二指肠的裁剪缝合，如原吻合口狭窄需重新吻合和并做相应处理。

【预后】 环状胰腺如不合并其他严重畸形，术后效果好，患儿生长发育尚无明显影响。

【小结】 环状胰腺如出现临床症状，发生完全性或不完全性消化道梗阻并经影像学检查证实时，原则上应尽早手术治疗。

附:小儿环状胰腺诊治流程图

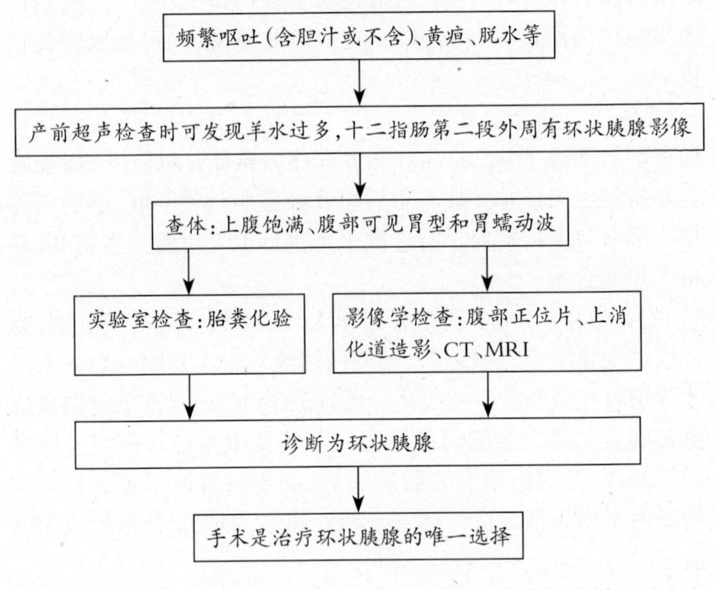

第二节　异位胰腺

【概述】 异位胰腺(heterotopic pancreas)又称为迷走胰腺(aberrant pancreas)或副胰(acccssary pancreas)过去认为本病较少见,仅在手术或尸检时偶然发现,但现在由于影像学及内镜检查方法的进步,近年有关异位胰腺的报道有增多的趋势。异位胰腺是正常胰腺解剖部位以外的孤立胰腺组织,与正常胰腺之间无解剖学关联。

【病因】 确切胚胎学机制尚不完全清楚。国内外多数学者认为,本病是胚胎时期的胰腺原基与原肠粘连或穿透原肠壁,并随原肠的旋转及纵行生长而分布于各种异常部位,也有学者认为是内胚层异向分化所形成。

【病理】 异位胰腺可发生在消化道和消化道以外许多部

位，但以消化道为常见，特别是胃和十二指肠。概括文献，其异位胰腺在消化道的部位依次为：胃、十二指肠和 Meckel 憩室，其他少见部位有回肠、空肠、结肠、阑尾和食管。消化道以外的常见部位主要是胆总管、胆囊和脐部，肝脏、脾脏、脾血管附近、肠系膜、大网膜、横膈、肺、肾上腺、腹膜后及胰腺周围组织内均有报告。

异位胰腺大体所见为浅黄色或淡红色实体性结节，单发或偶多发，圆形或不规则，可有蒂，一般体积较小，直径 2~4mm，75% 位于黏膜下层，少数可位于肌层或浆膜下。

异位胰腺组织学上可分为三型：①典型的胰腺组织，有腺泡、导管和胰岛；②以腺泡为主，有少量导管，无胰岛；③以导管为主，有少量腺泡，无胰腺组织。

正常部位胰腺的任何疾病均可发生于异位胰腺，如急、慢性胰腺炎，囊肿、腺瘤或腺癌，甚至可发生内分泌性胰岛细胞瘤。

【临床表现】 异位胰腺的临床表现随其所在部位不同而有差异，大致可分为以下几种类型。

1. **隐匿型**　大多数异位胰腺均属此型，平时均无任何临床症状，仅在其他原因行剖腹探查手术时或在 X 线检查、CT 和 MRI 以及内镜检查时偶然发现。

2. **梗阻型**　异位胰腺较大压迫或阻塞所在部位器官引起梗阻症状。如幽门部的异位胰腺可引起幽门梗阻，腹膜后十二指肠邻近处可引起十二指肠梗阻，胆道内的异位胰腺引起胆道梗阻、急性化脓性胆管炎或胆囊炎。小肠异位胰腺引起肠套叠及小肠梗阻等。

3. **出血型**　位于消化道黏膜下的异位胰腺，由于压迫及外分泌作用，引起周围胃肠道黏膜的充血、溃烂、侵蚀血管引起消化道出血。

4. **憩室型**　异位胰腺的存在有学者认为可能与憩室的发生有关。异位胰腺存在于梅克尔憩室、胆总管囊肿、脐尿管囊肿等，引起局部的炎症或出血。

5. **肿瘤型**　异位胰腺常使所在局部消化道黏膜隆起，胃肠壁增厚,行胃镜、钡餐检查或手术探查时被误诊为肿瘤。

【诊断与鉴别诊断】 异位胰腺在隐匿期无临床症状时不易被诊断,因而在过去相当长时间内,不少病例在手术或尸检时发现。现在借助影像学的技术进步和对本病认识提高,相当多病例术前就能确诊。

1. **上消化道造影** 在X线片上显示有圆形缺损,其中央存留钡剂呈脐状凹陷、被称为中央导管征。

2. **纤维内镜检查** 内镜检查可见黏膜下的孤立性圆形隆起肿块,表明黏膜色泽正常,中央凹陷和开口,呈脐状。用导管向中央开口内注入造影剂时,X线片上可见深1~2cm的异位胰腺中央导管。组织活检可显示正常或伴炎性改变的胰腺组织。

3. **本病主要与腺瘤样息肉** 平滑肌肉瘤、淋巴瘤等相鉴别。

4. **其他** 临床出现不明原因的胰高糖素瘤和胰岛细胞瘤的特征,而在正常胰腺内未能发现肿瘤,应考虑异位胰腺的可能。

【治疗原则与方案】

1. **治疗原则**

(1) 术前患儿无本病所致临床症状,术中偶然发现异位胰腺,切除不困难且不影响原定手术时,一般应行异位胰腺切除,防止术后异位胰腺发生的并发症,如出血、溃疡、穿孔等而需再手术。

(2) 手术中一般应行快速冷冻切片检查,如有恶变应行根治术。此外术中冷冻切片还可避免误诊。

2. **手术指征** 异位胰腺经过上消化道造影,纤维内镜检查以及MRCP等检查证实并有临床症状时,应行外科手术治疗。

【预后】 位于消化道的异位胰腺在不并发有临床症状而能完整切除时预后良好。

附:小儿异位胰腺诊治流程图

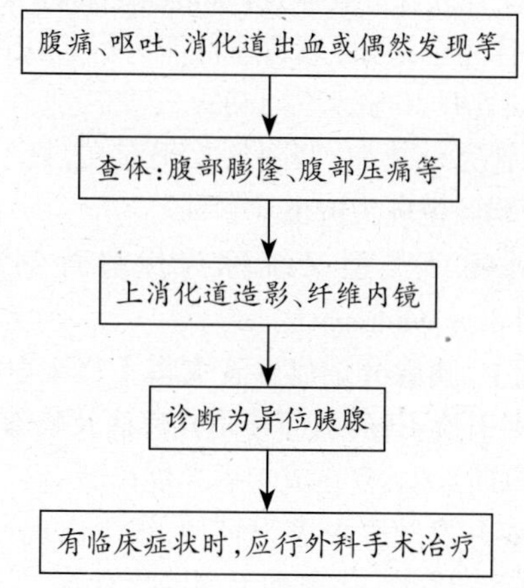
腹痛、呕吐、消化道出血或偶然发现等
查体:腹部膨隆、腹部压痛等
上消化道造影、纤维内镜
诊断为异位胰腺
有临床症状时,应行外科手术治疗

第三节　胰腺分裂症

【概述】 胰腺分裂症(pancreas divisum)是胰腺胚胎发育异常所产生的解剖异常,早在 1930 年 Opie 就对此病进行了描述。文献报告发生率约 7%,欧美国家人群发病率高于亚洲,我国尚无准确统计资料。大多数胰腺分裂症患者可以终身无症状。

【病因】 胰腺在胚胎发育过程中,腹胰与背胰逐转融合时,腹胰管和背胰管也相互融合,形成主胰管,背胰的近端或萎缩消失或残留成副胰管,一旦发生未融合或融合不完全,背胰管成为大部分胰腺的唯一引流通路,如果引流不畅即易产生胰腺炎的可能。

【病理】 根据腹侧与背侧胰管融合的解剖学特征将胰腺分裂症分为 4 种不同的病理类型。

1. 主胰管与副胰管完全分离,两者间无任何交通支联系,该病理类型是临床中最常见的一种,约占胰腺分裂症的 80%。

2. 主胰管与副胰管间有细小的分支相互交通,但此交通仍不能完全使胰液通畅流出而发生临床症状。此病理最少见，约占本病的5%。此型又称功能性胰腺分裂症（functional pancreatic divisum）或不完全性胰腺分裂症（incompleted pancreatic divisum）。

3. 腹侧胰管完全缺如，该病理特征为行ERCP检查时主乳头上未能发现胰管开口、此型占15%。

4. 背侧胰管完全缺如，但副乳头仍存在，只不过副乳头无直接开口，胰液均经主乳头流出。

2、3、4三种病理类型又统称为优势背侧胰管综合征（dominant dorsal duct syndrome）。

【临床表现】 胰腺分裂症患者大多无临床表现，仅少数患者由于胰液长期引流不畅，引起梗阻性疼痛及胰腺炎，因此这一病症很少在儿童期发生，多在成年后才能诊断。

胰腺分裂症并发胰腺炎多为轻型，很少出现如胰腺假性囊肿、脓肿和出血等并发症，保守和无创治疗有效。

【诊断与鉴别诊断】

1. 典型的反复上腹部疼痛的胰腺炎表现，有时进食可诱发。

2. 检查与辅助诊断

(1) 血尿淀粉酶检查：急性起病时血尿淀粉酶可升高，症状消失，则可恢复正常。

(2) B超检查：有时可清晰显示胰管的粗细及变异的解剖，伴有胆总管扩张时也能清楚显示。

(3) 磁共振胰胆管成像（MRCP）检查：对胰胆管病变的定位定性诊断均有较高的敏感性、特异性和准确性，能较好地评价胰胆管梗阻与解剖变异，且无放射性损伤和无创，易被家长接受，在小儿外科具有特别优势。

(4) ERCP检查：可直接经主乳头或副乳头插管造影，副乳头插管清楚显示出背胰管，诊断更为准确，成人且可内镜下行括约肌成形或切开等治疗。但在较小患儿操作困难，尚可诱发急性胰腺炎的风险，开展并不普遍。

3. 鉴别诊断

(1) 假性胰腺分裂，此病多由于急性坏死性胰腺炎损伤和瘢痕的原因，胰管显影见主胰管较长而宽，近端无二极分支而且有突然中断。

(2) 肿瘤或慢性胰腺炎引起的胰管梗阻鉴别，炎症和肿瘤表现胰管不规则狭窄、突然中断，胰腺分裂逐渐变细且有终末分支。

【治疗原则与方案】

1. 急性胰腺炎发作期多可采用内科保守治疗，禁食、抑酸、抑制胰酶分泌等。

2. 内镜下介入治疗，内科保守治疗无效时，原则上可行扩大功能性狭窄的副乳头，以促进胰管引流。如副乳头扩张、放置支架、副乳头切开术以及副乳头括约肌肉毒杆菌毒素注射术。

3. 内镜下介入治疗无效或复发时，特别是合并慢性胰腺炎者可行外科手术治疗。

4. 手术方案　副乳头括约肌切开成形术、胰腺空肠吻合术、胰管不扩张时则行胰腺部分切除术。

【预后】 绝大部分无症状者预后良好，少许患者成年后并发急性或慢性胰腺炎时影响预后。

附：小儿胰腺分裂症诊治流程图

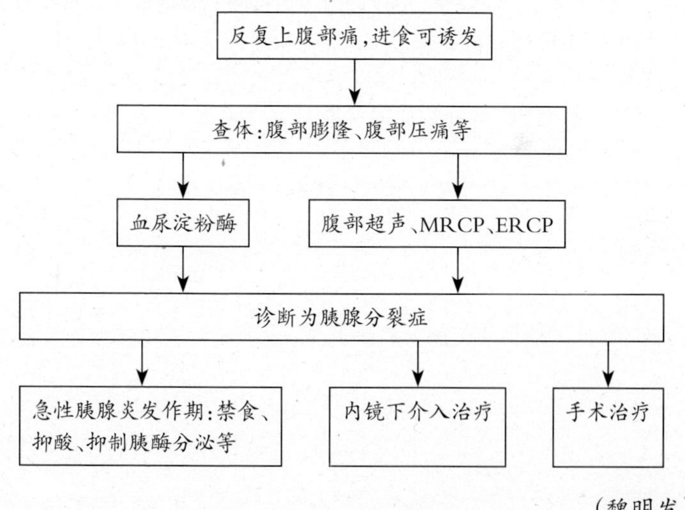

（魏明发）

【参考文献】

1. 董蒨,李龙,肖现民,等．小儿肝胆外科学．第2版．北京:人民卫生出版社,2017:497-505.
2. 李炳,陈卫兵,王寿青,等．腹腔镜诊治新生儿环状胰腺九例临床分析．中华胰腺病杂志,2013,4:227-230.
3. 张悦,马继东,张艳霞,等.36例新生儿环状胰腺的诊治分析．北京医学,2016,8:792-794.
4. Li B,Chen WB,Wang SQ,et al. Laparoscopic diagnosis and treatment of neonates with duodenal obstruction associated with an annular pancreas: report of 11 cases.Surgery Today,2015,45(1):17-21.
5. 王亚波,李炳．腹腔镜治疗新生儿环状胰腺六例体会．中华小儿外科杂志,2013,34(12):890-891.
6. 陈青江,楼毅,高志刚,等,新生儿先天性十二指肠梗阻．中华小儿外科杂志,2013,34(10):746-749.
7. 聂双,石梦月,钱雪恬,等．上消化道异位胰腺92例的临床病理及免疫组织化学分子标记特征．中华消化杂志,2018,2:110-114.
8. Xiang-Li L I,Jing-Jie L I,Zhou S,et al. Enhanced CT and CT virtual endoscopy in the diagnosis of heterotopic pancreas. Radiologic Practice, 2014.
9. 周峻、姜斌、陈芳林,等．治疗性内镜逆行胰胆管造影在儿童胰腺疾病中应用价值的初步探讨．中华小儿外科杂志,2014,35(10):774-778.
10. 孙骥,郜升．胰腺分裂症的诊断与治疗进展．肝胆胰外科杂志,2014,2:173-176.

第二十三章 胰腺囊肿

胰腺囊肿在儿童中比较少见，具体发病率不十分清楚，但随着儿童胰腺炎症、腹部外伤发生率的增加，以及影像学检查的发展及广泛应用，胰腺囊肿的发现及报道有所增加。胰腺囊肿的病因复杂，包括先天性、获得性和特发性因素。1989 年 Howard 根据囊肿的病因、病理及合并的疾病等特点，将胰腺囊肿进行了比较详细的分类（表 23-1）。

表 23-1 胰腺囊肿及囊性肿瘤的分类（Howard 1989）

先天性真性囊肿
单纯性真囊肿
多囊病
• 胰多囊病无相关畸形
• 胰巨囊肿合并囊性纤维症
• 胰多囊症合并小脑肿瘤及视网膜血管瘤
• 胰腺囊肿合并多囊肾
肠源性囊肿
皮样囊肿
血管瘤性囊肿 单纯性或增殖性囊肿
增殖性囊肿——囊性肿瘤
• 良性（微囊肿）浆液性囊腺瘤
• 良性及恶性黏液性（巨囊肿性）囊腺瘤及囊腺癌
• 腺细胞囊腺癌
• 乳头状囊性上皮肿瘤
• 其他囊性腺癌
• 畸胎瘤性囊肿
• 囊性绒癌
• 其他罕见囊肿

续表

后天性囊肿
• 滞留性囊肿 • 寄生虫性囊肿　棘球囊肿　绦虫囊肿 • 假性囊肿　胰腺及胰周围组织囊性坏死性慢性假性囊肿
未明原因的囊肿
外分泌胰癌囊肿性坏死
囊性胰岛细胞癌
靠近胰腺的十二指肠囊肿

因一些胰腺囊肿的发病率很低，且部分胰腺囊肿的病因还不十分清楚，本章主要详述常见的胰腺囊肿，如先天性真性囊肿、潴留性囊肿、假性囊肿和囊性肿瘤。

第一节　先天性胰腺真性囊肿

【概述】 先天性胰腺真性囊肿罕见，发病率不到胰腺囊肿的 10%，其特点是囊肿内壁有一层上皮衬托。当合并慢性炎症、感染时，上皮层可受破坏消失。

【病因与病理】 先天性胰腺真性囊肿包括单纯性囊肿、多发性囊肿、肠源性囊肿（肠道重复畸形）、皮样囊肿等。

单纯性囊肿罕见，目前认为是胰管发育异常的结果，常见于胰体、胰尾部。病因可能为胰腺发生期间胰管内皮细胞形成孤立的巢，积存液体，可能压迫十二指肠、胃或胆管。囊壁内衬上皮细胞，囊内通常充填浑浊的黄色无菌液体，没有胰酶活性，不易发生粘连和感染。

多发性囊肿多为全身性疾病的一部分，常伴有其他器官的病变，如囊性纤维化病、胰腺多囊性病变伴小脑囊肿和视网膜血管瘤及伴发多囊肾等。胰腺囊性纤维化病是一种全身性的遗传性疾病，常与肝、肾、肺以及中枢神经系统囊肿并发，胰腺的病变包括胰腺慢性纤维化、胰腺实质的缺失或多发性囊肿，此病在我国的发病率极低。

胰腺的肠道重复畸形比较罕见,通常伴有胃的重复畸形。病因可能为胰管形成的肠道憩室退化不全所导致。囊肿与胰管相通,内衬胃型的上皮细胞,在其囊壁中含有异位的胰腺组织。

胰腺真性囊肿均为良性病变,此点不同于囊性肿瘤有恶性及恶变可能。

【临床表现】

1. **囊肿本身所产生的症状** 大多数真性囊肿由于体积较小,无临床症状,多为体检中偶然发现。囊肿可因逐渐增大出现腹胀、腹痛、腹壁包块等表现,当合并感染、破裂时可出现发热、腹痛剧烈、腹膜炎等症状。

2. **压迫周围器官引起的症状** 囊肿增长压迫胃肠道出现恶心呕吐、上腹胀饱等消化道症状。囊肿压迫胆总管可出现梗阻性黄疸等症状。

【诊断及鉴别诊断】

1. **诊断** 胰腺真性囊肿多无临床症状,通过超声、CT等检查偶然发现。也可因囊肿感染或逐渐增大,出现发热、腹痛、腹胀、恶心、呕吐等症状就诊。不合并感染,实验室检查多正常。

(1) 超声、CT检查:是诊断胰腺真性囊肿最常用的影像学检查方法。超声、CT常显示圆形或椭圆形薄壁或无壁囊性结构,表面光滑、无粘连,内多为水样液体,胰腺周围脂肪间隙清晰,多位于胰体尾部。增强CT显示胰腺组织密度增强而囊壁、囊内容物常无变化,囊肿显示更清楚。

(2) ERCP、MRCP检查:常呈现相应囊肿部位胰管受压、变窄、移位等改变,但一般胰管无扩张,部分病例可显示囊肿与胰管相通。

2. **鉴别诊断** 胰腺真性囊肿需要与胰腺假性囊肿、胰腺囊性肿瘤、胰腺脓肿、肠系膜囊肿、胆总管囊肿、腹膜后囊性肿物等相鉴别。

【治疗原则与方案】 除合并多发脏器囊肿的胰腺囊性纤维化病,先天性真性囊肿多需要手术治疗。术中探查囊肿大小、部位及与周围器官的关系,必要时取囊液进行淀粉酶测定及囊壁活检,再根据结果决定具体的手术方式。单发的孤立囊肿宜采取单纯的囊肿切除术或腹腔镜下囊肿切除术。多发性囊肿如位于胰体尾部可采取胰体、尾切除术。位于胰头部的囊肿需行胰十二指肠切除术，如手术困难，在排除囊性肿瘤的前提下，可行内引流术。

附：小儿先天性胰腺真性囊肿诊治流程图

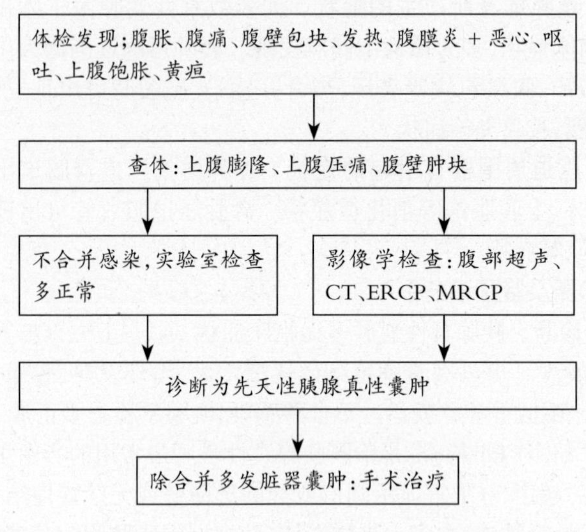
体检发现：腹胀、腹痛、腹壁包块、发热、腹膜炎＋恶心、呕吐、上腹饱胀、黄疸
查体：上腹膨隆、上腹压痛、腹壁肿块
不合并感染，实验室检查多正常
影像学检查：腹部超声、CT、ERCP、MRCP
诊断为先天性胰腺真性囊肿
除合并多发脏器囊肿：手术治疗

第二节 胰腺潴留性囊肿

【概述】 胰腺潴留性囊肿少见，尤其在儿童比较罕见，是由于腺体的慢性梗阻所导致，囊壁有上皮细胞覆盖。

【病因与病理】 任何引起胰腺腺体慢性梗阻的疾病，如先天性胰管阻塞，炎症、结石、寄生虫、腺癌等，均会导致此病。腺体的慢性梗阻导致远端胰管或腺泡发生囊性扩张和胰液潴留而形成囊肿。囊肿多位于胰尾部，内含有浑浊的液体，由胰腺外分泌的分泌物和高浓度的胰酶组成。潴留性囊肿形成缓慢，当胰管梗阻不完全时，随着囊内液体的增多、囊内压的升高，部分囊内液体可排出，囊肿有时大时小的变化。囊肿内衬胰管上皮细胞,但上皮细胞可被慢性扩张或者是胰酶暴露引起的炎症所破坏。上皮细胞被破坏后,胰腺潴留性囊肿与假性囊肿很难鉴别。

【临床表现】 常常出现中上腹不同程度的腹痛,可为间歇性或持续性,可为隐痛、钝痛、胀痛或绞痛。当囊肿增大时,可于中上腹部触及界限清楚的球形囊性肿物,肿物常伴有压痛,部分肿物有时大时小的变化。囊肿可压迫胃肠道或长期合并慢性胰腺炎导致胰腺外分泌功能不足出现腹胀、食欲缺乏、恶心、消瘦等症状。长期合并慢性胰腺炎患者可因胰腺内分泌功能不全发生糖尿病。

【诊断及鉴别诊断】

1. **诊断** 根据患者的病史和临床表现,胰腺潴留性囊肿的诊断较困难,常常需依靠实验室检查及影像学检查。

(1) 实验室检查:囊内液胰酶升高,部分患者血淀粉酶升高、血糖升高。

(2) 超声:首选的诊断方法,胰腺实质内无回声的囊性包块,单发多见。部分囊肿可见扩张的胰管与囊肿相通。

(3) CT、MRI:检查可帮助发现小囊肿及囊肿与周围器官的关系。

2. **鉴别诊断** 胰腺潴留性囊肿可由胰腺炎引起或常常合并胰腺炎,在术前与胰腺假性囊肿很难区分。需术中行囊壁活检明确是否有上皮细胞覆盖,但潴留性囊肿的囊壁常常因囊内高压、炎症及胰酶的消化而失去上皮结构;还需要与胰腺真性囊肿、胰腺囊性肿瘤、肠系膜囊肿、胆总管囊肿、腹膜后囊性肿物等相鉴别。

【治疗原则与方案】 潴留性囊肿与胰腺假性囊肿常常不易区分,好在二者的治疗原则及手术方案基本一致。治疗上要查明引起胰管梗阻的原发性疾病,以便做出相应的针对性处理。胰腺潴留性囊肿一般以手术治疗为主,手术包括两部分,一是针对囊肿的处理,可以在排除囊性肿瘤后作内引流术;再者是胰管梗阻病因的治疗,胰管结石要取出,肿瘤须切除。具体手术方案参照胰腺假性囊肿。

附：小儿胰腺潴留性囊肿诊治流程图

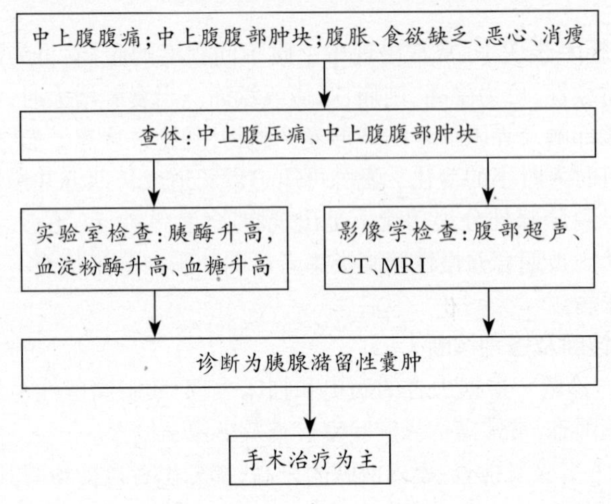
中上腹腹痛；中上腹腹部肿块；腹胀、食欲缺乏、恶心、消瘦
查体：中上腹压痛、中上腹腹部肿块
实验室检查：胰酶升高，血淀粉酶升高、血糖升高
影像学检查：腹部超声、CT、MRI
诊断为胰腺潴留性囊肿
手术治疗为主

第三节　胰腺假性囊肿

【概述】 胰腺假性囊肿是继发于急性、慢性胰腺炎或胰腺损伤后的并发症，是常见的胰腺囊肿之一，约占胰腺囊肿的 80%。

【病因】 成人胰腺假性囊肿主要由急性胰腺炎引起，约占 70%，其余由慢性胰腺炎或胰腺外伤引起，而儿童胰腺假性囊肿约 60% 由外伤引起，30% 由胰腺炎，其他病因约占 10%，且多数经内科保守治疗可吸收。

【病理】 胰腺假性囊肿形成是由于胰腺实质或胰管破裂，胰液外溢，伴随血性和炎性渗出液，刺激胰腺周围的腹膜，引起纤维组织增生，逐渐形成囊肿，其囊壁没有上皮细胞覆盖。

胰腺假性囊肿约 2/3 发生在胰体尾部，约 1/3 发生在胰头部，多位于胰腺前面表浅部，与周围脏器关系密切如胃、十二指肠、结肠等。

囊肿单房多见，形成时间一般在疾病发生后 2 周以上，囊壁成熟需4~6周或更长，可达3个月之久。约70%的囊肿与胰腺管道系统相通，囊液中淀粉酶含量一般较高。

【临床表现】

1. **囊肿本身所产生的症状** 约95%的患儿有上腹部包块，其边缘光滑、囊性感，活动度差，可有不同程度的压痛。约80%~90%的患儿有上腹疼痛，为持续性或阵发性的钝痛，并牵涉到左背部。可能是假性囊肿压迫胃肠及腹膜后神经丛所致。

2. **压迫周围器官引起的症状** 囊肿压迫胃肠道出现恶心、呕吐、上腹饱胀等消化道症状。囊肿压迫胆总管可出现阻塞性黄疸；压迫十二指肠和胃窦可引起幽门梗阻；压迫下腔静脉可引起下肢水肿；压迫输尿管可引起尿路梗阻或肾盂积水；压迫门静脉系统可出现腹水。

3. **消耗性症状** 胰腺假性囊肿所致的消耗可导致患儿消化不良、明显消瘦、体重下降等。

4. **并发症** 常见的并发症是继发感染、囊肿破裂和出血。继发感染是常见的并发症，患儿可出现发热等感染中毒症状。囊肿继发感染，可腐蚀周围大血管导致囊肿内大出血，导致囊肿突然增大、压迫症状加重、甚至导致出血性休克。囊肿破裂是非常严重的并发症，囊肿破裂可导致胸腔积液、腹水增多，弥漫性腹膜炎，胸腔积液，胰瘘等。

5. **胰腺功能受损引起的症状** 少数患儿可因胰腺功能受损而出现糖尿病、脂肪腹泻。

【诊断和鉴别诊断】

1. **诊断** 对曾患有胰腺炎或有胰腺损伤史的患儿，上腹逐渐膨隆、出现腹部包块，且伴有腹痛及相应的消化道压迫症状时，应高度怀疑胰腺假性囊肿的可能。但儿童因年龄小、表述不清，或因初期症状较轻，常常需要实验室和影像学检查辅助诊断。

(1) 实验室检查：没有并发症的胰腺假性囊肿实验室检查基本正常，部分患儿血常规白细胞增高、血清或尿淀粉酶升高。

(2) X线检查：腹平片可见有胰腺钙化或囊壁钙化，胃肠钡餐可见不同的胃肠道受压和移位。

(3) B 超检查:可以确定假性囊肿的部位、大小,与周围脏器的毗邻关系等。囊肿超声表现为胰腺局部或周围出现圆形或椭圆形的无回声区,后方回声增强,部分可见囊内分隔及组织碎屑沉积或絮状回声,囊肿与胰管相通,则可见液性暗区与胰管相通。

(4) CT 检查:不仅能显示胰腺囊肿的大小、位置形态、壁厚、囊内结构,而且能显示囊肿周围的解剖结构如胰管、胆总管和周围血管等的异常。其 CT 表现为胰腺内或胰周局限性圆形或椭圆形水样低密度区,单房多见。合并感染时,囊壁较厚并可出现异常强化;囊内如见不规则的小气泡或气液平面,考虑坏死可能。

(5) ERCP 或 MRCP 检查:不作为常规的检查项目,必要时可了解囊肿与胆道、胰管的关系。

2. **鉴别诊断** 需要与下列疾病区别:

(1) 囊性肿块:如胰腺潴留性囊肿、胰腺真性囊肿、肠系膜囊肿、肝囊肿、胆总管囊肿、大网膜囊肿、肾盂积水、腹膜后囊性肿物、胰腺脓肿等。

(2) 胰腺肿瘤:如胰腺囊腺瘤、囊腺癌等。

【治疗原则和方案】 文献报道 40%~50% 的假性囊肿可在 6 周内自然吸收消失,故对早期无严重感染以及囊肿较小、增大不明显的囊肿多采取非手术治疗。可通过超声检查观察囊肿大小变化。对于囊壁已成熟、随访观察不吸收的胰腺假性囊肿,因可能发生出血、破裂、感染等并发症,或对邻近器官或血管的压迫,建议囊肿形成 6 周后行手术治疗。

胰腺假性囊肿的治疗原则是通畅引流、防治并发症。目前治疗方法包括:经皮穿刺置管引流、内镜治疗和手术治疗。

经皮穿刺置管引流术:通常在超声或 CT 引导下经皮囊肿内放置 1 枚或多枚引流管。其创伤小、操作简单,手术无需考虑囊肿壁是否成熟,并可通过引流管向囊腔内注入盐水或抗生素冲洗以加速囊腔闭合。其初次引流成功率高,可替代手术行外引流术,但因胰腺假性囊肿位置深、囊肿内多有分隔、囊肿内容物较为黏稠、囊肿与胰管或肠管多有交通，其置管难度大、复发率高（文献报道 7%~20%），目前仅用于紧急情况的处理。其适应证为：①囊肿巨大、有压迫症状；②囊肿感染；③快速增大的囊肿，其囊肿壁未成熟；④囊肿合并持续不能缓解的疼痛；⑤估计不能耐受手术者。经皮穿刺置管引流的主要并发症为胰瘘、感染、出血、肠瘘、脾损伤、肠梗阻、败血症等。

内镜治疗：内镜治疗最初是用于不适用于外科手术的患者，但随着内镜技术的不断成熟，内镜治疗胰腺假性囊肿的效果与外科内引流术的治疗效果相当，且操作相对简单、创伤小、恢复快，目前应用愈来愈广泛。内镜治疗主要是通过内镜在消化道与假性囊肿之间建立人工通道，或恢复原有自然通道将囊肿内液体引流至消化道内。目前主要有两种术式：经壁囊肿胃肠引流术（胃或十二指肠）和经十二指肠乳头囊肿引流术。

经壁囊肿胃肠引流术的适应证：①囊肿位于胃后或十二指肠旁，并与它们直接接触；②囊肿与胃或十二指肠共壁且壁厚<1cm；③高危患者及其他不适宜剖腹手术者。方法：在内镜直视下，用针形刀在胃肠道受压迫最明显处开一小口，进入囊肿后将穿刺针从套管内抽出，注入造影剂，明确套管的确切位置，然后在引导钢丝的引导下，放入有多边孔的合适大小支架（7-12F）至囊肿腔内。当囊液黏稠或囊内有大量坏死组织时，该方法易发生堵塞。

经十二指肠乳头囊肿引流术一般应用于主胰管系统与假性囊肿互相交通，也可用于近端胰管被结石堵塞或胰管狭窄或外伤性胰管彻底断裂情况。其技术要求比经壁囊肿胃肠引流术要高，操作方法：在内镜下经十二指肠乳头向胰管内放置支架或引流管，以达到恢复原有自然通道的引流能力，将假性囊肿内容物引流至消化道。为使支架容易放置，常先行内镜下胰乳头肌切开术；放置支架或引流管时应尽量让其末端进入或靠近囊腔，以增加引流效果。

手术治疗胰腺假性囊肿的方法有三种：切除术、外引流术和内引流术。

1. **切除术** 切除囊肿最为理想，但往往因囊肿位置较深、囊肿与周围粘连严重而难以实现。胰体尾部粘连少的小囊肿可采取切除手术，术中需注意避免对脾脏的损伤。涉及胰头或胰腺钩突部位的囊肿不适用于内引流术，可能需行近端胰腺切除术，但是这种切除手术应该只是作为一种最后的治疗手段。

2. **外引流术** 此法操作简单，但弊病较多。可造成大量水电解质、蛋白质和胰液的丢失，以及皮肤的腐蚀，同时胰瘘和囊肿的复发率较高。因此，除了病情危重和囊肿已有感染、破裂或囊壁薄脆难以行内引流术外，一般不主张采用外引流术。

3. **内引流术** 是目前最常用的手术方法。内引流术应在囊肿壁成熟后施行，因囊肿壁菲薄常可导致吻合口破裂。常见的内引流术：①囊肿胃吻合术；②囊肿十二指肠吻合术；③囊肿空肠 Roux-Y 吻合术。

(1) 囊肿胃吻合术：主要适用于胃后型胰腺假性囊肿。绝大多数假性囊肿位于胃后壁或靠近胃小弯与胃后壁密切粘连，适用于此手术。术中不必分离粘连，切开胃前壁后经胃后壁穿刺证实囊肿腔后，于囊肿最低位置切开胃后壁及与其相粘连的囊肿前壁。此方法操作简便省时，不易发生吻合口瘘，引流较彻底。

(2) 囊肿十二指肠吻合术：适用于胰头部且囊肿壁与十二指肠后壁粘连紧密的胰腺假性囊肿，此类囊肿少见。术中可经十二指肠内行十二指肠囊肿吻合术或十二指肠囊肿侧侧吻合术。

(3) 囊肿空肠 Roux-Y 吻合术：是最为理想的一种内引流术，既能有效地起到引流作用又能防止肠内容物逆流。

内引流术应注意问题：①保证引流通畅，吻合应在囊肿最低位置，吻合口要足够大；②严防吻合口瘘；③防止反流；④术中应注意除外胰腺囊性肿瘤，必要时切除囊壁送冷冻检查。

目前腹腔镜手术也用于治疗胰腺假性囊肿，腹腔镜治疗较开腹手术损伤小、患者痛苦少、恢复快，但其技术要求高，目前国内少数医院开展。

附：小儿胰腺假性囊肿诊治流程图

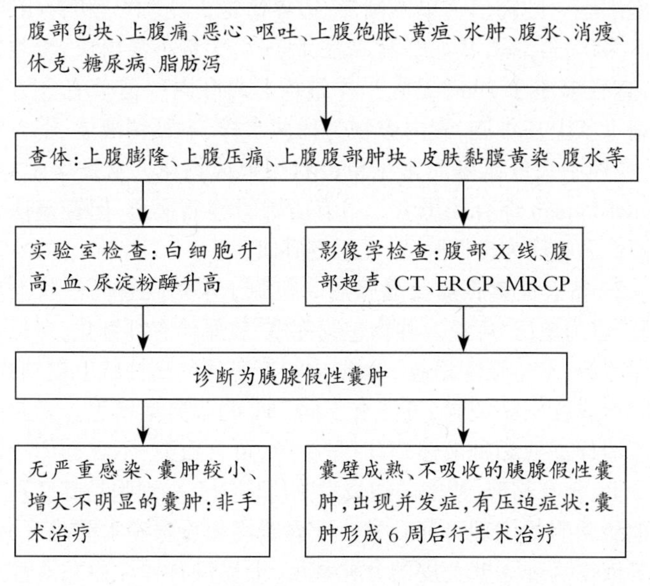
腹部包块、上腹痛、恶心、呕吐、上腹饱胀、黄疸、水肿、腹水、消瘦、休克、糖尿病、脂肪泻
查体：上腹膨隆、上腹压痛、上腹腹部肿块、皮肤黏膜黄染、腹水等
实验室检查：白细胞升高，血、尿淀粉酶升高
影像学检查：腹部X线、腹部超声、CT、ERCP、MRCP
诊断为胰腺假性囊肿
无严重感染、囊肿较小、增大不明显的囊肿：非手术治疗
囊壁成熟、不吸收的胰腺假性囊肿，出现并发症，有压迫症状：囊肿形成6周后行手术治疗

第四节　胰腺囊性肿瘤

【概述】 胰腺囊性肿瘤是指胰管或腺泡组织上皮细胞增生致使分泌物积聚而产生的肿瘤性囊性病变。其在临床上多见于成年人，儿童极其少见，文献报道成年人胰腺囊性肿瘤约占胰腺囊性病变的10%。胰腺囊性肿瘤根据组织来源不同分为上皮来源肿瘤和间质来源肿瘤。1989年，Howard将其分为良性（微囊肿）浆液性囊腺瘤、良性及恶性黏液性（巨囊肿性）囊腺瘤及囊腺癌、乳头状囊性上皮肿瘤、畸胎瘤性囊肿等。其中浆液性囊腺瘤、黏液性囊腺瘤及囊腺癌及乳头状囊性上皮肿瘤属于上皮来源肿瘤，畸胎瘤性囊肿属于间质来源肿瘤。本章中主要讲述儿童相对常见的浆液性囊腺瘤、黏液性囊腺瘤及囊腺癌。

【分类与病理】

1. **浆液性囊腺瘤**　是最常见的胰腺囊性肿瘤,起源于胰腺腺泡细胞。肿物多为单发圆形,边界清楚,一般不与胰管相通。切面多房样结构,状如蜂窝或海绵样,由大量小囊组成,囊腔较小,直径多小于2cm,无乳头样结构。囊腔内壁覆盖有立方状或扁平状上皮细胞,囊内容物为稀薄水样、不黏稠液体、富含糖原,囊腔中央纤维基质常见星芒状瘢痕或钙化。常发生于von Hippel-Lindau综合征患者。虽有少数囊腺癌报道,但普遍认为浆液性囊腺瘤为良性肿瘤、无恶变倾向。

2. **黏液性囊腺瘤及囊腺癌**　起源于末梢胰管高柱状上皮细胞,多为单房、巨囊。肿物包膜完整、较厚伴有纤维化,多位于胰体尾部,不与胰管相通。囊壁内衬产黏液的高柱状上皮细胞,有时形成乳头状突起,可伴有不同程度的不典型增生。囊腔内为蛋清样浑浊黏稠液体,有时呈棕色,可含血液,不含糖原。组织学上,含有黏液、致密的卵巢型基质环绕上皮细胞是其区别于其他囊腺瘤的病理特征。黏液性囊腺瘤和囊腺癌术前难区分,主要依据病理囊壁上皮的分化程度,上皮没有异性称黏液性囊腺瘤,上皮有重度异性称黏液性囊腺癌,两者之间为交界性肿瘤。黏液性囊腺瘤具高度潜在恶性、为癌前病变,可恶变为囊腺癌,由腺瘤发展至腺癌呈时间依赖性。胰腺黏液性囊腺癌为低度恶性肿瘤,可发生胰周淋巴结转移,也可远处转移至肝脏和骨。

【临床表现】　胰腺囊性肿瘤的临床表现基本相似,早期无明显临床表现,常在超声或CT检查中无意发现肿瘤的存在。随着囊肿的增大、囊内压力的增高,患儿常感到腹部不适或腹痛。部分患儿可触及腹部包块,呈圆形、椭圆形或分叶状,表面光滑,质地偏硬有弹性感,无压痛或轻压痛。后期肿物压迫周围脏器出现症状:如压迫胃肠道出现恶心、呕吐等消化道症状;压迫胆管系统出现黄疸、胆囊炎等;脾静脉受压出现左半区的区域性门脉高压症如脾大、腹水、食管胃底静脉曲张等;压迫胰管,可出现胰腺炎,糖尿病等。囊肿可继发出血、感染和破裂而出现失血性休克或腹膜炎。通过临床表现很难区分胰腺囊性肿瘤的性质及良恶性，但出现食欲明显减退、体重明显减轻和梗阻性黄疸时，需考虑肿瘤恶变或恶性可能。

【诊断和鉴别诊断】

1. **诊断** 胰腺囊性肿瘤的诊断通过病史、查体、实验室检查及影像学检查可初步作出判断，但要明确肿物的性质及良恶性则较为困难。

(1) 实验室检查：对此类疾病的诊断价值有限，仅可作为辅助参考指标。大多数患儿血液生化指标如血常规、淀粉酶及肿瘤标记物 CEA 均正常。对诊断有帮助的是囊肿液的生化指标及肿瘤标记物检查。浆液性囊腺瘤穿刺液为稀薄水样液体，淀粉酶多正常、CEA、CA19-9 低。黏液性囊腺瘤为黏稠液体，淀粉酶多正常、CEA 升高、CA19-9 低。囊腺瘤癌变时肿瘤标记物 CA19-9、CA15-3、CA72-4、CA125 明显升高。但胰腺囊性肿物位置深、穿刺困难及穿刺过程中可能损伤周围脏器、诱发胰腺炎、导致囊肿破裂及恶性肿瘤种植转移等特点，其在临床上应用价值不高。

(2) 影像学检查：胰腺囊性肿瘤的术前诊断主要依靠影像学检查。

1) 超声检查：腹部超声可显示囊性肿瘤的部位、形态、范围及与周围脏器的关系，但其易受肠道气体和脂肪的影响。浆液性囊腺瘤超声表现为边界清楚、内部呈蜂窝状囊性回声，囊肿小而密集。黏液性囊腺瘤为单房、大的低回声团块或直径大于 2cm 的多房低回声团块，边界清楚。如囊壁明显厚薄不均、房内见粗大不规则乳头状赘生物常提示囊腺癌。

2) CT 和 MRI 检查：较超声检查能更清晰的显示肿物的病变范围、毗邻关系及肿物性质。浆液性囊腺瘤 CT 扫描呈现边界清楚、边缘光滑的蜂窝状低密度肿块，含多个微囊，有时中央区可见点状或球形钙化，较大的肿物中央可见纤维化瘢痕。黏液性囊腺瘤肿块边界清楚、单房或多房低密度影，内有纤维分隔，囊壁较厚、可有结节，偶见薄层状钙化影。如囊壁不规则、分隔厚且不均匀、乳头状突起、甚至囊壁呈蛋壳样钙化者或周围浸润征象者，常提示恶性可能。而囊壁及间隔较薄和无钙化时，恶性的可能性为零。MRI 检查优点是更好的显示囊内分隔、特征、分布及与胰管是否交通，缺点是不能监测到钙化。

3）ERCP 检查：正逐渐被 MRCP 及超声内镜取代，当诊断困难时，可通过 ERCP 检查囊肿病变与主胰管是否相交通及 Vater 壶腹的情况。

4）超声内镜检查：能更清晰的显示胰腺囊性肿瘤的细节，帮助术前判断恶性肿瘤能否切除，并可经超声内镜行细针穿刺活检帮助判断肿物性质及良恶性。

2. **鉴别诊断** 主要与胰腺假性囊肿相鉴别，警惕将囊性肿瘤当做假性囊肿行内外引流术，导致肿瘤播散。

【治疗原则和方案】 胰腺囊性肿瘤对放疗及化疗均不敏感，外科手术切除是唯一的治疗方法。手术治疗原则：彻底切除肿瘤、保护胰腺内外分泌功能。

浆液性囊腺瘤为良性病变，对于无症状且直径小于 3cm 的肿瘤，可暂不手术、密切随访观察。出现明显临床症状或肿瘤直径大于 3cm 的患者，建议手术切除全部肿瘤。

黏液性囊腺瘤具有恶变倾向，部分与囊腺癌难以区分，故与黏液性囊腺癌一样一经诊断尽早手术切除。囊腺瘤不建议行局部手术剜除术，手术切除应保证足够的边缘，至少距肿瘤 5~10mm 以上。位于胰体尾部的肿瘤，行胰体尾部切除术，位于胰头部的肿瘤，行胰十二指肠切除术。胰体尾部的囊腺癌常侵犯脾门在切除胰体尾时同时还需行脾切除术。胰腺病变累及全胰或胰腺多发性病变者，可考虑行全胰切除。胰腺黏液性囊腺癌恶性程度较低，病程发展缓慢，手术切除率高，术后生存期相对较长，即使肿瘤已侵犯周围脏器或复发时，仍可积极手术治疗。

附：小儿胰腺假性囊肿诊治流程图

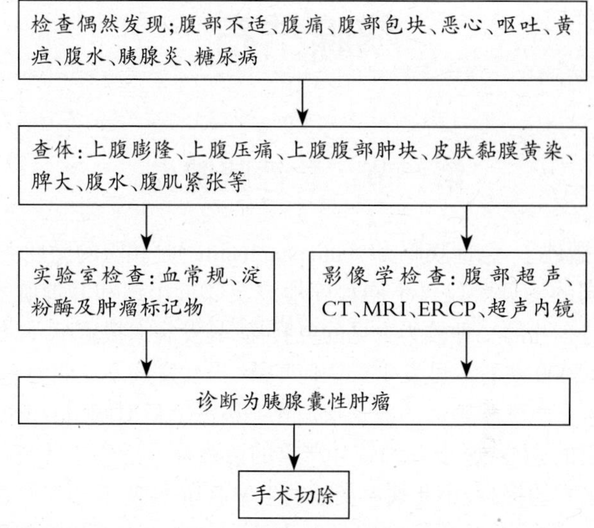
检查偶然发现；腹部不适、腹痛、腹部包块、恶心、呕吐、黄疸、腹水、胰腺炎、糖尿病
查体：上腹膨隆、上腹压痛、上腹腹部肿块、皮肤黏膜黄染、脾大、腹水、腹肌紧张等
实验室检查：血常规、淀粉酶及肿瘤标记物
影像学检查：腹部超声、CT、MRI、ERCP、超声内镜
诊断为胰腺囊性肿瘤
手术切除

（曲日斌）

【参考文献】

1. 董蒨，李龙，肖现民，李索林．小儿肝胆外科学．第2版．北京：人民卫生出版社，2017：506-520.
2. 姚贤明，陈肖鸣．小儿胰腺假性囊肿17例诊疗分析．临床小儿外科杂志，2014，6：496-499.
3. 李磊，邱法波，朱敏．胰腺真性囊肿266例回顾性分析．齐鲁医学杂志，2016，2：171-173.
4. 匡后芳．26例小儿胰腺囊性病变临床病例分析．华中科技大学，2014.
5. 李兆申．我国胰腺囊性肿瘤共识意见（草案2013，上海）. 中华胰腺病杂志，2013，13（2）：79-90.
6. Stark A，Donahue T R，Reber H A，et al. Pancreatic Cyst Disease：A Review. Jama，2016，315（17）：1882.
7. Du C，Linghu E，Chai N，et al. A review of endoscopic ultrasound-guided pancreatic cyst ablation. Chinese Journal of Gastrointestinal Endoscopy，2016.

第二十四章　小儿胰腺炎和胰腺结石

第一节　急性胰腺炎

【概述】 急性胰腺炎(acute pancreatitis)是胰腺的急性炎症，在不同的病理阶段可不同程度地波及邻近组织和其他脏器系统。是小儿的一种较为少见的急腹症，其发病率报道不一，估计在1∶5000左右。可发生于任何年龄，男女发病率无明显差异。在临床上急性胰腺炎一般是指消化酶被激活后对胰腺自身消化所引起的炎症，属于一种较为严重的急腹症。近年来随着诊断技术水平的提高，小儿胰腺炎的发生率有所增加，且以急性胰腺炎较为多见，转为慢性胰腺炎者少见。大多数小儿急性胰腺炎具有病程较短、有自限性及症状很快缓解等特点，但仍有部分患儿病情来势凶险，迅速发展为重症坏死性胰腺炎，甚至导致多器官功能衰竭，应引起高度重视。

【病因】 小儿急性胰腺炎的发病原因较多，但引起成人胰腺炎的主要因素如酗酒、胆结石等因素在儿童期少见。小儿胰腺炎的病因归纳起来有感染、腹部创伤或手术损伤、先天发育畸形、遗传或代谢性疾患、全身性因素及药物性因素等，但有24%~54%的患儿找不到明确原因。

一、感染因素

感染是小儿胰腺炎较为常见的原因。细菌和病毒感染均可引起胰腺炎，包括血源性感染、淋巴源性感染等，其中以病毒感染更为常见，如腮腺炎病毒、甲肝病毒、轮状病毒等。细菌继发感染常见有肺炎、菌痢、扁桃体炎等。因此，在小儿患腮腺炎、麻疹时，应特别注意预防胰腺炎的发生。

二、创伤因素

由于小儿易动的特点可使胰腺受到钝性损伤,如自行车把手撞伤、车祸等。轻者仅表现为血肿而无实质性损伤,重者可有胰腺导管破裂或严重挤压伤,在损伤的基础上继发感染,出现胰腺炎。另外,ERCP 检查,腹部手术尤其是胆总管囊肿切除、脾切除等手术,可造成胰腺损伤而继发胰腺炎。

三、饮食因素

由于小儿不能自行控制进食的量及种类,尤其是肥胖儿童,在超量进食脂肪性食物后引起胰腺代偿功能失调,短期分泌大量胰液,导致胰腺自身消化而出现胰腺炎。此外,营养不良、喂养不当及神经性厌食均可引起急性胰腺炎。

四、药物和毒素

由于在治疗其他疾病时使用药物种类较多,尤其是长期用药物治疗者可诱发药物性胰腺炎。常见的药物有:利尿剂、激素、抗生素、抗肿瘤药物及解热镇痛药等。

五、先天性发育畸形、解剖及功能异常

胰腺、胆管及胰管存在先天性疾患、Oddi 括约肌功能不全、胰液及胆汁排出异常等,在解剖结构变异的基础上,由于胰胆管共同梗阻造成胆汁反流入胰管或胰液排出障碍而引起胰腺炎、胆囊结石等。

六、胰胆管梗阻

多见于胆道蛔虫症、血红蛋白病、短肠综合征等。胆道蛔虫症寄生虫不仅可引起壶腹部梗阻、括约肌痉挛、细菌上行感染,而且部分肠液也可能由此进入胆道和胰管,引起急性胰腺炎。

七、代谢性及系统性疾病

此为小儿胰腺炎较为少见的病因,如囊性纤维化病、高乳酸

血症等。这些患儿多由于胆汁及胰液黏稠，排出困难或胰酶分泌增加所致。

【病理】 基本病理改变是胰腺呈不同程度的水肿、充血、出血和坏死。

一、急性水肿性胰腺炎

病变轻，多局限在体尾部。胰腺肿胀变硬，充血，被膜紧张，胰周可有积液。腹腔内的脂肪组织，特别是大网膜可见散在粟粒状或斑块状的黄白色皂化斑（脂肪酸钙）。腹水为淡黄色，镜下见间质充血、水肿并有炎性细胞浸润。有时可发生局限性脂肪坏死。

二、急性出血坏死性胰腺炎

病变以胰腺实质出血、坏死为特征。胰腺肿胀，呈暗紫色，分页结构模糊，坏死灶呈灰黑色，严重者整个胰腺变黑。腹腔内可见皂化斑和脂肪坏死灶，腹膜后可出现广泛坏死组织。腹腔内或腹膜后有咖啡或暗红色血性液体或血性混合液。镜下可见脂肪坏死和腺泡破坏，腺泡小叶结构模糊不清。间质小血管壁也有坏死，呈现片状出血，炎细胞浸润。晚期坏死组织合并感染可形成胰腺或胰周脓肿。

【临床分型】

一、轻型急性胰腺炎

即水肿型胰腺炎，为小儿常见分型，主要表现为上腹痛、恶心、呕吐；腹膜炎限于上腹，体征轻；血、尿淀粉酶增高；经及时的液体治疗短期内可好转，死亡率很低（图 24-1）。

二、重症急性胰腺炎

为出血坏死性胰腺炎，小儿较少见，除了上述症状外，腹膜炎范围广，体征重；腹胀明显，肠鸣音减弱或消失；腹部可触及炎性组织包裹形成的肿块，偶尔可见腰胁部或脐周皮下瘀斑征。腹水呈血性或脓性。严重者发生休克，多发脏器功能障碍和严

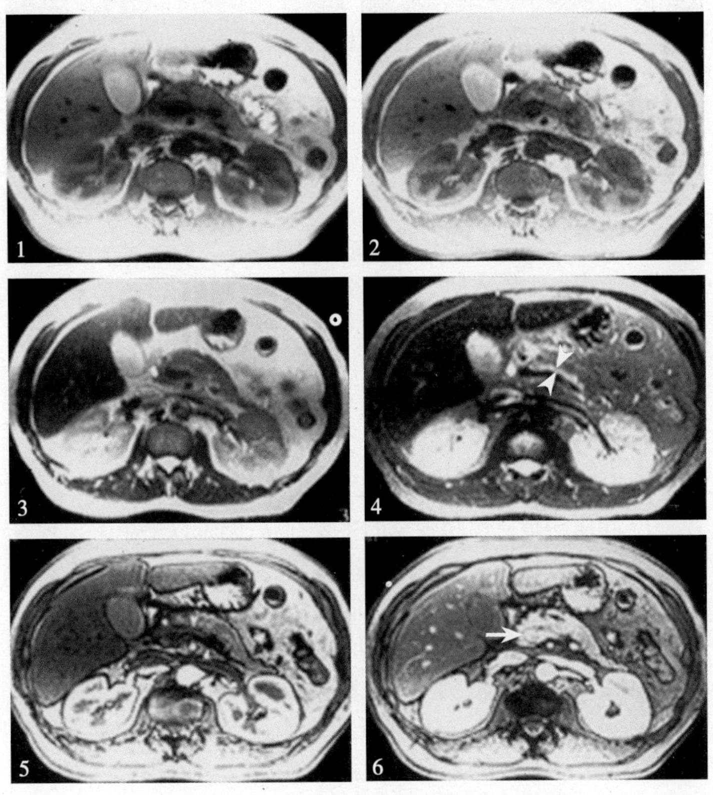

图 24-1　轻型急性胰腺炎

图 1、2 示平扫 T_1WI，胰腺轮廓、形态尚可，胰颈可见小片状低信号区；图 3 示 T_2WI，前述病灶呈稍高信号；图 4 示脂肪抑制 T_2WI，肠系膜上静脉似有局限性变窄（箭头）；图 5 示增强扫描动脉期脂肪抑制相，肠系膜上静脉周围脂肪间隙存在；图 6 示门静脉脂肪抑制相，胰腺总体均匀强化，胰颈仍可见小片状未强化区（箭头）

重的代谢障碍。实验室检查：白细胞增多（ $\geqslant 16\times10^9$/L），血糖升高（>11.1mmol/L），血钙降低（<1.87mmol/L），血尿素氮或肌酐增高，酸中毒；氧分压下降 <60mmHg，应该考虑 ARDS；甚至出现 DIC，死亡率高（图 24-2）。

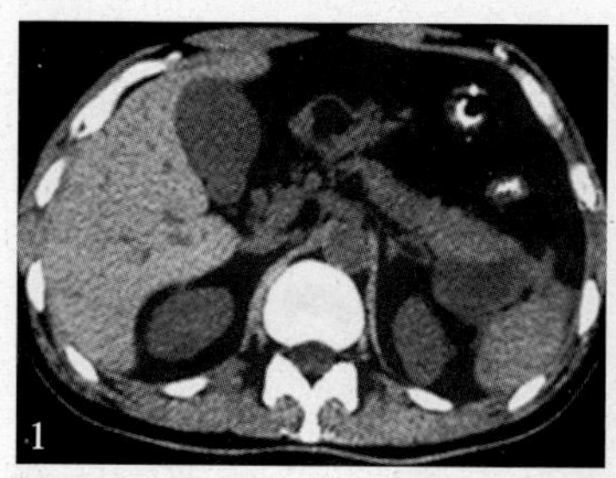
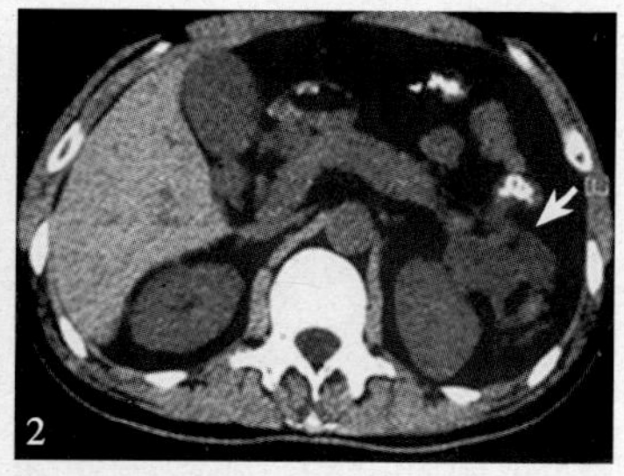

图 24-2　重症急性胰腺炎

1 图示胰尾明显肿大，密度降低；2 图示胰尾周围间隙较多渗出液（箭头）

【诊断】

一、临床表现

小儿临床表现常不典型。

1. **腹痛**　是急性胰腺炎的主要症状，95% 以上患者出现腹痛。由于胰腺炎多发生于体尾端，因此左上腹疼痛是胰腺炎的特点。腹痛的强度与病变的程度相一致。腹痛多为突发，表现剧烈难忍，呈持续性并有阵发性加重，患儿哭闹不安、躁动。疼痛位置多限于上腹部，剑突下或略偏左，也可涉及全腹。疼痛的发生大多与饮食有关，部分患儿表现为进食后疼痛加重。如腹痛伴有休克表现是重症急性胰腺炎的特点之一。少数胰腺炎患儿疼痛较轻或无自诉腹痛。

2. **恶心呕吐**　较为常见。恶心、呕吐及腹痛合称为急性胰腺炎的三大症状。约 60% 的患儿出现呕吐，呕吐物为胃或十二指肠内容物，同时伴有厌食。呕吐后腹痛多无缓解。一般在发病初期即可出现较频繁的恶心、呕吐，以后逐渐减轻。

3. **发热、黄疸**　病程初期可有轻度发热，合并胆道梗阻或胰头肿大压迫胆道时，可出现轻度黄疸。出血性坏死性胰腺炎患儿很快出现休克或黄疸现象。

4. **腹胀及腹膜炎体征**　轻度腹胀为常见而较早出现的症状，但大多数患者腹胀与腹痛同时存在。重症患儿由于出现腹膜炎，大量渗液及坏死组织充满腹腔，腹胀较重。急性出血坏死性胰腺炎压痛明显，并有肌紧张和反跳痛，范围广或遍及全腹。

除以上主要症状外，重症坏死性胰腺炎时，可出现休克表现。少数危重患儿在应激状态下出现消化道出血，可有呕血及便血。如患儿反复抽搐，提示预后不良。

二、实验室检查

1. **胰酶测定**　胰酶测定具有诊断急性胰腺炎重要参考价值。值得注意的是胰酶值的高低与病情轻重不一定成正比，目前临床常用包括血、尿淀粉酶和血清脂肪酶测定。

急性胰腺炎发病3~12小时后，血清淀粉酶即可升高，24~48小时达到高峰，2~5天后恢复正常。但患唾液腺病、肝脏疾病、急性阑尾炎、肠梗阻、腹膜炎等时，血清淀粉酶也可增高，故应结合临床表现及其他检查进行鉴别。急性胰腺炎时尿淀粉酶在发病12~24小时候开始上升，下降较缓慢。但肾功能欠佳者，尿淀粉酶升高不明显或不升高，血清脂肪酶在发病24小时后开始升高，脂肪酶维持高值的时间较长，可作为晚期患者的诊断方法。

2. **腹腔穿刺**　对腹膜炎体征明显而诊断困难者可行腹腔穿刺，穿刺液可测淀粉酶值。腹水淀粉酶的测定值较高时具有诊断意义，但目前无统一的标准值，只能与血清淀粉酶值对照。

其他项目：包括白细胞增高、高血糖、肝功能异常、低钙血症等，C反应蛋白（CRP）增高（发病48小时大于150mg/ml）提示病情较重。

三、特殊检查

1. **B超检查**　为急性胰腺炎首选的辅助检查方法，但该方法易受气体干扰，而急性胰腺炎患儿多存在肠胀气，故检查时应特别注意。B超显示胰腺弥漫性肿大，外轮廓呈弧形突出，腺体为均匀的低回声分布；有出血坏死时可出现粗大的强回声（图24-3）。

2. **X线腹部平片**　可见胃、十二指肠、横结肠扩张，胀气的胃和横结肠分离，其中间为肿大的胰腺和炎症渗出物构成一长条致密影。部分患儿可出现左侧膈肌升高，左胸腔及腹腔积液。见图24-4。

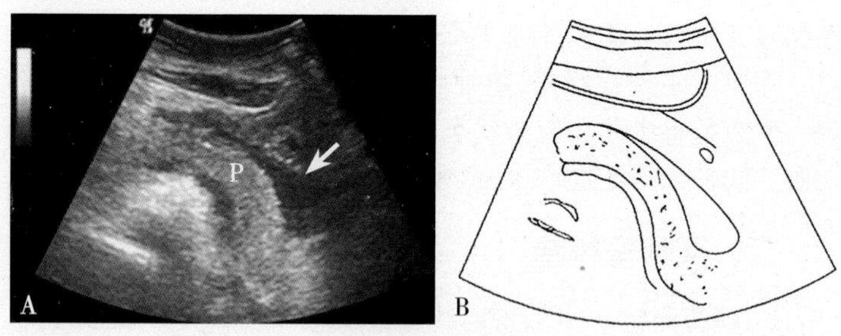

图 24-3　B 超检查

A. 胰腺(P)增大,胰腺周围见液性暗区(箭头);B. 示意图

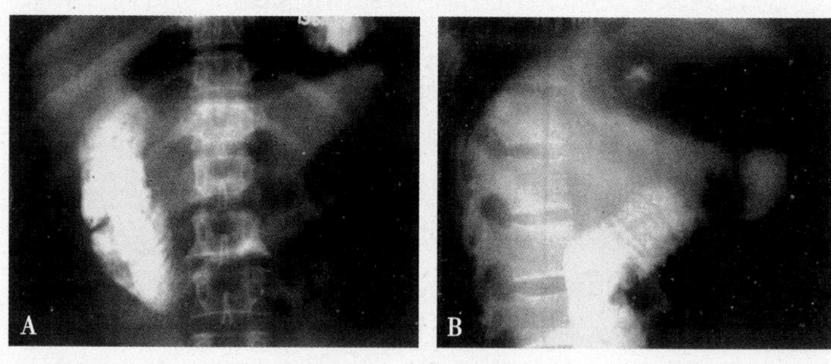

图 24-4　X 线腹部平片

A. 图急性胰腺炎典型"小喇叭"征,胃体部太高,十二指肠圈扩大,横结肠反射性淤胀,胰腺水肿呈局部致密软组织影;B. 同例侧位片,十二指肠内蛔虫影,示蛔虫进入胆胰管引起

3. **CT、MRI 检查**　轻型胰腺炎时,胰腺呈弥漫性增大,密度不均,边界变模糊。重症胰腺炎时出现胰腺坏死,肿大的胰腺内可显示皂泡状的密度减低区,在增强后 CT 显示更为明显。

4. **内镜逆行胰胆管造影(ERCP)**　已被接受为胰腺炎患儿的诊断和治疗技术,且认为在急性胰腺炎时作 ERCP 是安全的。

四、鉴别诊断

1. **胆道蛔虫症**　①突然发生的右上腹或上腹部钻顶样疼痛,发作后可缓解或恢复正常,症状严重而体征较轻为其特点;②多无黄疸,有时也较轻;③右上腹或上腹部无肿块;④超声检查可见胆总管内有虫体样回声影。

2. **急性胆囊炎**　多发于成人,发热、右上腹疼痛、触痛和肌紧张明显,Murphy 征阳性。有时可触及胆囊随呼吸移动并较浅表,不像胆总管扩张症的位置深并范围大,黄疸如有也较轻。B 超的实时检查多可较容易地鉴别两者。

3. **肠套叠**　本病主要症状为较有规律的阵发性腹痛。腹部肿块呈椭圆形或长圆形,易移动,稍偏韧,位置多位于右上方,可有果酱样大便。钡灌肠或空气灌肠可见典型的套叠头部的杯口状影。

4. **急性胃肠炎**　不洁饮食史,发热、呕吐和腹泻;腹痛部位不固定,肠鸣音活跃;白细胞计数无明显升高,大便常规见白细胞和脓性细胞。

【防治】

1. **治疗原则**　由于急性胰腺炎的病因及发病机制较为复杂,胰腺及全身其他脏器损害程度个体差异较大,发病中包含多个不同的疾病实体,因此要按照不同的病因,不同的病情制定符合各自特点的治疗方案。总的治疗原则是缓解疼痛,维持水、电解质平衡,减少胰腺外分泌,控制休克发生,预防感染及并发症。在制订治疗方案时,首先要对患儿的病情进行评估,区分是轻型胰腺炎还是重症胰腺炎。轻型胰腺炎可采取非手术治疗;对于重症胰腺炎、胆源性胆道梗阻型胰腺炎或合并感染的患儿需急诊手术治疗,清除坏死组织,解除胆道梗阻,并行可靠的引流。

2. **非手术治疗**

(1) 饮食控制及胃肠减压:病情较轻者,可进少量清洁的流质或半流质饮食,限制蛋白质,避免脂肪摄入。对病情危重者或频繁呕吐者,应禁食,胃肠减压,减轻腹胀。使用抑酸分泌药物,目的是减少胰腺外分泌。

(2) 营养支持:早期患儿禁食期间应由静脉补充水、电解质和热量,有条件者应给予全胃肠外营养支持疗法。可靠的营养支持既可改善多器官功能,又是整个非手术治疗中的重要环节,还是手术治疗的基础。

(3) 抗生素的应用:研究证实,胰腺炎的感染为继发性,预防性使用抗生素在降低感染的发生率及死亡率方面有较为重要的作用。一般主张存在适应证后立即使用，持续使用10~14天，目的是防止肠道细菌移位感染。目前常用的抗生素首选亚胺培南，18岁以上患儿可用环丙沙星及氧氟沙星，抗厌氧菌使用甲硝唑。

(4) 抑制胰腺炎症的药物：早期应用胰酶抑制剂，如胰肽酶、生长抑素等能有效抑制胰腺分泌功能。

(5) 镇静、解痉、止痛：对诊断明确、腹痛较重者可给予阿托品、普鲁卡因等治疗，目的是使Oddi括约肌松弛，降低胰管内压力，从而起止痛作用。2岁以上的患儿剧烈腹痛者可用哌替啶加阿托品合用，但是不能使用吗啡，以免引起Oddi括约肌痉挛。

(6) 防止休克：休克的早期预防及治疗在胰腺炎的治疗中尤为重要，特别是对重症胰腺炎患儿，可预防多脏器损害的发生。早期补充水、电解质，血钙偏低者立即补给10%葡萄糖酸钙。血糖升高者应给予胰岛素静注。

3. **手术治疗及手术适应证**　儿童急性胰腺炎手术不常用，即使是急性坏死性胰腺炎采用手术治疗效果也并不优于非手术治疗。早期手术、扩大手术并没有阻止胰腺坏死的继续发展，相反地可以给原来无感染的胰腺坏死组织带来了感染，以至于以后因反复感染、出现并发症而反复手术。只有在以下情况时考虑手术：①非手术治疗无效，持续高热，出现感染性腹膜炎；②诊断不明确，有并发其他外科急腹症可疑者；③胆源性胰腺炎伴有胆道畸形及胆道梗阻者；④病情已缓解，但并发巨大假性胰腺囊肿者。感染的诊断指标：①患儿体温升高，超过38.5℃；②白细胞升高；③有明显腹膜炎体征，腹膜刺激征范围大于两个象限；④腹腔穿刺液或CT、B超引导下胰腺坏死灶穿刺做细菌涂片及培养阳性。细菌涂片阳性可作为手术指征的根据；若为阴性，并不能作为非手术指征的根据。

【预后】　轻型急性胰腺炎如治疗及时多无死亡；重症急性胰腺炎由于近年来采用综合治疗，其治愈率明显提高。目前我国胰腺炎总的生存率达76%，非手术治疗和手术治疗生存率分别为83%和69%；死亡率较前明显下降，为15%~25%。

【小结】

1. 小儿急性胰腺炎的发病原因较多,约一半为特发性,外伤、感染及药物是其次常见的原因。

2. 主要临床表现为腹痛、恶心呕吐、发热、腹胀等,其中以水肿性胰腺炎为多见。

3. 诊断主要依据病史、临床表现、实验室等其他辅助检查。

4. 小儿急性胰腺炎采用非手术治疗多可收到良好效果。

附:小儿急性胰腺炎诊治流程图

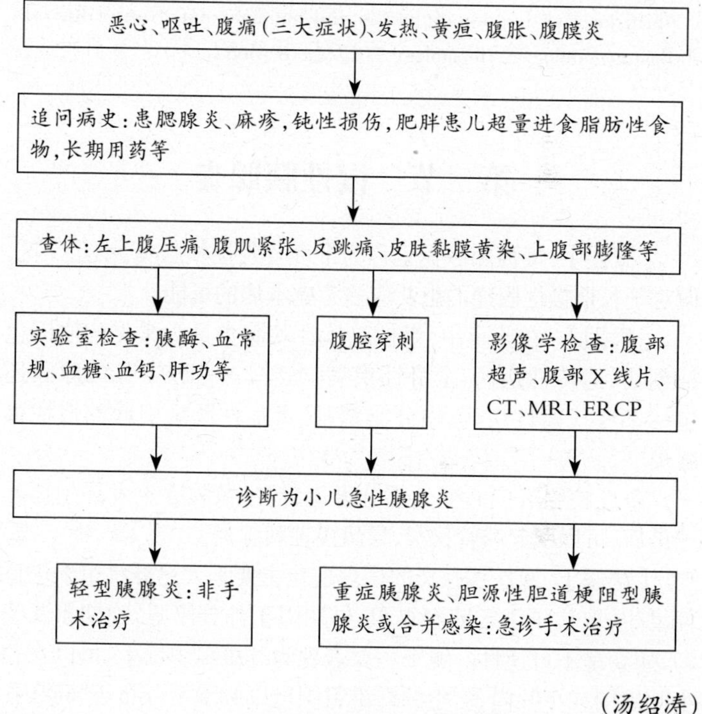

(汤绍涛)

【参考文献】

1. 潘祝彬,高群,黄河. 外科治疗小儿急性重症胰腺炎1例. 临床小儿外科杂志,2013,3:256.

2. 林小春,黄开宇. 小儿急性重症胰腺炎5例临床特征分析. 温州医科大学学报,2017,6:459-461.

3. 董倩,李龙,肖现民,李索林.小儿肝胆外科学.第2版.北京:人民卫生出版社,2017:521-523.
4. Grzybowska-Chlebowczyk U,Jasielska M,Flak-Wancerz A,et al. Acute pancreatitis in children. Pediatric Emergency Care,2017,8(3):157.
5. 陈孝平,汪建平.外科学.第8版.北京:人民卫生出版社,2013:483-487.
6. 杨芳,廖锦堂,陈文娟,等.小儿重症急性胰腺炎的超声表现.中国普通外科杂志,2014,23(3):320-323.
7. Husain SZ,Srinath AI. What's unique about acute pancreatitis in children:risk factors,diagnosis and management. Nature Reviews Gastroenterology & Hepatology,2017,14(6):366.

第二节　慢性胰腺炎

【概述】 慢性胰腺炎也称为慢性复发性胰腺炎,小儿少见,但对于长期慢性腹痛的患儿应该考虑本病的可能。

【病因】 在儿童中,慢性复发性胰腺炎最为常见的原因包括创伤、遗传性疾病、全身性疾病,另外,一些较罕见的原因还包括某些代谢性疾病、内分泌紊乱、炎症性肠病引起的慢性胰腺炎。

急性胰腺炎的病变大部分可逆,但少数胰腺炎发展到坏死感染后,可以引起胰管狭窄,导致慢性胰腺炎。

【病理】 慢性胰腺炎的病理变化主要是大量纤维组织进行性增生,取代了正常胰腺组织,早期限于外分泌腺,晚期累及胰岛,病变呈不可逆性。镜下主要表现为纤维组织增生,可以在胰小叶周围或小叶内,增生的纤维组织可以弥漫型分布于胰腺内,也可以局限于胰腺的某一段。胰管壁早期可以正常,晚期可受累形成狭窄,狭窄远端可继发扩张。胰管内有时可见胰腺结石形成。

【临床表现】 腹痛是最主要的症状,平时为隐痛,发作时腹痛剧烈,腹痛位于上腹正中或偏左,腹痛可以放射到腰背部,为缓解疼痛患者常呈卷曲位。

慢性胰腺炎常伴有程度不同的胰腺内外分泌腺的功能不全，从而导致相应的症状。胰腺外分泌功能不足时可引起腹胀、不耐油腻饮食和脂肪泻。脂肪泻的特点是粪便不成形，次数增多，粪便臭，表面有油光甚至可见油滴，镜下可见脂肪球。内分泌功能不足可引起糖尿病或血糖升高。由于消化吸收障碍，随病情迁延，多数患儿消瘦，营养不良。

体格检查阳性体征较少，有时可于上腹部胰腺区域触及压痛或肿块。病变位于胰头部时，纤维组织增生压迫胆总管下端时可以引起梗阻性黄疸。

【实验室检查】 胰腺持久性损害的程度可以通过血液检测（胰酶检测）、粪便检测（胰酶检测、粪便中脂肪检测）和胰腺功能的检查（胰腺的胰泌素刺激试验）来评估。

1. **血尿淀粉酶和脂肪酶测定**　可以轻度升高或不升高，临床意义不大。

2. **粪便检测**　镜下可见较多的脂肪球和脂肪滴，粪便中的脂肪含量明显升高。

3. **胰泌素刺激试验**　用于检测胰腺的外分泌功能。

4. **血糖和葡萄糖耐量试验**　用于检测胰腺内分泌功能不全引起的糖尿病。

【影像学检查】

1. **超声**　由于超声检查简便、快捷、无放射性，并且可以对症状不典型的疾病进行鉴别，所以对儿童来说是最理想的检查手段。超声能够发现胆管、胰管的扩张、结石，假性囊肿、脓肿、腹水等情况。

2. CT　可观察到胰腺的形态和胰管的大小，并能发现超声容易漏诊的结石。

3. ERCP　无论在成人还是在儿童，ERCP 在慢性胰腺炎的诊断和治疗中都有重要的意义，其诊断率可达到 90%。ERCP 不仅可以发现胰管的扩张、狭窄等病变，也可以发现胰胆管合流异常、胰腺分离症等问题。但由于年龄的限制，其应用在儿童中受到限制，目前 MRCP 技术的进步，对胰胆管系统的诊断率大大提高，有取代 ERCP 检查的趋势。

【诊断及鉴别诊断】 对于具有反复发作性腹痛的患儿，伴脂肪泻、营养不良，超声和 CT 检查发现胰腺形态改变、结石、胰管扩张等特点，或 ERCP 或 MRCP 明确胰管形态呈串珠样改变，可以诊断慢性胰腺炎。INSPPIRE 提出的诊断标准如下：

符合下列 3 项中的 1 项或以上即可诊断慢性胰腺炎：

1. 符合胰腺炎特点的腹痛，并且影像学检查呈慢性胰腺损害的特点；

2. 胰腺外分泌不足，并且具有慢性胰腺炎的影像学特点；

3. 胰腺内分泌不足，并且具有慢性胰腺炎的影像学特点。

胰腺组织活检提示符合慢性胰腺炎特征的组织病理学改变时，可以确定诊断。

小儿慢性胰腺炎一般需要和消化性溃疡、胆道疾病、小肠吸收功能不良及慢性肠炎等疾病鉴别。

【治疗原则与方案】 治疗目的主要是缓解腹痛症状，补充胰腺内外分泌不足以及营养支持。

1. **非手术治疗**　①缓解疼痛：应用解痉、镇静和镇痛药物；②控制饮食：应用高蛋白、低脂肪、高维生素饮食，对糖尿病患者应该控制糖的摄入；③胰酶治疗：补充胰腺外分泌不足引起的消化不良症状及脂肪泻，促进营养吸收；④营养支持：在急性发作期和极度营养不良的情况下，可以有计划性的应用静脉营养支持。

2. **手术治疗**　手术治疗的目的是缓解疼痛、治疗并发症。手术适应证包括：经保守治疗不能解除的难以忍受的顽固性腹痛，合并胆总管梗阻及十二指肠梗阻，较大的胰腺假性囊肿等。手术方法包括：内镜下括约肌切开成形术，胰管空肠吻合术，胰腺部分或全切术。儿童慢性胰腺炎病例及手术经验较少，适当的手术方式还需要进一步探讨。

【预后】 相对于成人慢性胰腺炎来讲，儿童患者如果能去除病因，预后相对较好。

【小结】 小儿慢性胰腺炎少见，临床上除慢性腹痛之外，常伴有胰腺内外分泌功能不全，治疗上以缓解症状、营养支持为主，手术治疗可以缓解部分患儿的症状。

（温哲）

附：小儿慢性胰腺炎诊治流程图

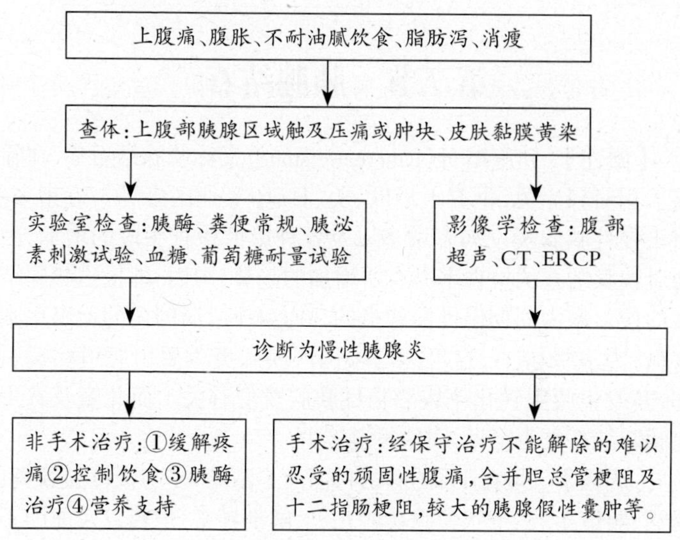

【参考文献】

1. 徐兵，余溪洋，孙传成．小儿慢性胰腺炎 12 例．临床小儿外科杂志，2016，3：303-305.
2. 董蒨，李龙，肖现民，李索林．小儿肝胆外科学．第 2 版．北京：人民卫生出版社，2017：526-528.
3. 王文好，邓朝晖．儿童腹痛 192 例临床分析．中国小儿急救医学，2017，6：474-477.
4. 中华医学会外科学分会胰腺外科学组．慢性胰腺炎诊治指南(2014).中华肝胆外科杂志，2015，4：217-222.
5. 谭学明，张银，马丽梅，等．慢性胰腺炎内镜治疗的研究进展．中国微创外科杂志，2015，5：455-459，464.
6. Gariepy C E，Heyman M B，Lowe M E，et al. The Causal Evaluation of Acute Recurrent and Chronic Pancreatitis in Children：Consensus From the INSPPIRE Group. Journal of Pediatric Gastroenterology & Nutrition，

2016,64(1):1.

7. Kolodziejczyk E,Jurkiewicz E,Pertkiewicz J,et al. MRCP Versus ERCP in the Evaluation of Chronic Pancreatitis in Children:Which Is the Better Choice? Pancreas,2016,45(8):1115.

第三节　胰腺结石

【概述】 胰腺结石(pancreatic stone)又称胰腺结石症,在临床上相对较少见,世界上以欧、美、日、印等地区多见。近年来,由于慢性胰腺炎发病率增多以及各种影像检查手段的增加,因而对胰腺结石的检查率亦有所增加的趋势,国内、外报道胰腺结石的检出率占同期慢性胰腺炎的30%~60%,而国内的检出率则较低,为10%左右,这可能与中国人胰腺炎主要由胆道疾病引起,其发生胰腺钙化率较酒精性胰腺炎低有关。而儿童及青少年胰腺结石更为罕见,国内报道极少。

【病因】 胰腺结石的病因目前尚不清楚,多与慢性胰腺炎、酗酒、胆道疾病、甲状旁腺功能亢进、解剖异常、遗传以及原因不明的特发性胰腺结石等因素有关。

【病理】 在胰腺结石形成过程中的主要病理生理机制为胰腺结石蛋白分泌异常,结石的形成必须具备胰液成分改变和胰管阻塞这两个基本条件。慢性胰腺炎、胰腺纤维化时导致胰腺腺体被破坏,胰腺外分泌功能紊乱,胰液中蛋白含量增加同时蛋白酶抑制因子活性降低,最终改变胰液中的生化成分,从而使胰液中出现蛋白团块进而形成结石。胰腺结石导致胰管狭窄,后者会再促进结石的发生。

【分型】 胰腺结石在X线平片或CT片上可显示3种类型(图24-5~图24-7):

1. **弥漫型**　系一些大小不等的结石,散在的分布于胰腺上。

2. **孤立型**　为一个或多个块状结石,多在主胰管内。

3. **混合型**　在同一张X线片上可见有粟粒状结石和块状结石并存。

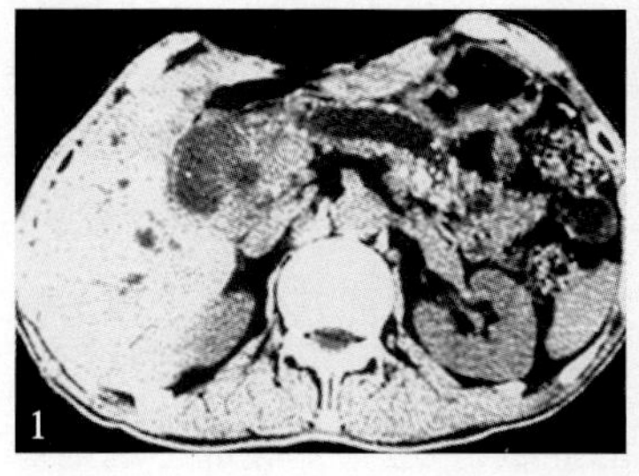
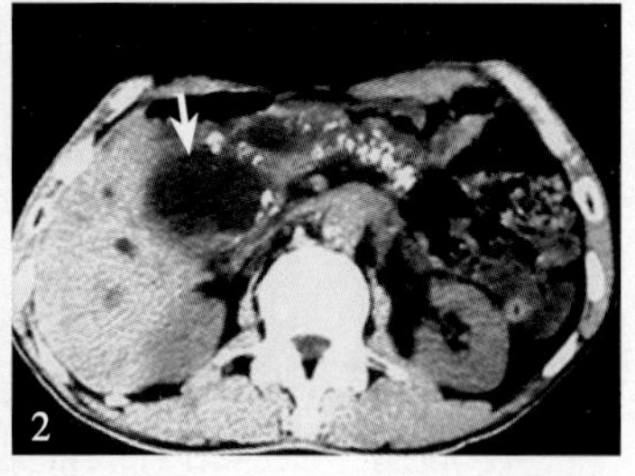

图 24-5　胰腺结石分型

1 图胰管扩张，胰腺实质斑片状钙化；2 图胰头区有与胰管沟通的假性囊肿

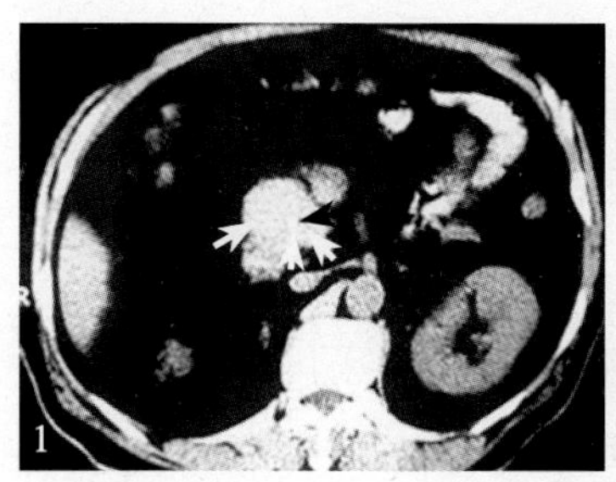
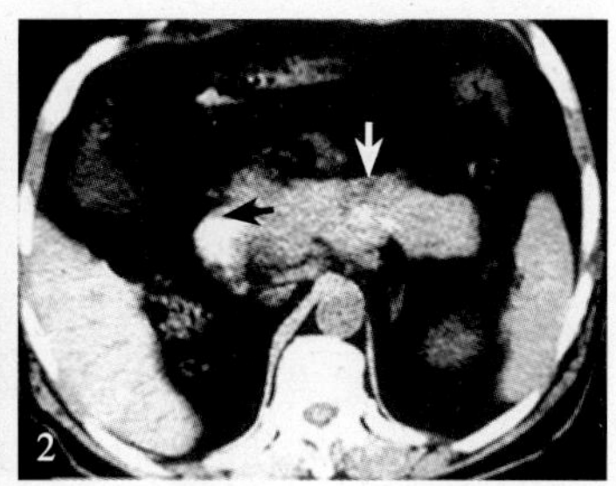

图 24-6　胰腺结石分型

1 图示胰头肿大，内部见多个点状致密影（箭头）；2 图示胰体部局灶性低密度（箭头）

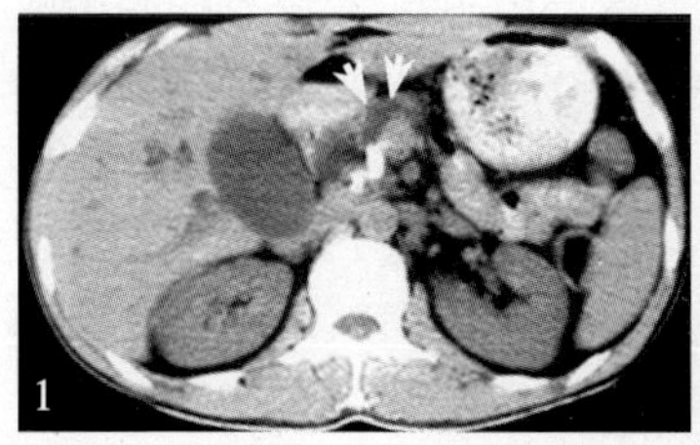
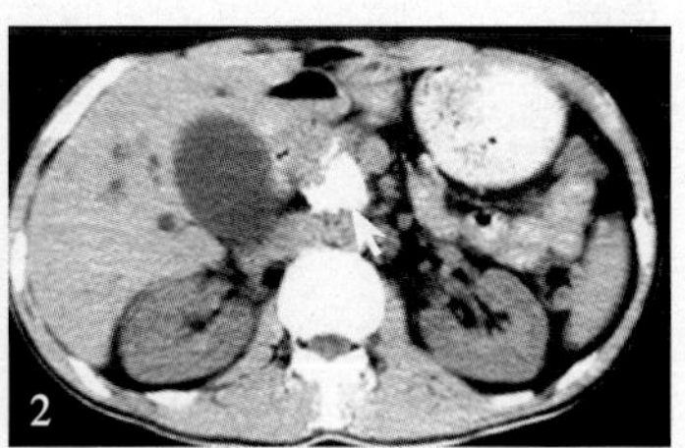

图 24-7　胰腺结石分型

1 图示胰管扩张（箭头）；2 图示胰头粗大钙化（箭头）

胰腺结石往往在胰头部最多，尾部较少，体部居中。结石大者对主胰管阻塞较重，绝大多数伴有胰管阻塞，并发症亦多见。

【诊断】

一、临床表现

胰腺结石是慢性胰腺炎并发症之一，因此其临床表现与慢性胰腺炎有许多相似之处。

1. **腹痛**　胰腺结石最常见的症状，一般为上腹部不规则疼痛，呈持续性或反复性发作，饮酒或进食油腻食物可加重。

2. **脂肪泻**　因慢性胰腺炎症致胰腺外分泌功能不足，胰酶分泌减少所致。

3. **继发性糖尿病**　由于胰岛B细胞遭到破坏、胰岛素分泌量减少所致。

4. **阻塞性黄疸**　较少见，可因胰头结石、纤维组织增生压迫胆总管下端或合并胰头癌等引起。

二、实验室检查

大多数患者血、尿及粪的检查呈阻塞性黄疸所见。可有不同程度的急性肝功能不良的表现。少数患者各项检查指标可基本正常。合并囊肿内感染者可见血象增高等的炎症改变。

本症有相当比例的胆总管囊肿病例，尤其是梭状型者病程中被发现血、尿的胰淀粉酶增高，而被误诊为单纯的急性胰腺炎。临床实际病例中确有合并胰腺炎者，但多数病例为由于胰胆合流异常存在。胰液会反流入胆管、甚至肝内胆管，在毛细胆管中胰淀粉酶可通过肝静脉窦而反流入血循环所致，多非真性胰腺炎。

三、特殊检查

1. **B超检查**　最为简便且无创的检查手段，可作为首选方法。若为胰管结石其主要超声特征是主胰管扩张，胰管内局限性强光团伴声影。

2. **腹部X线平片**　常用的检查方法，绝大多数胰腺结石在腹部X线平片都能显影，表现为上腹部第1~2腰椎水平沿胰腺投影区散在的、串珠样的致密钙化阴影。

3. ERCP　可完整显示胰管系统，如见胰管扩张，粗细不均，胰管及胰腺内有固定的强光团或透明阴影，即可明确诊断。

4. **CT 检查**　CT 检查不受气体干扰，密度分辨率高，且能显示胰腺实质、胰管和其周围结构、确定结石的分布等，对设计手术方案有重要意义。

5. **磁共振(MRI)及磁共振胰胆管成像技术(MRCP)**　能清楚显示整个胆胰系统，全面了解胰腺的形态、胆管的狭窄及扩张、结石影，具有重要的诊断价值。

【防治】 儿童及青少年的治疗，因无大宗病例的经验，可借鉴成人的治疗方法，早期可保守治疗，多能缓解症状，晚期重症应进行手术治疗。

1. **治疗原则**　去除病因。取净结石，解除胰管梗阻，充分引流胰管，处理胰腺结石的并发症。

2. **保守治疗**　不能取得根治效果。适用于胰体、尾部的单发结石。

3. **内镜治疗**　其适应证为：3 枚或 3 枚以下的结石；结石局限在胰腺头体部；结石直径小于 10mm；结石无嵌顿；胰管无狭窄，或仅有胰管开口处短段狭窄。

4. **手术适应证及手术时机的选择**　内镜取石属微创治疗，但由于技术难度大，操作困难，远期疗效尚待评估，目前未能广泛开展。手术仍是治疗胰腺结石的主要方法。手术适应证为内镜和体外震波碎石术(ESWL)治疗不适合或者失败者。主要为多发结石或结石至今大于 1.0cm，同时有明显的胰管狭窄、扭曲、扩张或胰腺纤维化，临床症状明显者、嵌顿结石或合并多处胰腺狭窄难以内镜取出者；胰头肿大引起周围器官并发症者；无法排除恶性肿瘤者。

5. **手术方式**

(1) 引流手术：主要用于 PDS 引起胰管内高压并胰管扩张者。

(2) 胰腺切除术：包括胰十二指肠切除术、保留十二指肠胰头切除术、全胰腺切除术。

(3) 胰腺感觉传入神经阻断术：主要针对顽固性腹痛患者。

【预后】 临床上有多种治疗方法可以选择，不同的治疗方法各有其优缺点，然而基本可以达到取净胰腺结石的目的，但是由于胰腺结石和慢性胰腺炎密不可分，结石去除后由结石和慢性胰腺炎导致的胰腺组织的继发改变无法根除，导致治疗效果不佳。

【小结】

1. 胰腺结石是慢性胰腺炎的常见并发症。

2. 临床变现与慢性胰腺炎相似，主要有腹痛、脂肪泻、继发性糖尿病等。

3. B 超可作为首选检查方法，主要特征是胰腺内局限性强光团伴声影。

4. 诊断主要依据病史、临床表现及辅助检查。

5. 儿童及青少年胰腺结石可借鉴成人的治疗方法。

附：小儿胰腺结石诊治流程图

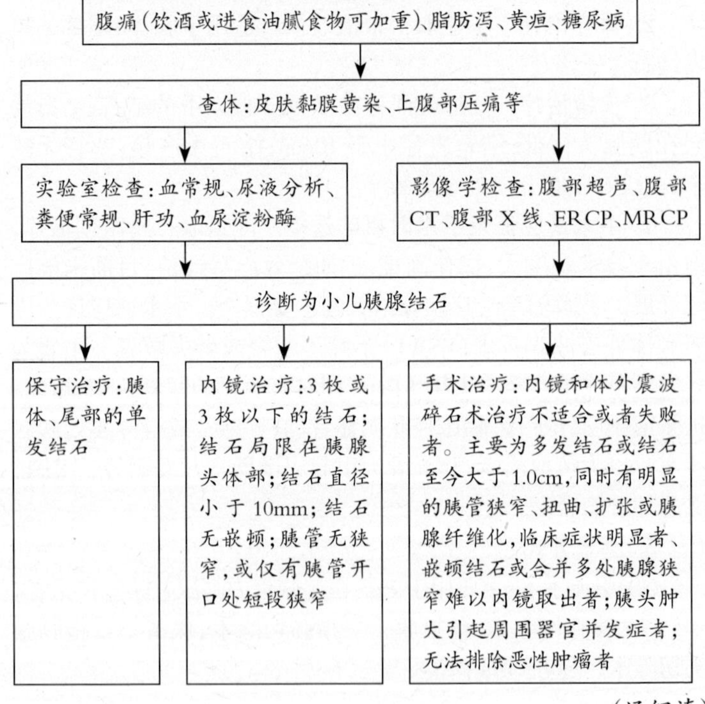

（汤绍涛）

【参考文献】

1. 金祝，刘远梅，王鑫，等．腹腔镜治疗小儿胆囊结石 28 例．临床小儿外科杂志，2013，5：430-431.
2. 董蒨，李龙，肖现民，李索林．小儿肝胆外科学．第 2 版．北京：人民卫生出版社，2017：526-528.
3. 沈刚，王月凤，李功俊，等．腹腔镜保胆取石治疗小儿胆囊结石临床分析．中华实用儿科临床杂志，2017，23：1790-1792.
4. 胡良皞，李兆申．慢性胰腺炎胰管结石的微创治疗．肝胆外科杂志，2014，22（1）：9-11.
5. 沈刚，王月凤，李功俊，等．腹腔镜保胆取石治疗小儿胆囊结石临床分析．中华实用儿科临床杂志，2017，23：1790-1792.
6. Matayoshi N，Sato N，Okimoto T，et al. A Review of 7 Cases of Laparoscopic Cholecystectomy for Pediatric Cholecystolithiasis. J Uoeh，2017，39（3）：223-227.
7. Chen S. Exploration on the Application Effect of Laparoscopic Cholecystectomy in Cholecystolithiasis. Clinical Medicine & Engineering，2018.

第二十五章　小儿胰腺肿瘤

小儿原发性胰腺肿瘤临床较为罕见，报道胰腺肿瘤手术仅占小儿外科手术的1/18 000，其发病率在儿童及青少年（0~19岁）人群中年发病率仅为0.19/1 000 000，亚洲人群发病率略高于欧美人群。其疾病构成与成人有显著不同，恶性肿瘤常见，但总体预后明显优于成人胰腺恶性肿瘤。胰母细胞瘤（pancreatoblastoma）及胰腺实性假乳头状瘤（solid pseudopapillary tumor）是其中最为常见的病理类型，其他如血管瘤、内分泌肿瘤、横纹肌肉瘤以及生殖细胞肿瘤等也均有报道，胰腺癌极为罕见。小儿常见的胰腺肿瘤见表25-1。

表25-1　小儿常见胰腺肿瘤

上皮性肿瘤	内分泌细胞来源
导管细胞来源	**非上皮性肿瘤（极少见）**
• 导管细胞腺癌（极少见）	• 淋巴瘤（Burkitt多见）
腺泡细胞来源	• 肉瘤（横纹肌肉瘤多见）
• 胰母细胞瘤	• 皮样囊肿
• 腺泡细胞癌	• 淋巴管瘤
来源不确定	• 血管瘤
• 实性假乳头状瘤	

第一节　胰母细胞瘤

【概述】 胰母细胞瘤（pancreatoblastoma）是婴幼儿中常见的胰腺恶性肿瘤，新生儿即有发现，多发生于10岁之前，诊断平均年龄约4.5岁，偶有成人胰母细胞瘤的报道。男性患儿较多，报道比例在1.3∶1~2.7∶1，亚洲人群相对高发。

【病因】 胰母细胞瘤总体发病率低，报道普遍以个案为主，缺乏系统性研究，对其病因目前了解较少。1957 年 Becker 在首次报道了 1 例月龄 15 岁男孩的恶性胰腺肿瘤，当时他用“小儿胰腺腺癌”描述胰母细胞瘤，1977 年 Horie 等在随后报道的案例中发现这一肿瘤的组织学特点与孕 7~8 周时出现正常胚胎胰腺类似，提议使用“胰母细胞瘤”这一名称。对其病因多数学者认为与前肠发育过程中胰腺多能干细胞的异常分化有关，也有学者认为可能来源于胰腺上皮性外分泌细胞。

【病理】 胰母细胞瘤常变现为巨大的孤立性占位性病变，直径常达 10cm 以上，可发生于胰腺头、体、尾等各个部位，但以胰头部多见。肿瘤通常边界比较清楚，部分可呈分页状。切面呈淡黄色至棕褐色，可见纤维分隔，也可能因为坏死出血或者囊性变而出现囊性空腔。在合并 Beckwith-wiedemann 综合征的患儿常可出现巨大囊腔。镜下胰母细胞瘤可见由腺泡细胞、小梁等呈类器官样排列的上皮组织，或被致密基质条带分隔的实性结构和特征性的鳞状小体等结构。腺泡区域由柱状或立方细胞围绕组成。广泛分散在实性结构和腺泡结构中间的岛状细胞团被称为鳞状小体，这是胰母细胞瘤最显著的组织学特征之一。鳞状小体由嗜碱性或者透明胞浆细胞组成，可为多边形细胞呈岛状排列，也可为漩涡状排列的梭形细胞，可能表明中央存在角质化，部分基质可不丰富。

【临床表现】

1. **腹部肿块** 无症状的腹部包块为胰母细胞瘤患儿就诊的常见原因。由于胰母细胞瘤患儿通常年龄较小，缺乏主诉能力，肿块较小时不易被发现，故有近半数患儿因腹部肿块或者偶然超声检查发现腹部肿块就诊。

2. **腹痛** 部分患儿尤其年长儿可能以腹痛为主诉就诊。疼痛多以中上腹明显，但是缺乏特异性。

3. **恶心、呕吐** 常与腹痛伴随，也可单独以恶心、呕吐为主要症状，呕吐以胃内容物为主。

4. **黄疸** 有以黄疸为首发症状的报道，但不常见，其原因主要是肿块尤其是胰头部肿块压迫胆总管导致阻塞性黄疸所致。

5. **体重减轻**　部分患者起病隐匿，无特殊症状，表现为进行性的体重下降，消瘦等。

其他非特异性的症状还包括易疲劳、嗜睡、厌食、腹泻等。合并 Beckwith-wiedemann 综合征的胰母细胞瘤常呈巨大囊性占位，此类患儿常合并其他系统性异常症状如巨舌、脐疝、脏器巨大等，合并肾母细胞瘤、肝母细胞癌等胚胎性肿瘤的机会也较大。

【诊断与鉴别诊断】

1. **病史**　胰母细胞瘤常缺乏特异性症状，年幼患儿有中上腹疼痛、进行性体重减轻、黄疸等症状时应注意考虑。

2. **体格检查**　中上腹或左上腹的肿块是胰母细胞瘤最重要的特征。由于小患儿常不配合体格检查，易漏诊，故查体时必须耐心、仔细。

3. **实验室检查**　胚胎性肿瘤常见 αFP 水平增高，如肝母细胞瘤等。胰母细胞瘤至少有 1/3 以上病例伴有 αFP 水平的明显增高，有报道称，有近 80% 的患儿 αFP 水平有不同程度升高，其升高水平与瘤体大小有一定相关性。除 αFP 外缺乏特异性的肿瘤标记物。

4. **影像学检查**

(1) 超声：在超声影像中胰母细胞瘤多呈现边界相对清楚的囊实性混杂的不均质包块。囊性回声内部常见强回声分隔。偶可见表现为强回声实质性包块。

(2) CT：在 CT 上胰母细胞瘤常表现为边界清楚或者部分清楚，浸润性生长少见，通常边界光整或呈分叶状。尽管在大体标本上瘤体常见呈分叶状，但在 CT 上分叶状形态并不常见。多数瘤体呈多房状，伴有明显强化分隔，可以有点状、簇状及线状的钙化灶。CT 有助于发现肝脏转移灶。

(3) MR：胰母细胞瘤的 MR 检查描述相对较少。总体说来，肿瘤在 T_1 加权像通常表现低信号或者中等信号病灶，在 T_2 加权像则表现为不均质的混杂高信号。如果有肝脏转移病灶存在，其影像学特征常与肿瘤原发灶类似。

部分肿瘤可能浸润生长，侵犯周围组织和脏器，血管侵犯少见，但有门静脉和肠系膜上静脉受侵犯的报道。肝脏和淋巴结转移相对常见，其他部位包括肺、脑、网膜、盆腔、结肠、脾、肾等转移均有报道，在影像学检查和评估时应引起注意。

5. **病理学检测**　对于较大肿瘤，尤其是考虑手术完整切除有困难的病变，超声或者 CT 引导下的肿块穿刺行细胞学或则组织学病理检测对明确肿瘤性质有重要意义。

6. **鉴别诊断**

(1) 实性假乳头状瘤：其主要发生在年长患儿，且女性多见；而胰母细胞瘤多见于 10 岁以下患儿，男性患儿略多于女性患儿。实性假乳头状瘤通常呈圆形或椭圆形，常具备特征性的厚壁胶囊状结构。

(2) 畸胎瘤：畸胎瘤可以起源于胰腺，也可以来源于胰腺邻近部位的后腹膜，在影像学上畸胎瘤常呈囊实性表现，常有钙化灶存在，部分不成熟畸胎瘤同时伴有 αFP 水平升高，有时鉴别比较困难。但胰母细胞瘤较少出现巨大囊腔，钙化常以点状及线状钙化灶多见，与畸胎瘤有一定区别。

(3) 胰腺错构瘤：影像学上主要表现囊性和实性部分交错的混合结构，通常囊性结构规则且占较大比例，αFP 水平对鉴别诊断有一定帮助。

(4) 神经母细胞瘤：神经母细胞瘤尤其是左侧肾上腺来源的神经母细胞瘤常需要与胰体尾部的胰母细胞瘤鉴别，在 CT 及 MR 影像上，神经母细胞瘤可以出现坏死灶及钙化灶等改变，但少有形成较规则的囊实性改变，实验室检查常有血 NSE、尿 VMA 等水平升高，通常没有 αFP 水平升高。

(5) 淋巴瘤：非霍奇金淋巴瘤尤其是 Burkitt 淋巴瘤可以累及此年龄段患儿，可能涉及胰腺，其影像表现与胰母细胞瘤有显著差异。

(6) 内分泌肿瘤：小儿胰腺内分泌肿瘤少见，通常较小的病灶因为激素水平异常而表现出明显临床症状，鉴别诊断多不困难。

【分期】 2011 年欧洲儿童罕见肿瘤协作组（European Cooperative Study Group for Paediatric Rare Tumors，EXPeRT）基于首次手术的肿瘤切除情况提出了一个胰母细胞瘤的分期系统(表 25-2)。

表 25-2　欧洲儿童罕见肿瘤研究协作组(EXPeRT)
胰母细胞瘤分期(2011)

分期	肿瘤首次手术切除情况
Ⅰ期	肿瘤完整切除,镜下边缘无残留肿瘤细胞
Ⅱ期	肿瘤大体切除,镜下边缘有可以残留肿瘤细胞
Ⅲ期	肿瘤不完整切除,有大块肿瘤残留
Ⅳ期	肿瘤发生远处转移

【治疗原则与方案】

1. 手术治疗　手术是胰母细胞瘤治疗的主要方法,肿瘤是否彻底切除是决定胰母细胞瘤治疗预后的关键。手术的基本原则是根治性切除肿瘤,最大限度地保留胰腺功能。胰母细胞瘤通常瘤体较大,但是多数瘤体与周围脏器组织边界相对清楚,手术完全切除的机会相对较大。

手术方式根据肿瘤的大小、部位等具体决定,术式包括 Whipple 术、胰腺体尾部切除术、肿瘤剔除术等。近年快速发展的小儿肝移植技术使得治愈胰母细胞瘤伴肝脏多发转移的病例成为可能。除了传统的开腹手术,近年腔镜下胰母细胞瘤切除术技术逐步成熟,尤其适合于胰腺体尾部的体积较小的肿瘤。

术后严重手术并发症的报道不多见,但应注意对血尿淀粉酶、血糖及胰腺功能的监测,及时发现并处理胰腺炎及胰腺分泌功能不足等并发症。

2. 化疗

(1) 术前化疗:对于预计不能一期完全切除或者已有远处转移的病例(Ⅳ期),术前化疗是必要的。通过化疗争取完全切除的机会,即使是在部分已有远处转移的病例中,术前化疗也可能为其争取完全切除的机会,需要指出的是手术时需积极切除原发灶及转移灶,手术能否彻底切除肿瘤仍是决定预后的关键因素。

(2) 术后化疗:对于经历手术而未能完整切除肿瘤的病例(Ⅱ、Ⅲ期)术后化疗也是必要的,部分病例可在化疗后再次手术,争取而完全切除肿瘤。对于手术完全切除的病例（Ⅰ期）术后化疗是否必要，目前尚缺乏足够的数据支持，部分学者认为术后化疗对于减少术后肿瘤复发有一定意义。

(3) 化疗方案：通常认为胰母细胞瘤是化疗敏感型肿瘤，多种化疗方案被证实有效。由于胰母细胞瘤与肝母细胞瘤在基因变异及蛋白表达上存在许多共同点（如染色体 11p15.5 异常、IGF-2 过表达以及 β-catenin 变异），在欧洲较多采用类似于肝母细胞瘤化疗的 PLADO 方案，报道获得良好的疗效。对于具体的疗程目前尚缺乏统一认识。

3. **放疗**　放疗应用于胰母细胞瘤治疗的报道不多，有学者认为对胰母细胞瘤治疗有一定作用。

4. **免疫治疗及干细胞移植**　免疫治疗及干细胞移植等方法目前有在高危患者中进行尝试的个案报道，其作用及疗效评价有待更多的数据积累。

【预后】　胰母细胞瘤若能实现完全切除其预后一般较好。欧洲报道其 5 年无事件生存率（EFS）及 5 年总体生存率（OS）分别为 58.8% 和 79.4%。规范的化疗应用以及小儿肝移植技术进步可能使更多Ⅳ期患儿获得治愈机会，进一步提高患儿的远期生存率。

附：小儿胰母细胞瘤诊治流程图

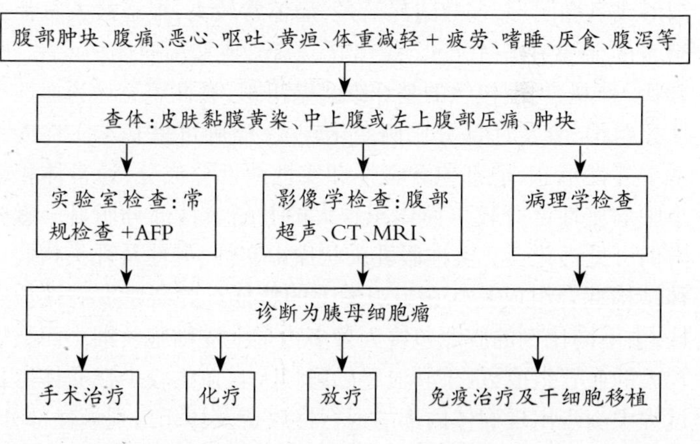

第二节　实性假乳头状瘤

【概述】 实性假乳头状瘤(solid pseudopapillary tumor)可以发生于任何年龄,平均的发病年龄约22岁,其中约22%的患者<19岁。在儿童人群中主要累及年长的女性患儿,男女比例约1∶1.75,在仅包含儿童的报道中其平均发病年龄约14岁,是年长儿中最常见的胰腺恶性肿瘤。目前文献没有发现发病率在不同种族间存在明显差别。

1959年,Frantz最先报道了3例患儿,1970年Hamoudi报道了另外1例12岁女孩的类似病例,1981年Klöppel等提出此类病变为一特殊的肿瘤病变,由于肿瘤细胞起源不清,其学术命名在之后一段时间比较混乱,实性和乳头状瘤、囊实性肿瘤、乳头状囊性瘤,乳头状上皮瘤、乳头状实性瘤、实性和假乳头状上皮瘤、囊实性腺泡细胞瘤以及Frantz瘤等名称都曾经被使用。直到1996年世界卫生组织(WHO)提出以“实性假乳头状瘤”统一命名此类独特的胰腺外分泌肿瘤。此后,随着对这一疾病病理特征认识的深入,实性假乳头状瘤越来越多地被认知和报道。

【病理】 实性假乳头状瘤生长缓慢,通常单发,胰体尾部常见,外生倾向明显,有时其胰腺来源的特征不明显。瘤体多呈类圆形或者椭圆形,多数边界清楚,瘤体常较大,报道最大直径达34.5cm,通常在6~10cm。瘤体软,易碎,典型的瘤体切面呈“胶囊状”外观,周围包绕的是纤维囊壁组织,囊性填充物为血性及坏死组织,囊实性部分比例变化较大,瘤肿可呈基本实性或者基本囊性形态,但都包含囊性和实性两部分成分,通常体积较小肿瘤实性部分较多而体积越大的肿瘤囊性部分明显。囊腔内偶可见钙化灶。实性假乳头状瘤由实性、囊性及乳头状瘤三种结构混合组成是其在组织学上的特征。肿瘤原发病灶为实性,由不同比例的胶原包绕大量多边形上皮细胞及细小而脆性较大的血管组成,由于其血管的脆性大且血供较少在瘤体生长过程中逐步出现瘤体内部的退行性改变及坏死出现囊性部分,假乳头则是坏死边缘部分残留的血管及细胞组成的柱状纤维血管组织。

【临床表现】

1. **腹部肿块**　与胰母细胞瘤类似，实性假乳头状瘤无症状的腹部包块常为首诊原因，有报道在小儿有近 60% 的患儿以偶然发现或腹部超声发现的腹部包块就诊。

2. **腹痛**　是实性假乳头状瘤较为常见的症状，也是仅次于腹部包块居第 2 位的首诊原因，据报道约 1/3 的患儿以腹痛首诊，可伴或不伴恶心、呕吐症状。

3. **黄疸**　黄疸不常见，位于胰头部位的实性假乳头状瘤容易引发黄疸。

4. **其他**　有报道部分病例因外伤引起肿瘤破裂出血或者肿瘤自发破裂出血就诊。

【诊断与鉴别诊断】

1. **病史**　实性假乳头状瘤缺少特异性症状，年长患儿尤其是女性患儿较多发病，腹部肿块及腹痛是其常见就诊主诉。

2. **体格检查**　中上腹包块是实性假乳头状瘤的重要体征，瘤体常常较大，仔细体格检查常可扪及包块。

3. **实验室检查**　目前尚未发现特异性的肿瘤标记物。

4. **影像学检查**　实性假乳头状瘤的影像学表现与其病理学组成密切相关，厚薄不一的纤维囊伴内部的出血坏死结构，偶可见钙化，是实性假乳头状瘤的特征性结构。但囊性及实性组成比例变化较大，瘤体可呈完全实性亦可呈薄壁的完全囊性结构。影像学检查也是发现转移病灶的主要手段，常见的转移部位包括肝脏、肠系膜以及大网膜等。

(1) 超声：在超声影像中实性假乳头状瘤多数边界清楚，较大肿块常呈现挤压周围组织脏器而少见浸润，肿块多呈椭圆形或类圆形，纤维囊壁多呈等回声，少数可呈低回声，内部回声多为等回声的实性结构与低回声的出血坏死区域混合组成，其组成比例变化较大。

(2) CT：实性假乳头状瘤在 CT 上多呈椭圆形或类圆形，多数边界清楚，瘤体多呈外生性，有时甚至不容易看清其为胰腺来源。纤维囊样部分多呈等密度，而囊性部分通常密度较低，CT

值略高于胆汁，一般在20~50HU。偶可见高密度的点状钙，常为边缘分布。CT增强扫描可见瘤体实质性部分的轻度强化，边缘强化常较明显，出血及坏死区域则无强化。

(3) MR：在T_1加权像上低信号的纤维囊样结构包绕高信号的出血坏死组织是实性假乳头状瘤的特征，多数实性假乳头状瘤内部有出血及相应的特征性改变。较之CT，MR能更好显示瘤体内部出血、囊变等特征。

5. **病理学检测**　近年有报道超声引导下细针穿刺细胞学检查有助于明确诊断，诊断阳性率在60%左右。实性假乳头状瘤的细胞来源至今仍不十分清楚，但研究表明在行免疫组化检测时β-catenin以及CD99多为阳性表达。

6. **鉴别诊断**

(1) 胰母细胞瘤：胰母细胞瘤多见于10岁以下患儿，男性患儿略多于女性，而实性假乳头状瘤则是多见于年长女孩(>10岁多见)；影像学上胰母细胞瘤常呈现囊实性混杂的不均质包块，内部多房状，伴有明显强化分隔，而实性假乳头状瘤则有其特征性的厚壁“胶囊状”结构，多数病例鉴别并不困难。

(2) 畸胎瘤：畸胎瘤常呈囊实性表现，常有钙化灶存在，起源于胰腺或胰腺邻近部位的畸胎瘤有时易与实性假乳头状瘤混淆。但畸胎瘤通常不具备厚壁纤维囊样结构，且钙化灶体积多数较大，如包含未成熟的内胚窦瘤成分则有αFP水平的升高。

(3) 神经母细胞瘤：左侧肾上腺来源的神经母细胞瘤应注意要与胰体尾部的实性假乳头状瘤鉴别，在CT及MR影像上，神经母细胞瘤可以出现坏死灶及钙化灶等改变，但极少出现实性假乳头状瘤特征性的厚壁胶囊状外观，实验室检查常有血NSE、尿VMA等水平升高。

(4) 淋巴瘤：非霍奇金淋巴瘤尤其是Burkitt淋巴瘤可以累及胰腺，较难形成实性假乳头状瘤的特征性影像学特点，鉴别诊断多不困难。

(5) 内分泌肿瘤：小儿胰腺内分泌肿瘤少见，通常因激素水平异常而表现出明显临床症状，鉴别诊断多不困难。

【治疗原则与方案】

1. **手术治疗**　手术彻底切除肿瘤是实性假乳头状瘤治疗的关键。研究表明手术完整切除肿瘤的病例远期生存率可达95%以上。手术方式根据肿瘤的大小、部位等决定，通常胰腺体尾部肿瘤可采用胰腺体尾部切除术，胰头部肿瘤多采用Whipple术。由于实性假乳头状瘤边界相对清楚使得肿瘤剔除术成为可能，但有报道称，肿瘤剔除术后复发或者出现转移病灶的机会相对较大，应慎重选择。近年，腹腔镜胰腺体尾部切除术及胰十二指肠切除术发展迅速，可以考虑应用于实性假乳头状瘤的手术治疗。

儿童实性假乳头状瘤出现远处转移的病例并不多见，报道在7%~16%，最常见的转移部位是肝脏。研究表明，尽可能切除肿瘤在伴有远处转移的患儿中是有意义的，能够延长患儿的生存时间。近年，小儿肝移植技术的成熟，使得实性假乳头状瘤伴肝转移的患儿有了更高的治愈机会。

2. **化疗**　对于预计不能一期完全切除或者已有远处转移的病例，给予术前化疗是必要的。通过化疗争取完全切除的机会，即使是在部分已有远处转移的病例中，术前化疗也可能为其争取完全切除的机会。对于手术完全切除的病例术后化疗是否必要尚有一定争议，有学者主张对接受肿瘤剔除术的患儿术后应常规进行辅助化疗。

3. **放疗**　目前不主张在实性假乳头状瘤患儿的治疗中应用放疗。

【预后】局限性不伴远处转移的实性假乳头状瘤多数可以通过手术彻底切除而治愈，儿童实性假乳头状瘤出现远处转移的病例并不多见，所以小儿实性假乳头状瘤总体预后良好。

附:小儿实性假乳头状瘤诊治流程图

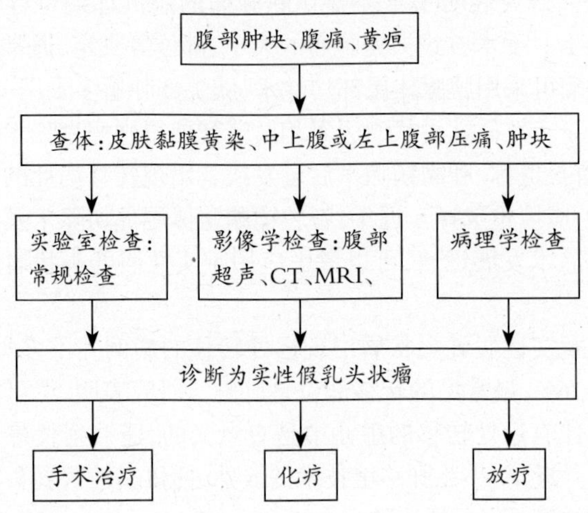

(舒强 王金湖)

【参 考 文 献】

1. Wang J, Zheng Z, Qiu Y, et al. Primary mixed germ cell tumor arising in the pancreatic head. J Pediatr Surg, 2013, 48(1): e21-24.
2. 周进学, 王征征, 李庆军, 等. 小儿胰母细胞瘤一例并文献复习. 中华胰腺病杂志, 2017, 5: 340-342.
3. Shet NS, Cole BL, Iyer RS. Imaging of pediatric pancreatic neoplasms with radiologic-histopathologic correlation. AJR Am J Roentgenol, 2014, 202(6): 1337-1348.
4. Yang F, Yu X, Bao Y, et al. Prognostic value of Ki-67 in solid pseudopapillary tumor of the pancreas: Huashan experience and systematic review of the literature.. Surgery, 2016, 159(4): 1023-1031.
5. 张军, 李龙, 李胜利, 等. 小儿胰腺肿瘤的诊断与治疗(附15例报告). 中华小儿外科杂志, 2011, 32(12): 881-883.
6. Xu Y, Zhao G, Pu N, et al. One Hundred Twenty-One Resected Solid Pseudopapillary Tumor of the Pancreas: An 8-Year Single-Institution Experience at Zhongshan Hospital, Shanghai, China.. Pancreas, 2017, 46

(8):1023.

7. Laje P, Bhatti TR, Adzick NS. Solid pseudopapillary neoplasm of the pancreas in children: a 15-year experience and the identification of a unique immunohistochemical marker. J Pediatr Surg, 2013, 48(10): 2054-2060.
8. 董蒨,李龙,肖现民,等. 小儿肝胆外科学. 第2版. 北京:人民卫生出版社,2017:529-540.

第二十六章　脾脏先天性发育异常

【概述】 脾脏先天性发育异常主要包括：副脾、游走脾、分叶脾、脾生殖腺融合症、无脾及多脾综合征，其中以副脾及游走脾较为多见。

第一节　副脾

【病因】 副脾（accessory spleen）具体病因不清，推测是由于胚胎期脾始基芽融合不全或异位脾芽形成，也可因部分脾组织脱离主脾发育而成。人群发病率约 10%~35%。

【病理】 副脾一般呈球形，大小不等，直径从数毫米至 10cm 以上。60%~80% 为单个，也可有 3~5 个副脾同时存在。80% 左右位于脾门、脾蒂及胰尾附近的组织中，脾胃韧带、脾结肠韧带、大网膜、骶前、盆腔、阴囊内亦有发生。组织学上副脾与脾脏组织结构一样，外有包膜，质地、色泽与正常脾脏相同，可随年龄增长而退化萎缩。

【诊断】

一、临床表现

正常情况下，副脾的功能可以忽略，也很少发生病变。如副脾较大，对邻近的器官产生压迫症状，或脾脏切除术后发生代偿性增大，则可能引起临床症状。

1. **脾功能亢进症状复发**　一些血液病患儿因脾功能亢进进行脾脏切除术后，副脾代偿性增大，原有脾功能亢进症状复发。

2. **肿块**　较大的副脾如在肝门附近可引起压迫症状，出现阻塞性黄疸，压迫肠管可引起肠梗阻，位于胃、结肠、胰腺、卵巢附近会被误认为相应部分的肿瘤,也有副脾自身发生淋巴瘤的报道。

3. **诱发肠套叠** 副脾位于肠壁附近或与肠壁融合,可诱发肠套叠。

4. **急腹症** 较大的副脾本身也可发生破裂、出血,脾蒂可发生扭转和梗死,引起急腹症。

二、特殊检查

1. **B 超检查** 是最为简便且无创的检查手段,可初步获得诊断。表现为类圆形影,包膜完整,境界清晰,内部回声似脾脏,呈均匀分布的低回声区。多可见点状血流信号,体积较大者可见树枝状血流。人群检出率约 0.14%,远低于人群发病率 10%~35%。

2. **CT 及 MRI 检查** 表现为类圆形软组织结节影,密度与主脾相似,强化程度与主脾一致。增强均表现为动脉期花斑状不均匀强化,强化程度较主脾弱,静脉期及延迟期呈均匀强化,强化程度与主脾一致。

3. **放射性核素显像** 核素脾显像分为胶体显像和热变性红细胞(HDRBC)显像两类:①胶体显像因脾摄取率较低,其分辨力低,易遗漏小的副脾而很少使用;②HDRBC 显像:应用 ^{99}Tcm-HDRBC 对脾进行显像,脾及副脾对其摄取率可达 90% 以上,灵敏度高。动态显像时,副脾和脾较肝脏提前 8~10 秒显像,并逐渐浓集,可呈现与脾接近的强放射性浓聚区,其边缘光滑、规整、核素分布均匀,故 ^{99}Tcm-HDRBC 显像成为检测 IPAS 较为特异性的方法,因此,常与 CT 或 MRI 检查联合使用,进行诊断和术前定位。

三、诊断与鉴别诊断

1. **术中探查** 正常情况下,副脾的功能可以忽略,也很少发生病变。大部分在手术探查时发现,肉眼就可以与其他疾病相鉴别。

2. **以肿块为主要表现** 较大的副脾易误诊为相应部位的

肿瘤性病变，如胰腺肿瘤、肾上腺肿瘤、腹膜后肿瘤、肝门部肿瘤、生殖腺肿瘤等。典型副脾的影像学特征为类圆形，包膜完整，境界清晰，内部回声似脾脏，呈均匀分布的低回声区，CT及MRI增强后，强化程度较主脾弱，静脉期及延迟期呈均匀强化，强化程度与主脾一致，结合核素检查可与其他恶性肿瘤相鉴别。

3. **血液系统疾病行脾脏切除术后症状复发**　血液病患儿脾脏切除术后症状复发，应排除副脾漏诊或未全部切除可能。在行脾切除前，常规行 ^{99}Tcm-HDRBC 对脾进行显像，了解副脾存在的情况，在常规行脾脏切除时同时切除所有的副脾组织。

四、治疗原则

大部分情况下，副脾的功能可以忽略，本身很少发生病变，无并发症可以不治疗。产生并发症或功能亢进时行副脾切除术。

附：小儿副脾诊治流程图

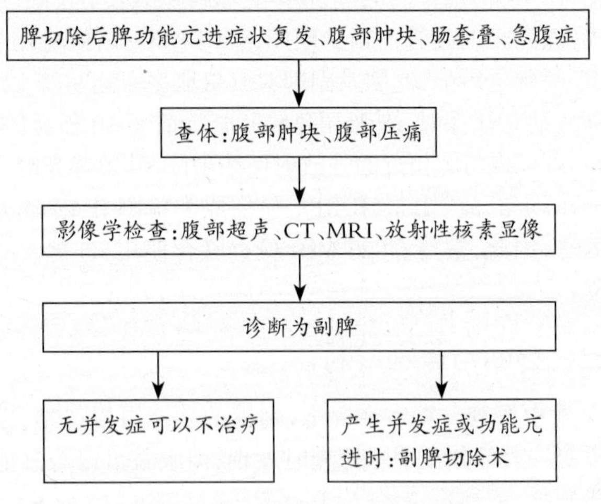

第二节　游走脾

【病因病理】

脾脏位于正常的解剖位置以外称为异位脾(ectopic spleen),异位脾可以复位并呈活动或游走状态者称为游走脾(wandering spleen)。一般认为,游走脾是脾脏发育过程中先天性异常造成的,如胚胎期背侧胃系膜发育存在缺陷,使脾蒂变长,同时起固定作用的脾胃韧带、脾结肠韧带、脾肾韧带及脾膈韧带发育异常而松弛,支托能力减弱,使脾脏在腹腔中移位。

游走脾常见于下腹部或盆腔。早期可有较大的活动性,可经膈肌疝孔进入胸腔,甚至进入巨大的腹股沟管内。长期则与周围组织慢性粘连而相对固定。游走脾一般较正常脾脏大,可能是因为脾脱垂而致脾蒂扭转、脾脏充血引起。

【诊断】

一、临床表现

患儿可无明显自觉症状,部分患儿因无意中发现腹部包块就诊。临床表现主要由于脾脏牵拉、脾蒂扭转、脾脏外伤引起。

1. **脾脏牵拉、压迫**　当脾脏肿大牵拉或压迫周围组织和器官时可引起不同的症状,牵拉胃部可出现恶心、呕吐、嗳气,肠管受压可引起不同程度的肠梗阻,坠入盆底可导致便秘、尿频甚至排尿困难等。

2. **脾蒂扭转**　由于脾蒂过长,在体位改变、腹肌收缩或外力等因素的诱发下,大约20%的游走脾可发生不同程度的脾蒂扭转。部分扭转,脾蒂的血运无影响,症状轻微甚至无症状;扭转180°以上,可引起脾脏充血、肿大,严重者脾脏周围可有渗出;扭转360°以上,引起脾脏血液循环障碍,导致脾脏梗死、脾周围炎甚至局限性腹膜炎。

(1) 急性完全扭转:可因患儿更换体位、外伤等诱发因素下,出现剧烈腹痛伴恶心呕吐等消化道症状,甚至出现休克。脾脏位于下腹部易误诊为急性阑尾炎、卵巢囊肿扭转、肠扭转等。脾脏坏死继发感染形成脓肿时,发热、腹痛等症状尤为明显。胰尾亦可伴随脾蒂扭转而坏死。

(2) 慢性不全性扭转:患儿可无自觉症状,或仅有轻微的腹胀或腹痛;长期可因脾脏充血,出现继发性脾肿大和脾功能亢进。脾蒂扭转,脾静脉阻力增大,可继发脾静脉血栓、左侧门静脉高压,严重时可发生胃底食管下段静脉曲张出血。极少数情况下仅有脾动脉受累甚至闭塞,导致脾脏萎缩或纤维化。

3. **脾破裂** 相对于正常脾脏,游走脾常位于腹腔的显露部位,易受外伤而发生破裂、出血。患儿外伤后出现腹痛、腹胀、压痛、反跳痛、肌紧张、移动性浊音阳性,出血量较大时,出现血压下降、脉搏细速、呼吸增快、口唇发绀、四肢厥冷、红细胞计数和血红蛋白进行性下降等失血性休克表现。

4. **急腹症** 较大的副脾本身也可发生破裂、出血,脾蒂可发生扭转和梗死,引起急腹症。

二、特殊检查

特殊检查与副脾相同。

三、诊断与鉴别诊断

根据正常脾脏位置所在部位的浊音区消失,腹腔的其他部位可触及有切迹、光滑、活动的包块,平卧位时又可将包块推回左上腹甚至脾窝,应考虑游走脾的可能。B 超、CT、MRI 或核素扫描可明确诊断并判断其位置。术前未明确诊断,一旦发生脾蒂扭转等并发症时,诊断较为困难。外伤性大出血时,与正常脾脏外伤性脾蒂离断难以鉴别,只有手术探查时才能明确。

四、治疗原则

诊断明确后,应根据不同的情况予以处理。无症状一般不予治疗,但必须向患儿家属交代发生脾蒂扭转及脾梗死的可能性。脾脏复位因疗效不确切而很少采用。脾脏肿大或脾功能亢进较轻者,在不影响脾蒂血液循环的前提下,可将其复位于左上腹脾窝或左侧腹部的其他部位,利用附近组织予以缝合固定。

急性脾蒂扭转应予手术切除。

附:小儿游走脾诊治流程图

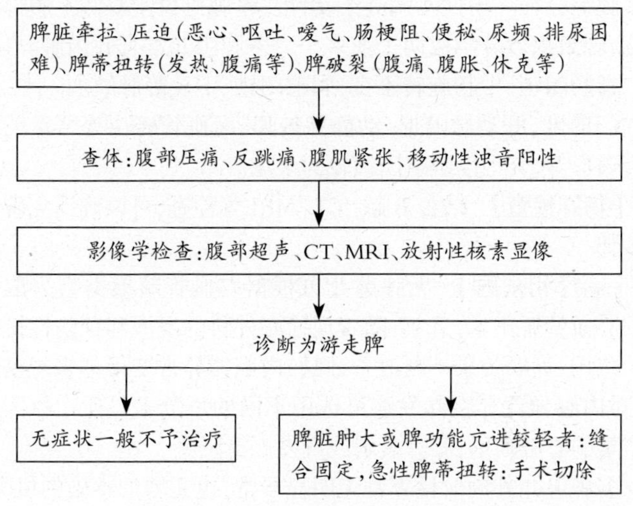
脾脏牵拉、压迫(恶心、呕吐、嗳气、肠梗阻、便秘、尿频、排尿困难)、脾蒂扭转(发热、腹痛等)、脾破裂(腹痛、腹胀、休克等)
查体:腹部压痛、反跳痛、腹肌紧张、移动性浊音阳性
影像学检查:腹部超声、CT、MRI、放射性核素显像
诊断为游走脾
无症状一般不予治疗
脾脏肿大或脾功能亢进较轻者:缝合固定,急性脾蒂扭转:手术切除

第三节　无脾和多脾综合征

【病因】 由于脾始基芽发育缺陷,脾脏未能发育,出生后无脾脏。始基芽发育过程中未能完全融合成一个正常的脾脏,而成为多个发育不全的脾组织,正常解剖部位无正常脾脏。无脾和多脾(asplenia and polysplenia syndromes)常与其他严重的先天性畸形同时发生。

【临床表现】 先天性无脾非常少见,且常合并先天性内脏异位及严重的心血管畸形,故又称为无脾综合征,或称为Ivemark综合征。无脾患儿多合并严重的心血管畸形,如永久性动脉干、肺动脉狭窄或伴闭锁、大血管转位、肺动脉瓣畸形、肺静脉连接异常、房间隔或室间隔缺损等,常在1岁内因心衰而死亡。除了合并严重的心血管畸形,无脾患儿易合并内脏转位,如右位心、胃位于腹腔右侧、肝脏位于中线、肠旋转不良、先天性胆管扩张症、十二指肠闭锁等。由于网状内皮系统清除功能障碍和T细胞功能减低,常并发暴发性感染,导致患儿预后差甚至死亡。

多脾可以单独发生,也可合并内脏异位和心血管畸形,称为多脾综合征。男性发病高于女性。多脾可位于双侧上腹部或一侧,脾组织被分割成两个或多个。多脾患儿常合并内脏异位、十二指肠闭锁、中肠旋转不良、胆道闭锁、下腔静脉缺如、十二指肠前门静脉、肝动脉畸形、动静脉畸形、大血管转位等严重的心血管畸形等,其中以胆道闭锁较为多见。

【特殊检查】 结合B超、CT、MRI等检查,可以确诊无脾或是多脾。

【治疗和预后】 无脾患儿可根据心血管畸形类型采取不同的心血管矫正术,近年,随着现代心外科的发展和预防性抗生素的应用,远期效果不断改善,腹腔内脏器异常变得越来越受重视,对内脏异位存在并发症可选用不同的矫治术。死亡原因多为严重的心脏畸形,心力衰竭或继发严重感染。

多脾患儿外周血检查常无明显异常,也无增加感染的机会。严重的合并症不能得到有效的矫治,50%死于生后4个月内,仅10%可以存活至青年期。

附:小儿无脾或多脾综合征诊治流程图

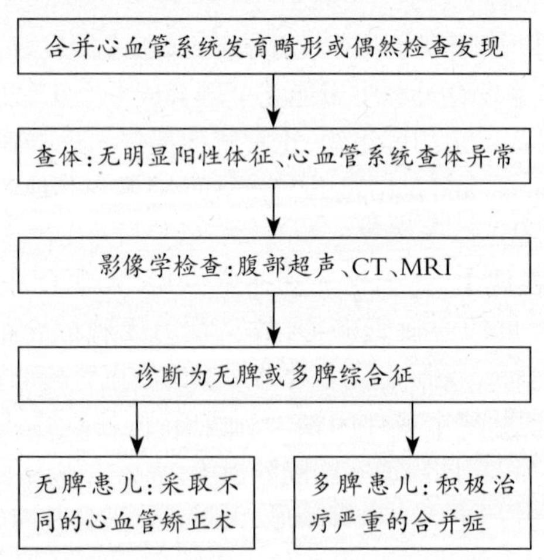
合并心血管系统发育畸形或偶然检查发现
查体:无明显阳性体征、心血管系统查体异常
影像学检查:腹部超声、CT、MRI
诊断为无脾或多脾综合征
无脾患儿:采取不同的心血管矫正术
多脾患儿:积极治疗严重的合并症

第四节　脾生殖腺融合症

【病因与病理】 胚胎发育第 5 周时，脾原基在背侧胃左侧系膜中与中肾脊演变来的生殖原基非常接近，在第 7~8 周时，生殖原基与粘连在一起的脾原基一同下降，腹腔中的脾脏与左侧睾丸（或卵巢）以纤维束带相连，甚至融合，称为脾生殖腺融合症（splenic-gonadal fusion）。

【临床表现】 脾与睾丸（卵巢）相连的纤维束带易导致肠梗阻，男性患儿可合并左侧腹股沟斜疝或左侧隐睾症，因此，在行疝修补术、睾丸下降固定、剖腹探查术或尸检时可偶然发现脾生殖腺融合症。

【治疗和预后】 发现脾生殖腺融合症，应手术切除连接脾与睾丸（或卵巢）之间的纤维束带；脾与睾丸（或卵巢）完全融合，则在切除性腺的同时切除脾脏，如脾与睾丸（或卵巢）以纤维束带状的脾组织相连，则应切除束带状的脾组织，完整保留睾丸（或卵巢）组织，不需行性腺切除。

附：小儿脾生殖腺融合症诊治流程图

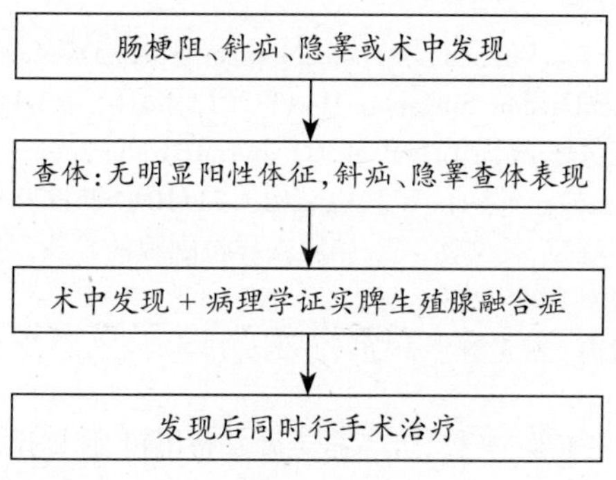
肠梗阻、斜疝、隐睾或术中发现
查体：无明显阳性体征，斜疝、隐睾查体表现
术中发现 + 病理学证实脾生殖腺融合症
发现后同时行手术治疗

第五节 分叶脾

脾切迹很深,使得脾呈分叶状,称为分叶脾(lobulated spleen)。分叶脾是由于胚胎发育期原始脾芽未能完全融合而形成。分叶脾临床非常少见,也无明显的临床症状,偶在尸检时发现。

(印其友)

【参 考 文 献】

1. 刘伟康,田孝东,庄岩,等.胰腺内副脾三例.中华普通外科杂志,2017,12:1058-1059.
2. 董蒨,李龙,肖现民,等.小儿肝胆外科学.第2版.北京:人民卫生出版社,2017:541-543.
3. 赵大聪,余晖,李鑫,等.副脾典型及不典型MRI表现分析.医学影像学杂志,2015,7:1301-1303.
4. Bhutiani N, Egger ME, Doughtie CA, et al. Intrapancreatic accessory spleen (IPAS): A single-institution experience and review of the literature. American Journal of Surgery, 2016, 213(4): 816-820.
5. Tendler R, Farah R K, Kais M, et al. Symptomatic pelvic accessory spleen in a female adolescent: Case report. Journal of Clinical Ultrasound, 2017, 45(9): 600-602.
6. Jayasundara JA, Vithana VH, Lamahewage AK.A case of continuous-type splenogonadal fusion. Singapore Med J, 2013, 54(6): 123-124.
7. Peng JH, Liu S, Zhou LH, et al. CT and MRI characteristics of special types of accessory spleen. W J Dig, 2013, 21(10): 925-930.
8. 武文杰,李晓斌,吴文铭,等.胰腺内异位副脾的诊断.中华胰腺病杂志,2017,17(4)285-288.
9. 彭晨,卞育海.游走脾伴蒂扭转一例.中华消化外科杂志,2013,(8):632-633.
10. 张小波,王玉芸,李权.儿童游走脾并蒂扭转、脾坏死1例.临床小儿外科杂志,2014,4:365-366.
11. 孙妍,王剑鹏,李慧,等.无脾综合征患者合并复杂性先天性心脏病类型特点.中国循环杂志,2017,7:672-675.
12. Ferrón, SA, Arce JD.Discontinuous splenogonadal fusion: New sonographic findings.Pediatric radiology, 2013, 12: 1652-1655.

第二十七章　小儿脾脏感染性疾病

【概述】 脾脏作为机体重要的免疫器官，含有大量吞噬细胞且血流丰富，对血液中微生物有高度过滤和吞噬能力，抵抗局部感染，病原菌不易侵入和繁殖。小儿脾脏感染性疾病较为少见，主要表现为脾脓肿。文献报道脾脓肿的尸检发现率仅为0.14%~0.70%。近年来随着免疫功能减退儿童的增加，脾脓肿发病率有所上升。

【病因】

1. **血源性感染** 临床最多见，约占75%。多发生在有慢性病、体质衰弱和存在免疫缺陷的患儿，主要继发于败血症、亚急性心内膜炎、肺脓肿、尿路感染、耳源性化脓性感染、伤寒、副伤寒、结核、脾栓塞、急性阑尾炎、胰腺炎等，静脉注射偶可引起脾脏感染和脾脓肿。

2. **外伤** 脾脏外伤血肿继发感染，约占15%，脾动脉栓塞或结扎后脾梗死也可导致脾脓肿形成。

3. **病理性血红蛋白血症** 异常血红蛋白血症或镰形红细胞患儿由于脾梗死、血源性细菌播散到脾脏，原发病灶常为胆囊。

4. **邻近脏器感染的直接蔓延** 胃、胰腺、肾脏、结肠等邻近器官的感染和肿瘤均可累及脾脏形成脾脓肿。

5. **免疫抑制或免疫缺陷** 免疫缺陷疾病、艾滋病、糖尿病、肿瘤等患儿易发生脾脏感染和脾脓肿，重症患儿在ICU治疗期间发生脾脏感染的机会显著增加。疟疾、包虫病和猫抓病等病原体毒素可抑制脾窦内皮细胞的吞噬功能，引起局部感染，逐渐形成脓肿，部分脾囊肿继发感染可形成脓肿。

随着抗生素的广泛使用，脾脏感染的致病菌谱也在发生变化，葡萄球菌、链球菌、沙门菌逐渐减少，真菌和厌氧菌感染较前明显增加。

【病理】 脾脏感染多由微生物栓子在脾内存留引起，可发生在脾的任何部位。脾脏外伤后血肿与栓塞坏死形成脓肿多为单发性，由于脓腔内含有破坏溶解的组织，脓液多为稠厚深褐色。脓栓引起的脾脓肿常为多发性。微生物栓子产生的毒素使局部脾组织坏死，继而大量的中性粒细胞浸润，释放出溶解酶将坏死组织液化，形成含有脓液的腔。脾脓肿早期很少与周围组织粘连，晚期位于脾脏表明的脓肿容易穿入其他器官或破溃入腹腔。

【临床表现】

1. **寒颤、高热** 体温可达39~40℃，呈弛张热或稽留热。寒颤和发热是转移性脓肿的前驱症状。

2. **左上腹疼痛、压痛、叩击痛和肌紧张** 这是诊断脾脓肿最有价值的局部症状和体征。

3. **脾肿大，左上腹包块** 有时可见左上腹或者左季肋部局限性皮肤水肿。

4. **咳嗽，左下胸痛及左肩痛** 提示炎症侵入膈下或膈肌，患儿可有左下肺炎或胸膜渗出。

5. **脾脏外伤血肿** 继发形成的脓肿可破溃，出现腹膜炎症状和大出血，严重者可导致出血性休克。

6. **其他** 如纳差、乏力等全身症状。

【诊断与鉴别诊断】

1. **病史** 患儿多存在以下危险因素：其他部位的感染并且已经导致菌血症、毒血症、脓毒血症或败血症；脾脏外伤病史；结核病史；先天性免疫缺陷病；恶性肿瘤、糖尿病、移植术后、应用大剂量糖皮质激素和免疫抑制剂病史等；疟疾、寄生虫等感染病史。

2. **体格检查** 由于小儿脾脏感染临床表现不典型，应提高对本病的警惕性。需要进行全面细致的体格检查，注意左上腹有无压痛、叩击痛，尤其是脾脏的触诊（大小、质地、表面情况、摩擦感和切迹）。

3. **实验室检查** 血常规提示白细胞计数升高，出现核左移伴中毒颗粒。脾功能亢进时，可出现贫血、白细胞和血小板减少。多发性脾脓肿血培养阳性率可达 70%，而单发性脾脓肿仅为 10%~20%。

4. 影像学检查

(1) 胸部和腹部 X 线：可见左侧膈肌抬高，膈下有软组织块影，膈肌运动不同程度受限，左侧胸腔积液等征象。若在脾脏内出现液平面则为特异性征象。

(2) 腹部 B 超：提示脾脏增大，脾脏内回声增强，脾实质内单个或多个圆形或不规则的无回声暗区，囊壁较厚、粗糙，边缘不整齐。脓腔内有气体时，可有强回声光点、光斑反射。彩色多普勒可显示脓肿的厚壁上丰富的血流信号。

(3) 腹部 CT：是评估脾脏感染和脓肿较好的方法。平扫显示脾实质内单个或多个圆形、椭圆形或不规则的低密度区，CT 值为 20~35HU，脓肿内可见液平面或气体，脓肿壁与脾实质密度接近。少数病例可见囊腔分隔。增强扫描显示病灶中央区无强化，脓肿壁强化明显，呈多环征。脾脏内可见散在的钙化斑。

(4) 动脉造影：敏感度较高，可见脾脏增大，动脉期脾脏内有一无血管区的膨胀性肿块，脾血管移位、变直或分开；毛细血管期，脓肿呈现边缘不规则而且模糊的充盈缺损。

(5) 同位素扫描：准确性较高，可达 80%~90%，可明确脾脓肿的大小及部位。单发性较大脓肿表现为大片放射性缺损区，多发性小脓肿表现为放射性核素摄取不均匀图像。

(6) 脾脏穿刺活检：B 超或 CT 等影像学引导下经皮脾脏穿刺是诊断的重要手段。对于小儿，也可在腹腔镜或开腹探查下进行穿刺，抽得陈旧性积血或脓液。穿刺液应做涂片、细菌培养和药物敏感试验，以指导抗生素的使用。

5. 诊断标准(Chang 2006)　符合以下 1 项者即可诊断：血液或脾脏穿刺液证实存在微生物感染，同时有脾脓肿的超声或 CT 影像学改变；尸体解剖、脾切除术后或脾穿刺标本经病理证实脾脓肿形成；剖腹探查明确为脾脓肿；有发热、左上腹痛等典型临床症状，同时腹部超声或 CT 证实存在脾脓肿的影像学改变,经单纯抗感染治疗临床症状改善。

6. **鉴别诊断**

(1) 脾脏恶性肿瘤:如脾脏原发性或继发性淋巴瘤、血管肉瘤和纤维肉瘤,以脾脏继发性淋巴瘤多见。在淋巴瘤临床表现基础上合并脾脏增大,上腹部不适及左上腹痛,可出现腹腔积液、白细胞和血小板减少。淋巴结活检有诊断意义。

(2) 脾脏良性肿瘤:如血管瘤、淋巴管瘤和错构瘤。常为单发,大小不一,多无临床症状,预后良好。

(3) 脾脏转移性肿瘤:主要指起源于上皮系统的恶性肿瘤转移至脾脏,如肺癌、卵巢癌和恶性黑色素瘤。临床常无特殊症状,或仅表现为原发病症状。

(4) 脾结核:较为少见,常为全身粟粒性结核的一部分。临床表现以结核中毒症状为主,伴上腹部疼痛。根据不同时期脾结核影像学改变,可有早期变性时表现为低回声,发生干酪样坏死,化脓早期为高回声,液化后无回声。

(5) 脾囊肿:较为常见,可分为先天性和寄生虫性囊肿。先天性囊肿较为常见,临床上多无特异性症状,往往在查体时超声下发现形态规则的圆形或椭圆形无回声区,囊壁薄、光滑、透声性好,后方回声增强。

(6) 脾血肿:常有明确的左上腹部外伤史,出血刺激脾脏包膜引起左上腹疼痛;严重者可有失血性休克的表现。超声下见脾脏内无回声区,大小不一。

【治疗原则与方案】

1. **非手术治疗**　脾脏为重要免疫器官,对于儿童脾脏感染,近年来越来越倾向于保守治疗。应用抗生素和支持治疗改善患儿全身情况。经验性用药时要考虑 G^- 杆菌、G^+ 球菌、厌氧菌、真菌以及少见病原菌感染的可能。通常先给予广谱抗生素和甲硝唑联合用药。单发性脾脓肿患儿混合性感染的可能性较小,G^- 杆菌感染几率较高。研究表明,经皮脾脏穿刺或手术获得标本的培养阳性率高于血培养。根据细菌学检查结果,及时调整抗菌用药。同时给予患儿充分的营养,维持水、电解质平衡,纠正贫血和低蛋白血症,必要时可少量多次输注新鲜血浆或全血。

2. 手术治疗　对于存在 G^- 杆菌感染、急性生理与慢性健康评估(APACHEⅡ)>15 分、多发脾脓肿等提示有预后不良因素的患儿应积极、早期行手术治疗。手术方式包括脾脓肿切开引流术、部分脾切除术和脾切除术。

(1) 术前准备:术前加强抗生素抗感染。拟行脾切除术患儿,术前完成疫苗接种。其余同腹部手术。

(2) 麻醉:宜采用气管内插管全身麻醉。

(3) 脾脓肿穿刺或切开引流术:若患儿全身情况差、手术风险高、脓肿为单发性,可选择脾脓肿穿刺或切开引流术。穿刺操作在 B 超或 CT 引导下进行,避免损伤结肠脾曲和胸膜腔。导管置入脓腔后,用大量生理盐水和抗生素冲洗,引流的第 1 周内每天冲洗 2~3 次,以后逐渐减为每天 1 次,同时静脉使用抗生素 6~8 周。感染症状和体征消失、B 超等影像学检查证实脓腔闭合后可拔管。治疗过程中若发现引流失败,应及时转为开腹或腹腔镜手术。行切开引流手术切口的选择按照肿块的位置决定,手术时注意勿污染腹腔或胸腔。

(4) 部分脾切除术或脾切除术:脾切除术是治疗脾脓肿较为安全、效果最理想的方法。手术时应先处理脾蒂,可控制出血,避免或减少感染扩散。如果脾脏与周围组织广泛粘连紧密,分离时可能损伤周围脏器或大血管,可逆行切除脾脏。具体方法:切开脾蒂处后腹膜,游离、结扎脾动脉,剪开胰尾上下缘后腹膜,钝性分离脾蒂并切断,再切开自脾门至脾下极后腹膜,然后钝性剥离脾脏。手术时常因脾脏与周围脏器和组织紧密粘连而发生困难,必要时可进行脾脏部分切除术。脾脓肿破裂病例,如行脾切除术,死亡率较高,可在病灶及下腹部放置引流,待感染控制后再行脾切除术。

3. 术后处理

(1) 监测生命体征,注意术后近期并发症如腹腔内出血、膈下感染等。

(2) 动态监测血小板水平,加强抗生素治疗,合理应用止血药。维持水、电解质和酸碱平衡。必要时输注血制品。根据具体情况适时拔除引流管，通常为术后48~72小时。

4. 术后并发症及预防

(1) 术后出血：脾切除术后大出血多发生在术后24~72小时。要求术者在手术中充分可靠结扎、缝扎止血，尤其需要妥善处理胃网膜血管、胃短血管和脾蒂血管，避免损伤胰腺，关腹前对手术区反复检查与彻底止血。

(2) 膈下感染或脓肿：主要表现为术后持续高热，伴畏寒，精神萎靡，膈肌刺激征如呃逆、左肩部不适，X线提示膈肌抬高、运动受限，B超和CT可发现膈下低密度占位。预防方法是手术时彻底止血、严格无菌技术，避免损伤胰腺，术前纠正贫血，手术时膈下放置引流。

(3) 术后血管栓塞：发生率约为5%~10%。可能与术后血小板计数增加、血小板质量异常、血液黏稠度增加以及脾静脉断端残留较长。当血小板高于800×10^9/L时需服用肠溶阿司匹林。血小板计数更高时可考虑肝素治疗，必要时应用低分子右旋糖酐。如发生血管栓塞，可溶栓治疗，更严重时应紧急手术取栓。

(4) 肺部并发症：如肺部感染，左侧胸腔积液。多无需特别处理，必要时进行胸腔穿刺抽液，给予抗生素预防。

(5) 脾切除术后暴发感染：治疗原则按照感染性休克进行救治。

【预后】 脾脓肿预后较差，死亡率较高，相当部分死亡病例由于误诊漏诊而延误治疗。单发脾脓肿死亡率约为14%，多发性或全身败血症性脾脓肿死亡率可高达85%。脾脓肿患儿预后与其基础状况相关，与所接受的治疗方式并无相关性。

【小结】 儿童出现反复寒颤、高热，左上腹痛或左上腹包块，脾肿大，血白细胞升高，有腹部外伤、原发性或继发性免疫缺陷病史，应高度怀疑脾脓肿。腹部B超和CT可辅助诊断，应尽早取得病原菌检查结果。对于婴幼儿，首选保守治疗。对于抗感染治疗无效的患儿，可进行部分脾切除术或脾切除术。提高脾脓肿的治愈率依赖于早期诊断和合理治疗。

附：小儿脾脏感染性疾病诊治流程图

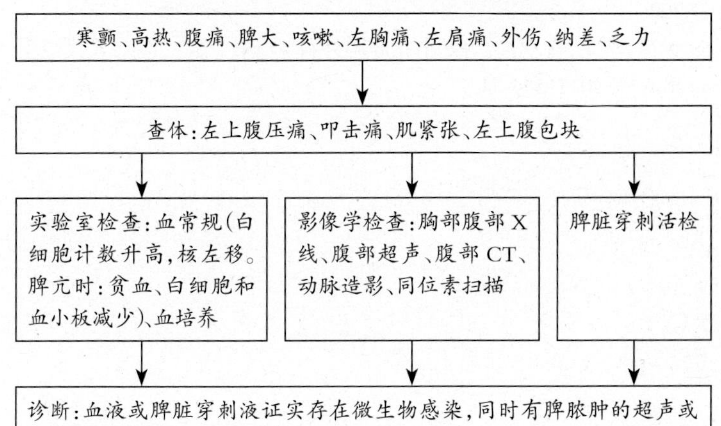

寒颤、高热、腹痛、脾大、咳嗽、左胸痛、左肩痛、外伤、纳差、乏力
查体：左上腹压痛、叩击痛、肌紧张、左上腹包块
实验室检查：血常规（白细胞计数升高，核左移。脾亢时：贫血、白细胞和血小板减少）、血培养
影像学检查：胸部腹部X线、腹部超声、腹部CT、动脉造影、同位素扫描
脾脏穿刺活检
诊断：血液或脾脏穿刺液证实存在微生物感染，同时有脾脓肿的超声或CT影像学改变；尸体解剖、脾切除术后或脾穿刺标本经病理证实脾脓肿形成；剖腹探查明确为脾脓肿；有发热、左上腹痛等典型临床症状，同时腹部超声或CT证实存在脾脓肿的影像学改变，经单纯抗感染治疗临床症状改善
非手术治疗：广谱抗生素和甲硝唑联合用药，根据细菌学检查结果，及时调整抗菌用药。充分的营养，维持水、电解质平衡，纠正贫血和低蛋白血症，必要时可少量多次输注新鲜血浆或全血
手术治疗：对于存在G-杆菌感染、急性生理与慢性健康评估（APACHEⅡ）>15分、多发脾脓肿等提示有预后不良因素的患儿

（吕志宝　盛庆丰）

【参考文献】

1. 宋凤麟，逯林欣，李彩霞，等．脾脓肿19例临床资料分析．中华内科杂志，2013，52(4)：313-317.
2. 蔡姿丽，陈鹏，曹建设，等．儿童脓毒症继发脾脓肿两例临床分析．中国小儿急救医学，2014，21(8)：526-528.
3. Han SP，Galketiya K，Fisher D. Primary splenic abscess requiring splenectomy. Anz Journal of Surgery，2016.

4. Faruque AV, Qazi SH, Arshad M, et al. Isolated splenic abscess in children, role of splenic preservation. Pediatr Surg Int, 2013, 29(8): 787-790.
5. 董蒨, 李龙, 肖现民, 等. 小儿肝胆外科学. 第2版. 北京: 人民卫生出版社, 2017: 544-547.

第二十八章　小儿脾囊肿

【概述】 脾脏囊肿是脾脏组织囊性病变，有寄生虫性囊肿和非寄生虫性囊肿之分，非寄生虫性囊肿根据有无上皮细胞可分为真性囊肿和假性囊肿。

【病因及病理】

不同病因的脾脏囊肿表现不同的病理状态，依据不同的病因做如下分类：

1. **寄生虫性脾囊肿** 60%~70% 的脾囊肿由寄生虫引起，主要为脾包虫囊肿。脾包虫囊肿约占腹部包虫病的 1.9%~2.7%。

2. **非寄生虫性脾囊肿** 又可根据囊壁有无内皮或上皮，分为真性囊肿和假性囊肿。

(1) 真性囊肿：囊壁内有内皮或上皮，如皮样囊肿、表皮样囊肿及淋巴管囊肿等。①皮样囊肿亦称畸胎瘤：起源于原始胚胎细胞，是在胚胎发生过程中，具有全能发展潜能的组织和细胞逃逸机体的调节和监控，出现分化异常，在脾脏内形成具有三胚层结构的肿瘤；②表皮样囊肿多为单房性囊肿，囊内含有清亮的液体或含有胆固醇及血液的浑浊液体，囊壁光滑。镜下：囊壁被覆鳞状上皮，有时有角化，偶见灶性的移性上皮或含有黏液的柱状上皮，上皮下为结缔组织，没有皮肤附属器；③淋巴管囊肿即淋巴管瘤，为淋巴管组织的错构瘤，由囊性扩张的淋巴管组成，脾脏淋巴管瘤可为单发，多位于包膜下，也可多发结节散布于整个脾脏，甚至形成巨脾。

(2) 假性囊肿：囊壁仅有纤维组织组成，如外伤性血肿、炎症或动脉血栓后形成的局限性液化性病变等。

【临床表现及诊断】 据 Fowler265 例脾囊肿的统计，寄生虫性脾囊肿与非寄生虫性脾囊肿的比约为 2：1，在非寄生虫性脾囊肿中，真性囊肿与假性囊肿的比约为 1：4，即在非寄生虫性脾囊肿中20%为真性囊肿，80%为假性囊肿。假性囊肿75%以上是继发于脾损伤后引起的脾内血肿，真性囊肿相对较少。

寄生虫性脾囊肿主要为脾包虫性囊肿，仅见于畜牧地区或来自于该病流行地区的患儿，在我国主要见于西北、西南畜牧地区。常与肝、肺包虫病同时存在。小型的囊肿并无症状，大型的可有胃受压现象，出现上腹饱胀不适感，疼痛。病程中常有过敏反应史，如皮肤瘙痒、荨麻疹等。脾包虫病的并发症有囊肿破裂、继发感染、脾脏与胃肠或支气管瘘和脾功能亢进。体格检查在左上腹部可扪及肿大的囊状肿块，有波动感，但无触痛与腹肌紧张。化验检查可见嗜酸性粒细胞显著增加。包虫囊液皮内试验（Casoni皮肤敏感试验）呈阳性反应。腹部X线、CT检查有时可见囊肿壁有钙化现象，表示包虫已经死亡。临床诊断通常并不困难。

非寄生虫性脾囊肿以假性囊肿较为多见，大多是继发脾脏包膜下血肿后形成，患儿既往史中可有外伤病史。真性囊肿更为罕见，大多无症状，常因体检或其他疾病进行检查时偶然发现。少数可出现压迫症状和脾功能亢进表现，偶可发生囊肿破裂、腹膜炎等并发症。辅助检查主要有超声波检查和放射学检查。超声波检查有快速和无创伤等优点，可以显示囊肿部位和性质，可见到脾脏内单个或多个圆形或不规则无回声液暗区，大小不等，境界清楚，囊肿后壁回声增强。X线平片、CT等放射学检查均能显示脾脏囊肿。其中CT图像的清晰度和精确度明显高于X线平片，CT可显示脾脏内单发或多发低密度病变，常为水样密度。MRI较CT检查更为精确可靠。

【鉴别诊断】 寄生虫性脾囊肿主要为脾包虫性囊肿，依据临床病史、体格检查及辅助检查，临床诊断通常并不困难。非寄生虫性脾囊肿中真性囊肿与假性囊肿较难鉴别，可依据超声波检查、CT检查及MRI检查进一步来加以鉴别。多囊性的真性囊肿有时需与多囊肝及多囊肾进行鉴别。

【治疗原则与方案】 无症状的非寄生虫性脾囊肿可不必治疗，但应定期复查。由于一些脾囊肿可逐渐增大，囊肿较大时容易发生破裂，有时轻微的腹部外伤即可引起脾破裂，导致危及生命的可能。另外，脾囊肿尚有合并出血和感染的可能性，因此对于囊肿较大的，或者逐渐增大的囊肿原则上应行手术治疗（图28-1）。以前行全脾切除手术是治疗脾囊肿的唯一措施，近年来考虑到器官和脏器功能的重要性，除囊肿为感染性或位于脾门区之外，一般主张尽量争取做部分脾脏切除术和囊肿切除术。新近的资料表明，施行不完全囊肿包膜切除术可以尽量保留脾脏功能，也未引起囊肿复发。如果脾脏与周围组织粘连重，囊肿为单房又合并化脓性感染时，可应用脾脏囊肿切开引流术。对于化脓性与包虫性囊肿，手术中要注意保护好周围脏器，以免感染扩散。包虫性囊肿以手术摘除包虫囊肿为主。另外，手术前后用药对预防播散和复发有重要意义。若合并有肝脏或腹腔包虫囊肿，需同时切除所有病灶。随着腹腔镜技术的发展，腹腔镜下脾脏切除术、部分脾脏切除术、脾囊肿切除术、脾囊肿开窗术及脾包虫囊肿摘除术已逐渐成为治疗脾囊肿的重要手段。

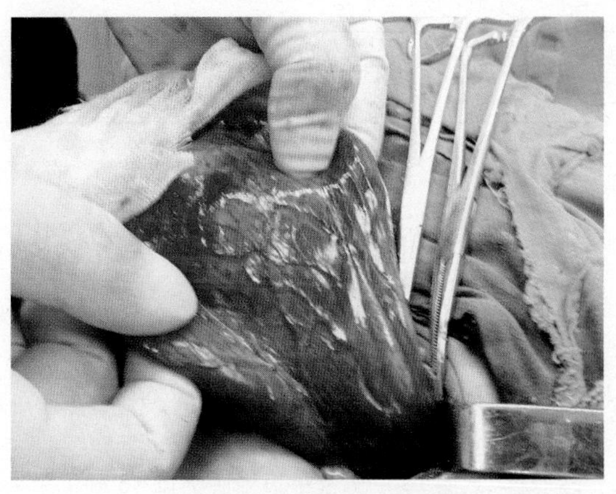

图 28-1　脾囊肿术中所见

附:小儿脾囊肿诊治流程图

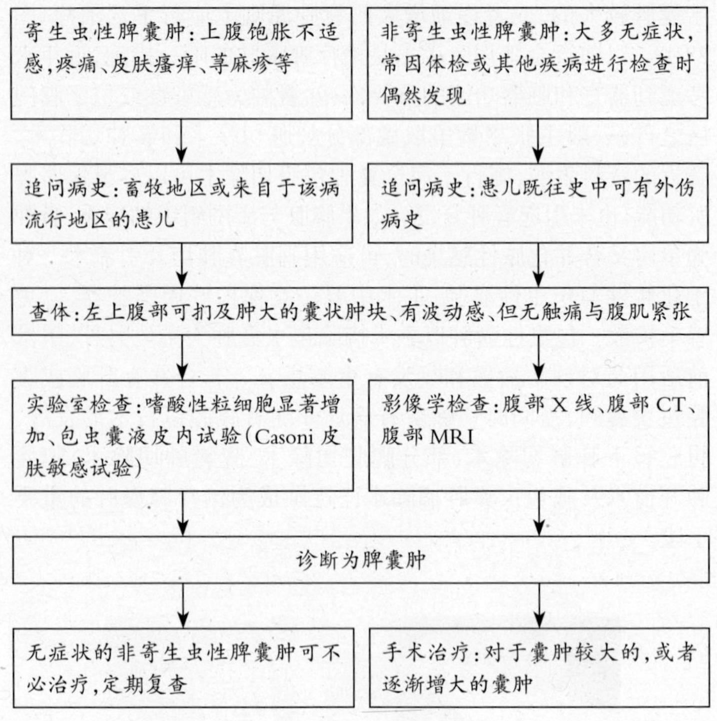
寄生虫性脾囊肿:上腹饱胀不适感,疼痛、皮肤瘙痒、荨麻疹等
非寄生虫性脾囊肿:大多无症状,常因体检或其他疾病进行检查时偶然发现
追问病史:畜牧地区或来自于该病流行地区的患儿
追问病史:患儿既往史中可有外伤病史
查体:左上腹部可扪及肿大的囊状肿块、有波动感、但无触痛与腹肌紧张
实验室检查:嗜酸性粒细胞显著增加、包虫囊液皮内试验(Casoni 皮肤敏感试验)
影像学检查:腹部 X 线、腹部 CT、腹部 MRI
诊断为脾囊肿
无症状的非寄生虫性脾囊肿可不必治疗,定期复查
手术治疗:对于囊肿较大的,或者逐渐增大的囊肿

(席红卫)

【参 考 文 献】

1. 董蒨,李龙,肖现民,等.小儿肝胆外科学.第2版.北京:人民卫生出版社,2017,75-94.
2. 魏峰,李永禄,尹文利.原发性脾囊肿二例.中华普通外科杂志,2016,31(3):263-264.
3. 吕少诚,李立新,赵昕,等.非寄生虫性脾囊肿19例手术治疗经验.中华肝胆外科杂志,2016,22(11):743-745.
4. 陈焕伟,王峰杰,邓斐文,等.腹腔镜部分脾切除治疗脾囊肿2例报告并文献复习.中华腔镜外科杂志(电子版),2014,7(6):49-51.
5. 孙学征,阮新贤,朱欣,等.微创治疗脾囊肿五例疗效分析.中华肝胆外科杂志，2014，20(3)：221-222.

6. 黄珊，徐冰，胡耀宗，等．小儿脾脏良性肿瘤的诊治．肝胆外科杂志，2018，2：126-129.
7. Shanbhogue A K，Prasad S R. Spleen Benign and Malignant Tumors and Tumor Conditions. Abdominal Imaging，2015：1495-1510.
8. Pelaez CA，Dehning MF. Splenic cyst. Jama Surgery，2015，150(4)：365.

第二十九章　小儿脾脏肿瘤

【概述】 脾脏肿瘤发病率低，是临床上的一种少见病。儿童脾脏肿瘤较成人更少见，国内外文献报道仅百余例。近年来，随着B超、CT、MRI等影像诊断技术的广泛应用，检出率有所提高。成人脾脏肿瘤以恶性居多，儿童脾脏肿瘤大多数为良性。

【病因】 脾脏肿瘤从病因学的角度分为原发性与转移性两大类。按组织成分来源不同，原发性脾脏肿瘤包括：

1. **类肿瘤病变**　其中以脾囊肿和错构瘤常见。脾囊肿又可分为真性和假性囊肿，真性脾囊肿再根据病因分为寄生虫性和非寄生虫性两个亚类，寄生虫性囊肿大多为包虫性囊肿，多见于中国西北的牧区，脾脏包虫性囊肿的发生率可占到儿童腹腔包虫性囊肿的3.23%。假性囊肿的发生与外伤后脾破裂出血、脾梗死或感染性疾病（如单核细胞增多症，结核或疟疾）有关。脾脏的脓肿非常少见而且多继发于金葡菌败血症，其他少见的病因包括伤寒、细菌性心内膜炎、疟疾等。脾脏的原发结核球非常罕见，常继发于其他部位的结核感染。在我国，由于感染早期多应用抗生素治疗及生后注射结核菌素疫苗，笔者所在的医院在过去的20余年中未曾收治脾脏脓肿及脾脏原发结核的患儿。错构瘤是由于发育异常而使脾脏正常构成成分的结构比例发生了变化。

2. **血管源性肿瘤**　包括良性和恶性病变，其中良性居多。包括脾毛细血管瘤、脾海绵状血管瘤、脾窦衬细胞血管瘤（littoral cell angioma）、脾血管肉瘤等。

3. **淋巴源性肿瘤**　由局部淋巴管发育异常导致囊性扩张的淋巴管构成淋巴管瘤，淋巴组织来源的恶性肿瘤（如淋巴瘤）。

4. **淋巴血管混合瘤**　为血管及淋巴管混合来源的肿瘤。

转移性肿瘤多可来源于血行感染或淋巴转移，也可继发于邻近组织器官肿瘤的浸润，如胰腺尾部的肿瘤。

【病理】 脾脏肿瘤包括良性和恶性两大类。

良性肿瘤以囊性病变多见，脾囊肿可根据囊壁内有无上皮分为真性和假性两大类。真性脾囊肿的囊壁内有上皮或上皮细胞衬里，常为孤立、单房性的囊肿，包括表皮样囊肿、皮样囊肿和单纯性囊肿。①表皮样囊肿（epidermoid cyst）：较多见，可由胚胎时期相邻组织结构表皮细胞包埋后囊性扩张或间皮内陷所致，也可由间皮性囊肿化生而来；②皮样囊肿（dermoid cyst）：极少见，含有来源于3个原始胚层的结构，常被看做是囊性畸胎瘤；③单纯性囊肿（simple cyst）：来源不明，假性囊肿由纤维组织构成囊壁，内面没有上皮。

良性实性肿瘤包括错构瘤、海绵血管瘤、淋巴管瘤、腺瘤、纤维瘤、平滑肌瘤和脂肪瘤，其中以脉管瘤居多。脾血管瘤系脾血管组织的胚胎发育异常所致，其中以脾实质海绵状血管瘤居多，也可为毛细血管性血管瘤，后者常呈局限性或多发性毛细血管团。脾脏血管瘤可发生梗死、感染、纤维化、钙化等继发病变。脾脏淋巴管瘤分3个类型：①单纯性淋巴管瘤；②海绵状淋巴管瘤；③囊状淋巴管瘤。错构瘤多为单发，剖面为实性结构，镜下可见大量异常增生的脾血窦。

原发性脾脏恶性肿瘤罕见，包括：①淋巴瘤：为最常见的脾脏恶性肿瘤，指仅累及脾脏或脾门处淋巴结的淋巴瘤，包括原发性何杰金淋巴瘤和非何杰金淋巴瘤，多为非何杰金淋巴瘤；②血管肉瘤：由血管内皮细胞恶性增生所形成的肉瘤，其临床特点是脾肿大伴肝肿大，部分病例发生自发性脾破裂，易发生肝、骨和肺等早期远处转移，早期诊断可提高生存率；③其他：脾脏原发性恶性肿瘤较为罕见，如平滑肌肉瘤、脂肪肉瘤和恶性神经鞘瘤等，脾脏的转移瘤更加少见，可于胰腺或胃体恶性肿瘤切除术中偶然发现。

【临床表现】 脾脏肿瘤多见于学龄期儿童，患者临床表现多样，多与肿瘤的大小、部位、类型及增长速度有关，不同患者的临床表现可不相同。肿瘤较小时可无任何表现，约一半以上无症状的脾肿瘤是在常规体检或因其他疾病检查时发现。

肿瘤较大时可压迫周围脏器而出现恶心、呕吐、上腹不适、疼痛、腹泻等。脾上极肿瘤可致膈肌上升，出现呼吸困难、咳嗽、心动过速等。多数患者以左上腹或肋下囊性包块为主要表现。若合并感染可出现畏寒、发热、左上腹痛等类似脾周围炎表现。

也有患者的临床表现为无痛性腹部包块、脾肿大、恶心、呕吐，或表现为持续性或间歇性左侧腹部或胃上部疼痛，放射至左肩部。此种疼痛来源于囊壁受牵拉，或是肿块引起毗邻脏器的移位、受压。脾脏脉管瘤、错构瘤导致脾功能亢进时则可引起血小板减少、粒细胞减少和贫血，有些患儿可出现黄疸。脾囊肿穿破膈肌可形成支气管瘘，产生胸膜渗出和脓胸，从而引起咳嗽和呼吸困难。

有25%的脾血管瘤可能发生自发破裂，导致患者死亡。此外，外伤因素也可致肿瘤破裂，危及生命。

【诊断及鉴别诊断】 诊断主要依靠影像学检查。B超系无创伤性检查，应作为首选。亦可选用CT或MRI，CT鉴别脾脏良、恶性病变的价值优于其他检查。B超、CT或MRI可以帮助区分单房或多房囊肿、具体位置以及与周围组织结构的关系。为区分寄生虫性与非寄生虫性脾囊肿应进行卡松尼（Casoni）试验（包虫囊液皮内过敏试验）或金标法包虫快速诊断试剂盒诊断法。脾脏针刺活检（fine needle aspiration，FNA）存在出血及潜在恶性病变播散可能，因此不建议使用。

近年来，人们证实一些生物标记物与脾脏囊性病变有关，其中包括CA19-9，CA-125，CA72-4。①CA19-9：真性非寄生虫性脾囊肿上皮细胞分泌CA19-9，切除脾囊肿后，血清CA19-9水平即可恢复正常，个别患者术前测血清CA19-9正常，估计系囊内炎症、压力造成血循环障碍，囊内上皮破坏消失所致。故认为术前测CA19-9只能作为一种辅助诊断方法；②CA-125：有病例报道脾表皮样囊肿穿刺液及血清中CA-125显著高于正常值，囊肿切除后，其血清值恢复至正常水平；③CA72-4：对检测胰腺黏液腺癌的敏感性、特异性很强，因胰腺与脾脏相毗邻，胰腺的肿瘤易向脾脏扩散，使脾脏产生继发囊肿。若检测到真性脾囊肿患者 CA19-9 及 CA72-4 均高时，应高度怀疑胰腺肿瘤侵入脾内所致。

最常需要鉴别的是脾肿大：脾肿大往往是全身疾病的一种表现。分轻度、中度、重度三型。轻度脾肿大可由感染性疾病引起，比如单核细胞增多症、结核、先天性梅毒、组织胞浆菌病以及脓毒血症等；中度脾肿大常见于血液系统疾病，例如先天性溶血性贫血、淋巴瘤等；重度脾肿大可见于白血病、原发肿瘤（血管瘤和淋巴瘤）及疟疾，必要时需行骨髓穿刺活检。其他可引起脾肿大的原因包括囊肿、脓肿、周围器官肿瘤浸润、异位胰腺原发肿瘤等。脾肿瘤尚需与消化道重复畸形相鉴别。原发或继发的脾囊肿常可发现钙化，可以此作为与引起脾肿大的其他疾病相鉴别的参考。

孤立性脾脏病变可依据其影像学表现是囊性还是实性进行鉴别诊断。通过病史如曾前往疫区（细粒棘球绦虫）、胰腺炎病史（胰腺的假性囊肿）、外伤史（血肿或外伤后囊肿）、发热或寒战史（脓肿）可以帮助缩小鉴别诊断的范围。实性病变常由于各病种临床表现、CT、核磁检查表现存在重叠而难以鉴别。均匀低密度影及低增强信号常提示淋巴管瘤，血管瘤和错构瘤则显示更加均匀并伴区域性增强的影像。用含有锝 -99 的胶体硫或热处理过的红细胞进行标记可有助于提示血管瘤或错构瘤，而非淋巴瘤或转移瘤。PET-CT 扫描也有一定作用。

有文献指出，在胎儿或婴儿，大多数脾肿瘤是良性的，不对胎儿或婴儿造成伤害。有报道产前超声检查发现先天性脾囊肿，但生后 5 周内脾囊肿完全消失的病例。然而，有一些脾肿瘤可逐渐增大，因外伤后破裂、出血和感染而引起临床症状。胎儿脾肿瘤的鉴别诊断主要依据左上腹部的囊状包块，它可来源于泌尿系统（肾囊肿、多囊肾、肾积水、梗阻性重复畸形），生殖系统（卵巢的囊肿和肿瘤、输卵管积水），肾上腺或消化道（重复性囊肿、胆囊、胰腺假囊肿、系膜囊肿、网膜囊肿和肝囊肿）。

【治疗原则与方案】 根据肿瘤大小及有无临床症状决定是否行外科治疗。目前，主张尽量行保脾手术。腹腔镜脾切除手术安全可行，同时具有微创手术的优点，应提倡。

1. **保守治疗**　适用于直径小于5cm且无临床表现的脾肿瘤。较大的脾肿瘤可出现自发性破裂，亦可因外伤破裂，故一般不作保守治疗。在保守治疗过程中肿瘤可进一步增大，亦可出现破裂和感染等并发症，故应加强随诊，及时处理。

2. **外科治疗**　适用于有临床症状或直径大于5cm的肿瘤。

(1) 单纯经皮穿刺引流或同时注射各类硬化剂：国内外皆有报道用于治疗非寄生虫性脾囊肿和假性脾囊肿，但不能起到彻底根治的效果，易复发，或出现出血、感染等并发症，因此不建议采用。

(2) 手术治疗：20世纪80年代之前，主要采用脾切除术。之后有许多文献对保留脾脏的手术方法进行了报道，原因是全脾切除术后0.2%~0.5%患者有暴发感染的可能。

1) 袋形缝合术：囊肿位置较表浅时可采用腹腔镜袋形缝合术。优点是简单、安全、快速，适用于儿童，但易感染、复发，目前多不采用。

2) 开窗术：适用于位置表浅的囊肿，切除部分囊壁使之与腹腔相通，易复发。

3) 部分脾切除术：位于脾脏两极或脾实质深部的肿瘤，可在行血管造影后切除囊肿在内的部分脾脏，尚无复发病例报道。然而，实施此手术需要有经验的外科医生。由于手术切缘易出血，术中应注意止血。若肿瘤位于脾脏上下极，可采用腹腔镜下部分脾切除术。术中应切断供应肿瘤的血管分支，用超声刀沿缺血的一侧将肿瘤切下，并用纱布压迫切缘10分钟以充分止血。

4) 全脾切除术：对于不能排除恶性、寄生虫性脾囊肿、剩余正常脾实质较少或位于脾门处的肿瘤，采用全脾切除术。寄生虫性脾囊肿采用全脾切除术最安全、可防止感染扩散，效果最佳。

目前采用腹腔镜脾切除术的报道逐渐增多，但应严格掌握腹腔镜切脾的禁忌证，如：①凝血机制异常；②感染（脓肿）脾；③确诊或怀疑为恶性肿瘤；④脾周围炎或其他疾病引起脾周围广泛粘连者。

值得注意的是脾脏血管瘤有自发破裂的可能，其发生率可高达25%，且由于脾脏实性肿瘤在临床上鉴别良恶性肿瘤较困难及少数良性病例有恶变可能，一经发现即宜行脾脏切除术。

脾切除术对于5岁以上免疫力正常的儿童安全、可行，术后保留的脾脏一般需几个月才可达到足够的免疫功能，有报道的最小行脾切除术的患儿年龄为2岁，笔者医院过去20余年共行脾切除术200多例，未见脾切除术后暴发感染病例，考虑与患儿术前已常规接受疫苗接种以及术后2周预防性应用抗生素有关。对于术前没有接受过预防接种的病人，一些学者建议手术后3个月预防性应用抗生素直至脾脏达到功能要求为止。然而，为了避免出现多重耐药菌，应适度应用抗生素。除此之外，脾切除术后3天开始即应定期查血常规，了解血小板计数，血小板计数>800×10^9/L应口服双嘧达莫(25mg，一日两次，口服)，预防血液高凝状态出现。

【预后】 脾脏良性肿瘤预后良好。对保守治疗的患者应进行严密随访，建议每3个月行1次超声检查了解肿瘤有无增大。手术患者术后3个月行B超检查以排除复发，尤其是病理提示恶性者。术后定期随访监测有无免疫力异常或血栓形成。

【小结】 没有症状的直径小于5cm的脾肿瘤可行保守治疗，定期监测肿瘤变化。有症状的或直径大于5cm的肿瘤应行外科治疗，且外科医生应尽可能多地保留脾实质。脾脏实性肿瘤在临床上鉴别良恶性肿瘤较困难及少数良性病例有恶变可能，一经发现即宜行脾脏切除术。与开放性手术相比，腹腔镜手术安全可行，同时具有微创手术的优点，因此应提倡。如果囊肿位置表浅，可考虑采用袋形缝合术或开窗术，但不提倡用穿刺引流的方法，因易致囊肿复发。如果肿瘤位于脾脏两极或脾实质深部，则应在行血管造影后行部分脾切除术，前提是手术医生经验丰富且做好术中充分止血的准备。

附：小儿脾脏肿瘤诊治流程图

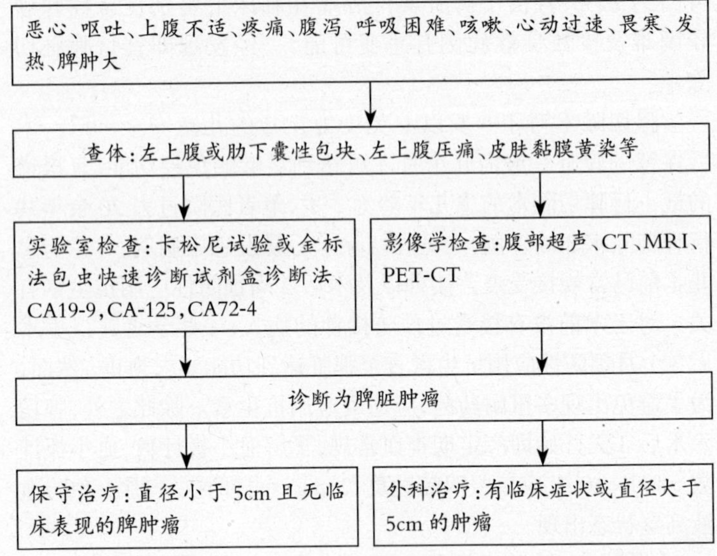
恶心、呕吐、上腹不适、疼痛、腹泻、呼吸困难、咳嗽、心动过速、畏寒、发热、脾肿大
查体：左上腹或肋下囊性包块、左上腹压痛、皮肤黏膜黄染等
实验室检查：卡松尼试验或金标法包虫快速诊断试剂盒诊断法、CA19-9，CA-125，CA72-4
影像学检查：腹部超声、CT、MRI、PET-CT
诊断为脾脏肿瘤
保守治疗：直径小于5cm且无临床表现的脾肿瘤
外科治疗：有临床症状或直径大于5cm的肿瘤

（庞文博　陈鑫）

【参考文献】

1. 董蒨，李龙，肖现民，等. 小儿肝胆外科学. 第2版. 北京：人民卫生出版社，2017：550-554.
2. 黄珊，徐冰，胡耀宗，等. 小儿脾脏良性肿瘤的诊治. 肝胆外科杂志，2018，26(2)：126-129.
3. 詹江华，张辉，罗喜荣，等. 保留脾脏的胰体尾部肿瘤切除术治疗小儿胰腺实性假乳头状瘤. 中国小儿血液与肿瘤杂志，2014，19(2)：78-81.
4. Duan YF，Jang Y，Wu CX，et al Spontaneous rupture of primary splenic angiosarcoma：a case report and literature review. World Journal of Surgical Oncology，2013，11：53.
5. Li M，Zhang L，Wu N，et al. Imaging Findings of Primary Splenic Lymphoma：A Review of 17 Cases in Which Diagnosis Was Made at Splenectomy. Plos One，2013，8(11)：e80264.

6. 李桂臣,陈旭春,成东华,等.原发性脾肿瘤的诊断与治疗.中国医科大学学报,2013,42(12):1095-1098.
7. 郑见宝,孙学军,马茂,等.原发性脾脏肿瘤 47 例诊治体会.中华肝胆外科杂志,2015,21(12):833-835.

第三十章　门静脉高压症

【概述】 门静脉高压症（portal hypertension）是由于门静脉系统压力持续性增高所引起的一组临床综合征。主要表现为胃底食管静脉曲张伴消化道出血、腹水和脾肿大合并脾功能亢进。其中的消化道出血往往会危及生命，是门静脉高压症最常见、最严重的并发症。

【病因】 发生门静脉高压症的两个基本原因是门静脉阻力升高和门静脉血流量增加，在多数情况下，前者是起始原因。按阻力增高的部位，可将门静脉高压症分为肝前、肝内和肝后3型。

1. **肝前型门静脉高压症**　主要因门静脉主干或脾静脉血栓形成所致，还见于门静脉和肝动脉之间的先天性动静脉瘘等畸形，以及脾肿大所致的向肝血流增多。门静脉因血栓形成闭塞后，病变段常呈纤维束状，经血管再通过程在周围形成许多细小的向肝性侧支循环，称为门静脉海绵样变。门静脉海绵样变可分为原发性和继发性两种。

(1) 原发性：主要由门静脉系统的先天性发育异常引起，可合并食道闭锁、十二指肠闭锁或Turner综合征，或因生后脐静脉和静脉导管的闭塞过程累及门静脉左支、乃至主干和属支。

(2) 继发性：由各种致病因素引起。新生儿可有脐炎、腹膜炎、败血症、严重脱水等病史，经脐静脉插管注输药液也可致门静脉损伤。年长儿则与成人相似，可能由急性阑尾炎、炎性肠道疾病、胆道感染、胰腺炎、门静脉瘤栓、肿块压迫、腹部外伤、胆管手术、脾切除手术或全身高凝血状态诱发门静脉血栓形成。目前仍有50%~60%的病例无明显原因。

2. **肝内型门静脉高压症**　根据肝内梗阻的部位又可分为窦前性、窦性及窦后性，实际上常为混合性病变。

(1) 窦前性:血吸虫肝病所致汇管区肉芽肿性反应,恶性肿瘤细胞浸润门静脉系统,均可引起窦前性门静脉梗阻。先天性肝纤维化可见于肝脏和肾脏多囊性疾病,汇管区因线性纤维束和胆管增生而扩大,造成窦前压迫。有些门静脉高压症,伴有脾肿大、脾功能亢进,但无门静脉或脾静脉的阻塞征象,肝脏亦无明显病变,以往称其为特发性门静脉高压症或 Banti 病,近来发现其部分病例患有非肝硬化性肝内门静脉纤维化。

(2) 窦性:无论成人或儿童,肝硬化是其最常见的原因,也是所有门静脉高压症的最常见原因。小儿肝硬化的原因包括胆道闭锁等胆道疾病、病毒性肝炎、遗传性代谢障碍疾病、免疫性疾病、营养障碍、药物和毒物损害等。

(3) 窦后性:肝小静脉闭塞症(veno-occlusive disease)为典型原因,在小儿亦可发生,常见于放疗和化疗合并骨髓移植的患儿,服用含有某些草药生物碱(例如苦瓜茶)亦可致病,该病的特点是肝小叶中央静脉或叶下静脉发生炎症、闭塞,导致肝内血液流向下腔静脉的流出道受阻,近来认为应将其归于肝后型门静脉高压症的范畴。

3. **肝后型门静脉高压症** 阻塞累及肝脏血液流出道的大静脉,疾病有布 - 加(Budd-Chiari)综合征、肝移植后的肝静脉阻塞、严重右心衰和缩窄性心包炎等。布 - 加综合征因血栓形成、纤维化、下腔静脉或肝静脉的腔内隔膜、肿瘤及包虫病而致肝静脉或肝上的下腔静脉阻塞,除引起门静脉高压外,还可造成肝脏充血,肝细胞坏死。高凝状态、骨髓增殖性疾病、服用避孕药所致雌激素水平升高也可能是诱因。

【病理】 门静脉高压症的病理改变主要有侧支循环开放、高动力循环状态、脾肿大和脾功能亢进、门静脉高压性胃病和腹腔积液。

1. **侧支循环开放** 门静脉压力的升高导致门静脉主干和属支纡曲、扩张,与腔静脉系统之间的侧支循环开放。其中,食管下段和胃底静脉曲张是最具临床意义的病理变化。由于食管下端的静脉丛位于黏膜层内的固有层,位置表浅,周围缺乏组织保护,管腔内压力增高时易发生扩张,管壁变薄,最终发生破裂出血。腹壁浅静脉显露，严重时脐周静脉曲张可呈“水母头”状，肛管和直肠下段的静脉丛曲张则形成痔，腹膜后和肠系膜的静脉通过许多小静脉与腔静脉之间形成弥漫性的曲张静脉，肝脏裸区则有肝静脉的小分支与膈静脉形成交通静脉。

2. **高动力循环状态** 机体形成上述侧支循环后，门静脉仍维持高压状态，并出现高动力循环状态。肝硬化患儿的外周脉搏弹跳感、蜘蛛痣、心脏肥大、心输出增加、体循环血管阻力降低和血容量增加，均为全身高动力循环的表现，是克服门静脉阻力的代偿性反应。内脏的高动力循环表现则为肝动脉血流量增加，在肝脏总血流量中所占比例上升；脾脏动脉增粗、血流增加，脾静脉血的氧饱和度升高。

3. **脾肿大和脾功能亢进** 门静脉高压症患儿常伴有脾肿大和脾功能亢进。脾肿大并非单纯性被动充血所致，还与脾动脉的血流量密切相关。门静脉高压时，流入脾脏红髓的血流增加，大量血细胞滞留其间，使网状内皮系统增生，破坏血细胞的功能增强，造成外周血细胞尤其是白细胞和血小板的减少。

4. **门静脉高压性胃病** 门静脉高压症引起胃底静脉曲张后，胃底黏膜处于充血、水肿状态，黏液层形成减少，胃酸分泌下降，胃黏膜屏障遭到破坏，导致门静脉高压性胃病的发生。

5. **腹水** 门静脉压力升高时淋巴的生成也随之增多。低蛋白血症使血浆渗透压降低，进一步促成腹水的形成。门静脉高压症时出现的水、盐潴留，也参与了腹水的生成。

【临床表现】

1. **消化道出血** 由食管曲张静脉破裂所致，是门静脉高压最常见、最严重的并发症。出血常突然发生，表现为大量呕血，有时出血较隐匿，以黑便为首发症状。

2. **脾肿大、脾功能亢进** 表现为不同程度的脾肿大，多出现贫血、血小板减少。血小板明显减少时会发生皮肤瘀斑，鼻出血、齿龈出血等出血倾向。约 1/4 的门静脉高压症患儿因脾肿大就诊，就医前并无不适。

3. **腹水** 一般而言，在肝窦及其以上水平阻塞的门静脉高压症中多见，而先天性肝纤维化和门静脉血栓形成等病变中较为少见。腹水量少时,仅在腹部超声检查中偶然发现。量巨大时腹部极度膨隆,呼吸困难,合并脐疝、阴唇或阴囊增大。

4. **门静脉高压性胃病** 早期无特殊症状;进展后部分患儿会出现慢性隐匿性出血或继发性出血,少数病例可引起原发性急性上消化道大出血。

【诊断及鉴别诊断】

根据病史和临床表现,诊断一般并不困难。对于消化道急性大出血的儿童,应排除鼻咽出血、食管炎、胃炎、胃十二指肠溃疡、食管贲门黏膜撕裂伤(Mallory-Weiss综合征)、胆道出血、胃肠道血管畸形、胃肠道异物、血小板减少症和化疗的并发症等。脾肿大和脾功能亢进须排除引起脾肿大的血液病及代谢病,如先天性溶血性贫血(遗传性球形细胞增多症、地中海贫血)、自身免疫性溶血性贫血、免疫性血小板减少症、白血病、淋巴瘤、戈谢病等。还需鉴别各种感染性脾肿大。腹水应与恶性肿瘤或结核性腹膜炎等炎症所致者鉴别。如要分析病因、了解病理状况、严重程度和决定治疗方式,还需进行下列检查。

1. **血常规与肝功能检测** 脾功能亢进时血常规的血细胞数减少,以白细胞和血小板计数最为明显。如有出血、营养不良或溶血可引起贫血。血生化检测以肝功能最为重要,表现为血浆白蛋白降低而球蛋白增高,白、球蛋白比例倒置,凝血酶原时间延长。此外,还应作乙型肝炎病原免疫学和甲胎蛋白检测。

2. **腹部超声** 可显示肝脾的大小与质地、门静脉的增粗、胃底和冠状静脉侧支循环的开放、腹水和门静脉血栓形成等病理征象。多普勒技术还可进一步探测门静脉内向肝或离肝的血流方向,测定血流速度。超声检查具有无创伤、费用低、应用广泛的优点,是检测门静脉系统的解剖和血流动力学的主要方法。但准确性受操作者技术水平的影响,易受胃肠道内气体、腹水和体位等因素的干扰,图像缺乏解剖结构的直观性,显示躯体深部血管的精确度较低。

3. **食管胃钡餐造影** 钡剂充盈时,曲张静脉使食管的轮廓呈虫蚀状改变;排空时,曲张静脉表现为蚯蚓样或串珠状充盈缺损。

4. **经动脉或静脉穿刺造影**　在腹股沟部经皮股动脉穿刺，插管进入肠系膜上动脉或脾动脉，在造影的门静脉相观察门静脉系统的通畅情况及侧支循环。或经皮颈静脉穿刺插管至下腔静脉、将导管顶端楔入肝静脉的某一小属支后逆行造影，可了解肝内、肝后静脉通畅情况，同时测定静脉压，有助于门静脉高压症的鉴别诊断。

5. **内镜检查**　可观察食管、胃底静脉的曲张程度。如发现食管曲张静脉占据 1/3 以上食管腔隙，有红色征；胃底黏膜颗粒样变，有樱桃红斑，提示存在出血的高度风险，需积极干预。在发生上消化道出血时，还可通过内镜查明出血的部位。

6. **计算机体层血管成像**（CT angiography，CTA）　多层螺旋 CT 的门静脉显像目前是儿童门静脉高压症的常用方法，具有扫描速度快的优点，大多数检查可在一次屏气时间内完成，有效地减少了呼吸运动的干扰，尤其方便危重病例和婴幼儿的检查。通过数据处理，可获得清晰的门静脉系统 2D 和 3D 图像。缺点是患儿需经受一定量的 X 线辐射。

7. **磁共振血管成像**（magnetic resonance angiography，MRA）　为最近发展迅速的血管成像新技术，具有无创性、无放射性、无过敏反应等优点，通过流空和相位效应，运用造影剂的动态增强技术，经过计算机处理后可重建出完整、直观的空间图像。成像不仅分辨率高，而且能从不同角度显示门静脉系统，容易为临床医师理解。该检查也存在一些局限，检查时需屏气的时间较长，对于屏气困难的患者或不合作的幼儿而言，图像质量不够理想。

此外，经腹腔镜肝活检、经皮肝穿刺活检等技术，在评估门静脉高压症患儿的肝脏病变时也有重要的价值。

【治疗原则与方案】

1. **治疗原则**　主要是针对门静脉高压症的并发症进行治疗，保护肝脏是治疗的基础措施。对于食管胃底静脉曲张尚未发生出血的患儿，一般不做预防性手术。当发生食管胃底静脉曲张破裂出血时，治疗的首要目的在于紧急止血。出血等并发症控制后，须依据门静脉高压症的病因、肝功能储备、门静脉系统状况以及医生的技能与经验，选择适当的治疗策略和具体方法。

2. **非手术治疗**

(1) 急性出血期的支持疗法：包括血循环、呼吸和肝脏功能的维护。患儿应绝对卧床、尽量少搬动。立即建立静脉输液通路、吸氧和生命体征的监测。保持呼吸道通畅，避免呕吐物堵塞气道。禁食，留置胃管、导尿管。应选择粗大的静脉输液管道，给予晶体、胶体液和血制品，并注意纠正凝血功能障碍。小儿对输液和输血的反应良好，输液后一般可较好维持血压。须防止输液过多，否则会导致门静脉压力升高，造成出血不止或再发。应选择大口径的胃管，以便有效地降低胃内压力，有助于出血部位和出血量的判断。

(2) 药物治疗：静脉曲张破裂出血的药物治疗旨在减少门静脉的血流量，以达到降低门静脉压力的目的。

1) 奥曲肽(octreotide)：为8氨基酸多肽的生长抑素类似物，半衰期为1~2小时，较生长抑素显著延长。奥曲肽的药理作用与生长抑素相仿，对全身的血管阻力无影响，但能减少门静脉系统的血流量从而降低压力，止血有效率可达65%~90%，近来已替代不良反应较大的加压素(vasopressin)，成为供临床选择的一线药物。目前，奥曲肽用于儿童的经验还不多，但从成人病例的良好效果看，该药在儿童门静脉高压症的治疗中有很好的应用前景。国外推荐的儿童剂量是：起始量1~2μg/(kg·h)，最大量为100μg/h，持续滴注，用药直至出血停止。

2) 特利加压素(三甘氨酸-赖氨酸-加压素，terlipressin)，结构和药理作用与加压素类似，但不良反应较轻。可引起广泛的血管收缩，尤其对肝、脾和胃肠道血管床的小静脉、小动脉及微血管有明显的收缩作用，使门静脉的血流减少，从而降低压力。用于儿童病例的报道尚少，儿童的推荐用量是：首剂0.04mg/kg，缓慢静脉注射>1分钟，维持量为0.02~0.04mg/kg，每4小时静脉缓注1次，持续使用24~36小时，直至出血得到控制。

3) β受体阻滞剂：有普萘洛尔(propranolol)等，通过非选择性β受体阻滞作用使内脏小动脉收缩、血流量下降，并降低心率和心输出量，从而降低门静脉血流量和压力。该药有引发房室传导阻滞和加重哮喘的不良反应，对急性静脉曲张出血无效，但有预防首次出血或再次出血的作用。该类药物还可与有机硝酸酯类血管扩张剂（例如 5- 单硝酸异山梨酯，Isosorbide-5-mononitrate）联用，有报道称降压效果更明显。这些药物应用于儿童病例的经验尚在积累中。

(3) 气囊填塞：在急性出血期用三腔气囊管压迫止血是一种迅速有效的止血方法，至今仍有治疗价值。应选择适合儿童尺寸的气囊管，放置后宜摄片确定气囊位置。胃囊和食管囊内的压力一般以 2.67~3.33kPa（20~25mmHg）为宜。为保持气道通畅，防止误吸或气囊向上移位引起窒息，可行气管插管。气囊管的放置时间一般为 24~72 小时，放置时间过久可使受压黏膜发生糜烂、坏死。放置 24 小时后，可先排空食管囊，再排空胃囊，分别观察有无出血。如有出血，胃囊可再度注气压迫，但食管囊充气压迫的时间一般不应超过 24 小时。目前，对于气囊填塞止血法普遍持谨慎态度，仅在其他方法止血无效时使用，或作为重大治疗实施前的过渡手段。

(4) 内镜治疗：一般在出血的间歇期采用，行内镜下注射硬化剂或套扎术。根据患儿病情和内镜操作者的经验，还可在出血期间进行急诊胃镜检查，以明确出血部位，甚至可进行止血治疗。

1) 内镜下硬化剂疗法：对于急性出血已经停止、生命体征已趋稳定的患儿，可在 12 小时之后施行。亦用于预防性治疗，选择有明显破裂出血倾向的曲张静脉注射硬化剂。常用的硬化剂有鱼肝油酸钠、乙醇胺油酸盐及乙醇胺四烷磺酸钠等，注射方式包括静脉内、静脉旁，或二者的联合。每个注射点的量一般为 0.5~1.0ml，每次注射 2~5ml，最多不超过 10ml。注射治疗一般需 3~5 次，近期止血效果较满意。硬化剂疗法的近期并发症有食管溃疡、穿孔、败血症、门静脉栓塞、肺动脉栓塞和细菌性心内膜炎等，远期可发生食管狭窄、食管动力障碍。为防止或减少并发症，每次治疗后应给予清流质饮食，以及制酸药（硫糖铝等）、组胺 H_2 受体拮抗剂（西咪替丁等）或质子泵抑制剂（奥美拉唑等）。

2) 内镜下套扎疗法：该内镜头端装有橡皮圈的套筒装置，

观察到曲张静脉后将其吸入筒内，然后释放出橡皮圈捆扎住吸入的曲张静脉。每次可套扎 5~10 个部位。由于套扎技术不会损伤食管肌层，不需针刺和注射操作，在出血、视野不清的情况下仍能安全地实施，与硬化剂疗法相比，止血效果相似，但并发症明显减少，已成为食管曲张静脉急性出血的首选疗法，并成功用于儿童。目前的常规套扎装置尺寸单一，尚不适合 2 岁以内的婴幼儿。小儿食管曲张静脉还可用可分式圈套器或钛夹治疗。与硬化剂疗法相似，大部分患儿经过 4 次左右的套扎治疗，食管曲张静脉可完全消除。

(5) 经颈静脉肝内门体分流(transjugular portosystemic shunt，TIPS)：TIPS 系影像学(CT 和 B 超)监视下的介入治疗技术，经皮颈静脉穿刺插管到达肝静脉，再将穿刺针穿过肝实质进入门静脉，放置引导钢丝后反复扩张，最后在肝实质内形成隧道并置入一个可扩张的管状金属支架，由此建立人工瘘管以实现门体分流。TIPS 可有效地控制成人的难治性食管特别是胃底静脉曲张出血，对难治性腹水也有一定的疗效，一般在药物和内镜止血无效时选用，或作为肝移植前的过渡手段，但不适合肝前型门静脉高压症。该技术的并发症有肝内血肿、腹腔内出血、胆道出血、肝性脑病，支架自身还会发生狭窄、阻塞或感染。TIPS 在 1 年内约有 1/2 发生闭塞，远期疗效尚不理想。

3. 手术治疗

(1) 手术治疗原则

1) 外科手术在治疗策略中的地位：随着对肝硬变、门静脉高压症的病因和病理的深入认识，该症的治疗策略正在发生重大变化，逐渐对如下两种情况达成共识：①控制急性出血可选用药物、内镜和气囊填塞治疗，不得已才采用外科干预；②预防再出血先采用药物和内镜治疗，治疗无效或患儿已具备适合的血管吻合条件，则应及时采取外科手术。肝移植经验的成熟和 Rex 分流(肠系膜上静脉门静脉左支架桥吻合术)新技术的推广，使得国外的儿童门静脉高压症治疗策略正进一步发展为“非手术疗法—Rex 分流术或 Warren 术(远端脾肾静脉分流术)—肝移植”的模式(图 30-1，图 30-2)。对于儿童病例，分流术多用于

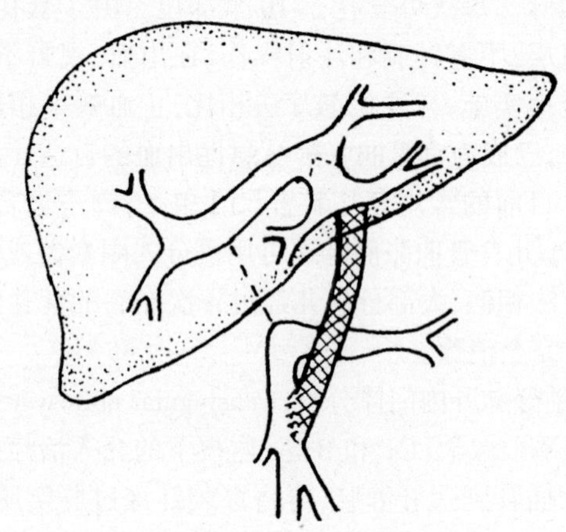

图 30-1　Rex 分流术

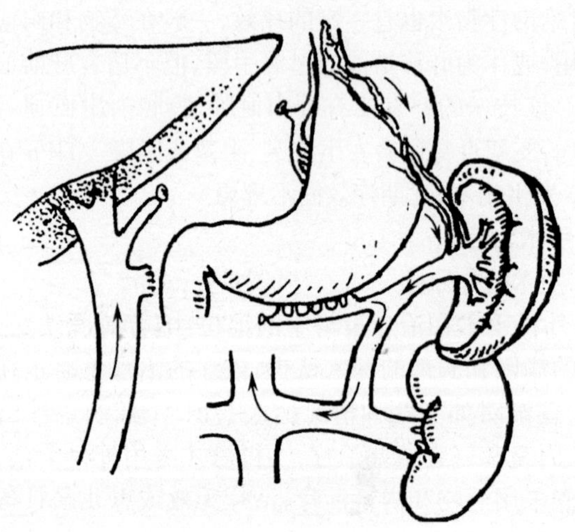

图 30-2　Warren 术

不需肝移植的肝外型门静脉高压症(门静脉海绵样变)或无法耐受肝移植者,主张应将 Rex 分流列为首选,如术中发现无法做 Rex 分流,则行 Warren 术,如上述两术式均不合适,才考虑其他门体分流术,而断流术已很少应用。如果内镜设备和经验有限,或出血点在胃底,亦可直接应用分流术。与欧美国家相反,断流术在国内和日本仍是治疗门静脉高压症的重要手段,近年来国内还提倡断流与分流的联合运用。

2) 合理选择术式的决定因素:①肝功能:食管静脉曲张破裂出血的治疗效果在很大程度上取决于患者的肝脏储备功能。目前国内外均采用 Child 肝功能分级标准来评估肝功能代偿状态(表 30-1),肝功能为 Child A、B 级的病例,手术风险小,手术病死率小于 15%,术式选择的余地较大,C 级者手术风险较大,宜尽可能采用各种非手术疗法。②门静脉血流动力学:门静脉系统的口径和通畅性,侧支血管的部位、多少与粗细,门静脉入肝血流量的多少以及肝动脉血流量等指标,对于手术方式的选择均具有指导意义。如测定提示门静脉血灌注接近正常,则不宜行分流术,因为肝脏可因门静脉血流的突然丧失而发生衰竭。反之,肝脏的门静脉血灌注少而肝动脉供血增多的患者,分流术后并发症少,远期生存率较高。测定提示门静脉已成为流出道时,如选用断流术,只能是选择性断流术,并尽量保留已经存在的有益的自发性分流通路,否则可致门静脉压力进一步升高,引发门静脉高压性胃病、异位曲张静脉出血和顽固性腹水。对于肝前型病例,还应了解肝静脉左支的通畅性,评估是否具备 Rex 手术的条件。③急诊手术和预防性手术:门静脉高压症并发食管胃底静脉曲张大出血时,如经药物、内镜和介入治疗等非手术措施不能控制出血,患者肝功能属 Child A、B 级,可行急诊手术,手术方式应以简捷、有效为原则,选用贲门周围血管离断术等。对预防性手术目前仍有争议。对于重度脾肿大合并脾功能亢进的患者,如食管、胃底静脉曲张较轻,需施行脾切除时,可行预防性断流术;如重度脾肿大合并脾功能亢进者已存在重度食管静脉曲张、伴有樱桃红斑,患者一般情况较好,可施行脾切除、脾肾分流加断流的联合手术。

表 30-1　Child 肝功能分级

	A	B	C
血清胆红素(μmol/L)	<34.2	34.2~51.3	>51.3
血浆白蛋白(g/L)	>35	30~35	<30
腹腔积液	无	易控制	难控制
肝性脑病	无	轻	重、昏迷
营养状态	优	良	差、消耗性

总之,手术适应证的判断以及手术方式的选择,不但须参考国外治疗经验,又要从我国的国情出发,根据各单位的技术条件,结合患儿的具体病情,才能取得尽可能满意的治疗效果。

(2) 术前准备:除术前各项常规准备外,需通过内镜、超声、CT 或 MRI 等影像学检查详尽了解患儿的凝血功能、出血部位及血流动力学的异常状况,评估门静脉系统血管的口径、流向及通畅性,侧支血管的位置与数量,以便正确选择手术时机和手术方式。术中还需结合探查所见和门静脉造影、测压再次评估病情。

(3) 门体静脉断流术:又称门奇静脉断流术或非分流性手术,该类手术旨在阻断门、奇静脉间的异常血流,达到预防或止住门静脉高压症引起的食管、胃底静脉曲张破裂出血,以离断贲门周围血管的疗效最为明显。断流术的合理性主要体现在:①维持门静脉的入肝血流:门静脉中含有各种营养因子,对维持正常肝脏组织结构和生理功能有重要作用,门体静脉断流后,门静脉压更加升高,使入肝血流有所增加,有利于肝细胞的再生和功能的改善,术后不发生肝性脑病。②直接针对造成大出血的胃底、贲门区的侧支血管,短期止血效果确切。断流术也存在缺点:①重度门静脉高压症的局部组织水肿增厚,静脉呈瘤样团块,造成断流手术的困难,易致损伤出血或遗漏曲张血管,尤其是高位食管支,导致出血的复发;②术后门静脉压力更趋升高,可促使已离断的侧支循环重建,导致再度出血;③断流术后胃壁淤血更加严重,进一步加重了门静脉高压性胃病。断流术有如下术式可供选择:

1）经腹胃底曲张静脉缝扎术

A. 适应证：①食管、胃底静脉曲张破裂出血，经非手术止血方法无效，继续有凶猛出血，情况紧急；②患有肝硬化、肝功能较差，不能耐受门体分流术；③不具备施行门体分流术的技术条件。

B. 操作步骤：经左腹直肌切口或左肋缘下切口进腹，游离胃大弯，将肝左外叶向右牵开，将胃向下牵拉展平，在距贲门5cm处预定胃壁横切线，并在其上下各夹一把肠钳，以减少切开胃壁时的出血。按预定线横行切开胃前壁的浆肌层，显露出黏膜下曲张静脉，并用丝线将血管一一作上、下两道缝扎，然后将切开的胃壁浆肌层切口间断缝合。将胃大弯往右侧翻转后，按同样方法处理胃后壁的黏膜下血管。去除肠钳，显露胃小弯，解剖出胃冠状静脉及上行食管支，予以切断、结扎。

C. 术中注意事项：切开胃壁浆肌层时，勿将黏膜切开。如切破黏膜应及时修补。

2）经腹食管下端横断再吻合术

A. 适应证：同经腹胃底曲张静脉缝扎术。

B. 操作步骤：切口同经腹胃底曲张静脉缝扎术。切断肝左三角韧带，暴露贲门部。切开食管裂孔前侧腹膜，游离出迷走神经予以保护，游离食管下端、置牵引带。在胃前壁作切口，置入管状吻合器达食管下端的预切水平，在吻合器的钉仓和砧部之间用粗线结扎食管，收紧后击发即同时完成切断和吻合。

C. 术中注意事项：应将迷走神经自食管壁游离开，以防被吻合器损伤。

3）经胸食管下端和胃底曲张静脉缝扎术

A. 适应证：同经腹胃底曲张静脉缝扎术。

B. 操作步骤：经左侧第8肋间切口进胸，剪开下肺韧带，显露下纵隔，切开纵隔胸膜，显露食管下段并游离，置2根细橡皮导尿管绕过食管向上牵引。自贲门食管连接处向上纵行切开食管全层，切口长约5cm，可清楚看到食管内纡曲扩张的静脉，通常有3根。选择曲张最严重的一根静脉，以丝线或可吸收线从上（头端）向下将其连续缝合，直达贲门胃底部。再以同法缝合另 2 根曲张静脉。清除胃内积血，观察胃内有无继续出血的病灶。如果胃底有静脉曲张出血点，应切开食管裂孔左缘的膈肌，显露胃底。将食管切口经贲门向胃底延长约 3cm，按同法缝扎破裂出血的曲张静脉。分两层纵行缝合关闭食管壁切口，缝合膈肌。于腋中线第 7 或第 8 肋间置引流管作闭式引流。

C. 术中注意事项：①辨认迷走神经并予以保护；②缝合膈肌应对位准确，或在切开膈肌时止于裂孔前 1cm，不切断膈肌脚，以保存裂孔的功能。

4) 贲门周围血管离断术（图 30-3）：该术需离断食管和贲门周围的静脉，包括胃冠状静脉及其胃支、食管支和高位食管支，胃短静脉、膈下静脉、胃后壁静脉等，以阻断门静脉和奇静脉之间的反常血流，常同时施行脾切除术，是断流术中最常用的术式。

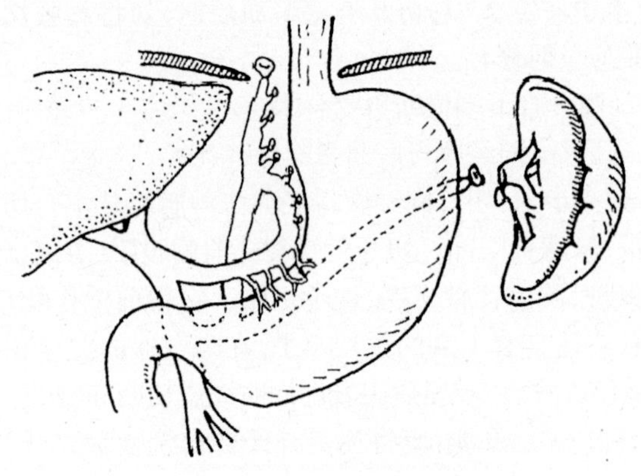

图 30-3　贲门周围血管离断术

A. 适应证：①急性大出血，经非手术治疗无效；②食管静脉曲张反复破裂出血，经非手术治疗无效，而一般情况良好又不适合做分流术；③脾切除术后再出血；④拟行门体静脉分流手术，但在术中血管吻合失败。如患儿一般情况差，合并腹水、黄疸，或已有肝性脑病表现者，应视为手术禁忌证。

B. 操作步骤：仰卧位，左肋下略垫高。拟同时行脾切除时取左肋缘下切口，已行脾切除者，尽量沿原切口进腹。离断胃短静脉并切除脾脏，将胃体大弯侧向右上翻起，在胃后胰腺上缘近胰头部找到胃胰皱襞，冠状静脉即行走其中进入门静脉主干或脾静脉。将冠状静脉分离后结扎、切断。显露胃小弯，沿小弯侧垂直部紧靠胃壁分离小网膜前层，显露胃冠状静脉和胃右动脉，予以结扎、切断。沿胃小弯向上逐一结扎、切断胃左动脉和胃冠状静脉通向胃壁的分支（静脉分支即为胃支和食管支），向上直达食管下端右侧缘。进而切开食管前腹膜层，游离食管，并向左侧牵引，沿食管右后侧分离即可显露高位食管支。高位食管支一般在距贲门右侧 1~2cm 处，沿肝左外叶脏面水平向上向前行走，在贲门上方 3~4cm 处进入食管肌层。由于该静脉支的位置隐蔽，如被遗漏，可造成出血的复发，对此应充分注意。将胃底向下向右牵拉，可见曲张的胃后和膈下静脉，均予离断。膈下放置引流管，戳创引出。

C. 术中注意事项：①先前做过手术的患儿，腹腔内均有不同程度的粘连，分离粘连时应紧贴胃和食管壁操作，可置粗胃管作引导；②曲张静脉壁薄、成团状，加上周围组织水肿增厚，易致损伤出血，应看清静脉走向，仔细分离，如发生出血，以手指按压或钳夹后，沿静脉走向缝扎，一般均可达到止血的目的；③迷走神经分左干（前干）和右干（后干），左干在食管前面经食管裂孔进入腹腔，右干沿食管后侧经食管裂孔进入腹腔后，分出较小的胃支和较大的腹腔支，术中游离贲门右侧及食管周边时，应慎防损伤该神经，如两侧神经干均损伤，可造成胃排空障碍，此时应同时作纵切横缝的幽门成形术；④沿胃壁游离、缝扎血管时，不得钳夹胃壁，缝扎不得穿透胃壁全层，也不得大块缝扎，以免损伤胃壁，造成胃穿孔。

5）选择性贲门周围血管离断术（图 30-4）：贲门周围血管离断术后仍有一定的再出血率，其原因主要有：①血管离断时遗漏了静脉曲张的主要输入静脉；②血管离断的范围太大，过多地破坏了现存的门体静脉之间的侧支循环，加重了门静脉血回流障碍，使门静脉高压性胃病加重；③术后发生继发性门静脉系统血栓，使内脏血流动力学紊乱进一步恶化。有学者对此进行改良，选择性地保留了胃冠状静脉（胃左静脉）的食管支（又称食管旁

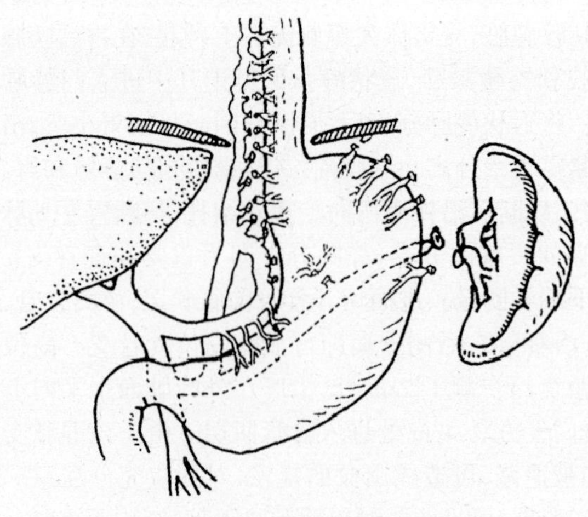

图 30-4　选择性贲门周围血管离断术

静脉）主干，但离断腹部食管栅状区和穿支区的穿支静脉。认为优点在于既能继续发挥门体静脉之间的自发性分流作用，又阻断了食管下端出血部位的反常血流，发挥疏导和阻挡的双重效应；手术主要是沿胃和食管壁解剖分离，创伤较小，操作简单，安全性高。

A. 适应证：同贲门周围血管离断术。

B. 操作步骤：先行脾切除术。沿胃小弯侧垂直部紧靠胃壁分离小网膜前层，显露胃冠状静脉和胃右动脉予以保护，沿胃小弯向上逐一结扎、切断胃左动脉和胃冠状静脉通向胃壁的胃支，向上直达食管下端右侧缘。切开膈下食管贲门前浆膜，游离贲门和食管下端并向左前下方牵开，显露与食管下端伴行的食管旁静脉。沿小弯侧紧贴食管的外膜自下而上逐一离断穿支静脉，并离断胃裸区和食管下端后壁的疏松组织及侧支血管。儿童一般需游离 5cm 的下端食管，离断 4~6 根穿支静脉，即可到达胸腔食管段的高位水平。在手术结束前可将大网膜覆盖创面。

C. 术中注意事项：①分离切断穿支静脉时需向左下方牵开贲门和食管下端，使食管与胃左动脉、冠状静脉胃支的断端分开，并维持一定张力，此时食管旁静脉与食管壁之间的距离扩大,可起到保护食管旁静脉和方便切断穿支静脉的作用;②食管裂孔附近往往有1~2根增粗的高位穿支静脉,不得遗漏;③脾切除时勿损伤胃网膜左、右动静脉主干,以保证大网膜的血供;④用细针线缝补食管旁静脉左侧缘的前后壁浆膜层和胃胰襞创面,包埋穿支静脉和胃支动静脉的断端,可防止新生血管重新长入食管下端。

6) 食管贲门胃底切除术:该术式操作复杂,创伤大,并发症较多,选择时应特别慎重。

A. 适应证:主要用于术后反复出血、非手术治疗和其他手术方法无效,且全身情况良好、能耐受手术者。而全身情况不良、肝功能差、合并腹水和黄疸者或急性大出血期间均不宜选用该术式。近期曾接受食管硬化剂注射者亦不宜采用,否则术后易发生吻合口漏。

B. 操作步骤:取左肋缘下切口或左上腹直肌切口进腹。如腹腔内粘连严重、暴露贲门部困难,可延长为胸腹联合切口。游离胃大、小弯侧,使胃体游离,但必须保留胃网膜右血管。显露食管下端,切开食管前腹膜并将食管游离3~5cm,进而将胃底游离,以完成食管下端和胃上半部的游离。于贲门以上2~3cm处切断食管,贲门下1~2cm处切断胃体,将食管下端、贲门和胃底整块切除。然后将胃断端的小弯侧缝合,大弯侧与食管断端吻合。需加做幽门成形术,膈下放置引流管。

C. 术中注意事项:术中所遇最大困难是先前手术遗留的腹腔内严重粘连。游离粘连严重的胃贲门部时可采用胸腹联合切口,胃体部粘连严重时可先从胃窦部开始,逆向游离胃体部。

7) 贲门周围血管离断、食管下端横断术(图30-5):即Sugiura手术,该术操作范围广泛,创伤大。据日本文献报告,疗效满意,但欧美国家未能重复出日本的治疗结果。我国肝硬化多属肝炎后坏死后性肝硬化,患者情况差,一般很少采用原式,而是施行改良术式。

A. 适应证:同食管贲门胃底切除术。

B. 操作步骤:取左侧胸腹联合切口。进胸后找到迷走神经干,游离出并予保护。将左肺静脉以下至膈肌的所有来自食

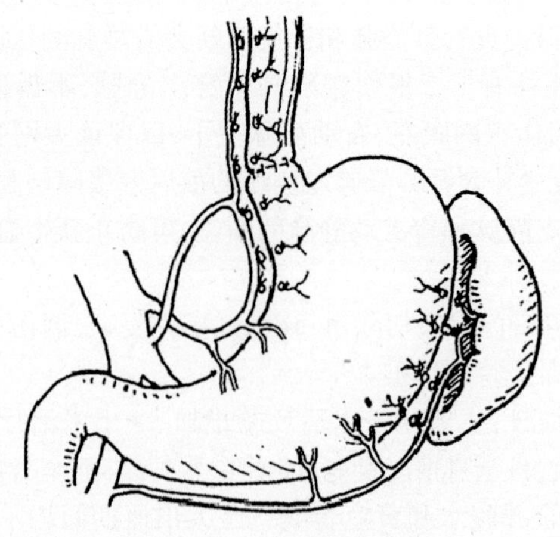

图 30-5 改良 Sugiura 术

管旁静脉通向食管壁的静脉支，以及通向食管的小动脉、迷走神经分支均结扎、切断，保留食管旁静脉，离断操作的长度约12~18cm。在食管裂孔膈神经后方2~3cm处放射状切开膈肌。在食管胃底交界上方3cm处用2把无创伤钳钳夹后横行切开前面的食管肌层，保留后壁肌层。游离食管黏膜鞘1周后予以切断，同时结扎或缝扎曲张静脉。用可吸收线行黏膜鞘的再吻合，缝合食管前壁肌层。进腹后先行脾切除，离断通向胃大、小弯侧上部的血管，但保留网膜内的血管弓。离断操作从食管胃交界处向远端延伸6~7cm。可加做幽门成形术。食管吻合旁置负压引流经膈下引出，胸腔置闭式引流。

C. 术中注意事项：①该术与一般门奇静脉断流术的不同之处在于胸腹腔内广泛的食管和胃周围血管离断，血管离断的上界为左肺下静脉下缘，下界至胃小弯中部；②应保留食管旁静脉和大、小网膜内的血管弓，仅离断直接通向食管和胃的小血管；③离断血管和切开膈肌时勿损伤迷走神经，如有损伤可疑，应加做幽门成形术。

(4) 门体静脉分流术：该类手术通过门静脉向腔静脉的血液分流，降低门静脉压力，以达到制止食管静脉曲张破裂出血的目的。分流术一般均能获得较好的早期效果，止血疗效显著，还可以改善胃黏膜的血循环，减轻门静脉高压性胃病，是治疗肝前型门静脉高压症的较理想的手术方式。分流术的缺点在于：①可使门静脉向肝血流减少，甚至形成离肝血流，从而导致术后肝性脑病和肝功能障碍的发生；②原本需肝脏灭活的某些活性物质直接进入体循环，作用于肺血管床后形成广泛动静脉瘘、肺动脉高压，导致肝肺综合征的发生；③手术本身及其并发症将大大增加日后肝移植的手术难度；④儿童的门静脉血管较细，血管吻合较困难，术后易发生血栓形成。

门静脉高压症的分流术式可根据其对门静脉血流的影响分为 3 种类型：①完全性分流，即门静脉血流完全不经过肝脏而直接流入下腔静脉，典型的有门腔静脉端侧吻合术，大口径的门腔静脉侧侧吻合亦属此列。②部分性分流，包括限制性门腔静脉分流术或利用门静脉属支的吻合。所谓限制性分流是按门静脉压力来计算门、腔静脉吻合口的大小，将吻合口的长径控制在 0.8~1.2cm，亦可用人造血管环将吻合口缩窄至 10mm，以限制分流血流量。肠系膜上静脉下腔静脉分流、近端脾肾、脾腔静脉分流术也属于这一类型。③选择性分流，典型的有 Warren 术（远端脾肾静脉分流术），还有远端脾腔静脉分流术和胃冠状静脉下腔静脉架桥术（Inokuchi 术）。这类手术主要引流食管下段和胃底的静脉，仅分流脾胃区而非全部门静脉系统的血流，更具合理性。目前，门腔分流术等完全性分流术已逐渐被选择性和限制性分流术替代。但是，这些类型之间的区别常是相对的，并有一定的时限性。选择性和限制性分流术在远期可能会发生吻合口的扩张，失去选择性功能，甚至转变为完全性分流。目前常用的有如下术式：

1）脾肾静脉分流：是治疗小儿门静脉高压症常用的手术，根据血管吻合方式的不同，可分为近端脾肾静脉分流术、Warren 术（远端脾肾静脉分流术）、脾肾静脉侧侧吻合分流术。

A. 适应证：施行脾肾分流术应符合下列条件：①门静脉高压症患儿有食管静脉曲张反复出血，经非手术治疗无效；②一般情况良好，肝功能为 Child A、B 级；③年龄在 5~8 岁以上，脾静脉直径在 6~8mm 以上；④急性大出血停止，一般情况已恢复。如患儿肝功能不良，合并腹水、黄疸和低蛋白血症，孤立肾或左肾静脉畸形，脾脏已切除，均视为手术禁忌证。

B. 操作步骤：取左肋缘下切口或上腹部横切口进腹。进腹后探查肝、脾，并测定门静脉压力或行术中造影了解门静脉系统的通畅情况。根据静脉吻合方式的不同，有以下术式：

a. 近端脾肾静脉分流术（图 30-6）又称常规脾肾静脉分流术。先切除脾脏，切断脾静脉时须保留位于脾门的分叉部。将脾静脉游离出 3~4cm，修剪脾静脉分叉使其呈喇叭口状，以便吻合。暴露出左肾静脉长约 3cm 一段，并游离其周径的 2/3。如发现肾静脉畸形，不适合血管吻合，则应放弃该术式。如肾上腺静脉和性腺静脉（即精索静脉）妨碍肾静脉的游离与吻合操作，可予以结扎、切断。用心耳钳夹闭肾静脉周径的 2/3，在钳夹内的肾静脉前壁作切口，切口长度与脾静脉口径相当。将脾静脉与肾静脉用无创伤缝线作端侧吻合，吻合口后壁可采用连续外翻缝合，前壁则行间断缝合。如肾上腺静脉因自发性分流而扩张，口径与脾静脉相当，亦可直接用此血管与脾静脉端端吻合。吻合完成后，再测门静脉压力。缝闭后腹膜，左膈下放置引流管。

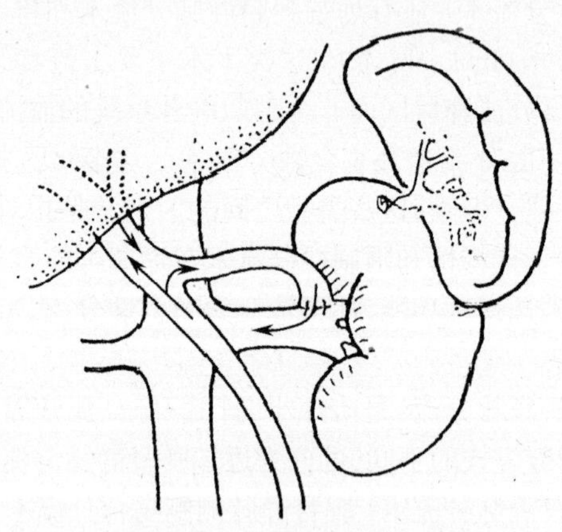

图 30-6 近端脾肾静脉分流

b. Warren 术（远端脾肾静脉分流术，图 30-2）：保留脾脏时采用。先游离脾静脉。切开胃结肠韧带进入小囊膜囊，显露脾动脉后预置结扎线，备为意外出血时的控制措施，脾动脉亦可结扎。在胰腺下缘、横结肠系膜根部横行切开后腹膜，游离胰腺体尾部下缘及后侧，显露胰腺后方的脾静脉。逐一结扎汇入脾静脉的细小胰静脉支，结扎、切断肠系膜下静脉和胃冠状静脉。在脾静脉与肠系膜上静脉汇合处的远端 0.5~1cm 处切断脾静脉，脾静脉近侧断端用细线连续或间断缝合关闭。于肠系膜上动脉左侧、十二指肠上方切开后腹膜，暴露左肾静脉，游离肾静脉约 3~4cm 和周径的 2/3，将脾静脉远侧断端与左肾静脉的前壁作端侧吻合。结扎、切断贲门右侧缘增厚的肝胃韧带和脾结肠韧带，小网膜囊内放置引流管。

c. 脾肾静脉侧侧吻合分流术：保留脾脏时可采用，游离脾静脉的操作同 Warren 术。切开屈氏韧带，在与脾静脉汇合处切断肠系膜下静脉，将十二指肠和空肠的连接部向右上牵开，暴露和分离左肾静脉。脾静脉显露后逐一结扎、切断细小的胰静脉支，将脾静脉游离出约 4cm。结扎、切断胃冠状静脉。血管吻合时，左肾静脉用心耳钳钳夹，脾静脉用 2 把无创伤血管钳控制。切开脾静脉，可将切口延长至肠系膜下静脉汇入处，以扩大吻合口。左肾静脉上作切口后行血管吻合，侧侧吻合口长度为 1.5~2.5cm。

C. 术中注意事项：①脾静脉口径的大小直接影响手术的成败，脾静脉直径在 8mm 左右时，一般能满足血管吻合要求，如口径较小，可利用脾静脉分叉的喇叭口来弥补，据报道，脾静脉直径不小于 6mm 时，疗效尚称满意；②游离脾静脉、分离细小胰静脉时，易造成静脉撕裂出血，出血点应用手指按压后用无创伤缝线缝闭，不得贸然用血管钳钳夹，否则极易撕大破口；③脾静脉伴静脉炎、与周围粘连严重时，应谨慎游离，如分离粘连困难、脾静脉破口修补后形成狭窄，宜放弃该术式；④游离脾静脉时勿损伤胰腺包膜，减少术后胰液外漏的可能；⑤应靠近躯体的中线暴露、游离左肾静脉，由于肾静脉在肾门区已分成若干分支，禁忌在肾门分离，以防肾静脉的分支在进入肾实质处撕裂，造成止血困难，甚至被迫切除肾脏。为了提高吻合口通畅性，还需注意一些技术细节：①应在放大镜下操作；②使用 6.0~7.0 的单丝缝线；③吻合口后壁连续缝合打结时，须在吻合口两端施加侧向张力，防止缝线的聚拢造成后壁皱缩和吻合口狭窄，对于口径较小的血管，则应避免连续缝合；④根据儿童的生长发育趋势，吻合口前壁应间断缝合。

2）脾腔静脉分流术：与脾肾静脉分流术比较，脾腔分流避免了肾静脉变异或口径细小对血管吻合的限制，利用下腔静脉位置恒定、口径大、压力低、血流量大、吻合口不易闭塞的优点，暴露良好，术野较浅，血管吻合操作便利。在儿童的肾静脉较细时，脾腔分流术式不失为合理的选择。

A. 适应证：同脾肾静脉分流术。

B. 操作步骤：脾脏的切除、脾静脉的游离与修剪与脾肾静脉分流术相同。自胰腺尾部游离出脾静脉约 3cm。沿胰腺上、下缘切开后腹膜，游离胰腺体尾部。胰腺下缘游离至肠系膜下静脉汇入脾静脉处，上缘至脾动脉起始部。经充分游离后，脾静脉远端即可随同胰体尾部整体向右下转移。提起横结肠，剪开屈氏韧带，沿空肠系膜左缘剪开后腹膜，将十二指肠和空肠的连接部推向右侧，在腹主动脉右侧显露下腔静脉，如腰静脉妨碍吻合操作，可予结扎、切断。将游离好的下腔静脉前壁用心耳钳钳夹，然后将已经游离的脾静脉连同胰腺体尾部经横结肠系膜裂孔顺时针方向向右下旋转，达下腔静脉预定吻合处。在钳夹的下腔静脉壁剪一个与脾静脉口径相等的椭圆形缺口，将脾静脉与腔静脉行端侧吻合。将胰腺包膜固定在后腹膜上，横结肠系膜切缘亦与胰腺包膜做缝合固定，左膈下置引流。

C. 术中注意事项：①应尽量保留脾静脉的长度，充分游离胰腺体尾部，以保证血管吻合时无张力；②如胰尾赘长妨碍吻合或压迫吻合口，可切除一段胰尾组织；③下腔静脉前壁宜剪成椭圆形缺口，以利吻合口的通畅性。

3）肠系膜上静脉下腔静脉分流术（肠腔静脉分流术）：这类术式利用肠系膜上静脉与下腔静脉作侧侧吻合或侧端吻合，也可在两者之间作架桥吻合，以达到降低门静脉压的目的。肠腔静脉分流术多属完全性分流，肝性脑病发生率较高。由于下腔静脉或髂总静脉被切断，下腔静脉回流受阻，可发生下肢水肿，但小儿症状较成人轻。

A. 适应证：①门静脉高压症患儿有食管静脉曲张破裂出血，已多次发作；②一般状况良好，肝功能属 Child A、B 级；③患儿年幼，脾静脉细小；④脾脏已切除，脾静脉已有血栓形成；⑤门静脉闭塞的范围广泛，脾肾分流术无法引流肠系膜上静脉内血液；⑥脾肾分流术失败。

B. 操作步骤：取右侧腹直肌切口，上至肋缘下，下至下腹横纹。手术时先作上腹部切口，探查肝脏、门静脉，确定可行肠腔静脉分流后，再向下延长切口。将横结肠提起，循着结肠中动脉至肠系膜根部，在十二指肠横部下缘通过触摸找到肠系膜上动脉。以该动脉为中心横行切开肠系膜根部的腹膜，在该动脉右前方找到肠系膜上静脉并将其游离。游离过程中注意勿损伤结肠右静脉，但如果妨碍解剖进行，可将结肠右动、静脉一并结扎、切断。肠系膜上静脉左侧汇入多根来自小肠的静脉支，很难达到游离出一段无分支的静脉干，只需充分分离出肠系膜上静脉的右半圆周，游离出 3~4cm 的长度以备吻合。游离下腔静脉上至十二指肠横部后方，下至髂总静脉附近，全长为 6~8cm，需结扎、切断相应的腰静脉和右侧性腺静脉。静脉吻合有如下 3 种方式：①肠系膜上静脉下腔静脉侧侧吻合：为使肠系膜上静脉和下腔静脉的游离段靠拢，可将位于肠系膜上静脉左后方的动脉鞘和下腔静脉内前方的结缔组织间断缝合数针，以减少张力。吻合时可用三翼钳，先钳夹肠系膜上静脉，然后将下腔静脉外缘提起钳夹。在钳夹的肠系膜上静脉作长约 10~12mm 的切口，在下腔静脉壁上剪除一小块使开口呈椭圆形。连续缝合两静脉的后壁切缘，间断缝合前壁；②左髂静脉肠系膜上静脉端侧吻合术：沿升结肠旁沟切开侧腹膜，亦可作 Kocher 切口将十二指肠降部翻向左侧，显露和游离下腔静脉。根据到达肠系膜上静脉吻合处的距离，决定下腔静脉的横断水平。一般在分叉处离断右髂总静脉，断端缝闭。于下腔静脉分叉下方一定距离处离断左髂总静脉，远端缝闭，近端连同下腔静脉经隧道引至肠系膜上静脉右侧，然后行静脉的端侧吻合。亦可直接用下腔静脉断端与肠系膜上静脉作吻合。③肠系膜上静脉下腔静脉架桥分流术：即在两静脉之间间置一管道以达到分流效果，又称“H”形分流术。该术式克服了肠腔静脉侧侧吻合遇到张力较大的缺点。间置血管可用自体颈内静脉或脾静脉，人造血管不适合小儿。在分离出肠系膜上静脉和下腔静脉后，测量两静脉间的距离。按此距离切取长度适宜的自体颈内静脉备用。用心耳钳夹肠系膜上静脉外侧壁周径 2/3，切开静脉壁，切口长度与间置血管口径相当，完成间置血管与肠系膜上静脉切口的吻合，采用同样方法再完成间置血管与下腔静脉前内侧壁的吻合。

C. 术中注意事项：①阻断和离断下腔静脉时，回心血量减少，血压下降，术中应密切监测，及时处理；②游离肠系膜上静脉和下腔静脉时，腹膜后组织在切开后均应结扎或缝扎，以防淋巴或乳糜漏；③暴露髂静脉时，注意勿损伤输尿管；④血管吻合时，不得存有张力或扭曲。

(5) 分流和断流的联合手术：联合手术中的断流术多采用贲门周围血管离断术，分流术多用脾肾分流术。这些分流远离肝门或门静脉重要属支的汇合处，能维持一定的入肝血流，可减少肝性脑病的发生。

(6) Rex 分流术（图 30-1）：又称肠系膜上静脉门静脉左支架桥吻合术、肠系膜上静脉 -Rex 旁路术，由 de Ville de Goyet 首次报道，用以治疗肝前型门静脉高压症和肝移植术后出现门静脉血栓形成并发症的患儿。该手术将自体颈静脉间置吻合于肠系膜上静脉和肝内门静脉左支，达到重建门静脉通路的目的，与传统门体静脉分流手术有本质区别。由于近 2/3 的门静脉血栓形成患儿其左侧肝内门静脉系统是通畅的，因此，Rex 分流术在肝前型门静脉高压症的治疗中具有很好的应用前景。除自体颈内静脉之外，近来已陆续有采用胃冠状静脉、肠系膜静脉、脾静脉、大隐静脉等作为间置血管的报道。以往认为，肝外型门静脉高压症的肝脏基本正常，一般在多种非手术疗法无效时才考虑手术干预，但随着 Rex 分流术病例的增多，发现术后患儿肝脏的发育与功能均有明显的改善，脾功能亢进也得到很好的控制，因此建议应尽早施行该手术。最近的临床经验还提示，Rex 分流术后近期通畅性似乎很好，但日后因狭窄或堵塞而需再次手术的情况较其他门体静脉分流术多见。

1）适应证：除门体静脉分流术的一般适应证外，选择该术还必须符合以下条件：①肝实质必须正常；②血液系统不应有高凝状态；③门静脉左支通畅并能通过手术暴露出来。肝内门静脉广泛血栓形成者不适合该手术，不适合该术的具体病情还包括肝分叶和肝圆韧带畸形、肝桥组织过厚无法暴露门静脉左支、Rex 隐窝过于靠近肝门以及门静脉畸形等。

2）操作步骤：解剖肝圆韧带，将脐静脉再通，插入导管达肝内门静脉左支，如所测压力与右心房压相近，即可排除肝内静脉阻塞性异常。同时以此导管造影，明确肝内门静脉的通畅情况。继续将肝圆韧带游离达门静脉左支远部及通向肝脏Ⅲ、Ⅳ段的分支，如此显露 Rex 隐窝内的门静脉左支的前壁和两侧壁，长度可达 3~4cm，此处即为吻合的部位。用小号心耳钳钳夹门静脉左支前壁，纵行切开。取患儿左颈内静脉做间置血管，与门静脉左支切口作端侧吻合。根据位置是否顺直，将间置血管经胃窦前方或后方，穿过横结肠系膜裂孔与肠系膜上静脉作端侧吻合。如胃冠状静脉曲张明显，有足够长度，亦可将其游离切断后直接与门静脉左支做吻合。

3）术中注意事项：①术前应明确肝内门静脉左支的通畅性，口径应 >3mm；②用以分流的移植血管口径宜≥5mm；③血管吻合的技术要求较高，尽量避免连续缝合；④拟用左颈内静脉作为间置血管，术前需做超声或 MRI 检查，如发现两侧颈内静脉有明显的粗细差异或颅内血管分布异常，则不适合切取。

（7）肝移植：经过 20 余年的发展，儿童肝移植的 5 年生存率已达到 88%。该手术属根治性手术，主要用于终末期肝脏疾病的儿童，就肝前型门静脉高压症而言，原则上并不适宜。

（8）布 - 加综合征的手术：布 - 加综合征系指肝静脉或肝段下腔静脉阻塞，阻塞远端产生高压、回心血流障碍，导致肝脏肿大、肝功能损害和肝后型门静脉高压症。治疗以解除血管阻塞的手术为主，手术有脾肺固定门肺分流术、经右心房手指破膜术、下腔静脉隔膜切除成形和右心房下腔静脉人造血管转流术等。近年，通过腔内气囊导管扩张技术，也收到良好的近期效果。一般需多次扩张，有些病例需在下腔静脉内放置血管支架。对于少数严重病例，肝移植是最后的治疗手段。

1）脾肺固定门静脉肺分流术

A. 适应证：①以肝静脉阻塞为主要临床表现；②下腔静脉有长段狭窄，不适宜行人造血管转流；③胸腔积液、腹水和低蛋白血症等异常已经纠正。如患者一般情况差，有大量腹水、且难以纠正，肝功能严重损害伴黄疸，伴有肺部感染，心、肾功能严重损害，均为禁忌证。该术式亦被运用于治疗肝前型和肝内型门静脉高压症。

B. 操作步骤：取右侧卧位、左侧第 8 肋后外切口，切除第 8 肋。进胸后显露左下肺、左侧膈肌及膈神经，压榨膈神经。提起膈肌，呈“~”形切开，或切除部分膈肌做成椭圆形窗孔。探查肝、脾，测量门静脉压力。分离、结扎脾胃、脾膈韧带，于胰腺上缘结扎脾动脉。门静脉压力增高者，常规行断流术。脾脏游离后，将其中上部移入胸腔，脾切迹嵌卡在膈肌切缘，用丝线间断缝合，固定脾脏与膈肌切缘。以小圆刀将膈上的脾浆膜切开，切线呈方格状，每个小方格边长 1.5cm，切开范围约 8cm×5cm。将脾浆膜小方块逐一撕去，压迫止血。将左肺下叶底部脏面用干纱布摩擦至充血后，覆盖于脾脏顶部，用丝线将左肺下叶边缘围绕脾顶部与膈肌缝合固定。关闭切口，腋中线第 9 肋间放置胸腔引流管。

C. 术中注意事项：①脾脏游离要充分，使之无张力移至胸腔；②脾脏切迹要稳妥嵌夹在膈肌切开处，可防止滑回腹腔或撕裂出血；③切割脾脏浆膜时，深浅应均匀适宜，切割过浅，浆膜不易撕下，过深则易引起脾实质出血。

2）经右心房手指破膜术

A. 适应证：①膈、肝段下腔静脉膜状阻塞，无活动血栓存在；②隔膜厚度不超过 1cm；③患者全身状况较差，不能耐受下腔静脉隔膜切除成形或右心房下腔静脉人造血管转流等大型手术。

B. 操作步骤：左侧卧位，取右第 7 肋间后外切口。进胸后显露右心房、膈及肝段下腔静脉。旁开膈神经 1.5cm 处沿下腔静脉方向纵行剪开心包，游离并控制近端下腔静脉。右心房中下部夹心耳钳，在钳夹部置荷包缝线。在荷包缝合的中央剪开右心房壁，松开钳夹后插入左示指并收紧荷包缝线。手指伸入下腔静脉后探查隔膜位置及厚韧程度。以指尖均匀用力，向前穿破隔膜，并以顺时针方向旋转扩张。退出手指，缝合右心房。

C. 术中注意事项：①右心房切口要合适，不宜过小，否则手指插入困难，或致心肌撕裂出血；②如隔膜位置较远、手指破膜不满意时，可用二尖瓣扩张器替代手指进行扩张。

(9) 术后处理和并发症的防治：由于门静脉高压症患者的基础病严重，绝大多数手术属对症性质，手术操作面广，技术要求高，易发生各种早期并发症。术后肝脏本身病变的进展、门脉侧支循环的重建、分流口径发生变化，均可影响手术效果，导致症状重现，引发远期并发症。为了最大限度地减少手术并发症，术前必须全面评估患儿病情，选择正确的手术时机和术式，术中精心操作，术后密切监护，出院后应保持密切随访。多数并发症可经过非手术疗法治愈，但仍有一些并发症需要再次剖腹手术。常见的并发症分述如下。

1) 早期并发症

A. 门静脉血栓形成：分流术是静脉系统的吻合手术，术后发生吻合口血栓形成的风险较高。关腹即刻以及术后 1 周内隔日定期多普勒超声检查可及时发现这一早期并发症。目前仅有少数报道使用急诊取栓术来恢复通畅，但一般认为发生血栓形成后将无法挽救。为预防该并发症，关键在于提高血管吻合技术。门体静脉分流术后一般不需用抗凝药，但可持续 30~90 天用低剂量的阿司匹林，亦可合用或单用双嘧达莫。肝素(皮下或静脉)仅用于术前已存在高凝状态或因血栓形成再次手术的患儿。

由于 Rex 分流术不同于传统的门体分流术，术后血栓形成风险更大，原因有①血流量不足：多见于原有脾切除或肠系膜静脉多处血栓形成的患儿；②血液流出阻力较大：肝外型门静脉高压症患儿的肝内门静脉细小，术后可发生分流后静脉压的暂时升高，导致血流速度降低，无疑增大了血栓形成的风险。故有报道建议，在术中行脐静脉造影时可用含肝素的生理盐水加压扩张门静脉；③血管吻合技术要求高：任何血管的扭曲或缝合瑕疵均可能导致手术失败。术中可在分流血管上沿纵轴做标记，避免任何轻微的扭曲。吻合时应先做间置血管的门静脉左支吻合口，然后在肠系膜区域做近端的静脉吻合，这样可以使间置物更加平顺。如吻合完成后发现有扭转、成角，或术中超声测出血流缓慢，或术中门静脉造影提示狭窄，都应立即重新吻合并清除血栓。Rex 分流术时是否应用抗凝药物，观点尚不统一，较多报道主张常规应用，举例如下：①夹血管前全身肝素化（1mg/kg）；②术后抗凝用法：依诺肝素皮下给予，术后每 4~6 小时一次，以后改为一天 2 次，直至出院；③抗凝治疗需检测抗活化凝血因子Ⅹ值（anti-FⅩa values），目标为 0.3~0.5U/ml；④出院后不常规用抗凝剂；⑤华法林（或与水杨酸联用）仅用于分流出现并发症而需保持通畅时。

此外，少数肝硬化性门静脉高压患儿在断流或分流术后可发生门静脉系统的广泛血栓形成，由于早期确诊困难，易发生肠坏死等严重后果，预后极差。未发生肠坏死的病例可行抗凝、溶栓等药物治疗。一旦患儿出现腹痛、腹胀加重，腹腔穿刺抽出血性腹水，则应及时剖腹探查，切除坏死肠管。

B. 消化道出血：门静脉高压症手术后早期再出血多发生于断流术或不成功的分流术后。由于患者食管胃底静脉曲张依然存在，任何触发因素均可导致静脉破裂。术前准备期间患者的情绪变化和口服药的刺激、术中创伤、多量输血以及机体的应激反应，都是术中或术后出血的诱因，应尽量避免。所致出血量一般不大，非手术疗法大多能奏效。

C. 腹腔大出血：常发生在术后 24 小时之内，多为创面广泛渗血和大血管出血。创面严重渗血多发生在断流术伴脾切除的病例，与患者凝血功能差、分离面广、腹膜后侧支循环血管丰富等因素有关。渗血部位常见于膈面、脾床和肝左叶韧带的断缘。大出血还可由手术操作不当造成，包括血管的大块结扎、结扎线松弛脱落或过紧切割、胰尾损伤、手术创面止血不彻底和血管吻合口小泄漏的持续出血等。脾蒂、胰尾、胃短血管、胃冠状静脉的切断、结扎处以及分流血管的吻合口均是大出血的好发部位。为防止术后大出血的发生，术前应积极纠正凝血功能障碍，术中要认识到左膈下侧支血管丰富、脾与膈肌粘连广泛的特点，妥善处理电凝创面，可靠结扎、缝扎血管，并在术毕时再次逐一审视大出血的好发部位。创面覆盖凝胶海绵、喷涂生物蛋白胶制剂亦有一定的止血效果。发生大出血时，表现为腹腔引流管的血性液体颜色深、量异常增多，患者出现低血容量性休克的表现，如果经过止血药、输液、输血、补充各种凝血因子等处理仍无效果，应紧急剖腹探查止血。

D. 食管狭窄和胃排空障碍：由于断流术广泛切断了食管和胃近端的血管，有时还需将食管横断后再吻合，术后可发生食管贲门的缺血性狭窄，吻合口更是狭窄的好发部位，一般通过扩张术可治愈。食管吻合术后发生的泄漏，多可通过非手术措施治愈，无效者需再次手术。由于断流术广泛解剖、分离食管贲门，易致迷走神经损伤，术后可致胃潴留，因此手中估计迷走神经的左、右支均损伤的可能性大时，可做预防性幽门成形术（纵切横缝），以利胃的排空。幽门未处理的病例如术后发生胃排空障碍，先行保守治疗，无效者行幽门成形术。

E. 腹水：由于手术中腹膜后淋巴管道遭到破坏，术后可能出现乳糜性腹水，分流术后较常见，多可自愈。给予利尿剂、限制脂肪饮食可缓解症状。腹水过多时需禁食、给予静脉营养，以减少肠道乳糜液量，促使淋巴管漏封闭。腹腔张力过高时，需穿刺减压。

F. 膈下感染及脓肿：多数患者存在肝脏损害、营养障碍和免疫功能低下，抵抗力明显下降。术后腹腔的积血和腹水增多，加上胰尾损伤后胰液外溢、甚至胃或结肠损伤泄漏，易在术后发生膈下积液、感染及脓肿形成。发生该并发症时应积极采取支持疗法和抗菌治疗，必要时行穿刺抽脓或置管引流，甚至手术切开引流。

2）远期并发症

A. 消化道再出血：是术后最重要的远期并发症。由于治疗门静脉高压症静脉曲张出血的各式手术的局限性，加上手术操作缺陷，术后仍存在相当高的消化道再出血率。施行断流术后，胃远端黏膜下层和肌层静脉压力维持在高水平，静脉破裂出血风险依然存在。如门奇静脉断流不完全,尤其是游离食管下段长度不够,遗漏了高位食管支或穿支静脉,反而使高压血流集中于此,更易破裂出血。断流术后随着时间推移侧支循环重新建立,也可导致食管胃底静脉再度曲张。分流术的血管吻合技术要求较高,操作缺陷可引起血管吻合口的狭窄、扭曲或高张力,使得门静脉压力降低不满意。此外,由于门静脉系统长期受高压影响,静脉壁发生纤维化增厚或扩张菲薄等局部改变,不但增加了分流术血管吻合的难度,管壁本身也容易形成血栓、狭窄和堵塞,导致降压失效。

分流术后远期出现的吻合口狭窄可经介入性球囊扩张来治疗,但经验尚需积累。多数患者在再出血就诊时,分流口已完全闭塞。术后的消化道再出血仍按急性出血的原则处理,同时应全面分析病情、以往手术情况以及目前出血部位,针对性地给予非手术治疗,并评估有无再次手术的可行性。

B. 分流术后肝性脑病:多见于完全性分流术后。由于所建立的门体分流是非生理性的,如分流量过大,可造成肝脏的门静脉灌注不足甚至丧失,肝脏缺乏来自肠道的营养物质和各种有益的细胞因子,来自肠道的毒素也绕开肝脏的解毒而直接进入体循环,患儿易发生肝功能衰竭和肝性脑病,临床有学习困难、行为异常等表现。为避免该并发症的发生,选用的分流术必须能维持门静脉的向肝血流。脑病发生后先行非手术疗法,无效者可考虑再次手术,手术方法有:①结肠切除或旷置术,可缓解症状;②首次手术为门腔端侧分流者,可加做门静脉动脉化手术;③门腔分流吻合口过大者,可通过手术放置限制环,用以缩窄扩大的吻合口,减少分流量。

【预后】 患儿的预后取决于门静脉高压症的病因及肝脏有无基础病变。近十年来,随着非手术治疗措施的改善、更合理的手术方式问世、肝移植技术的日趋成熟,儿童门静脉高压症的预后已有很大改观。

【小结】 儿童门静脉高压症的治疗极具挑战性。近20年来,多种有效降低门静脉压力和血流的药物和辅助性介入性治疗的应用,包括内镜套扎、经颈静脉肝内门体分流(TIPS),已大大减少了晚期肝病患者的急诊止血手术，为肝移植争取到足够的等待时间。

尽管对手术干预的需求逐渐减少，但手术本身的效果明显提高，对于肝前、肝后性门静脉高压症，以及代偿较好的肝硬化患者而言，无论分流术和非分流手术均能更持久地解决出血和脾亢等难题。随着手术并发症的降低、儿童尤其是小婴儿分流术远期通畅率的不断改善、可供儿童选择的手术方式的不断增加，外科手术已经像非手术治疗一样，收到满意效果，即便在病程的较早阶段施行手术也是如此。

附：门静脉高压症的诊治流程图

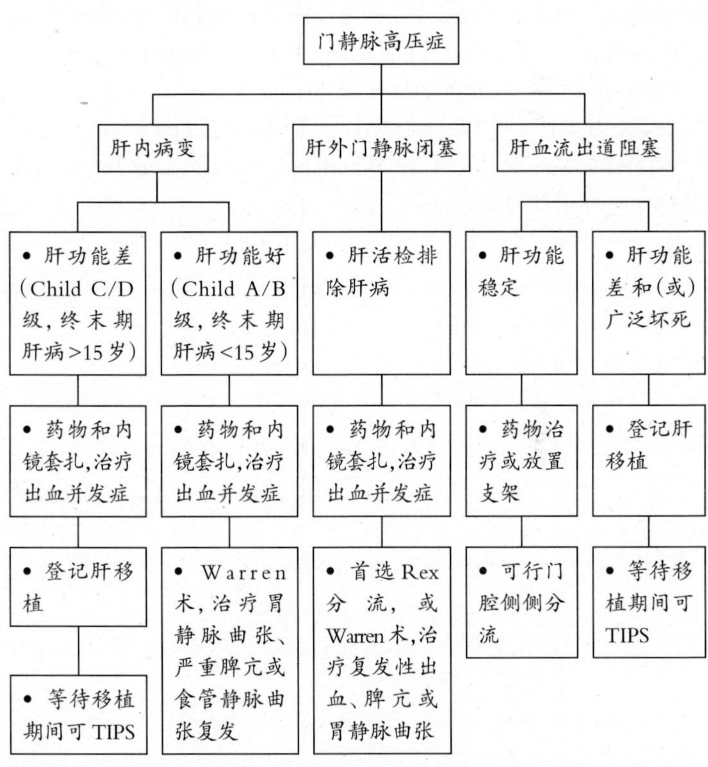

（肖现民）

【参 考 文 献】

1. 董蒨,李龙,肖现民,凤. 小儿肝胆外科学. 第2版. 北京:人民卫生出版社,2017:573-594.
2. Roach JP, Karrer FM. Portal hypertension. In: Spitz L, Coran AG, eds. Operative Pediatric Surgery. 7th ed. Boca Raton: CRC Press, 2013, 639.
3. 李索林,方彦斌. 小儿门静脉高压症的外科治疗. 临床外科杂志, 2013, 8:592-594.
4. 刘斐,王哲,温哲.Rex分流术治疗小儿肝前性门静脉高压症5例临床分析. 中华肝胆外科杂志,2016,2:73-77.
5. 刘强,杨体泉. 小儿门静脉高压治疗新进展. 中华小儿外科杂志, 2016, (9):716-720.
6. Mahajan A, Ghildiyal RG, Karnik P. Clinicopathological Correlation of Portal Hypertension in Children and Management Strategies. Journal of Infectious Diseases, 2018, 195(4):597.
7. Poddar U, Shava U, Yachha SK, et al. β-Blocker therapy ameliorates hypersplenism due to portal hypertension in children. Hepatology International, 2014, 9(3):1-7.

第三十一章　小儿肝脏移植

【概述】 肝脏移植是治疗小儿终末期肝病的唯一可靠有效的办法。回顾历史,肝移植的历史也与儿童息息相关。1963 年 3 月 1 日,Starzl 施行了第 1 例患胆管闭锁的儿童肝移植,但术后不久即死亡。在此后的 4 年里,Starzl 一共进行了 7 例人类肝移植术,但是,由于受体术前一般情况较差,供肝保存技术落后和保存时间短,缺乏强有力的免疫抑制剂、感染及手术操作技术不过硬等因素的限制,这 7 名患者中存活时间最长的只有 23 天。1988 年 12 月 8 日,巴西圣保罗医科大学的 Raia 医生完成第 1 例活体儿童肝移植,患儿术后死于肾功能衰竭。1989 年 7 月澳大利亚 Strong 医生开展了全球第 3 例活体肝部分移植术,并获得成功。活体肝移植目前已经在全世界数十个国家和地区相继开展,主要包括日本、德国、美国、英国、澳大利亚、西班牙以及中国台湾、中国香港等。其中日本发展最快,仅京都大学 Tanaka 教授就完成 1000 多例,无论在数量上还是质量上都处于领先地位。1997 年 6 月 30 日,第四军医大学西京医院在日本京都大学 Tanaka 教授指导下,完成 1 例父女之间的亲体肝移植,也是国内存活时间最长的活体肝移植患者。2005 年 6 月 19 日,中国首例年龄最小的亲体肝移植手术在天津市肿瘤医院获得成功。经过 40 年来发展,小儿肝移植在发达国家中无论在基础理论还是临床技术上均获得巨大突破,特别是免疫抑制剂的进展、器官保存方法的改进以及肝移植病理生理的研究深入,肝移植逐步趋于成熟,1 年生存率达到 90%,5 年生存率达 75% 以上,手术指征也扩大到危重患儿和急性肝功能衰竭的患儿。肝移植已成为儿童终末期肝病的常规治疗手段。目前为止,已有超过 10 000 名患儿接受肝移植治疗。同样,肝移植的发展也促使治疗观念的改变,治疗终末期肝病患儿的态度由既往的消极转变为积极。

儿童肝移植也受困于供肝的缺乏，虽然发展了减体积肝移植、劈离式肝移植、活体肝移植等方式来缓解，但是目前形势仍不容乐观，促进大众捐献观念的改变仍任重道远。

【病因】 儿童肝移植常见病因包括胆汁淤积性肝病、先天性代谢性疾病、肝脏肿瘤、重型肝炎等。理论上说，任何导致儿童终末期肝病的疾病都适宜行肝移植治疗（表 31-1）。

表 31-1 常见儿童肝移植疾病

胆汁淤积性疾病	胆道闭锁、家族性肝内胆汁淤积、Alagille 综合征、原发性新生儿肝炎
先天性、代谢性肝病	Wilson 病、糖原贮积症、α1- 抗胰蛋白酶缺乏症Ⅲ和Ⅳ型、Ⅰ型络氨酸血症、囊性纤维病、家族性高胆固醇血症、先天性高胆红素血症Ⅰ型、Budd-Chiari 综合征
慢性、急性重型肝炎	自身免疫性肝炎、硬化性胆管炎、病毒性肝炎、原发性肝硬化、药物性肝炎
肝脏肿瘤	巨大或复杂肝脏良性肿瘤（如血管内皮瘤）化疗敏感、不可切除的恶性肿瘤（如肝母细胞瘤）

儿童群体最常见的肝脏病变为胆道闭锁，Wilson 病，糖原贮积症。

【病理】 儿童常见疾病的病理表现：胆汁淤积的病理表现与淤积时间有关，可表现为急性和慢性，急性胆汁淤积主要表现为小叶中央区肝细胞、毛细胆管和库普弗细胞胆色素沉着，慢性胆汁淤积最可靠的组织表现是肝细胞、库普弗细胞和胆管上皮细胞呈羽毛状变性，这是由于胆盐和磷脂的聚集，致胞质泡沫样改变；汇管区胆色素沉着，有时可见 Mallory 小体。电镜下可见毛细胆管扩张，微绒毛减少甚至消失，线粒体和光面内质网肿胀变形，溶酶体增多，毛细胆管内胆栓形成。

Wilson 病主要是铜沉积于肝脏引起的病变，肉眼观察在患儿生命初期肝脏仅有轻微增大，病情未控制者逐渐出现纤维化甚至肝硬化，肝硬化呈大结节性或大小结节混合的形式，结节可因铜沉积量不同颜色不一致。显微镜下，肝脏铜沉积伴有大泡型、微泡性脂肪变性和糖原化核。肝脏病变进展到中期，门脉炎性单核细胞浸润、小叶坏死、桥接纤维化，这些病变可进展为大结节性或混合结节性肝硬化。少数患儿可发生急性肝功能衰竭，组织学上表现为急性重型肝炎、微泡性脂肪变性、显著地肝细胞气球样变、肝细胞凋亡、充满色素的巨大 Kupffer 细胞及合并小叶崩解的实质减少。Wilson 病还可累及脑、肾脏、眼等器官，引起相应病变。

目前糖原累积症行肝移植常见分型为Ⅰ型和Ⅲ型，Ⅰ型的病理为非特异性改变，肝细胞染色较浅，浆膜明显，因细胞质内充满糖原而肿胀且含有中等或大的脂肪滴，其细胞核也含糖原而特别增大。细胞核内糖原累积，肝脂肪变性明显但无纤维化改变是糖原累积症Ⅰ型的突出病理变化，电镜超微结构特征性改变为胞核和胞浆内显著糖原和脂质贮积。Ⅲ型的病理变化类似于Ⅰ型，肝内纤维隔，无脂肪沉积区别于Ⅰ型。

【临床表现】 胆汁淤积的临床表现与血液中胆汁成分升高及胆道胆盐减少有关。主要表现为黄疸，伴尿黄，甚至陶土色或白色大便；瘙痒，通常夜间加重，间断或持续出现，可伴皮肤抓痕；脂肪泻，粪便常带有臭味；黄色瘤，多位于腕、肘、踝、膝及臀部伸侧；骨质疏松；晚期出现肝硬化，伴门脉高压和肝功能衰竭。

Wilson 病表现多样，最早表现为无症状性肝大以及血清转氨酶水平升高。症状多表现为非特异性慢性肝病，如乏力、食欲缺乏、肝区不适、黄疸、腹水、脾大等，晚期可出现肝硬化的严重并发症，如食管静脉曲张破裂出血及肝性脑病等。神经系统主要表现为锥体外系症状，K-F 环是本病最重要的眼部体征。

糖原累积症表现不一：重症在新生儿期可出现严重低血糖、酸中毒、呼吸困难和肝脏肿大等症状，轻症病例常在婴幼儿期因生长迟缓、腹部膨隆等就诊。

【诊断及鉴别诊断】 详细的病史和体格检查有助于疾病病因的诊断，如家族史、手术、感染、酗酒、妊娠、静脉高营养等。血液生化检查对确诊非常有益，影像学检查首选超声，可作为胆汁淤积的初筛手段。进一步行 ERCP、PTC、内镜超声或 MRCP、眼底等检查,必要时可行肝穿刺活检确诊。

【鉴别诊断】 脓毒症、尿路感染以及酪氨酸血症、Citrin 缺陷症、甲状腺功能减退、先天性胆汁酸合成障碍都是需要与胆汁淤积鉴别的疾病。

Wilson 病引起的急性重型肝炎主要需与急性病毒性肝炎、中毒性肝炎等鉴别。糖原累积症患儿需要与导致肝脾肿大的血液系统疾病相鉴别。

【治疗原则与方案】 原则上任何威胁到患儿生命的肝脏疾病,均可考虑进行肝移植治疗。

儿童肝移植手术指征有以下特点:必定要发展到肝衰竭的原发性肝脏疾病;肝依赖性代谢性疾病;少见的继发性肝疾病,如肝纤维囊性变;极少情况下的肝脏恶性肿瘤;非进展性肝病;当患儿出现以下 2~3 项终末期肝病的指征时,应纳入紧急肝移植的行列(表 31-2)

表 31-2　终末期肝病患儿紧急肝移植手术指征

凝血酶原时间延长 30%~40%,应用维生素 K 难以纠正
血清白蛋白的水平低于 25~30g/L
总胆红素水平高于 150~200mmol/L,尤以非结合胆红素升高为主
利尿剂无效的顽固性腹水
包括自发性腹膜炎等的反复败血症
食管曲张静脉破裂出血,经硬化剂治疗仍在短期内反复发生
持续肾功能损害(肌酐水平高于 25mg/L),由于肝肾综合征出现少尿倾向

手术禁忌证包括:有可接受的有效的其他治疗方法;有原发或继发于肝脏疾病的其他器官损害时,如肝性脑病、先心病、腹腔大血管畸形;合并人体重要脏器感染者,如腹腔感染、肺炎等;肝移植术后有可能复发的疾病,如恶性肿瘤和感染。

一、术前准备

1. **移植肝重量的计算**　移植肝的重量与患儿预后密切相

关，供肝体积过小，会导致术后肝功能不全，甚至导致移植肝早期无功能，影响术后恢复。供肝体积过大，会导致腹腔压力增高，呼吸困难，心脏和肾脏血液回流障碍，特别是移植肝体积过大导致的血流灌注不良，是门静脉血栓形成的重要原因。目前常用标准是日本京都大学提出的标准，移植肝的最低重量是 GW/RW 值≥1.0%，相当于受体标准肝重量的 50%。

2. **患儿术前系统评估**　术前需要对患儿一般情况、呼吸系统、消化系统、心血管系统、感染性疾病、精神等情况进行评估。常规检查包括：血液生化检查、尿常规、大便常规、胸部平片、心电图、腹部彩超、腹部 CT 检查。特殊检查包括：肝脏 CT 检查。有相关系统合并症者需行相应的检查。

3. **肝移植术前营养支持**　肝移植患儿术前大多数有营养不良的症状，术前如有条件输注，能提高营养支持，能有效提高患者的免疫能力，改善术后创口愈合。营养支持的参考值如下：

热量：30~35kcal/kg，严重营养不良者，可增至 35~45kcal/kg；

蛋白质：0.8~1.0g/kg，肝功能代偿期；

1.5~2.0g/kg，肝功能失代偿期；

1.5~2.0g/kg，肝性脑病（使用富含支链氨基酸的氮源）。

二、移植肝供肝切取的手术术式与操作注意事项

目前常用供肝方式有同年龄阶段的儿童供肝和成人供肝。受制于供肝影响，部分肝移植是小儿肝移植的常常面临的局面之一。成年人供肝有 3 种切取方式：减体积、劈离式（即一肝两受）、活体部分肝移植术式。

1. **麻醉及切口选择**　肝移植手术均采用全身麻醉，活体供肝切口常规取右肋缘下切口、自正中白线向上延伸至剑突，类似于反“L”图形，而受体切口常规取双肋缘下切口、自正中白线向上延伸至剑突，并切除剑突以充分暴露肝脏，类似“奔驰”切口。

2. **成人供肝肝移植**

（1）减体积肝移植术：此手术于 1984 年首次报道，它是将一个成人的肝脏剪裁缩小为一个适合于一个小儿需要的保留完整进出管道的较小体积的肝脏，废弃剩余的另一部分肝组织。减

体积的原则是保留移植部分的肝脏在重量和形态上符合受体，同时在切割过程中必须保存供肝的门静脉、肝动脉、胆管和肝静脉的完好无损。根据受体的体重，小儿肝脏切取的类型包括：①左外侧叶（Ⅱ+Ⅲ段）；②扩大左外侧叶（Ⅱ+Ⅲ+Ⅰ段＋下腔静脉）；③左叶（Ⅱ+Ⅲ+Ⅳ段或Ⅱ+Ⅲ+Ⅳ+Ⅰ段＋下腔静脉）；④右叶（Ⅴ+Ⅵ+Ⅶ+Ⅷ段或Ⅴ+Ⅵ+Ⅶ+Ⅷ段＋下腔静脉）。从目前减体积肝移植应用情况来看，受体与供体的体重比（RW/DW）在1/10以下时，取左外侧叶；RW/DW比在1/10~1/4之间时，取扩大左外侧叶；RW/DW比在1/4~1/2时，取左叶；RW/DW比在1/2以上时，取右叶；

(2) 血管的保留和成形：移植肝血管的条件是肝移植手术成功的关键，减体积肝移植的优势在于术者可以根据受体的需要选择保留供肝的血管，术前根据影像学资料了解门静脉、肝动脉和肝静脉的解剖特点，计划所需供肝血管的长度、直径。选择右半肝作为移植物时，右膈下肝窝是其自然位置，术后肝脏稳定，不易移位；左半肝或左外侧叶移植时，术后肝脏易向右膈下肝窝内移位，术中尽量短地保留肝静脉，多保留一定长度的门静脉和肝动脉，以备肝脏向右后移位牵拉血管。将供肝镰状韧带与白线缝合固定有利于减少肝脏移位。

(3) 肝胆管的保留：小儿肝移植术后肝胆管吻合口狭窄是其术后常见并发症之一，主要与冷缺血时间、肝胆管吻合端血运以及吻合技术等因素有关，尽可能保留供肝侧胆管的长度，保证断端有活动性出血，避免对肝胆管的游离，减少肝门解剖，可以有效减少吻合口并发症。

(4) 肝实质的割离技术：肝实质割离是减体积肝移植术中的重要步骤，要求保留供肝侧血管及胆管的完好，确切结扎断面上的血管和胆管分支，以防止恢复血流后断面渗血和胆漏发生。首先根据受体所需的肝重量选择保留肝段或肝叶，然后沿其边缘及所要保留的血管划线。用超声吸引刀（CUSA刀，功率20~30Hz）沿切线破碎肝组织，剩余的索条仔细一一结扎，其内含血管和胆管。在离体状态下无法看到肝断面上是否有开放的细小血管和胆管，确切结扎所有断面上的索条组织是预防术后渗血的最有效措施。最后在肝实质断面上喷涂一层纤维蛋白生物胶，以利于预防小血管渗血。

减体积肝移植的优点是可以根据受体的需要随意保留肝实质和血管，技术相对简单，增加受体手术的安全性；缺点是离体状态下切割肝脏，术后创面容易渗血，浪费另一部分肝脏。

3. **劈离式肝移植**　劈离式肝移植于1988年首次报道，将一个成人肝脏分割成左右两部分，分别移植给两个受体，它最大限度利用了供肝，增加了供肝的总数，具有较大的临床价值。

步骤为从供肝的后侧入路，分离门静脉的左支和右支，分离肝左动脉和肝右动脉，离断门静脉的左支和肝右动脉，二者相对较长，有利于受体手术血管吻合。由于左肝管较长，胆总管多数保留在右半肝，如果供肝的血管不足，可以采用血管移植物架桥以延长血管长度，保证吻合的无张力。

肝实质的分离线要位于主肝裂的左侧，将肝中静脉保留于右肝。其他肝实质分离方法与减体积肝移植相同。若将Ⅳ段与右叶一起分离，植入前需将第Ⅳ段切除，以免发生胆漏和肝段组织的坏死。若将第Ⅳ段与左外侧叶一起分离，主张也将第Ⅳ段做大部分切除，因为肝中静脉保留在右肝，第Ⅳ段静脉回流容易受阻。

4. **小儿活体部分肝移植**

⑴ 供体的选择：与患儿血型匹配者均可作为供体，供者需做严格的体检，尽量选用同血型者，至少需按照输血规则，即O型血供者植入任何受体，A与B型可给予同型受体，AB型可接受任何血型供肝。术前需行CT肝扫描及腹腔动脉造影了解肝血管情况，计算供者供肝体积及GW/RW比重，与患儿腹腔是否相匹配。

⑵ 供肝切取术：右肋缘下反“L”形切口，切断肝三角韧带。游离出所取肝叶的肝静脉支、门静脉支、肝动脉支及胆管，确定肝脏切线后，采用超声刀结合电刀离断肝实质，断面注意结扎或钛夹钳夹止血，肝脏离断后立即经门静脉灌注4℃保存液。

⑶ 受体手术

1）全肝切除术：患儿以往多次行肝门部手术，由于粘连及门静脉高压，行肝切除术时，容易出血危及生命。为避免出血，可从未手术的区域入路游离肝脏，如从肝右外侧叶，升结肠侧韧带及十二指肠侧韧带部位开始，找到 Roux-en-Y 的肝支肠管，进而找到肝门将 Roux-en-Y 的空肠袢从肝门部松解，解剖游离门静脉及肝动脉，向肝内游离，在左右肝动脉就门静脉的分叉处以远离断血管，结扎远端。对于门静脉近端要游离到肠系膜上静脉与脾静脉的汇合处，切除肝脏，保留完整的下腔静脉。

2）肝静脉重建：根据供体肝静脉的解剖形态和供体肝段的数目来选择肝静脉及腔静脉吻合的部位。行受体全肝切除术时，尽量保留肝静脉的残端，以便于吻合。一般移植肝叶有一个肝静脉的开口，它可以与受体的左肝静脉直接吻合。如果移植肝叶有两个静脉开口，开口距离不超过 10mm，可行两血管之间缝合，形成一个共同开口管腔与受体肝静脉吻合；当移植肝叶的两个静脉开口距离超过 10mm 时，这两个开口只能分别与受体的肝右和肝左静脉端相吻合。其次，可斜行剪开供体左肝静脉，并剪开部分受体下腔静脉后吻合。血管的长度要裁剪好，过长的血管更可能引起血管的扭转以致流出道梗阻。

3）门静脉吻合重建：移植肝的左门静脉平均长（20.3 ± 1.5）mm，直径（7.1 ± 0.3）mm，一般与受体门静脉相吻合。为增加受体门静脉吻合口端的直径，可在其分叉处切断，修剪成喇叭口状。受体门静脉的直径在 4mm 以上，均可与移植肝的门静脉直接端端吻合。供体的卵巢静脉，肠系膜下静脉，供体的肾静脉以远的下腔静脉以及受体髂外静脉均可替代门静脉的长度不足。小儿的肝脏血管细小，壁薄，为避免吻合口狭窄，特别是考虑到日后生长的需要，血管吻合常用 6-0 或 7-0Propene 尼龙线或 PDS 可吸收线吻合肝静脉和门静脉，血管后壁连续缝合而前壁采用间断缝合，针距和缘距要小，一般在 1mm。成人供肝的门静脉主干与小儿受体的门静脉吻合时，后者需做扩大管径的成形术，尽量使二者管径大小匹配，防止管径差异造成的涡流，形成血栓。

4）肝动脉的吻合重建：是肝动脉的吻合时肝移植难度最大及问题最多的步骤。肝动脉血栓也是术后常见的血管并发症的之一。肝动脉的弹性好，壁较厚，在 5~10 倍的外科显微镜下显示非常清楚，通常采用 8-0 或 9-0 的尼龙线间断吻合 8 针即可。

避免血栓形成，术中常规肝素抗凝治疗及严格止血。

避免术后肝动脉狭窄或血栓，供受体动脉直径需尽量匹配。常见措施：术中尽量选用受体肝动脉主干或分支；在血管分叉处，采用分支补片技术可以大大增加吻合口的直径；将小血管修剪成斜面、劈开吻合扩大吻合口直径；移植肝段有两个肝动脉开口，尽管肝实质内二者间有吻合，为增加手术的安全，两个动脉均要与供体肝动脉做吻合；术前尽量避免行肝动脉造影检查，减少肝动脉的损伤。

5）胆道的吻合重建：胆道的重建采用胆总管-胆总管端端吻合或Roux-en-Y形肝管空肠吻合术式。防止术后胆漏，可用电凝在空肠袢侧壁上切一小孔，避免过大，因为肝管的口径通常很小，常用6-0无损伤可吸收线间断缝合胆管-胆管或胆管-空肠吻合口。放置支架并非常规操作。

5. 儿童供肝肝移植

（1）经典原位肝移植术：即连同肝后下腔静脉完整切除受体患肝，供肝肝上、肝下下腔静脉与受体残端吻合重建体循环后再遵循血管、胆道解剖将整个肝脏植入受体右上腹患肝部位。

（2）受体手术：麻醉满意后，患者取仰卧位，消毒平面上自双锁骨平面、下至大腿中部以下，两侧至腋后线。

进腹后，离断肝圆韧带和镰状韧带。安置悬吊式自动腹腔拉钩，切断左冠状韧带、左三角韧带及肝胃韧带充分游离左肝。显露第一肝门，首先确认肝动脉，游离并以粗线结扎，避免过度结扎导致内外膜剥离；再分解。离断胆总管，最后充分游离门静脉周围疏松结缔组织。依次离断右冠状韧带、右三角韧带、肝结肠韧带、肝肾韧带，使整个肝脏完全游离。

钝性仔细分离、结扎肝后下腔静脉左右侧壁并汇合贯通，至此肝脏完全游离，仅以肝上下腔静脉、肝下下腔静脉和门静脉与受体联系，阻断其进入无肝期。

在肝门高位将门静脉离断，显露、解剖下腔静脉，由于下腔静脉表面的腹膜存在众多的侧支循环，必须将这些血管全部予以缝扎。用辛式钳在肾静脉上方钳夹阻断肝下下腔静脉，于肝静脉水平上方、膈肌腔静脉裂孔下用特制大弯血管钳横向钳夹肝上上腔静脉完整切除患肝，进入无肝期，利用暴露便利，对出血点进行严格有效止血。

(3) 供肝植入。

(4) 肝上下腔静脉吻合：患肝切除时深入肝实质离断下腔静脉，预留较长残端将有利于吻合，于腔静脉前壁与膈肌缝合 1~2 针悬吊，充分显露前后壁更利于操作。再自供受体肝上下腔静脉两侧以 3-0 不可吸收无损伤缝线悬吊固定后，卡死肝上下腔静脉吻合，先垂直褥式外翻缝合吻合腔静脉后壁，然后再吻合腔静脉前壁。吻合的关键在于避免过长、扭曲，导致流出道受阻、门静脉高压。

(5) 肝下下腔静脉吻合：肝下下腔静脉管径较粗、游离部分较长，有利于吻合也易导致吻合口扭曲。肝上上腔静脉吻合完成后，以血管钳探查肝下下腔静脉，确保与受体段无扭曲后以 4-0 不可吸收缝合线悬吊固定两侧，连续垂直褥式外翻缝合腔静脉后壁、前壁。吻合肝下下腔静脉后壁结束后，经门静脉灌注 4℃的生理盐水或林格液和 5% 白蛋白，以清除血管内的钾离子和空气。

(6) 门静脉吻合：门静脉提供肝脏 75% 的血液供应，充足的门静脉血液供应是保障移植肝脏功能恢复的基本前提，一般采用无创伤 5-0 不可吸收缝合线，供肝门静脉和受体门静脉端端连续外翻缝合方式。吻合前充分游离门静脉外周结缔组织，防止术后瘢痕收缩造成狭窄；吻合时先摆放好肝脏位置，注意门脉对称，防止扭曲、成角；打结前根据缝合的松紧，预留管壁 1/2~2/3 的"生长因子"。门静脉吻合结束前宜先自门静脉放血 200ml 左右，以避免形成血栓或内脏淤血产生的内毒素经肝脏进入体循环。

(7) 肝动脉吻合：肝动脉尽管只供应肝脏 25% 血流，但提供 75% 的营养，且为胆道的唯一血供，其重要性日益得到重视。术后早期肝动脉血栓形成，98% 以上的患者需要再次肝移植。肝动脉最常用的吻合方法是用 7-0 无创伤不可吸收缝合线将供体肝总动脉和脾动脉形成袖片血管袢，与受体肝动脉和胃十二指肠动脉分叉形成袖片血管袢行端端连续外翻缝合。为保证肝动脉的血流，动脉吻合均佩戴 2.5 倍放大镜，内膜对内膜连续或间断缝合，肝动脉吻合完成后，术中 Doppler 检查测量肝动脉血流。

(8) 胆道重建：初步止血后，立即行胆道重建，供肝胆总管和受体胆总管口径相配，且受体胆管本身没有病变，一般采用供体和受体肝总管端端吻合术。如果供体和受体胆总管均较细且口径相同，可以同时剪开二者侧壁后吻合，若二者口径不同，则剪开口径较细的胆总管的侧壁吻合，可以减少术后吻合口狭窄。如果受体胆管很细或本身有病变，可行胆总管空肠 Roux-en-Y 吻合。肝移植手术完成后，分别在膈下、肝下放置引流管，结束手术。

6. **背驮式肝移植**　即在经典肝移植基础上，解剖第三肝门、保留受体下腔静脉，离断三支肝静脉切除患肝，利用供体肝上下腔静脉与受体肝静脉残端重建体循环、结扎供体肝下下腔静脉，再遵循血管、胆道解剖将整个供肝植入受体右上腹病变位置。该术式由于保留了受体下腔静脉，保障了术中血流动力学和机体内环境稳定，适合重症肝病及肾功能不全患者，但其流出道通畅性问题及导致的急慢性 Budd-Chiari 综合征使其逐渐失去一线地位。

(1) 患肝切除：患者取平卧位，腰部垫高，行气管插管全身麻醉。消毒范围同经典原位肝移植。患肝切除类似于经典肝移植，区别在于不将肝后下腔静脉两侧游离及后缘，而将肝脏往上翻转，也可左右翻转，逐步解剖第三肝门、结扎肝短静脉，自肝门处结扎离断门静脉后在肝静脉齐下腔静脉汇入口阻断肝静脉，将患肝完全切除，完整保留下腔静脉。第三肝门的分离和解剖是保留下腔静脉和充分游离肝脏的关键。离断肝胃韧带、充分游离肝后下腔静脉左右侧壁后，将手术床左低 15°~30°，助手将肝向上、向左掀起，术者以小直角钳将各肝段汇入下腔静脉的肝短静脉支一一结扎或钛夹钳夹，自下而上分离第三肝门，至左右静脉韧带处游离缝扎，充分暴露三支肝静脉以备成形和吻合。

(2) 新肝植入：背驮式肝移植新肝植入以供肝肝上下腔静脉与受体成形后肝静脉吻合重建流出道开始。供肝置于适当位置，检查拟吻合的肝静脉与供体的肝上下腔静脉的纵轴与角度，防止吻合后血管扭曲。供体的肝上下腔静脉与受体成形后肝静脉行端侧吻合，于受体成形后肝静脉和供肝肝上下腔静脉间以 3-0 不可吸收缝合线无损伤线做两针角牵引，先行后壁的连续外翻缝合，再转向前壁做连续外翻缝合。同时，经门静脉滴注 4℃林格液或5%的白蛋白溶液，由肝下下腔静脉开口流出。

同经典原位肝移植方式吻合门静脉，门静脉吻合结束前经门静脉放血200ml，吻合结束、开放门静脉再自肝下腔静脉放血200ml左右，清除灌注液中的高钾和低温血液，以免快速灌注导致心脏骤停。

【术后处理及并发症的预防】 肝移植患儿的术后处理需要结合多门学科共同完成，处理需积极、有效、多措施联合。

1. 免疫抑制剂的使用　对于年龄较小且EB病毒阴性的患儿在移植时应开始以环孢素为基础的免疫抑制治疗。对于年长儿尤其是青少年，主要使用以他克莫司为基础的治疗。建议治疗方案包括环孢素或他克莫司、泼尼松的联合用药。免疫移植治疗需个体化，根据血药浓度调整剂量，获得最佳平稳的剂量，具体用量见表31-3。

表31-3　免疫抑制治疗

药物	剂量
环孢素（neoral）	12~20mg/（kg·d） 给药后2小时达峰浓度 0~3个月　1000~1200ng/ml 3~6个月　800~1000ng/ml >6个月　600ng/ml
他克莫司（FK506）	0.2~0.3mg/（kg·d），每日2次 谷浓度 0~1个月　15~20ng/ml 2~12个月　10~15ng/ml >12个月　5~10ng/ml
甲泼尼龙	手术室内10mg/kg 第1天5mg/kg 第2天4mg/kg 第3天3mg/kg 第4天2mg/kg 第5天1mg/kg口服波尼松

续表

药物	剂量
	每月减 0.2mg/kg，直至 0.2mg/(kg·d)
	减为 0.2mg/kg 隔日服，2 个月
	停用激素
巴利昔单抗(basiliximab)	体重 <40kg 患者，第 1 天及第 4 天 10mg，静脉注射
	体重 >40kg 患者，第 1 天及第 4 天 20mg，静脉注射
硫唑嘌呤	1~2mg/(kg·d) 服用 1 年，如 WBC 计数 $<5 \times 10^9$/L，则减量
	0~1 个月　15~20ng/ml

2. **预防及抗感染治疗**　肝移植患者术后抗感染治疗目的主要是预防和治疗术后的胆道、腹腔、伤口和肺部的并发症。在细菌谱中，革兰阴性杆菌占主要地位。最常见的革兰阴性杆菌主要由大肠埃希菌、铜绿假单胞菌、克雷伯菌和不动杆菌属。抗生素原则上选择广谱、高效(杀菌剂而非抑菌剂)、安全、廉价的抗生素。根据外科感染细菌谱，常选择第二代、第三代头孢或β-内酰胺类半合成青霉素。儿童常用剂量为每次 50mg/kg，一日 2 次(头孢曲松钠除外)。而头孢哌酮经胆道排泄，在胆汁中有更高的血药浓度，因此，作为胆道感染的预防较其他更有优势，腹部手术需同时对抗厌氧菌者，可加用甲硝唑或替硝唑。怀疑阳性菌感染者，可予万古霉素或替考拉宁，肾功能不全者可予利奈唑烷；怀疑真菌感染常选用氟康唑，其他真菌宜用伊曲康唑或伏立康唑，肝肾功能不全者可选用卡泊芬净或米卡芬净。

定期对患儿腹腔引流液、痰、切口分泌物进行细菌培养，可早期、针对性的应用抗生素，必要时还要行患儿深静脉置管培养。

3. **保肝治疗**　肝移植患儿由于术前胆道梗阻等均存在不同程度的肝功能损害，手术创伤、麻醉药物及其他因素均会导致肝功能进一步损害。因此，保肝利胆治疗是肝功能异常者围术期治疗的重要内容。目前常用药物主要包括磷脂类、甘草酸类、氨基酸制剂等几大类(表 31-4)。

表 31-4　常用保肝药物

药物	剂量	作用原理
还原型谷胱甘肽（阿拓莫兰）	肌内注射或静脉注射，每次1~2mg/kg，每日1~2次	谷胱甘肽广泛分布于各组织器官，半胱氨酸上的巯基为其活性基团，它与体内过氧化物和自由基结合，对抗氧化剂对巯基的破坏，保护细胞中含巯基的蛋白和酶，保护脏器免受氧化剂的损伤，还具有整合解毒作用，把机体内有害的毒物排出体外，保护肝细胞免受损害
复方甘草酸苷	口服，每次1片，每日3次，饭后口服	具有抗炎、抗过敏及免疫调节作用，有减轻肝损伤抑制病毒增值作用，有改善肝功能异常作用
腺苷蛋氨酸	口服或静脉滴注，10~20mg/(kg·d)	腺苷蛋氨酸通过甲基化生化代谢途径，恢复肝 Na^+、K^+-ATP 酶活性并增加其活性，增加细胞膜的流动性以促进胆汁的流动和排泄。还通过转巯基代谢途径促使胆汁酸经硫酸化途径转化，以增加体内牛磺酸、谷胱甘肽浓度，达到解毒、抗氧化的功效。腺苷蛋氨酸还通过促进肝细胞再生和抗氧化自由基等途径解决肝内胆汁淤积
肌苷	口服，每次4mg/kg，每日3次；肌内注射或静脉注射，每次4mg/kg，每日1~2次	肌苷为人体的正常成分，为腺嘌呤的前体，能直接透过细胞膜进入体细胞，参与体内核酸代谢、能量代谢和蛋白质的合成。肌苷能活化丙酮酸氧化酶系，提高辅酶A的活性，活化肝功能，并使处于低能缺氧状态下的组织细胞继续进行代谢，有助于受损肝细胞功能的恢复。并参与人体能量代谢与蛋白质合成。能提高ATP水平并可转变为各种核苷酸。可刺激体内产生抗体，还可提高肠道对铁的吸收，活化肝功能，加速肝细胞的修复。有增强白细胞增生的作用

4. **止血治疗**　肝移植是一项浩大工程，手术复杂性导致术中出血量多，术后面临再次出血风险，同时患儿本身或者抗凝治疗，存在凝血时间延长，均增加了术后再次出血的风险。因此，恰当有效的术后止血治疗既可避免术后再次出血，也可避免肝动脉栓塞可能。目前常见的止血药包括蛇毒凝血酶（肌内注射、皮下或静脉注射，<1 岁，每次 0.2KU；1~3 岁，每次 0.33KU；>3 岁，每次 0.5KU，1/d）、卡络磺钠（静脉注射，每次 1mg/kg）、凝血酶原复合物（静脉滴注，首次剂量 200~400U，以后 100~200U，用 5% 葡萄糖注射液 50~100ml 稀释，30 分钟内滴完）、新鲜冰冻血浆（5~7ml/kg）等。

5. **利胆治疗**　熊去氧胆酸是一种主要用于治疗胆汁淤积性疾病的胆酸，可通过胆汁以原型排出。肝脏正常的排泄比率是 0.53，此数值随肝功能不全严重程度的增加而进行性下降。推荐常用剂量为 10mg/kg。到目前为止，尚没有该药的不良反应。

6. **利尿治疗**　肝移植患儿存在术前营养不良及肝功能合成差、术中失血量大，造成术后严重低蛋白情况，导致严重机体水肿，甚至导致严重脑水肿、脑疝。因此，术后常规补充白蛋白纠正低蛋白外，还要使用利尿剂。常用利尿剂包括呋塞米，口服，每次 1mg/kg，每日 2~3 次；肌内注射、静脉注射或静脉滴注，每次 0.5~1mg/kg，每日 1~2 次或隔日一次；螺内酯，口服，开始 1~3mg/（kg·d）或 30~90/（m^2·d），顿服或分 2~4 次服用，连服 5 的后酌情调整剂量，最大剂量为 3~9mg/（kg·d）或 90~270mg/（m^2·d）。

7. **抗高血压治疗**　术后部分患儿出现不同程度的高血压，高血压的发生与术前肝功能 Child-Pugh 分级、液体管理及术后高血糖有关，治疗措施包括减少液体入量、给予降压药物控制血压与降血糖治疗等治疗。常用降压药包括硝普钠，静脉滴注，将本品 5~10mg 用 5%~10% 葡萄糖注射液溶解，并稀释成 100ml，缓慢滴入。开始以 0.2μg/（kg·min），直至产生疗效或出现不良反应，平均量 1.4μg/（kg·min），最大剂量 4~5μg/（kg·min）。卡托普利，口服，开始 1mg/（kg·d），分 3 次，必要时可每隔 8~24 小时增加 0.3mg/kg，直至达最低有效量，最大剂量 6mg/（kg·d），分 3 次。

【术后并发症及处理】　小儿由于管径的细小，肝脏容积的大小不一等情况，术后出现并发症的几率明显高于成人。

【手术相关并发症】

1. **移植肝功能不全**　移植肝功能不全是术后最危及生命的并发症。术后应以 12 小时为间隔进行实验室检查。由于再灌注损伤，在术后 24 小时肝功能可能发生异常，但转氨酶不应呈指数性增高。如转氨酶每 12 小时成倍增长，应立即考虑到移植肝无功能或功能不全。移植肝无功能需急诊再移植。如未能及时进行再移植，患者会出现严重代谢紊乱、肾功能衰竭，并出现脑水肿及神经损伤的危险。

2. **肝动脉血栓形成**　肝动脉血栓形成在小儿肝移植术后发生率为 13%~17%，其形成与患儿肝动脉直径大小和吻合技术有直接关系。6 个月以下年龄组患儿肝移植术后出现肝动脉血栓形成发生率较大龄儿童高，使用显微外科吻合技术后，其发生率较以前明显减低。肝动脉血栓形成可表现为肝坏死，胆漏和胆道梗阻症状。在术后 24 小时内，患者应进行超声 Doppler 检查以评估吻合血管的通畅情况。肝动脉及门静脉在术后很快有血栓形成，一旦出现这些并发症应立即返回手术室进行处理，通常需要取栓并在更近端进行再吻合。血栓形成可以引起胆道分支缺血坏死，从而导致早期或晚期的胆道并发症。发生血栓形成的患者胆漏及胆道狭窄的发生率高，需行修补或放置支架。有些患者可以没有症状，仅在多普勒超声检查中发现。一旦血栓形成，可早期切开取栓，如血管仍然不通畅只能切除供肝行二次肝移植术。

3. **门静脉血栓形成或狭窄**　Kawarasaki 报道，小儿肝移植术后门静脉血栓形成发生率为 7.4%~12%。常见原因是门静脉扭曲狭窄或术前已存在门静脉炎和血栓。多普勒超声检查可明确诊断。早期诊断后，行血栓摘除术和修整静脉边缘重新吻合术，有希望挽救移植肝。

4. **肝静脉狭窄**　肝静脉狭窄的发生率为 4.4%，与肝动脉和门静脉梗阻不同，其发生较晚，症状为肝大、腹水和肝功能不良，病死率为 33%。静脉狭窄的原因是吻合口狭窄或者肝静脉保留过长而引起扭曲。采用球囊扩张狭窄的吻合口可以获得成功的治疗。

5. **肝管并发症**　肝管并发症的发生率为14%左右，表现为胆漏和胆肠吻合口狭窄。其发生原因为：胆管血运不良；肝管直径过小，吻合技术不佳；遗漏了供肝的迷走肝管；肝动脉血栓形成和病毒感染等。胆漏可发生于术后早期，多见于部分肝移植或活体肝移植的患者。通常在肝脏的切缘发生或由于术中未发现的副胆管所致。有引流的小胆漏可以观察，可通过肝胆核素显像来证实胆漏并评估其程度。胆漏需返回手术室修补，修补通常较容易。胆漏可继发感染导致脓毒败血症。当有证据表明胆漏很小且引流充分才能不修补而观察。肝管的并发症一经明确诊断，必须紧急手术解决。及时适当处理，均能痊愈，不影响移植肝的存活。

【非手术相关并发症】

1. **急性排异反应**　发生率为34%，只有靠肝活检才能与肝炎相鉴别，早期排异反应通常可通过肝酶增高来识别，常伴随低热。多数排异反应可通过激素冲击、增加免疫抑制剂处理。排斥反应治疗见表31-5。

表31-5　排斥反应治疗

药物	剂量
甲泼尼龙冲击	10mg/kg，静脉注射，2天 第3天5mg/kg，静脉注射 减量至1mg/(kg·d)口服泼尼松 2周减停
抗CD3单克隆抗体(OKT3)	2.5~5mg，静脉注射，应用7~14天
环孢素(neoral)	调整至治疗血药浓度
他克莫司(FK506)	调整至治疗血药浓度

2. **病毒感染**　小儿术后病毒感染发生率较高，其中EB病毒感染约15%，巨细胞病毒感染约1.5%。单纯疱疹感染多发生在术后3周，而巨细胞病毒感染多在术后3个月发生排异反应时。术后病毒感染可通过快速PCR技术检测病毒的DNA可早

期准确诊断。一旦确诊,采用降低免疫抑制剂,配合球蛋白,抗病毒药物等措施,均可有效控制。

3. **移植后淋巴增生症** 移植后淋巴增生症(posttransplantation lymphoproliferative disease,PTLD)是长期免疫抑制治疗潜在致命并发症。患儿表现为发热、淋巴结肿大及肝脾大。本病发病与免疫抑制有关。接受多次激素冲击、单克隆抗体治疗及大剂量环孢素或他克莫司的患者发生 PTLD 的概率更高。PTLD 几乎都与 EBV 感染有关。患者出现 B 细胞异常增生,可能导致单态单克隆淋巴瘤。治疗主要包括减少免疫抑制药及支持治疗。近来针对 B 细胞表面标志物的抗体治疗取得一定成功。EBV 的聚合酶链反应(PCR)滴度可用来检测患者何时接触或发生 EBV 活动性感染,但注意 PTLD 也可能会出现在 EBV 的 PCR 滴度不高的患者中。

4. **迟发急性排异反应** 迟发急性排异反应和移植后早期的急性排异反应稍有不同,主要特征是:肝门静脉单核细胞浸润;肝门静脉、中央静脉、小静脉内皮下炎症;胆管炎症、损伤。还可出现中央静脉周围炎及类似慢性肝炎的病理。轻者能自行好转,重者需要强化治疗。

5. **慢性排异反应** 一小部分患者发生慢性排异反应,是肝移植后一个突出的问题。遗憾的是慢性排异反应很难确定。小儿肝移植术后慢性排异反应较少见,约 1.5%。肝移植术后 6 周内发生的慢性排异反应很难与急性细胞性排异反应相区别,两者在形态学变化、发病率及病死率等几方面都有相同之处,因此两种排异反应之间的临床特征及其差别还需要进一步观察。一般来说,慢性排异反应由于其胆管损伤更严重,主要肝动脉及其分支受累更明显,临床表现为胆汁淤积更明显,其平均发生率为 8%。

形态学上常见肝门静脉区淋巴细胞、巨噬细胞及其他血浆细胞浸润,胆管周围可见 T 细胞和中性淋巴细胞浸润,随后炎性细胞通过基底膜,引起胆管坏死。胆管腔闭塞通常发生在肝叶内的胆管,其范围超过 50%。肝血管的闭塞性病变一般发生于肝动脉及其分支,由巨噬细胞转变的泡沫细胞逐渐阻塞血管腔,引起血流减少，随后胆管缺血。血管病变的程度与胆管病变的程度相吻合，胆管也存在直接的免疫损害。

引起慢性免疫排异反应的确切因素尚不清楚，最近的药动学研究表明环孢素的吸收不良与此有关。对于免疫抑制治疗长期依从性差的患儿及其家长应予重视。部分病例显示，一些诱导慢性排异反应发生的因素有移植前存在的原发性硬化性胆管炎、移植后 CMV 感染及人类白细胞抗原配型不合等。慢性排异反应的治疗效果欠佳，目前尚无有效药物控制慢性排异反应的进展。有资料显示，个别慢性排异反应较轻的病例排异反应可自行消失。然而，多数情况是慢性排异反应进行性加重，最终导致移植器官衰竭，但第二次移植的器官也可能再次发生排异反应。

6. **胆管狭窄**　由于胆管狭窄及结石形成导致的胆管炎可于移植晚期出现，有时也可由于排异反应或既往肝动脉血栓而发生。有采用胆管支架方法治疗取得成功的病例。肝外胆管狭窄，可用手术切除，效果满意。对于肝内胆管狭窄，采用经皮肝穿的支架放置。某些由于肝内胆管狭窄导致反复胆管炎发作的患者需要再次移植。

7. **自身免疫性肝炎**　自身免疫性肝炎的诊断需要综合血清学、分子生物学和组织病理检查结果才能作出，并且非器官特异性的自身抗体检测必不可少，通常包括平滑肌抗体（SMAs）、抗核抗体（ANAs）、肝肾微粒体抗体（antiLKM）。诊断新发或者复发自身免疫性肝炎的标准包括：肝门静脉淋巴细胞浸润；出现 SMAs、ANAs、anti-LKM；血清中丙种球蛋白增多；除外病毒性肝炎、药物性肝炎，除外迟发型急性排异反应和慢性排异反应。

增大免疫抑制剂剂量对成人移植后自身免疫性肝炎有效，儿童常需要加用二线抑制药物，如硫唑嘌呤、霉酚酸酯。对于原发疾病是免疫性肝炎的儿童受体，小心停用免疫抑制剂才是远期治疗的合理方案，并且要加强随访移植肝原发病复发的征象。

8. **移植后特发性肝炎**　移植后特发性肝炎定义为肝移植后没有明确原因的慢性肝炎。其特点是这些病例中没有自身抗体、病理上出现中央静脉炎、急性排异或自身免疫性炎症集中在中央小叶、增加免疫抑制药对伴发的移植物功能不良有疗效。有些表现为慢性肝炎样的排异反应。

【预后】 肝移植是挽救终末期肝病患儿生命的手段，既可以提高患儿的生存率，也可以提高患儿的生存质量。一般来说，接受肝移植患儿移植前生长发育一般比正常差，接受成功肝移植后，患儿肝功能可以恢复正常，但生长发育情况，尤其是身高发育，仍不容乐观。而2岁以内因患胆道闭锁进行肝移植的患儿，以及移植前生长严重滞后的患儿，术后生长情况最好。由于严重肝功能衰竭而进行肝移植的患儿术后生长恢复较差。原发病为肿瘤的患儿肝移植术后生长恢复也差，可能与化疗有关。泼尼松的应用对患儿生长不利，可以间断应用减少生长的影响。

移植后，患儿的社会竞争力都比移植前有显著进步：头围、体重也增加，但患儿在客观思维、逻辑分析方面，以及精神运动发育、智力和学习能力的与正常人是否存在明确的差异，还没有一致定论。肝移植术后可能出现慢性疾病状态，如肝功能不全、肝脏纤维化、肾脏功能不全、心血管系统疾病、长期免疫抑制状态、感染、恶性肿瘤等，这些症状出现在部分远期随访的肝移植患儿群体中。总的来说，肝移植患儿的远期预后尚可接受，但仍然需要我们继续提高对远期预后认识的深度和广度，更好地促进移植患儿的生活质量。改善患儿的依从性，减少免疫抑制剂的剂量可能成为改善患儿远期预后的重要途径。

【小结】 儿童肝脏移植已经取得了令人瞩目的成就，已经成为一种标准化的治疗手段，给大量终末期肝病患儿带来了长期生存的希望。儿童肝移植的进一步发展需要包括移植外科学、肝病学、护理学、心理学等多个医学学科的共同努力，甚至还需要政府和社会的支持。我们可以通过多个环节多种途径促进儿童肝移植的发展：①扩大肝源：倡导活体捐肝，建立脑死亡立法；②建立国家和地方性的器官分配网络，规范建立移植中心，建立肝脏移植的质量管理体系；③改进手术方法，降低短期并发症的发生，提高短期生存率，尤其是劈裂式肝移植的生存率；④建立多学科协作机制，完善对患儿远期生存状况的随访，通过生理和心理的干预尽可能提高患儿的生活质量。

（张明满）

【参考文献】

1. 沈中阳，陈新国．临床肝移植．北京：科学出版社，2011：230-255.
2. 王果，李振东．小儿外科手术学．北京：人民卫生出版社，2010，818-830.
3. 朱继业，王东，杨尹默．肝胆外科手术技巧．北京：人民军医出版社，2010，55-71.
4. 沈刚．新编实用儿科药物手册．北京：人民军医出版社，2009，352-370.
5. 郑珊，沈桢．儿童肝移植的现状和未来．临床肝胆病杂志，2011，27(7)：722-725.
6. 董蒨，李龙，肖现民，等．小儿肝胆外科学．第2版．北京：人民卫生出版社，2017：619-630.
7. 万平，夏强．小儿肝移植的进展与前沿．实用器官移植电子杂志，2017，5(1)：7-7.
8. 詹江华，高伟．2015年第四届胆道闭锁与小儿肝移植论坛会议纪要．中华小儿外科杂志，2016，37(3)：239-240.

附：肝移植流程

1. 供肝切取方法

(1) 快速联合肝肾切取术：适用于无心跳供体，肝脏通常和肾脏一并获取。

1) 供体取仰卧位，消毒铺巾，取上腹部大十字切口，上至剑突，下至耻骨联合，左右至腋后线；

2) 在肝表面迅速撒上冰屑降温；

3) 在腹主动脉分叉处剪开腹主动脉前壁，插入带气囊导管用4℃肾保存液或UW液1m高度灌注；

4) 在胆总管进入十二指肠前横断，剪开门静脉前壁，插管用4℃ UW液1m高度灌注；

5) 剪开膈肌，在右心房下方剪断肝上、下腔静脉建立流出道；

6）沿胰头游离十二指肠，横断肠系膜，将结肠及小肠游离置于体外；

7）游离双侧输尿管及肾周围组织；

8）剪断肝左、右三角韧带，沿胃小弯剪断肝胃韧带；

9）在脾门切断胰尾，在腹主动脉插管处横断腹主动脉及下腔静脉，紧贴脊柱自下向上游离至胸腔，在胸腔内横断胸主动脉，将双肾、输尿管、肝脏、胰腺一并取出；

10）剪开胆囊底，UW 液冲洗胆道；

11）分离肝和肾，注意保护肾动脉和肠系膜上动脉及其分支的完整和连续；

12）将器官放装有 4℃ UW 液的容器中保存，原则上应在 15 小时内恢复血供。

⑵ 脑死亡供肝切取术：适用于血流动力学稳定的脑死亡供体。

1）切口同上，开腹后首先检查供肝质量；

2）检查有无异常肝动脉，分别结扎切断脾动脉、胃左动脉、胃右动脉和胃十二指肠动脉；

3）于胰腺上缘切断胆总管，冲洗胆道；

4）解剖肠系膜上或肠系膜下静脉及其属支并插管；

5）游离肝周围韧带，显露肝上和肝下下腔静脉；

6）剪开腹主动脉前壁并插管，经肠系膜静脉和腹主动脉同时灌注，剪开下腔静脉引流；

7）肝脏降温后游离，腹腔动脉干从腹主动脉起始处切取，门静脉靠近脾静脉和肠系膜上静脉汇合处切断，肝脏带着部分膈肌和右肾上腺切除；

8）剪开胆囊底，UW 液冲洗胆道；

9）将器官放入装有 4℃ UW 液的容器中保存。

2. 供肝的修整与检查

⑴ 将供肝转移至盛有 0~4℃的 UW 液的容器中；

⑵ 检查供肝的灌注是否均匀、质地是否柔软、除外占位，检查肝动脉、腔静脉等是否无损；

(3) 修建胆总管，在左右肝管汇合下方1~2cm处横断；

(4) 修剪门静脉主干，结扎切断门静脉主干上的小分支，在脾静脉和肠系膜上静脉汇合处上方横断门静脉；

(5) 自腹腔干及肠系膜上动脉根部开始修剪动脉，完全游离肠系膜上动脉、脾动脉和胃左动脉，然后沿肝总动脉向肝门处游离，结扎切断胃十二指肠动脉及胃右动脉；

(6) 胆总管、门静脉、肝动脉修剪完毕后，剪除周围其余组织，包括肝十二指肠韧带内脂肪、淋巴结等；

(7) 修剪肝下下腔静脉，缝扎右肾上腺静脉后切断，去除右肾上腺及周围组织；

(8) 修剪肝上下腔静脉，分别缝扎左右膈静脉并切断；

(9) 剪断肝裸区附着的膈肌及肝镰状韧带、冠状韧带、左右三角韧带；

(10) 再次冲洗胆道；

(11) 结扎肝圆韧带、左右三角韧带及其他可能出血处；

(12) 经门静脉插管灌洗UW液，仔细检查门静脉及下腔静脉有无渗漏。

3. **经典原位肝移植手术** 经典原位肝移植是应用最早和最广泛的手术方式之一，部分患者需要术中行体外静脉转流。

(1) 患肝切除术

1) 麻醉成功后，患者取仰卧位，消毒铺巾，行上腹部“人”字形切口，右至腋中线，左至腋前线，上至剑突；

2) 探查腹腔内脏器病变情况，决定能否行肝移植手术；

3) 解剖第一肝门，游离胆总管，在左右肝管汇合处切断胆管；

4) 游离肝左及肝右动脉，靠近肝脏分别将其切断结扎；

5) 游离门静脉主干，显露左右分支；

6) 游离肝下下腔静脉；

7) 切断肝冠状韧带、左右三角韧带，镰状韧带，暴露第二肝门；

8) 分离肝后下腔静脉深面，使肝脏完全游离；

9) 解剖一侧腋静脉及大隐静脉，行静脉插管；

10）于门静脉左右分支处切断，远肝端插管；

11）开始腔静脉转流，同时钳夹肝下下腔静脉，近肝端切断；

12）开始门静脉转流；

13）由下向上掀起肝脏，充分显露肝上、下腔静脉，靠近膈肌处钳夹，紧靠肝脏切断，取出患肝；

14）充分止血，修剪血管及胆管断端以备吻合。

(2) 新肝植入术

1）肝放入原位，周围以冰屑并用纱布保护；

2）3-0滑线连续端端吻合肝上、下腔静脉；

3）4-0滑线连续端端吻合肝下下腔静脉，同时经门脉灌注4℃白蛋白乳酸钠林格液；

4）停门静脉转流，5-0滑线连续端端吻合门静脉；

5）外周静脉给予大剂量激素后依次开放门静脉、肝上及肝下下腔静脉，检查各吻合口有无出血，同时停腔静脉转流；

6）7-0滑线端端吻合肝动脉，开放检查动脉搏动；

7）切除胆囊，行胆总管端端吻合术或胆肠吻合术，留置T管；

8）在右侧肝上、肝下及左侧肝上间隙分别留置引流管；

9）取新肝活检，逐层关腹，患肝送病理检查。

4. 背驮式肝移植手术 背驮式肝移植是在切除患肝时保留肝后下腔静脉，将供肝肝上、下腔静脉与受体下腔静脉吻合的一种手术方式。

(1) 患肝切除术

1）消毒、切口同经典原位肝移植手术；

2）游离患肝，切断肝周各韧带；

3）暴露第一肝门，游离切断胆总管；

4）解剖肝动脉，在靠近肝门处离断；

5）游离门静脉，可先不切断，先处理第二、三肝门，也可切断门静脉，行门静脉转流或不转流；

6）将患肝翻向左侧，自右往左结扎肝短静脉；

7）解剖第二肝门，暴露肝右静脉并切断缝扎；

8）暴露肝中和肝左静脉，用无创钳阻断其共同开口；

9）切除患肝；

10）修剪受体肝静脉及其共干。

（2）新肝植入术：与经典肝移植术式不同的是肝静脉的重建方式。

1）最常用的方法是将供肝肝上、下腔静脉与受体肝中和肝左静脉共同开口行端端吻合；

2）其他吻合方式有：供肝下腔静脉与受体下腔静脉行侧侧吻合、端侧吻合等；

3）吻合下腔静脉时经门静脉灌注4℃白蛋白乳林液；

4）缝扎供肝肝下下腔静脉；

5）门静脉、肝动脉、胆道的重建与经典肝移植术相同；

6）留置T管及腹腔引流管，逐层关腹。

5. **活体肝移植手术**　主要用于解决因为供肝不足导致患者在等待肝移植时死亡的问题，最先用于小儿肝移植，近来也用于成人肝移植。术前应对供体进行全面检查以评价是否适合行肝切除术。

（1）左侧供肝切取手术

1）游离肝左叶，在肝门解剖肝左动脉至肝总动脉，解剖门静脉左支至门静脉主干；

2）游离左肝静脉或左肝静脉与肝中静脉共干；

3）画出预定切开肝脏的界线，用超声刀切开肝实质，在贴近肝切面处分离并切断左肝管；

4）门静脉左支内插管灌注；

5）依次切断门静脉左支、肝左动脉和左肝静脉或合并肝中静脉；

6）再次灌注门静脉，冲洗胆道。

（2）右侧供肝切取手术

1）游离肝右叶，在肝门解剖肝右动脉至肝总动脉，解剖门静脉右支至门静脉主干；

2）游离右肝静脉；

3）超声刀切开肝实质，在贴近肝切面处分离并切断右肝管；

4）门静脉右支内插管灌注；

5）依次切断门静脉右支、肝右动脉和右肝静脉；

6）再次灌注门静脉，冲洗胆道。

（3）患肝切除及供肝植入手术

1）患肝切除与背驮式肝移植相似，注意保留足够长的门静脉左右分支和肝静脉的三个分支；

2）供体肝静脉与受体肝静脉端端吻合，同时经门静脉灌注白蛋白液；

3）供体门静脉与受体门静脉端端吻合；

4）开放血管灌注移植肝脏；

5）9-0 或 10-0 滑线行肝动脉端端吻合；

6）胆管空肠 Roux-en-Y 吻合；

7）留置引流管，逐层关腹。

6. 体外静脉 - 静脉转流术

（1）准备转流相关用具：转流用具包括转流泵（须预先充电）、转流管路 1 套、微栓滤器 1 个、静脉插管 3 根，管路接头（需提前消毒）。

（2）管路连接

1）做一个滤器回路；

2）将滤器回路连接在泵头与流量计之间；

3）放置预冲接头。

（3）预充、排气

1）预充液：林格液、生理盐水、白蛋白液、全血；

2）连接预充液进行预冲，将管路分段排气；

3）用“Y”形接头将全部管路连接成一个临时回路；

4）将管路回路与转流泵相连进行转机，先测漏，然后通过滤器排气；

5）将回路拆开分别连接腋静脉、大隐静脉、门静脉插管，通常腋静脉和大隐静脉用 18 号插管，门静脉用 26 或 28 号插管。

（4）游离静脉、插管

1）取一侧大隐静脉插管回流下腔静脉血液；

2）取一侧腋静脉插管作输入端；

3）阻断门静脉并插管。

(5) 转流开始

1）插管完毕后开始门静脉转流，流量逐渐加大，维持在1~1.5L/min；

2）阻断下腔静脉前先开始下腔静脉转流，总转流量保持在1/3心排血量、或40ml/(kg·min)左右，并根据血压进行调节；

3）在转流前和转流过程中定时监测ACT，以了解凝血情况。

(6) 停转流

1）吻合完肝上、肝下下腔静脉后，夹闭门静脉端管路，停门静脉转流；

2）开放各吻合血管后，停下腔静脉转流，血液回输，转流结束；

3）拔除腋静脉、大隐静脉插管，切口严密止血（图31-1）。

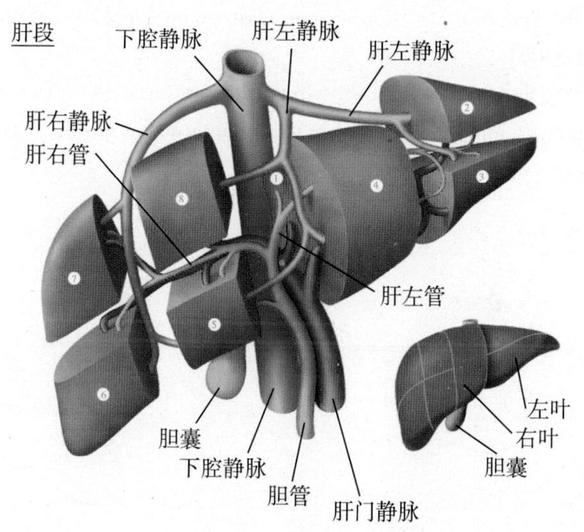

图31-1　肝移植流程图

（张明满）

【参 考 文 献】

1. 高伟(译),李威(校). 美国小儿肝移植患者实践指南(2014 年版). 实用器官移植电子杂志,2014,5.
2. 高伟 . 小儿肝移植的适应证 . 临床小儿外科杂志,2017,2:121-126.
3. 沈丛欢,夏强 . 小儿活体部分肝移植现状 . 肝胆外科杂志,2014,2:81-83.
4. 赵东,夏强 . 小儿肝移植的现状与展望 . 肝胆外科杂志,2017,4:244-247.
5. 李英存,张明满,金先庆,等 . 左外叶小儿活体肝移植术后血流动力学变化及其对术后短期肝功能的影响 . 中华肝胆外科杂志,2017,5:300-303.
6. 孙超,高伟,马楠,等 . 小儿 ABO 血型不合肝移植 16 例的临床分析 . 中华器官移植杂志,2015,10:577-581.
7. Bazerbachi F, Furuya K, Abdou R, et al. 572-Recurrence of Primary Sclerosing Cholangitis after Liver Transplantation in Children: Data from the Pediatric PSC Consortium. Gastroenterology, 2017, 152(5): S1063-S1064.
8. Wang Y, Sun L, Zhu Z, et al. Clinical characteristics and analysis of rotavirus infection after liver transplantation in children. Organ Transplantation, 2016.

第三十二章 肝、胆、脾、胰腹腔镜手术规范

第一节 腹腔镜先天性胆管扩张症根治术

胆总管囊肿(congenital choledochocyst),也称为先天性胆道扩张(congenital biliary dilatation ,CBD),是临床上常见的一种先天性胆道畸形。女性多于男性。多数病例的首次症状发生于1~3岁,大多数患者胆总管直径扩大;绝大多数患儿合并胰胆合流异常(少数患者胆总管可以不扩张)。儿童胆总管囊肿常分为两型:囊肿型和梭型。典型临床表现为腹部肿块、腹痛和黄疸三联症,而有些患者可长期无症状。

【发病机制】 病因尚不清楚,Vater于1723年首先报告该病,过去认为其与胆管发育异常、胆管壁薄弱、胆总管远端狭窄有关。目前有胆总管远端梗阻和胰胆合流异常等学说、神经分布异常、病毒感染、遗传学说等学说。此外,尚有感染学说、胆总管远端神经肌肉发育异常学说等。

CBD主要表现为胆总管不同程度的扩张,可合并肝内胆管扩张。几乎所有病例均合并胰胆合流异常,病程中胆总管、肝脏、胰腺可发生不同程度的病理生理改变。主要病变:①胆总管病变:可发生炎症、扩张、溃疡甚至穿孔等;②肝脏病变:与梗阻程度、时间相关,可发生轻度纤维化,严重者发生肝硬化、门脉高压;③胰腺病变:可表现为急慢性胰腺炎。传统的Todani分型包括5个类型:Ⅰ型:囊肿型,包括囊性、梭性扩张;Ⅱ型:胆总管憩室;Ⅲ型:胆总管末端脱垂;Ⅳ型:肝脏内外胆管多发囊肿或肝外胆管多发囊肿;Ⅴ型:即Caroli病。2012年我国原卫生部标准发布了临床应用分型:主要为囊肿型、梭型为主。

【临床表现】 典型临床表现是以腹痛、包块、黄疸为特征。

婴幼儿以黄疸和包块症状表现为主，而大年龄儿童以腹痛表现为主。腹痛为间断发作，部位常在上腹部，腹痛性质可为阵发性、持续性，偶伴呕吐。诱因多为过多进食和食物油腻所致。少数患者胆道穿孔出现胆汁性腹膜炎症状。晚期病例，胆总管远端可以有炎性狭窄改变，导致胆管炎、梗阻性黄疸、胰腺炎，甚至胆管和胰管结石及胆管癌变。症状可以出现在新生儿和各年龄段的人群，随着产前诊断的普及和诊断水平的提高，部分产前获得诊断。诊断时间与症状出现的早晚和严重程度有关，而症状表现早和明显者，则病理改变严重。

【实验室检查】

1. **生化检查**　肝脏功能生化检查可以作为监测胆道梗阻程度和肝功能损害程度的指标。梗阻症状不重的患儿，肝功能检查各项指标可以正常。血清胆红素主要是直接胆红素明显升高，碱性磷酸酶和γ-谷氨酰转肽酶也升高。有相当比例的病例尤其是胆总管梭形扩张者，表现为血和尿中的胰淀粉酶增高的急性胰腺炎症状。肝功能检查指标异常，提示肝功能损害，是尽快手术治疗的指征，以防肝脏纤维化等改变。

2. **B超检查**　是最为简便、可靠且无创的检查手段，可以用于筛查。可见肝下方界限清楚的低回声区，确定囊肿的大小、胆管远端的狭窄程度，并可探明肝内胆管扩张的程度和范围。可作为首选和常规的诊断方法。随着B超技术在产前筛查上的应用，部分囊肿型患儿可在出生前诊断。产前诊断越早，胆总管远端梗阻越严重，肝功能损伤越重，延误治疗可以很快进展为肝纤维化。如能排除壶腹部肿瘤或结石嵌顿，超声下儿童胆总管囊肿的直径常大于1cm；如果直径小于1cm，有反复胰腺炎症状，也不能排除非胆道扩张性胰胆合流异常病变可能，需要进一步检查。

3. **磁共振胰胆管成像技术**（magnetic resonance cholangio pancreatography，MRCP）　不需要造影剂经计算机处理后仅留胆管和胰管较清楚的立体结构影像是成熟无创性胆道系统成像技术，利用磁共振成像技术部分病例可以获得清晰的胰胆管影像，对于部分胰胆管扩张的病例可以替代ERCP检查。其优点是可以显示逆行造影无法显影的梗阻点以上胆道的病变，是手术前可选用的诊断方法之一。

4. **增强CT扫描及三维成像检查**　可以明确肝内外胆管有无扩张，扩张的部位程度及形态位置，胆总管远端狭窄的程度以及病变与门静脉和肝动脉的关系等，有助于术式的选择，是较常用的诊断方法之一。

5. **内镜逆行性胰胆管造影**（endoscopic retrograde cholangio pancreatography，ERCP）　用小儿十二指肠内镜经十二指肠乳头插入导管造影可显示胰胆管全貌，有无胰胆合流异常，对治疗方法的选择提供可靠依据。ERCP是有创伤性检查，需全麻，易诱发急性胰腺炎和胆管炎，目前不做为常规检查方法，只适用于胆道直径在正常范围，而怀疑胰胆合流异常导致反复胰腺炎的病例。

6. **术中胆道造影检查**　可以显示肝内外胆管系统的精细结构，是目前确切和理想的检查。手术依据囊肿大小经胆囊向胆道内注入相应剂量的造影剂，可以良好的显示囊肿的大小和肝内外胆管的病变情况，更重要的是可以显示细小的管道及胆胰管合流部与十二指肠的关系，指导手术方案的制订，同时处理并存的病理改变。腹腔镜胆道造影术是术中胆道造影检查的手段之一。

7. **术中胆道内镜检查**　术中通过切开的胆管导入内镜检查胆道系统，可适用于术前确诊或怀疑同时合并胆道狭窄和结石或蛋白栓等病例，优点是直视下确诊同时清除肝内胆管和胰胆合流的共同管内的结石或蛋白栓，避免术后肝内胆管结石形成导致胆管炎和共同管内及胰管内结石形成导致反复胰腺炎发生。

【诊断与鉴别诊断】

1. 诊断

病史、临床表现：CBD的诊断主要是根据临床症状、体征、影像学检查、内镜及腹腔镜检查等。CBD的诊断标准如下：

(1) 腹痛、腹部包块和黄疸三个主要症状之一。

(2) B超提示胆总管扩张(直径大于1cm)或肝门部囊性肿物。

或磁共振胰胆管成像技术、增强CT扫描及三维成像检查、内镜逆行性胰胆管造影提示胆总管扩张(直径大于1cm)或肝门部囊性肿物。

(3) 伴或不伴肝功指标的改变。

(4) 术中胆道造影检查单项即可确诊,并可指导手术术式的选择。

(5) 术中胆道内镜检查单项即可确诊,并可协助治疗。

2. **鉴别诊断**

CBD临床症状较为典型,应与如下疾病鉴别。

(1) 胆道闭锁:对出生后2~3个月内出现黄疸、大便发白、肝肿大的婴儿,首先考虑到胆道闭锁或新生儿肝炎。两者症状与先天性胆总管囊肿极其相似,仔细触诊肝下有无包块,行B超、CT或X线检查以鉴别。

(2) 肝包虫囊肿:病程缓慢,囊肿呈进行性增大,牧区多见,局部可有轻度疼痛与不适,感染时可出现黄疸,多伴有嗜酸性细胞计数增多。Casoni试验阳性率高达80%~95%,80%补体结合实验阳性。

(3) 慢性肝炎:对年龄较大才开始出现黄疸、腹痛等症状时,往往误诊为慢性肝炎,B超和生化检查有助于确诊。

(4) 腹部肿瘤:右侧肾母细胞瘤、神母细胞瘤和腹膜后畸胎瘤,病程发展快,且无黄疸、腹痛。肝癌到晚期开始有黄疸,血清甲胎蛋白测定阳性,神母细胞瘤和腹膜后畸胎瘤可有钙化。必要时可作静脉肾盂造影,对鉴别腹膜后肿瘤有价值。大网膜或肠系膜囊肿 多位于中腹部。

(5) 右侧肾积水:肾积水多偏侧方,静脉肾盂造影、CT两者很易鉴别。

【治疗】 目前CBD唯一治疗治疗方法囊肿彻底切除,重建胆道,胰胆分流。一旦诊断CBD,尽早实施根治手术。近年来,腹腔镜胆总管囊肿根治术逐渐普及,在很多中心成为常规手术方式。

1. **术式的选择原则**

(1) 胆总管囊肿手术治疗的基本选择原则:①彻底切除病

灶，即胆总管囊肿，并使胆汁引流通畅；②终止胰胆异常合流，使胰胆分流；③终止胰液反流入胆道，同时处理胆管及胰管病变，如狭窄结石等；④肝支空肠有足够长度，避免反流；⑤并发症少、远期疗效好。

(2) 胆总管囊肿手术方法有三种：①外引流术：即囊肿造口术，仅适用于严重胆道感染、肝功能严重受损、患者全身状况差、囊肿穿孔等不能耐受根治手术者。对于囊肿穿孔作者采用经腹腔镜"T"管引流术，待炎症控制后，腹腔内粘连较开腹轻，可行腹腔镜胆总管囊肿根治术；②内引流术：由于远期效果不佳，目前很少应用；③囊肿彻底切除、肝管空肠 Roux-Y 吻合术：这是目前国内外治疗先天性胆总管囊肿首选的根治性手术。本术式彻底切除病灶、胰胆分流，远期疗效好及并发症少。

2. 手术操作要点（四 Trocar 法）

(1) 麻醉方式与体位：采用气管插管全麻，患者取仰卧位，头稍抬高（约 30°），有利于术野暴露，监视器放于患儿头侧。

(2) 放置 Trocar：首先在脐窝内行 5 或 10mm 纵行切口，开放式置入 5 或 10mm Trocar，形成 CO_2 人工气腹，腹压 7~9mmHg，然后分别于右上腹腋前线的肋缘下，右脐旁腹直肌外缘处和左上腹直肌外缘下，置入 3 个 5mm Trocar。术中为了全面立体地了解术野解剖情况，可从各个 Trocar 置入镜头，从不同的角度观察胆总管周围组织的相互关系。

(3) 胆道造影：在腹腔镜引导下，用抓钳钳抓胆囊底经由肋缘下穿刺通道提至腹腔外，切开胆囊底置入 6~8F 胶管，经管注入 38% 泛影葡胺行胆道造影，准确了解胆道系统和胰管系统的解剖。

(4) 暴露肝门：在剑突下方肝镰状韧带的左侧经腹壁穿入 4 号针线，在近肝门处缝挂肝总管前壁，然后把针从肝镰状韧带的右侧穿出腹壁，上拉缝线后，肝脏上提，可清楚显露肝门。

(5) 切除胆囊：首先分离结扎胆囊动脉，然后用电切游离胆囊，至胆囊管和胆总管的交界处，切除胆囊。将胆囊放于肝右叶与腹壁间隙，待手术结束时与囊肿一同经脐部通道取出。

(6) 游离囊肿：①切开囊肿表面的腹膜，游离暴露胆总管囊肿的前壁。为了避免囊肿周围组织损伤，切开囊肿前壁，吸出胆汁，也可敞开囊腔指导游离囊壁；②远端囊肿壁游离切除，助手向下牵拉十二指肠，术者左手钳提起远侧囊肿壁，右手持电凝或超声刀紧贴囊肿壁游离囊肿远端，一直游离到囊肿远端变细与胰管的汇合处，用4-0可吸收线结扎，切除远侧囊壁。③近端囊肿壁游离切除，以远端囊肿壁切除同样的方法游离近侧囊肿壁，至其与正常肝总管的交界处，切除之。由于囊肿壁被切开，囊肿与肝总管的交界处很容易被辨认。

(7) 空肠空肠Roux-en-Y吻合：首先辨认Treitz韧带，术者用抓钳提起距Treitz韧带20cm处空肠，稍扩大脐部切口至1.5~2.0cm长，将空肠随Trocar一并从中提出腹壁外。逐渐拉出远端40cm范围空肠。与常规开腹手术方法相同，距Treirz韧带20cm横断空肠，封闭远端肠腔，将近端与远侧30~35cm处空肠行端侧吻合，把肠管送回腹腔。

(8) 结肠后隧道形成：松解肝结肠韧带，切开结肠中动脉右侧无血管区的腹膜，分离成直径3cm隧道。

(9) 肝管空肠端侧吻合：把肝支空肠袢经结肠后隧道上提至肝下。根据肝总管的直径，距盲端1cm处切开空肠系膜对侧肠壁。用5-0可吸收缝线，分别使用间断缝合或连续缝合吻合前、后壁，针距3mm、缘距2mm左右。

(10) 放置引流：关闭系膜裂孔，彻底冲洗腹腔，最后从右上腹Trocar孔导入一硅胶引流管置于肝管空肠吻合口后。

(11) 关腹：逐渐减低腹腔压力，检查无出血后全部放出腹腔气体，去除Trocar，缝合切口。

此外，腹腔镜单部位、单孔等手术方式与本术式基本相同，损伤更小，外观更美观。但手术难度增大。

3. 手术难点

(1) 囊肿的彻底切除：囊肿壁的内侧及后侧有门静脉和肝动脉走行，一旦损伤会造成大出血，导致腹腔镜手术失败；另一方面胆总管远端深入到胰腺内，游离困难。为了防止大血管损伤，先横行切开囊肿前壁，以囊壁内腔和胆道造影为参照，利用腹腔镜放大视野，显示囊壁上的血管纤维束，贴囊壁电切游离。

(2) 巨大囊肿切除：由于囊肿大占据了腹腔的空间，给操作造成困难。可在胆道造影后经胆囊置管抽吸囊液，然后腹腔镜下将囊肿切开或穿刺囊肿吸出胆汁，囊壁塌陷。将巨大的囊肿壁分割成7~8块逐渐切除，使手术就像切除数个小囊肿一样简单易行。随着手术经验的丰富，即使巨大囊肿也可整个切除。

(3) 肝门部肝管狭窄的处理，先按上述方法彻底切除囊肿，然后在腹腔镜监视下，从狭窄部前壁的正中劈开狭窄环的前壁至扩张部，解除梗阻；将5mm直径的腹腔镜头导入肝内胆管，检查肝内胆管情况，明确有无肝内胆管狭窄及异物，指导冲洗胆道。然后按上述肝管空肠吻合方法进行吻合。

(4) 新生儿胆总管囊肿手术：①选择适应的病例，如患儿有黄疸加重、转氨酶升高、白便等情况，应积极手术治疗；②术前充分准备，对患儿情况准确评估，充分估计术中可能出现的异常情况，提前做好应对准备；③新生儿腹腔容积小，术前有效的洗肠排净肠内积粪、积气及胃内容物，以扩大空间。另外，应用肝门牵引线，充分显露肝门。④新生儿对气腹耐受能力差，采用二氧化碳气腹压力7~9mmHg，手术过程中如果呼气末二氧化碳分压超过45mmHg，可暂停手术和气腹5~10分钟，二氧化碳水平会自动恢复，然后再行手术。⑤手术中使用3mm器械，操作更准确精细，损伤小，解剖层次更清楚，止血确切。⑥新生儿囊肿炎症水肿重，组织脆弱，与周围层次不清楚，要求手术者有较高的腹腔镜和开放手术经验。

(5) 蛋白栓处理：共同管内蛋白栓可引起腹痛、胰腺炎，应在手术同时处理。游离囊肿全层至胆总管远端的狭窄处后，向共同管内插入8号单腔硅胶尿管，用0.9%生理盐水反复冲水和抽吸，直到注水无阻力，回抽的盐水清亮无蛋白栓沉淀颗粒为止。然后造影确定共同管内无残留。也可以用小儿尿道镜导入共同管，直接监视下清除。

4. 手术技巧

(1) 应用肝门牵引线可有效显露术野，给手术带来方便。

(2) 空肠空肠Roux-Y吻合时，将空肠经脐部切口拖出，按照开腹手术方式吻合肠管，使吻合更容易，瘢痕隐藏在脐窝不明显。

(3) 术中用 3mm 或 5mm 腹腔镜镜头可替代内镜，检查胆道系统有无结石及胆管狭窄。如果发现结石或狭窄，就要通过腹腔镜用生理盐水进行胆管灌洗或进行胆管塑型。

(4) 肝肠吻合：肝管肠吻合的确切与否直接关系到术后的远期效果，为了有利于吻合，修剪肝管的形状非常重要，肝管的口径要尽量大，至少要 0.5cm 以上；边缘要整齐，留有足够的长度；剪开肠管的口径要与肝管的口径相符。

5. **围术期处理：**

(1) 术前检查：血常规、肝功能、总胆红素及直接胆胆红素、凝血功能、血淀粉酶、血气分析；术前 B 超、MRCP、CT 检查，了解肝蒂内各结构的准确位置。

(2) 抗生素应用：术前有感染表现者先行控制感染，待炎症控制后可进行囊肿切除术。对无感染者术前 3 日开始口服肠道抗生素。术后继续静脉应用广谱抗生素 3 天。

(3) 术前准备：术前留置胃管和尿管、洗肠，以减小胃和膀胱的体积、排净肠内积粪和积气，可帮助术中增大术野。

(4) 术后处理

1) 术后应禁食，持续胃肠减压，待肠功能恢复后停止胃肠减压，术后 2 天可下床活动，术后 3 天肠道功能恢复后进食。

2) 将引流管接于床边无菌引流袋内，可靠固定，并保持通畅。每日观察、记录排出胆汁量，颜色、清浊度。术后 2~3 日引流液量小于 30ml 后拔出。

3) 肝功能有损害者应保肝治疗，给予维生素 B_1、C、K 等。

4) 如出现腹痛、发热、黄疸等症状，多为逆行性胆道感染，应予联合应用广谱抗生素，禁食、利胆治疗。

6. **术后并发症**

1) 出血：因为胆总管囊肿壁周围除了有肝动脉和门静脉大血管外，而且有丰富的细小血管，特别是在反复感染的情况下，血运更加丰富。所以预防和避免出血是整个手术中操作和手术后观察的关键和重点。出血的部位多发生在胆囊床，囊肿的后壁和内侧壁剥离创面，特别是内后壁有门静脉和肝动脉走行，一旦损伤就会导致腹腔镜下难以控制的大出血，需要中转开腹手术止血。对于小的出血，首先立即用电弯钳夹住出血点，然后电凝多数情况下可以止住出血；用纱布条压迫，对渗血有效。只有完全确切止血后，才能进行下一步操作。手术后出血多发生在12小时之内，必须密切观察，如果采用药物止血和输血处置血压仍然不稳定，表明有较大的血管或者较广泛的渗血，需要手术止血。

2）胆漏：可能发生在开展该手术的初期阶段，随着经验的积累和吻合技术的提高会避免。为了避免此并发症的发生，手术中将胆管的断端修简整齐规则，血运良好，直径在5mm以上；缝合要严密，连续缝合时确保缝线拉紧；吻合后用白色的纱布擦蘸吻合口周围，有无胆汁渗出。手术后如果胆汁经引流管量大，说明漏口大，需要开腹修补或重新吻合；如果引流量小，有自然愈合的可能。

3）腹腔积液：一般由胆汁残留所致，超声引导下穿刺引流多可治愈。

4）肝支肠袢梗阻，由于肝支过长，通过结肠后隧道时不顺畅甚至扭转或与周围组织粘连造成梗阻，需要及时手术解除。

5）高碳酸血症：该手术时间较长，儿童容易出现高碳酸血症，手术中要监测血中 CO_2 浓度。预防的方法是避免气腹压力过高，增加呼吸频率，必要时可关闭气腹，暂停手术一段时间，待 CO_2 浓度下降后在继续手术。

6）粘连性肠梗阻：既往有穿孔、感染等胆汁性腹膜炎、细菌性腹膜炎情况容易引起梗阻，按粘连性梗阻处理。

7）吻合口狭窄：吻合口不够大，或反复胆管炎者易造成吻合口狭窄。唯一的方法就是手术。

8）逆行性胆管炎：为常见的并发症。发生时选用有效抗生素，反复发作影响肝脏、生长发育者必要时可行抗反流手术。

9）癌变：CBD术后患儿术后胆管癌发生率高于普通患儿人群，主要发生在囊肿切除不彻底是主要因素。术中要彻底切除囊肿，术后注意复查。

【预后】 CBD术后死亡率已下降至不足3%，笔者所在医院近6年死亡率0.25%；术后发育营养优良率大于97%；肝硬化、癌变发生率均低于2%。

（刘树立　李龙）

【参考文献】

1. 中华人民共和国卫生计生委标准：先天性胆道畸形的诊断标准（WS385-2012）.
2. 张金哲，杨启政，刘贵麟，等．张金哲小儿外科学．北京：人民卫生出版社．2013，1231-1235.
3. 李正，王慧贞，吉士俊，等．实用小儿外科学．北京：人民卫生出版社，2001：1060，1077.
4. 李龙，李索林．小儿腹腔镜手术图解．广州：第二军医大学出版社，2005：145，150.
5. Lam WW，Lam TP，Saing H，et al. MR cholangiography and CT cholangiography of pediatric patients with choledochal cysts. AJR Am J Roentgenol，1999，173（2）：401-405.
6. 董蒨，李龙，肖现民，李索林．小儿肝胆外科学．第2版．北京：人民卫生出版社，2017：595-618.
7. Liu SL，Li L，Hou WY，et al. Laparoscopic excision of choledochal cyst and Roux-en-Y hepaticojejunostomy in symptomatic neonates. J Pediatr Surg，2009，44（3）：508-511.
8. Long Li，Feng W，Fu Jing-Bo，et al. Laparoscopic-Assisted Total Cyst Excision of Choledochal Cyst and Roux-en-Y Hepatoenterostomy. Journal of Pediatric Surgery，2004，39（11）：1663-1666.
9. 李龙，余奇志，刘刚，等，经腹腔镜行先天性胆总管囊肿根治切除术的技术要点．中华普通外科杂志，2002，17（8）：473，475.
10. 刘树立，李龙，候文英，等，腹腔镜胆总管囊肿切除肝管空肠Roux-Y吻合术．临床小儿外科，2007，6（4）：62-64.
11. Park DH，Kim MH，Lee SK，et al. Can MRCP replace the diagnostic role of ERCP for patients with choledochal cysts?. Gastrointest Endosc，2005，62（3）：360，366.

第二节 腹腔镜肝门肠吻合术

胆道闭锁（bilia atresia BA）是小儿常见的胆道畸形，是一种危及患儿生命的严重疾病，亚洲人发病率高于白色人种，我国台湾省为 1∶7000，日本为 1∶9600，美国为 1∶14 000，欧洲为 1∶18 000。病因尚不清楚，主要症状为持续存在、进行性加重的黄疸，陶土色大便和尿色深黄。未经治疗 BA 一年死亡率为 50%~80%，3 年死亡率为 90%~100%。

手术是治疗胆道闭锁的唯一手段。Kasai Ⅰ型和Ⅱ型 BA，采用胆管空肠吻合术。20 世纪 60 年代，日本 Kasai 教授首次开展了肝门肠吻合术治疗Ⅲ型 BA，半个世纪来，手术技术及术后管理治疗不断改进，使术后退黄率可达 70% 左右，尽管目前小儿肝移植在发达国家已经成为治疗该病的重要手段，但是许多学者仍然主张对于胆道闭锁的治疗首先选择肝门肠吻合手术，如果手术后胆汁引流效果不好出现肝功能衰竭时再选择肝脏移植。

【发病机制】 胆道闭锁病因复杂，病因至今不清，有病毒感染、免疫缺陷、自身免疫、遗传病因等学说。

胆道闭锁患儿胆道管腔闭锁或缺如，进行性的肝脏损害及肝纤维化。肝门部为纤维组织构成的纤维块，缺乏正常胆道。肝门纤维块的病理改变主要是毛细胆管增生，部分管腔闭塞，部分狭窄，管腔内炎细胞浸润及部分淤胆，大量成纤维细胞增生活跃。其中毛细胆管、成纤维细胞增生与肝纤维化密切相关。

根据肝外胆管闭锁部位分为三型：Ⅰ型，闭锁发生在胆总管范围；Ⅱ型，闭锁发生在肝总管范围；Ⅲ型，肝门部胆管闭锁。临床上Ⅰ、Ⅱ型占 10% 左右；Ⅲ型胆道闭锁最常见，发生率为 85%~90%。

胆道闭锁患儿未经治疗，病情进行性加重，多余一年内死亡。手术病例 70%~90% 患儿近期可以获得良好的胆汁引流，退黄。但多数患儿病情持续进展，最终发展为肝硬化。

【临床表现】 胆道闭锁患儿主要临床表现为：持续黄疸，皮肤巩膜黄染，尿色深黄，白陶土色大便。有时大便呈淡黄色是因胆色素在血液和其他器官内浓度增高而少量胆色素经肠黏膜渗入肠腔所致。腹部触诊可以发现肝脏肿大，质硬。脾脏随着疾病的发展也随之肿大。部分患儿可见腹壁静脉曲张。晚期腹壁静脉怒张，出现腹水，伴有门静脉高压症等肝功能衰竭表现。

【实验室及辅助检查】

1. **血清胆红素动态观察**　血清胆红素水平持续不变或进行性上升，总胆红素常超过 100μmol/L，特别是直接胆红素占总胆红素 50% 以上时，动态的监测胆红素变化有利于早期诊断。现有的实验方法较多，碱性磷酸酶和 Y- 谷氨酰转肽酶的异常高值对诊断有参考价值。

2. **十二指肠液胆红素监测**　连续性十二指肠内消化液胆红素监测可考虑未作胆道闭锁诊断的筛选方法之一。

3. **其他方法**　如大便颜色卡片也是早期诊断的有效筛查手段。肝组织穿刺活检对婴幼儿持续黄疸病因可作为术前的鉴别诊断方法。

4. **超声显像检查**　超声显像未见胆囊或小胆囊（直径小于 0.5cm，长径小于 1.5cm），胆囊壁不光滑，空腹和进食后胆囊形态变化不大，肝脾大，回声粗，提示胆道闭锁可能。如果肝门探及三角形纤维块、小囊肿则高度怀疑胆道闭锁。增强 CT 扫描和 MRCP 检查对胆道闭锁诊断意义不大，与超声检查比较不具任何优势。

5. **放射性核素扫描**　该项检查的鉴别作用有一定参考价值，可了解有无胆汁分泌排泄障碍，有一定的假阳性率。

【诊断与鉴别诊断】

一、诊断

根据临床表现、病史、临床症状和体征及手术探查进行诊断。

1. 新生儿期大便呈持续白陶土色、灰色和淡黄色，尿色较深，黄疸呈进行性加重，伴或不伴肝脾肿大。

2. 伴肝功异常，酶学指标以碱性磷酸酶和 γ-谷氨酰转肽酶的异常高为主；胆红素以直接胆红素升高为主。

3. B 超声检查　未见胆囊或小胆囊（直径小于 0.5cm，长径小于 1.5cm），胆囊壁不光滑，空腹和进食后胆囊形态变化不大，部分患儿肝门可探及三角形纤维块。

4. 手术探查及胆道造影　手术探查及胆道造影是目前胆道闭锁最可靠的诊断方法。手术确诊的指标是：胆囊干瘪索条状；肝门肝外胆道结构消失；胆囊插管造影胆管不显影。腹腔镜探查和胆道造影检查创伤小、恢复快、效果可靠，可替代开腹手术。

二、鉴别诊断

BA 的临床症状较为复杂，必须予以鉴别。

1. **新生儿肝炎**　鉴别困难。新生儿肝炎发生率男婴多于女婴，胆道闭锁则女婴较男婴多一倍。陶土色大便开始较晚。肝脏肿大不明显，脾大少见。

2. **新生儿溶血症**　早期与胆道闭锁相似，黄疸、肝脾肿大等，黄疸开始时间为生后 24 小时内或第二天，逐渐加重，持续一个月或更长，以非结合胆红素升高为主。严重者并发胆红素脑病。但患儿有严重溶血性贫血，母婴血型不合，末梢血大量有核红细胞，随患儿的长大，血象多自行恢复正常。

3. **新生儿哺乳性黄疸**　病因为葡萄糖醛酸基转移酶的活力受到母乳中某些物质的抑制，一般于出生后 4~7 天黄疸加重，2~3 周最深，以非结合胆红素升高为主，停乳后 2~4 天高胆红素血症迅速消退，无肝脾肿大及灰白便。

4. **先天性胆总管囊肿**　本病为黄疸、腹部包块，灰白色粪便，但黄疸为间歇性，B 超可探及囊性包块。MRCP、CT 有助于诊断，腹腔镜胆道造影可确认本病。

5. **新生儿败血症**　黄疸开始于生后 3~4 天或更晚，持续 1~2 周或更长。早期非结合胆红素增高为主，晚期结合胆红素增高为主，溶血性，晚期合并肝细胞性黄疸，常有感染中毒症状。

6. **其他**　肝外胆道附近的肿块，可以压迫胆道引起梗阻性黄疸；十二指肠闭锁、环状胰腺亦可引起梗阻性黄疸，也应与感染性黄疸和酶代谢异常所致的黄疸相鉴别。

【治疗】

手术是治疗胆道闭锁唯一手段。Kasai Ⅰ型和Ⅱ型 BA，采用胆总管（肝总管）空肠 Roux-en-Y 形吻合术治疗（胆管空肠吻合术）。Ⅲ型采用了肝门肠吻合术治疗。手术方式有常规开腹手术，及近年逐渐开展的腹腔镜手术。

一、手术适应证与禁忌证

1. 手术适应证

(1) 明确诊断为胆道闭锁的患儿；

(2) 年龄小于 3 个月，最大不超过 5 个月，对Ⅰ、Ⅱ型闭锁可在适当条件下可放宽；

(3) 肝功能 Child 分级 B 级以下。

2. 手术禁忌证

(1) 肝功能 Child 分级 C 级、肝功能不全，肝硬化腹水者；

(2) 合并其他严重先天性畸形，心肺功能不良者；

(3) 年龄大于 5 个月。

二、术前准备

1. 全面检查肝、肾功能，血常规，血小板计数，出、凝血时间。

2. 纠正贫血或低蛋白血症。

3. 术前 2 天注射维生素 K_1。

4. 术前 3 天口服或静脉给以广谱抗生素。

5. 术前 1 天禁食、补液。

6. 术前 2 天液状石蜡 10ml，保留灌肠 2 次。

三、手术方法

（一）腹腔镜肝门肠手术

1. **手术操作要点**　经腹腔镜肝门肠吻合手术治疗先天性

胆道闭锁首先由 Esteves 等 2002 年首次报告，国内外报告越来越多，目前其远期效果尚有待与进一步观察。

(1) 术前准备：术前留置胃管和尿管、洗肠，排净肠内积粪和积气，以减小胃和膀胱的体积。

(2) 放置 Trocar 及形成气腹：患儿取仰卧位，头稍抬高，首先在脐窝内纵行切开 1cm 腹壁，开放式置入 10mm Trocar，形成气腹，压力 7~10mmHg，然后分别于右上腹腋前线的肋缘下，右脐旁腹直肌外缘处和左上腹直肌外缘下置入 3 个 5mm Trocar。

(3) 肝门暴露：腹腔充气后，随着腹前壁的抬高，肝脏下坠。为了充分暴露肝门，在剑突下方肝镰状韧带的左侧经腹壁穿入 4 号针线，缝合固定于肝门前的方叶或肝脏的边缘处，然后把针线从右肋缘下穿出腹壁，牵拉缝线后上提肝脏，同时助手下压十二指肠，即可显露肝门。

(4) 游离切除胆囊：首先松解胆囊与十二指肠和囊肿之间的粘连，然后用电切游离胆囊，至胆囊管和胆总管的交界处，切除胆囊。

(5) 肝门纤维块游离切除，沿胆囊管游离至肝门纤维块，在胆囊管水平横断纤维块，提起纤维块向肝门处游离。将其与左右肝动脉和门静脉分支分离，特别是要游离切断门静脉后方向肝门发出的细小分支，然后贴肝实质切除纤维块，两侧至门静脉的二级分叉水平。

(6) 空肠空肠 Roux-Y 吻合：抓钳提起距 Treitz 韧带 20cm 处空肠，稍扩大脐部切口至 1.2cm 长，将空肠随 Trocar 一并从中提出腹壁外。与常规开腹手术方法相同，距 Treirz 韧带 20cm 横断空肠，封闭远端肠腔，将近端与远侧空肠行端侧吻合，把肠管送回腹腔。

(7) 结肠后隧道形成：用电切松解肝结肠韧带，切开结肠中动脉右侧无血管区的腹膜，分离成直径 2cm 隧道。把肝支空肠袢经结肠后隧道上提至肝下。

(8) 肝门肠吻合：根据肝门的范围，劈开肝支空肠对系膜缘肠壁，用 5-0 可吸收缝线，首先把肝门的左角与肠管切口的内侧角相缝合，然后借用此线，把肠管的后壁与门静脉后方的肝纤维块的断面边缘相吻合，直至右侧角。再用另一针线从肝门左角与肠管的前壁相吻合，在吻合的右角处与前缝线汇合，打结。

(9) 引流放置：关闭系膜裂孔，彻底冲洗腹腔，最后从右上腹 Trocar 孔导入一枚引流管于 Winslow 孔处。

2. 手术技巧

(1) 充分暴露肝门：放置肝门牵引线，利于暴露肝门部，便于肝门解剖，肝门肠吻合。

(2) 纤维块切除：纤切除维块时深度不能过深，在纤维块与肝门的纤维板之间分离切除纤维块，恰好不损伤肝实质为宜；切除边缘至两侧门静脉的二级分叉水平剪断纤维组织。肝门部纤维块游离切除和预防断面大量渗血是手术成功的关键，在游离门静脉时要注意结扎门静脉向肝门发出的细小分支，避免切除肝门纤维块时，发生大量渗血。

(3) 肝门切面止血：肝门部纤维块切除后断面渗血时，用止血纱布压迫断面止血。不宜用电凝或结扎止血，如果有较大的出血点，用 3mm 的弯钳尖夹住出血点电凝止血；应用温盐水冲洗，并用热盐水纱布或用止血纱布压迫创面 5~10 分钟，多可达到止血目的。

(4) 肝门肠吻合的确切与否直接关系到术后的远期效果，为了有利于吻合，助手向下牵拉门静脉以暴露肝门纤维块的切面边缘，准确将肠壁与纤维块的外缘相吻合，让纤维块的断面完全位于吻合口内。采用 5-0 可吸收缝线分别连续缝合前壁和后壁，可节省时间，而且缝合紧密。

3. 手术后处理

(1) 术后补液，支持治疗。

(2) 术后持续胃肠减压，禁食 2~3 天，肠道功能恢复后逐渐恢复正常饮食。观察尿、粪便颜色变化。

(3) 抗生素的应用，术后应用静脉滴注抗生素，如头孢菌素类、奥硝唑，或根据胆汁细菌培养结果选用抗生素，持续 2~4 周，以后改为口服抗生素 1 个月。

(4) 注意保护肝脏功能，可静脉应用复方甘草酸苷注射液每日 10ml。

(5) 术后每日液状石蜡保留灌肠 2 次，每次 10ml，连用 1 周。

(6) 定期测定肝功能、血胆红素、血浆蛋白、胆汁酸等，每周 1 次。

(7) 利胆药的应用：熊去氧胆酸、肾上腺皮质激素、地诺前列酮(前列腺素 E_2,PGE2)、茵栀黄口服液等。

(8) 再手术：术后 10~14 天，如黄疸不见消退、高热，应根据胆汁排出情况及肝脏病理改变，慎重考虑再次于术，或创造条件准备肝移植。

4. 术后并发症

(1) 胆管炎：是肝门肠吻合术后最常见的又难以解决的并发症，有报告其发生率高达 34%~48%。由于食物反流，消化道内细菌逆行到肝门处引起，多为混合感染，有报告真菌也是致病菌之一。患儿发热，体温常在 38.5℃以上；皮肤出现黄染或黄染加重、大便颜色变浅甚至呈陶土色，尿色加深；血中胆红素增高；感染血象，CRP 升高。依据胆汁送细菌培养或血培养结果，选用有效抗生素。

(2) 急性肝功能衰竭：胆道闭锁患儿，特别是生后 3 个月以上手术的晚期患儿，术前均有不同程度的肝功能损伤，由于麻醉及手术的打击，使肝功能损害加重，出现肝功能衰竭，是肝门肠吻合术后近期主要的并发症。要严格掌握手术适应证；术中精准解剖，减少术中出血；注意预防感染。

(3) 切口裂开：BA 患儿腹水、低蛋白血症、营养不良、切口感染、腹胀、哭闹等因素引起，多发生在术后 5~7 日。改善营养状态，纠正贫血、低蛋白血症；保肝及抗感染治疗；在术中可酌情选用腹壁减张缝合。一旦发现切口裂开，立即无菌包扎，于手术室在全麻下行Ⅱ期缝合，并放置腹腔引流。

(4) 吻合口瘘：原因有吻合不确切，吻合口局部张力过高；患儿肝功能不全、低蛋白血症等影响吻合口愈合。吻合口瘘出现后，应放置引流管持续引流，给以营养支持治疗，部分瘘口可自行愈合；如果瘘口长期不愈合，待情况好转后行修补术。

(5) 门静脉高压致食管胃底静脉曲张、消化道出血、及脾功能亢进：有报道门静脉高压的发生率约占40%~60%，术后合并胆管炎、黄疸再发者发生率更高。门静脉高压是胆道闭锁术后死亡的主要原因之一。患儿肝脾明显增大、消化道出血。可采用内镜下硬化疗法及静脉结扎术治。脾切除加分流术或脾切除加断流术者日渐减少。

(二) 腹腔镜胆管空肠吻合术

1. 手术操作要点

(1) 麻醉及体位、Trocar放置、探查、造影：同上述肝门空肠吻合术。

(2) 肝外胆管处理：首先游离切除胆囊，Ⅰ、Ⅱ型BA常伴有肝外胆管(肝总管、胆总管)扩张，手术时切开扩张的胆管表面的腹膜，暴露其前壁，再游离其侧壁、后壁，向远端游离至其盲端；切开扩张胆管的前壁，吸净胆汁及其内沉淀物，用电刀横断切除其远端，保留部分近端，保留近端的部位以切除盲端后近断端直径1.0cm以上为宜。如果扩张的近端肝管中无胆汁溢出，提示近端肝管闭锁可能，行Kasai手术。

(3) 重建胆道

1) 空肠肝支形成：距Treitz韧带远端10cm处将空肠切断，远端缝合关闭，将近端与远侧20~30cm处空肠行端侧吻合。

2) 结肠后隧道形成：松解肝结肠韧带，切开结肠中动脉右侧无血管区的腹膜，分离成直径2cm隧道，结肠后经结肠系膜无血管区将空肠提至肝门下。

3) 胆管-空肠吻合：根据扩张胆管保留部分的直径，切开肝支空肠端系膜对侧肠壁。用5-0可吸收缝线，先将近端保留的扩张胆管3点处管壁与肠管切口的内侧角相缝合，然后用此线把胆管的后壁与肠管的后壁连续或间断缝合，再用另一针线从近3点处开始把胆管的前壁与肠管的前壁连续缝合，在吻合口的外角处与前缝线汇合，打结。在无张力情况下，将胆总管(或肝总管)与空肠肝支行端侧吻合。

(4) 关闭系膜裂孔，以防术后发生内疝。彻底冲洗腹腔，取肝活检，缝合关闭 Trocar 孔。可以不放置引流管。

2. 手术技巧

(1) 扩张的胆管游离：关系到手术的效果。①游离切除扩张的胆管时，注意观察扩张的胆管内容物，有黄色胆汁流出才能进行胆肠吻合；②扩张的胆管切除范围，切除扩张的胆管时应保留近端部分扩张的胆管，一般以断端直径 1~2cm 为宜，可使胆道重建简便而顺利，可减少术后吻合口狭窄的几率。

(2) 注意Ⅰ、Ⅱ型 BA 与胆总管囊肿鉴别：Ⅰ、Ⅱ型胆道闭锁常常伴有盲端扩张，需与严重梗阻或伴有狭窄部蛋白栓的胆总管囊肿鉴别。胆道闭锁的扩张直径较小，肝内胆管不同程度的发育不良（树枝、云雾、混合型 3 型），高张力下造影远端盲端光滑，肝脏明显淤胆或肝硬化改变。胆总管囊肿患儿，囊肿较大，肝内胆管发育良好，常有不同程度的肝内胆管扩张。

(3) 另外，如造影显示肝门部与胆囊相通的囊肿，而肝内胆管未显影，给予适当加压造影肝内胆管仍未显影，且囊内胆汁为无色者，应按Ⅲ型 BA 进行手术。

3. 术后处理

(1) 术后禁食，胃肠减压，按患儿体重及全身状况，每日经静脉补给适量液体。术后 2~3 天待肠管功能恢复，开始进全量流食。

(2) 给予抗生素静脉滴入，按控制球菌、杆菌及厌氧菌混合感染联合用药，持续 2 周。

(3) 为预防切口感染、裂开及吻合口瘘，定期给予输血、血浆或自蛋白术后即给予维生素 K、A、B、C 。

(4) 保护肝脏功能，静脉滴注 ATP、辅酶 A，当经口进食后给予中药消炎利胆药。

(5) 实验室检查：每周复查一次血浆蛋白、血红蛋白、血总胆红素、直接胆红素、间接胆红素水平和肝脏功能。

【预后】 胆道闭锁多为Ⅲ型，预后不良；少数为Ⅰ、Ⅱ型，预后与亚型相关；但影响胆道闭锁的因素是复杂的综合因素。

1. **BA的类型**　不同类型BA预后明显不同，Ⅰ、Ⅱ型BA预后明显好于Ⅲ型。Nio M将Ⅰ型BA分为云雾状、树状、混合状三种，其生存率分别为50%，100%，78%。

2. **Kasai手术年龄**　年龄对Kasai手术预后有决定性作用。由于BA患儿胆汁淤积、胆汁性肝硬化出现早，病情呈进行性发展，超过3个月，即有可能引起不可逆转的肝脏病变，所以BA患儿年龄越小，手术效果越好。多数学者认为，60~90天以内患儿预后较好。

3. **Kasai术后胆管炎**　胆管炎是Kasai术后常见并发症，发生率约30%~60%，其发生原因至今尚未明确。胆管炎可导致患儿肝脏纤维化加重，门脉高压，甚至消化道出血，对预后不利。早期胆管炎10年存活率、无胆管炎10年存活率分别为12.07%和76.19%。

4. **肝纤维化**　肝纤维化会导致肝功能障碍、肝硬化直至肝衰竭。Shteyer研究认为，纤维化程度越高，术后3个月胆红素消退的越差。

5. **Kasai术后血胆红素浓度**　血胆红素浓度能有效反映胆汁流量及黄疸消除，因此其浓度是预测预后的一个重要指标。

6. **Kasai术后治疗及药物的使用**　利胆剂熊脱氧胆酸有增加胆汁流量，保护肝细胞，溶解胆囊结石的作用。近年提出相关观点：糖皮质激素短期冲击治疗提高胆汁流量，提高术后生存率，减少用药并发症；降低术后胆红素水平及减少术后黄疸持续时间。但有研究显示了不同结果。

7. **肝内胆管囊状扩张**　Kasai术后肝内胆管囊状扩张发病率为18%~25%，分为两型：单发囊状扩张、多发性囊状扩张。研究认为，多发性囊状扩张是胆管炎的危险因素，单发囊状扩张与胆管炎无联系。

8. **手术相关因素**

(1) 手术医生经验：BA是一种复杂的先天畸形，患儿年龄小，对手术打击抵抗力差，手术中突发情况多，手术难度大。经验丰富的医生对各种并发症的应对措施多手术成功机会大，并发症少，患儿术后恢复快。研究显示，随着手术经验的积累，BA术后5年存活率从20世纪80年代的50%上升到20世纪90年代的60%。

(2) 腹腔镜手术：对于Ⅰ、Ⅱ型BA，腹腔镜手术是一种微创可靠的方法，对肝损伤患儿更安全可行，其预后较好；对于Ⅲ型BA，短期效果显示腹腔镜组手术出血量少于开腹组，术后腹腔镜组血清总胆红素、直接胆红素、ALT和AST比开腹组下降明显，肝功能的恢复相对较快。

（刘树立　李龙）

【参考文献】

1. 张金哲、杨启政、刘贵麟，等. 张金哲小儿外科学. 北京：人民卫生出版社，2013：1231-1235.
2. 董蒨，李龙，肖现民，等. 小儿肝胆外科学. 第2版. 北京：人民卫生出版社，2017：595-618.
3. 张金山，李龙，李颀，等. 腹腔镜下肝脏占位切除术治疗小儿肝脏巨大结节性增生1例报告. 中国微创外科杂志，2016，2：189-192.
4. 张金山，李龙，李颀，等. 腹腔镜下远端脾肾分流术治疗儿童门静脉高压症的初步应用. 中华外科杂志，2017，2：156-158.
5. 张金山，李龙，李颀，等. 小儿腹腔镜下腹膜后肿物切除术14例报告. 中国微创外科杂志，2017，9：783-786，789.
6. 刁美，李龙，叶茂，等. 腹腔镜与开放胆总管囊肿术后胆道梗阻二次手术的对比研究. 中华小儿外科杂志，2018，4：279-284.
7. DIAO M，LI L，CHENG W，etal. Roleoflaparoscopyin treatment of choledochalcysts in children. 2013，4(4)：317-326.
8. 冯翠竹，李龙，马继东，等. 腹腔镜与开腹手术治疗新生儿环状胰腺的对比研究. 中国微创外科杂志，2017，11：1001-1003.
9. 张金山，李龙，李颀. 腹腔镜下脾动脉结扎术治疗小儿脾功能亢进和血小板减少症. 中国微创外科杂志，2015，12：1075-1079.
10. Lima M，Gargano T，Ruggeri G，et al. Laparoscopic treatment of congenital choledochal cyst and hepaticojejunostomy with extracorporeal Roux-en-Y anastomosis：technical aspects and early experience with three cases. La Pediatria Medica E Chirurgica Medical & Surgical

Pediatrics,2016,38(2):125.

11. Wen Z, Liang H, Liang J, et al. Evaluation of the learning curve of laparoscopic choledochal cyst excision and Roux-en-Y hepaticojejunostomy in children: CUSUM analysis of a single surgeon's experience. Surgical Endoscopy, 2017, 31(2): 778-787.

第三十三章　小儿肝、胆、胰、脾创伤性疾病

闭合性腹外伤占儿童创伤总数的 10%~22%，随着汽车进入日常百姓家庭，腹部外伤发生率越来越高。腹内脏器容易受伤的顺序是：脾、肝、肾脏、小肠及其系膜，而发生在胰腺、胆道的外伤比较少见。儿童与成人在生理、解剖特点，受伤机制不同。近年来随着诊疗技术和影像检查手段的提高，对早期识别腹腔脏器损伤，评判损伤程度有重要意义，非手术治疗儿童肝、脾、胰等实质脏器损伤已经越来越得到普遍接受。美国国家儿童创伤登记（national pediatric trauma registry，NPTR）表明腹部外伤占整个创伤的 8%~12%，其中 90% 的患儿可以通过保守治疗成功，而很少一部分患儿需要手术治疗。

第一节　小儿肝、胆损伤

【概述】 小儿由于肝脏体积相对较大，易遭受暴力而造成损伤，肝外伤占小儿创伤的 2%~3%。胆道损伤通常情况下是伴随肝脏损伤而发生的，肝外伤后经保守治疗好转后有 4% 的胆漏并发症发生；在手术探查时应注意胆漏的修补和引流。肝脏损伤是儿童腹部闭合性损伤中第 2 位易受损伤器官，肝脏结构复杂、血运丰富，负担着复杂而重要的生理功能。肝脏损伤是造成儿童创伤死亡的主要原因，及时的诊断，患儿严重程度的评估以及采取正确的治疗方式对于挽救患儿生命非常重要。

【病因】 车祸是导致儿童肝、胆外伤的主要原因，其中儿童作为行人受伤比成人要常见，尤其是在车速较快、交通安全设施不齐全的地区，儿童横穿马路是造成外伤的主要原因。其他受伤原因包括：坠落伤、意外跌伤和运动损伤等。

【病理】 小儿肝脏表面包膜相对较厚，肝组织韧性强，受到外伤后即使肝脏实质裂伤，也易形成包膜下血肿，加上小儿肝脏血管对血流改变的敏感性也较成人高，对血液循环的改变非常敏感，血管弹性好。收缩力强，肝脏凝血因子含量高。且小儿肝脏组织代谢旺盛，再生和修复能力强。因此，小儿肝脏外伤后出血多可自行停止或出血速度逐渐减慢；但小儿血容量少，休克前期非常短，有时几乎在发现前就直接进入休克期。根据美国创伤外科协会(AAST)器官损伤分级委员会(OIS)发表的肝脏损伤分级，按损伤的程度，肝损伤可分为 6 级(表 33-1)：

表 33-1　肝脏损伤分级

级别		损伤类型
Ⅰ	血肿	包膜下，非扩展性，小于 10% 的肝脏表面面积
	破裂	包膜破裂无出血，实质裂口深度小于 1cm
Ⅱ	血肿	包膜下，非扩展性，占肝表面积的 10%~50%；实质内，非扩展性，直径小于 2cm
	破裂	包膜破裂伴活跃出血，实质伤深达 1~3cm，长度小于 10cm
Ⅲ	血肿	包膜下，大于 50% 表面面积，包膜下血肿破裂出血，大于 2cm
Ⅳ	血肿	实质内血肿破裂伴活动性出血
	破裂	实质破裂，涉及小于 50% 肝叶
Ⅴ	破裂	实质破裂，涉及大于 50% 肝叶
	血管	近肝静脉损伤
Ⅵ	血管	肝撕脱

【临床表现】 小儿闭合性肝外伤受伤年龄多在 6~11 岁，男孩多于女孩，与该年龄小儿活动能力强而危险意识不强有关。肝损伤的临床表现依损伤程度、病理分级和伤后就诊时间不同而异。主要表现是：

1. **腹痛**　腹痛症状出现较早，早期局限在肝区。是由于腹壁挫伤和肝包膜下血肿刺激引起，严重时疼痛较剧烈。随着血肿破裂腹腔内出血增多，腹痛转为弥漫性疼痛。伴有腹肌紧张，压痛明显。

2. **失血性休克表现**　低血容量表现和损伤严重程度、失血量密切相关，早期面色苍白、脉速、血压代偿轻度升高。如出血不能有效控制会出现血压下降、循环衰竭。

3. **肝外伤**　可合并其他损伤，除其他部位损伤外常伴有胸、腹部多发伤，如肋骨骨折肺挫伤、脾破裂、右肾损伤、胆道与胰腺伤等。合并伤会使诊断和处理变得更加复杂。

【诊断及鉴别诊断】　小儿闭合性肝外伤的诊断一般并不困难，根据受伤后小儿即出现面色苍白、脉搏细速、血压下降等内出血表现及右季肋部疼痛。腹腔穿刺抽出不凝血，结合各种影像学检查如 B 超、CT 等可作出初步诊断。

1. **外伤史**　右上腹、右季肋部、右下胸部直接暴力伤。

2. **临床表现**　伤后先有右上腹疼痛，后转下腹、全腹部疼痛，伴恶心呕吐。查体：可见上腹部或下腹部腹壁伤痕，上腹部或全腹部压痛、反跳痛、腹肌紧张，肠鸣音减弱或消失，严重者出现休克症状。

3. **实验室检查**　血红蛋白、红细胞计数和红细胞比容降低，白细胞升高。肝转氨酶升高和损伤的严重程度相关。

4. **B 超检查**　可以诊断出肝内血肿范围、肝裂伤程度、大小、部位及腹腔内有无液体。可帮助判断有无损伤和损伤程度。床旁 B 超和便携式 B 超具有简便、无创、经济、快速、不需搬动患儿的特点，可作为诊断肝外伤的首选辅助检查方法，特别适用于血流动力学不稳定或合并骨折、脊柱外伤的患儿。

5. **腹腔穿刺或灌洗**　腹腔穿刺简单易行，阳性率高，是早期判断腹部闭合性外伤有无内出血的重要方法。但应注意如果腹腔内出血量不多，穿刺可能为阴性。

6. **影像学检查**　腹部 CT 检查是一种评价腹部实质脏器损伤，如肝外伤的最有效检查方法，能够更直观地检测实质器官的损伤，进行肝外伤严重度分类，对选择治疗方法有重要价值，有条件者应尽量选用。如患儿血流动力学稳定，进行 CT 等检查，能较准确判断损伤部位及程度:如果患儿血流动力学不稳定,应积极进行液体复苏。尽量维持血流动力学稳定,同时进行B超等检查,边抢救边检查,做到诊疗并施。

7. **选择性肝动脉造影** 它可显示肝内血管破损的部位,但是这一检查需要特殊的设备与熟练地技术,在一般情况下并不需要做这方面的检查。然而,在诊断有困难,患者的情况允许可以做该项检查,也可以向肝动脉内灌注血管栓塞剂达到止血的目的。

【治疗原则与方案】 应根据患儿的全身情况、肝外伤分级、有无合并伤及休克等决定治疗方法。包括全身治疗与肝脏损伤部位的治疗两部分。

小儿肝损伤大多是以多发伤就诊。入院时,具体受伤器官不明确,可能存在威胁生命的损伤,比如颅脑损伤或心脏大血管伤。所以应遵循小儿多发伤的治疗原则,在行全身检查时,搬动转运患者严格要求避免再次损伤。在血流动力学不稳定的情况下,积极抗休克治疗。建立静脉通路,有条件经锁骨下或颈内静脉穿刺,这样既可以输液,也可以监测中心静脉压评价循环负荷。若通过下肢的静脉输液、输血,可能经损伤的下腔静脉外溢到静脉外。

非手术治疗:Karp等曾于1983年提出肝外伤的自身修复包括血液吸收,缺损缩小,裂伤融合和3~4个月肝实质恢复4个阶段。伤后早期依靠自身凝血机制肝外伤创面小血管断端因收缩和血栓形成起到自动止血的作用,为临床非手术治疗闭合性肝外伤提供了理论依据和病理基础。小儿在解剖生理和病理生理的特点、现代化影像学及监测技术的普及与提高,使我们对小儿闭合性肝外伤后的损伤程度和发展有较精确的掌控,小儿肝外伤非手术保守治疗成为可能,且治疗成功率日益增加。故目前非手术方法可有效治疗肝外伤的观点已渐被接受。

非手术治疗的适应证:有观点认为只要血流动力学稳定,不管肝外伤受损严重程度(如Ⅲ级以上)如何,都可采取保守治疗。目前普遍接受的标准是:生命体征及血流动力学平稳,如收缩压 >10.7kPa(80mmHg)、脉压差大于2.67kPa(20mmHg)、脉搏每分钟超过130次；通过输血、补液 <40ml/kg 能维持血流动力学稳定：具有良好的检测设施和监护设备，无其他脏器严重合并伤：经B超或CT检查为单纯肝实质裂伤AAST分级（Ⅰ-Ⅲ级）。非手术期间需要密切观察如果发现，腹部疼痛进行性加重，持续的血流动力学不稳定，有腹膜炎体征、血压不稳应立刻手术治疗。

非手术治疗需要维持血流动力学稳定，输液、输血是必须的。血红蛋白小于100g/l，就具备输血指征。血红蛋白小于80g/l决定需要输血。平均输血400~800ml。输血和损伤的严重程度相关，Karkiner报道75例，其中一级需要输血的占13%，二级占20%，三级占30%，四级占50%，五级占100%。手术治疗输血量要远大于非手术治疗。非手术治疗应在重症监护室治疗，但监护的时间差异很大。国内经验2~3级以上监护1周，以后转入护理站附近的普通病房。平均住院时间1个月，卧床休息2~3个月。非手术治疗期间需要密切观察，注意并发症的出现。最常见的并发症是再出血，Ⅰ-Ⅲ级肝损伤出血量不大，但有5%的患儿在治疗期间突发致命性的出血和出院后的迟发出血。早期住院期间的出血多和不恰当的搬运方法有关，再出血会比原发出血，难于止血，住院期间如果血流动力学稳定，可继续非手术治疗，如果血流动力学不稳定或突发大出血，应迅速手术治疗。出院后再出血要立即收住院治疗。其他并发症还有胆漏和肝下脓肿，肝外伤常有肝内胆管撕裂，伴有胆汁渗漏，一般胆漏的量不大，仅位于肝下间隙，如胆漏量大，发生胆汁性腹膜炎，应行手术治疗。肝下脓肿是由于胆漏和出血感染所致，有持续高热，不能吸收的考虑穿刺，很少需要手术引流。

手术治疗：治疗原则为止血、切除失活的肝组织，处理损伤肝面的胆管防止胆汁外溢，治疗腹内其他脏器的合并伤。浅表伤缘较整齐的裂伤在清除失活的肝组织后，处理有活动性出血的血管或溢胆的胆管后，以4号丝线创缘做间断褥式缝合；创伤面较大或失活的肝组织较多，有较大血管或肝管破裂时，切除部分肝组织结扎血管和肝管后再行创缘褥式缝合，组织缺损严重的可以大网膜填塞。肝脏创伤的其他手术方式还包括：肝动脉结扎、肝部分切除术、肝周填塞术。这些手术方法在儿童应用很少。

出现胆漏时的处理原则：肝脏损伤后伴随胆漏的发生情况约占4%左右，临床上依据核素扫描可以辅助诊断胆漏的发生。在闭合性肝脏损伤时，内镜逆行胰胆管造影术(endoscopic retrograde cholangiopancreatography，ERCP)在胆道损伤的诊断和治疗上具有重要的临床价值。ERCP可以通过十二指肠壶腹放置胆道支架管，利于损伤的修复和胆道的引流作用。尽管ERCP检查是有创性，且使用之前应做认真评估，并在患者情况非常稳定的情况下进行这项检查，但是相比较开放手术，其损伤程度明显减低。内镜下括约肌切开术，胆管内引流有利于胆管内减压，对胆漏恢复有非常重要意义。

【小结】 小儿肝脏损伤在小儿闭合性腹部损伤中占相当高的比例，保守治疗后有胆漏发生的可能。腹部CT检查是一种评价腹部实质脏器损伤如肝外伤的最有效检查方法。B超检查可以作为诊断肝外伤的初步筛选方法，特别适用于血流动力学不稳定或合并骨折、脊柱外伤的患儿，以及伤后复查的手段，可以在床旁完成B超检查，避免因为搬动患儿发生出血危及患儿生命。目前，非手术治疗已经成为血流动力学稳定肝损伤患儿主要治疗手段，同手术治疗相比，降低了死亡率、输血量和住院时间，保守治疗出现胆漏以后，ERCP对于胆漏的诊断和治疗有重要临床价值。

附：小儿肝、胆损伤诊治流程图

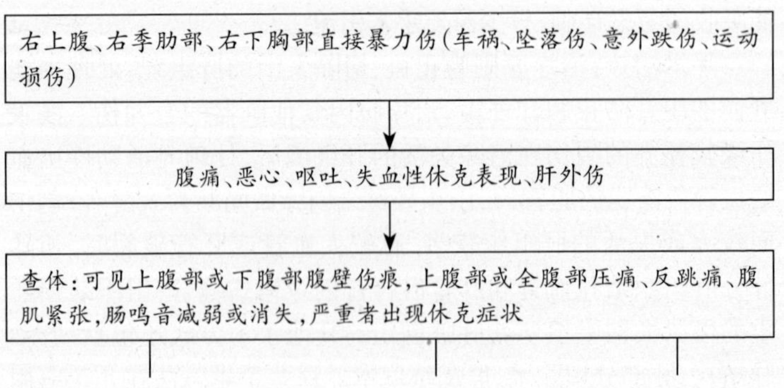
右上腹、右季肋部、右下胸部直接暴力伤(车祸、坠落伤、意外跌伤、运动损伤)
腹痛、恶心、呕吐、失血性休克表现、肝外伤
查体：可见上腹部或下腹部腹壁伤痕，上腹部或全腹部压痛、反跳痛、腹肌紧张，肠鸣音减弱或消失，严重者出现休克症状

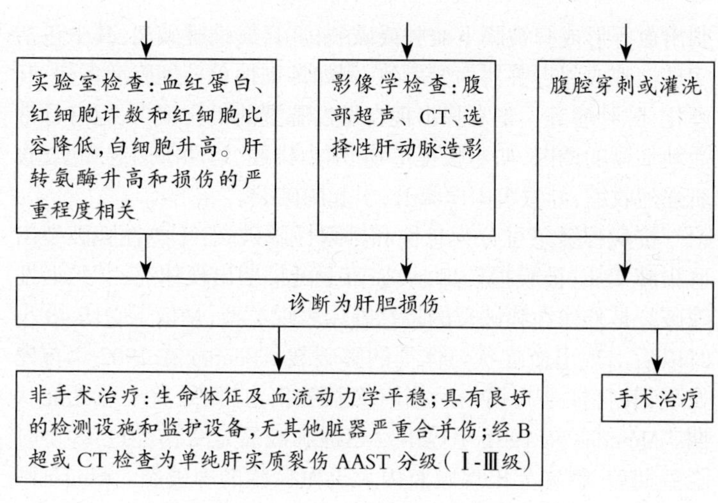

第二节 脾脏损伤

【概述】 在腹部外伤中，脾脏损伤较为常见，过去外科医生并不熟悉脾脏外伤后可以通过保守治疗而治愈。随着诊断技术的提高及对疾病进一步认识，越来越多的患者通过保守治疗成功；且对于较小儿童来讲，脾脏对于儿童生长具有重大意义，因此保脾手术逐渐引起人们广泛重视。脾脏位于左季肋部，为肋骨掩盖，并被完整坚实的纤维结缔组织被膜紧紧包裹，与膈、胃、胰尾、左肾、结肠脾曲相毗邻，并受诸韧带的牵拉固定，活动度小，整个实质甚为脆弱。当肋腰部受伤或腹腔内压骤增而使脾脏移位时，脾周韧带阻碍脾脏移动而发生撕裂伤，造成脾组织破裂甚至脾蒂断裂。因此脾脏是腹腔内最易因外伤而受破裂的脏器。脾脏损伤占腹内腔脏器伤的40%~50%。

【病因】 根据发病原因，临床上分为3类：①外伤性：其中又分为开放性脾损伤如锐器刺伤、枪弹穿透伤、弹片伤等，这类损伤多合并胸腹器官损伤和闭合性脾损伤，如车祸、坠落伤、左侧胸腹部直接损伤；②手术误伤脾脏：如左结肠脾区手术、脾穿刺出血等形成脾被膜下血肿或破裂；③自发性脾破裂：其中包括病理性脾或邻近脏器病变所致，例如传染性单核细胞增多症、肝硬化、脾肿瘤等。正常脾出现自发性脾裂的机会很少，但有日常活动加剧的诱因，如弯腰提重物、用力排便、运动等引起膈肌、腹肌强烈收缩，导致腹内压骤升，引起脾破裂。

按病程缓急可分为急性和延迟性脾破裂：①急性脾破裂出血指脾实质、被膜损伤出血，临床上可早期出现休克；②延迟性脾破裂是外伤性脾破裂的特殊临床表现类型；是指于受伤 48 小时以后出现出血症状与体征的脾破裂。Bauder 在 1902 年首先发现，其特征是脾损伤后当时无腹腔出血，而是有一段无症状期。Mclndoe 在 1931 年提出延迟性脾破裂是受伤经过 48 小时隐匿期后，临床上出现腹腔内大出血症状的脾破裂。Kluger 则认为，真正的延迟性脾破裂的临床标准为腹部钝性外力后(48 小时内)无腹内脏器损伤的临床证据，CT 检查正常者，后来发生的脾破裂出血。

小儿延迟性脾破裂发生的原因为：①起初为被膜下脾实质破裂、出血不停、血液积聚致使被膜撕脱，最终真性破裂发生大出血；②开始即是真性破裂，但因裂口小被血凝块填塞或大网膜粘连包裹，使出血暂时停止，后在外力作用下出血；③脾外伤，包膜撕裂；出血少，缓慢增多，经过一段时间后出现腹腔内大出血症状；④脾实质或包膜下血肿，经过一段时间后形成假性囊肿，破裂致腹腔内大出血。

【病理】 病理类型大致分 3 类：①脾实质中央破裂：如脾破裂范围小，出血不多可自然停止，血肿机化而痊愈。多数脾中央破裂者继续出血，血肿从实质内发展到被膜下，可形成完全破裂；②脾被膜下破裂：脾实质破裂出血，血液积于被膜下形成血肿，如继续出血或因活动致被膜破裂，引起腹腔内大出血，小的被膜下血肿可被吸收或机化；③脾实质及包膜破裂：可发生腹腔内大出血。如破裂仅为线状裂隙，出血缓慢。

近年来有的作者根据脾损伤占全脾的面积和裂伤的深度作为伤情分级标准，使脾损伤分级有具体的量化标准和可操作性。M.M knudson 和 K.I.Maull 将脾损伤分为 5 级，其标准分别为：

(1) Ⅰ级：脾包膜下血肿小于脾脏表面积10%，脾裂伤深度小于1cm。

(2) Ⅱ级：脾包膜下血肿占脾脏表面10%~50%，脾裂伤深度小于1cm。

(3) Ⅲ级：脾包膜下血肿大于脾脏表面积50%，或血肿进行性增大；脾实质内血肿大于5cm或进行性增大。

(4) Ⅳ级：脾裂伤，累及脾段或脾门大血管，并有大块脾组织失去血供。

(5) Ⅴ级：脾脏粉碎性破裂，脾门部血管损伤，使脾脏失去血供。

【临床表现】 脾损伤主要表现为腹痛、腹膜刺激征、腹腔内出血和出血性休克等症状。临床表现的凶险程度与致伤力的强度，就诊的早晚，出血量多少以及有无合并伤等有关。严重者在伤后很快出现休克，甚至危及生命。有的上述症状不很明显，大多数介于两者之间。多脏器损伤者的休克发生率往往高于单纯性脾损伤者。

腹痛为主要症状，在伤后立即出现，典型者多自左上腹扩展至全腹，但仍以左上腹最为显著，呼吸时加剧。有时疼痛可放射至左肩部，称为科尔征(Kehr征)。伤者可以伴有恶心、呕吐、腹胀；如病情加重，出现出血性休克时，有颜面苍白、口渴、心悸、四肢无力，重时烦躁不安，呼吸急促，神志不清，瞳孔散大、四肢冰冷、脉细弱、血压下降等。脾脏损伤早期于左上腹有压痛及腹肌紧张。腹腔内的积血刺激腹膜可出现全腹弥漫性压痛及腹肌紧张。腹腔内积血增多，腹部逐渐膨隆，有移动性浊音，肠鸣音减弱。肛门直肠前壁有饱满感。伤后形成脾被膜下血肿时，左季肋区可摸到脾脏。

【诊断及鉴别诊断】 腹部开放性损伤引起脾脏破裂，常合并腹腔内其他器官损伤。根据外伤史和伤道的方向，结合临床表现诊断不难。

闭合性腹部损伤的外力作用于左上腹部或季肋部，局部肌紧张及压痛，并有腹腔内出血的临床表现，应考虑脾脏破裂，同时临床上应仔细观察患儿全身情况，如血压、血红蛋白、血细胞比容进行性下降，说明继续出血。临床上需鉴别诊断时应进行以下相应检查：

1. **血常规检查**　红细胞计数和血红蛋白量严重降低；或动态红细胞计数，血红蛋白和红细胞比容的检测，发现三者均进行性下降时，应该考虑腹腔内出血的诊断。

2. **超声检查**　B 型超声检查对判断腹腔内有无积血，脾脏有无损伤帮助很大，目前已将 B 超作为腹部损伤患者的常规检查项目。可显示脾周出现液性暗区或血凝块，其大小常与出血量有关，脾包膜断裂，脾实质内出现不规则的裂隙暗带，并对判断脾包膜下血肿以及动态观察血肿的吸收情况均有重要意义。

3. **X 线检查**　脾损伤患者可有左膈肌抬高、活动受限、左侧肋膈角变钝，脾区阴影扩大、左侧肾脏、腰大肌及腹脂线阴影不清楚等征象。若发现左下胸肋骨骨折或左侧胸腔积液，应警惕有脾损伤的可能性。但需强调的是 X 线检查必须在患儿病情允许时方能进行。

4. **诊断性腹腔穿刺术**　患者仰卧位，在无菌操作下，于右下腹或左下腹穿刺，缓慢进针，进入腹腔有落空感。抽出新鲜不凝固血液，为腹腔出血的可靠依据。其阳性率可达 90% 以上。但是阴性结果不能排除脾损伤的可能性。

5. **诊断性腹腔灌洗（DPL）**　由于腹内少量积血穿刺阳性率不高，故 1964 年 Root 首先将 DPL 用于疑有闭合性腹内伤的诊断。

患者平卧，排空膀胱，在脐下 3~4cm 处切开，置入一根 Foley 管或腹腔透析管。如果从导管中抽出鲜血则是阳性；如果没抽出任何液体，则在 10 分钟内滴入 1000ml 生理盐水或乳酸钠林格液，儿童 500ml，婴幼儿 10ml/kg。如果灌洗液中红细胞数 100×10^9/L，白细胞 >0.5×10^9/L，淀粉酶 >100 索氏单位，则为阳性。

6. **CT 检查**　对临床表现不典型，经胸腹部 X 线摄片或腹部 B 超检查均未能明确诊断的闭合性腹部损伤病例，应进一步行 CT 检查。CT 检查可清楚地显示脾脏的外形与解剖结构，对脾损伤的诊断准确率达 90% 以上，CT 检查不仅能判断腹腔内的出血量，还能对脾脏的损伤程度进行伤情分级。还可同时发现肝、肾等脏器有无合并伤。对于血流动力学稳定的脾损伤者，增强 CT 扫描检查是最佳选择。

7. **放射性同位素扫描** ^{99m}Tc 扫描，尤其是应用 ^{99m}Tc 标记热变形红细胞脾扫描技术，可以显示脾脏轮廓与形态变化，此方法简便易行，可对轻型脾损伤出血作出诊断。该方法的主要缺点是标记技术较复杂，并且耗时较多，对急诊尤其是危重患儿不太适宜。

8. **脾动脉造影** 如 B 超、CT 检查已明确，则不必再作脾动脉造影。而仅对腹部钝挫伤伴有小的脾内或脾包膜下出血者有一定应用价值。动脉造影显示动脉断裂，偏移、血肿区血管缺如，较大血肿为半月状阴影，如继续出血时可见造影剂外渗。

9. **腹腔镜诊断性探查** 腹腔镜检查对于有腹部外伤史但是临床表现不典型，一时难以作出诊断者，有助于直接明确诊断。在腹腔镜直视下，可以清楚地了解有无脾损伤以及脾损伤的程度类型和出血量多少，而且还可以对较轻的脾损伤进行电凝止血。

【治疗原则与方案】 脾切除术是治疗脾损伤的经典方法，迄今已有 100 多年的历史，但随着对脾功能重要性认识的加深和保脾技术的提高，一些保留脾组织和脾功能的保脾手术应运而生。目前，脾脏损伤的治疗有保守治疗、手术疗法。手术疗法中术式亦有多种，如局部止血法、脾缝合修补术、脾部分切除术、脾可吸收网袋修补术、脾动脉结扎法、脾切除术、脾切除自体脾组织移植术。

脾损伤治疗方法的选择决定于脾脏损伤的程度，有无合并其他脏器的严重损伤，患者的全身状况，免疫功能情况，以及脾脏本身有无原发性或继发性疾病等因素。但在处理脾损伤时，必须遵从“保命第一，保脾第二”的基本原则。

1. **脾损伤的保守疗法** 脾是有丰富血管的器官，愈合力强。儿童脾的小动脉分支被切断后，可因血管收缩及血栓形成而自行止血。目前保守成功率可达 58%~85.6%。

一般认为，符合下列条件的脾损伤患者，可以先行保守治疗。

(1) 伤后血液的动力学指标正常或稳定；

(2) 仅限于脾包膜与实质的表浅伤或包膜下血肿（Ⅰ级）；

(3) 明确诊断为单纯性脾损伤，无腹内空腔脏器损伤；

(4) B 超、CT 监测血肿不扩大或积血不增加。

保守治疗包括：①输血输液维持有效血容量；②禁食水及胃肠减压；③止血及预防性抗炎治疗；④绝对卧床休息 3 周以免脾包膜破裂而引发出血；⑤定期复查 B 超、CT，同时应严格观察血压、脉搏、腹部体征、血红蛋白及血细胞比容。

2. **手术疗法**　对怀疑脾脏损伤内出血的患儿，应在严密观察的同时进行术前准备，具有下列情况 1~2 项者应剖腹探察：①伤后有进行性贫血；②早期出现休克，经短时间抗休克处理，临床症状无明显改善者；③持续性腹痛，伴有固定压痛及腹肌紧张、反跳痛等腹膜刺激征者；④X 线检查有气腹者；行剖腹探察术后应根据脾脏损伤的程度选择不同的手术。

(1) 脾缝合修补术：是指采用丝线或可吸收线缝合修补脾损伤创口的方法。该方法简便，止血效果确切，目前临床上受到较广泛的应用。主要适应于脾损伤为Ⅰ级、Ⅱ级、Ⅲ级，裂伤创口较浅，或创口较深但很局限，术前、术中生命体征平稳，预计脾损伤创口能被修补成功者。

在探查过程中发现脾损伤创口仍然在活动性出血时，术者可立即用左手捏住脾蒂以减少出血，在决定行脾缝合修补术后，应先清除脾损伤创口内的凝血块和失活、破裂的脾组织。对创口两侧的活动性出血点逐一结扎或“8”字缝扎。对于表浅性脾损伤及损伤切口整齐者，应先用 4-0 丝线作垂直褥式缝合，继以平行褥式缝合，并消灭脾实质内的死腔，创口线表部分以间断缝合法将两侧对合缝合。为防止打结时缝线切割撕裂脾包膜或脾实质，应在缝线打结前覆盖大网膜或明胶海绵。术后常规压脾窝放置乳胶引流管，以排除腹腔内残余积血、积液、并可观察术后有无继发出血。引流管可在术后48~72小时拔除。

(2) 可吸收网袋修补法:1982年Delany等报告了利用可降解,自行吸收的高分子材料-聚乙二醇编织网进行脾外伤保脾术的动物实验以来,可吸收网在Ⅲ、Ⅳ级脾外伤中也得到了广泛应用。可吸收网保脾手术的实验基础是通过带有张力的网片直接压迫脾包膜来恢复脾脏结构,网片在包裹脾脏的足够张力下能快速止血,术后呈进行性机化吸收。这种止血方法不仅保持了脾脏的正常轮廓,而且还免除了直接缝合时由针眼引起的脾脏出血。

(3) 脾动脉结扎术:1979年Kerdmidds报道,脾动脉结扎后的动物实验及临床观察,均已证明,脾脏血液循环良好,免疫功能检查无明显变化。脾动脉结扎的适应证是脾脏损伤较广泛,脾蒂撕裂伤出血多,单纯脾脏修补术后未达到止血目的者。并注意结扎脾动脉后观察脾脏色泽和生机变化,确认脾脏没有明显缺损后,才能放回腹腔,结束手术。如结扎后部分脾组织或全脾发生缺血坏死,就应行脾部分或全脾切除术。

(4) 脾部分切除术:适用于Ⅱ级,部分Ⅲ级脾破裂,损伤部位主要集中于脾上级或下级,部分脾血运良好者。对于脾门附近的脾损伤,行部分切除以及缝合时有损伤脾动脉主干的可能。若伤者危重,生命体征不稳定,全身情况差等不宜行脾部分切除术。

脾部分切除术可分为规则性切除和不规则性切除两种,前者是按脾脏解剖结构,切除相应的脾叶或脾段,后者则是根据脾损伤的部位和程度,切除已严重受损或坏死的脾组织。

部分脾切除的手术方法,开腹后首先探查脾脏与毗邻器官的关系,彻底分离粘连。切断脾胃、脾膈、脾结肠韧带,向右前方牵拉脾脏,以显露其后方脾肾韧带,予分离后,即可将脾蒂拉至切口下或切口外。再于脾外结扎相应脾段的动、静脉分支,血运断绝后,出现暗紫色区,可在分界处将脾脏包膜划开,钝性分离脾组织,边结扎边切断脾脏实质内较大的血管。用 2-0 或 3-0 络制肠线垂直褥式缝合创面，缝线下可垫大网膜。

(5) 全脾切除术：对于Ⅳ级脾破裂，即脾脏广泛性破裂，脾蒂血管断裂；伤情严重，血压不稳定，严重休克，脾脏破裂不能进行有效的缝合止血，或合并空肠损伤，腹腔内污染严重者，但也应注意保留副脾，以期代偿脾脏功能。

(6) 全脾切除术加自体脾组织移植术：早在 1971 年 Widmann. W.D 和 Laubscher F. A 两作者就观察到脾损伤时残留在腹腔内的脾组织碎块在术后能存活，并具有一定脾功能，1981 年 Patel J 首先在临床上开展应用自体脾组织移植治疗脾损伤，他们为了保留脾功能而有目的地将切除的部分脾组织切成碎块，然后再移植入用大网膜包裹缝合而成的网膜袋内。

脾脏切除自体脾移植的操作方法是把切下脾脏放在肝素生理盐水中清洗，剥离包膜，取 1/4~1/3 部分切成 0.5cm × 3.0cm × 4.0cm 的块状物，直接埋在大网膜边缘，成活脾块均在 3~6 月恢复功能。

脾切除自体脾移植注意事项：①移植物厚度以 0.2~0.5cm 较为适宜，过厚则容易造成脾块的液化坏死；②去包膜，去除脾包膜后有利于移植脾组织的存活；③移植量要适中，移植量过少，术后脾功能仍然不足；如果移植过多的脾组织，由于缺乏营养供给容易发生坏死、液化，对移植脾块的存活也不利。一般认为至少应该移植 25% 的脾组织，才能保持机体的抗感染能力。

【小结】 脾脏外伤占腹部外伤的比例较高，应首先注意观察患者的生命体征，如果发现经抗休克治疗，血压不能维持时应尽早手术探查；病史询问，腹部查体，腹穿检查对于脾外伤的诊断有重要意义。辅助检查中，应注意观察血常规中血色素变化，红细胞比容以及 B- 超检查可以观察腹腔内液体量，增强 CT 检查可以观察是否存在活动性出血，对于疾病严重程度的判定具有重要意义。

附:小儿脾脏损伤诊治流程图

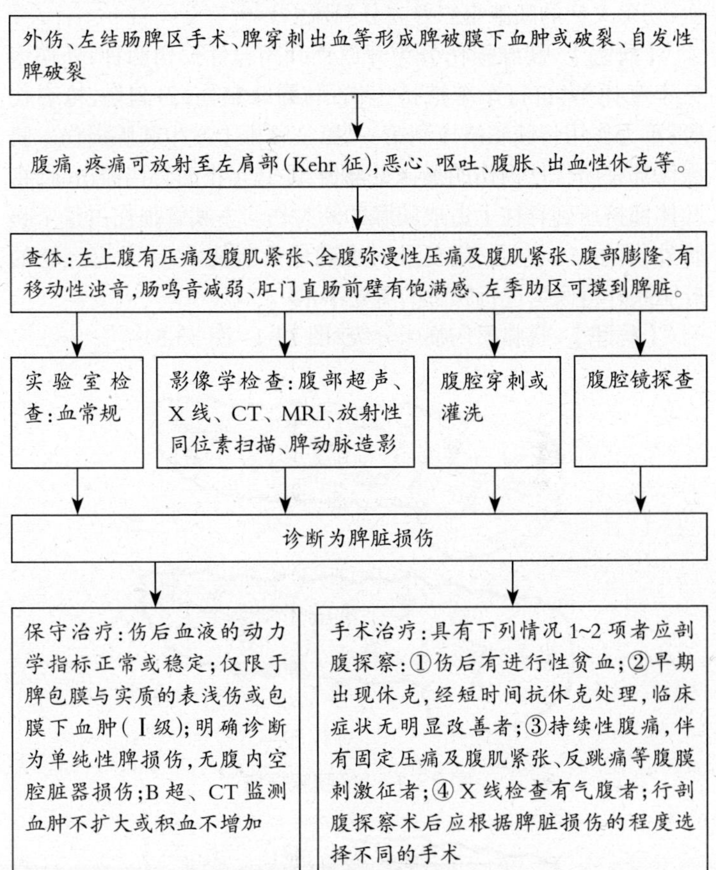
外伤、左结肠脾区手术、脾穿刺出血等形成脾被膜下血肿或破裂、自发性脾破裂
腹痛,疼痛可放射至左肩部(Kehr 征),恶心、呕吐、腹胀、出血性休克等。
查体:左上腹有压痛及腹肌紧张、全腹弥漫性压痛及腹肌紧张、腹部膨隆、有移动性浊音,肠鸣音减弱、肛门直肠前壁有饱满感、左季肋区可摸到脾脏。
实验室检查:血常规
影像学检查:腹部超声、X 线、CT、MRI、放射性同位素扫描、脾动脉造影
腹腔穿刺或灌洗
腹腔镜探查
诊断为脾脏损伤
保守治疗:伤后血液的动力学指标正常或稳定;仅限于脾包膜与实质的表浅伤或包膜下血肿(Ⅰ级);明确诊断为单纯性脾损伤,无腹内空腔脏器损伤;B 超、CT 监测血肿不扩大或积血不增加
手术治疗:具有下列情况 1~2 项者应剖腹探察:①伤后有进行性贫血;②早期出现休克,经短时间抗休克处理,临床症状无明显改善者;③持续性腹痛,伴有固定压痛及腹肌紧张、反跳痛等腹膜刺激征者;④ X 线检查有气腹者;行剖腹探察术后应根据脾脏损伤的程度选择不同的手术

第三节　胰腺损伤

【概述】 胰腺损伤在腹部创伤中非常少见,占整个腹部创伤性疾病的 3%~12%,分为开放性和闭合性损伤;胰腺损伤主要临床表现为出血和胰液外渗,由于胰腺的解剖位置比较特殊,与胆总管、门静脉和下腔静脉等周围大血管关系密切,因此一旦发

生损伤后应积极诊治，避免发生出血过多而引起生命危险。其治疗上主要是在抗休克治疗的基础上对于出血胰腺组织彻底止血，切除失活的胰腺组织并充分引流。

【病因】 胰腺损伤分为开放性和闭合性损伤两种，外伤多见于摩托车、自行车车把挤压伤，马蹄踩踏伤，刀刺伤，枪弹伤等；重力作用将胰腺挤压到第一、第二腰椎上发生胰腺损伤。胰腺体部是闭合性损伤的最常见部位，尤其是正面直接撞击时，将胰体部挤压到脊柱上造成胰腺的断裂伤。主胰管损伤占整个胰腺外伤的 15% 左右，需要及时准确地诊断技术，以及有经验的肝胆胰外科医生进行胰管的重建手术。

【病理】 胰腺损伤临床分级（图 33-1~ 图 33-5）：

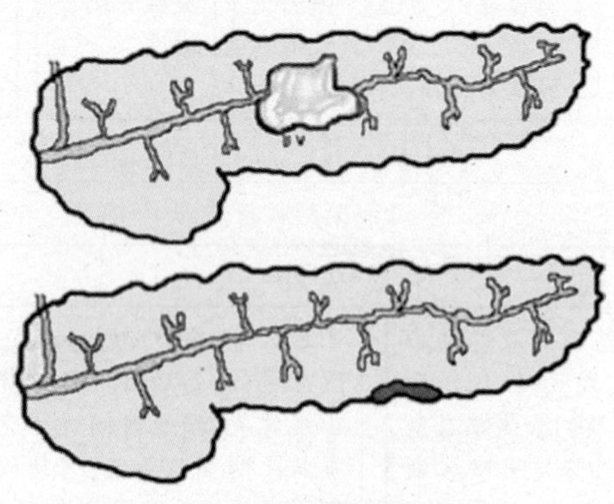

图 33-1　Ⅰ级胰腺损伤

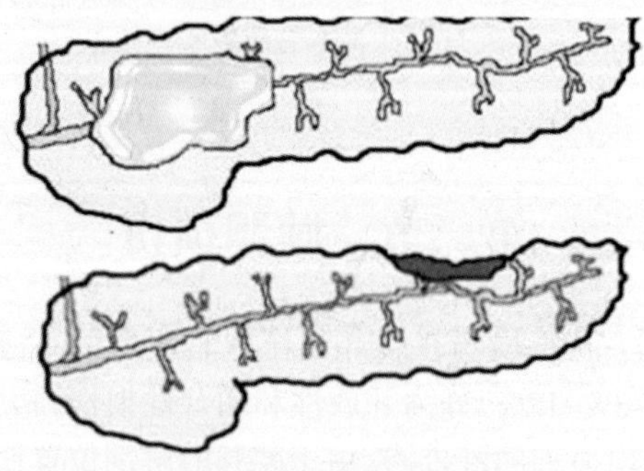

图 33-2　Ⅱ级胰腺损伤

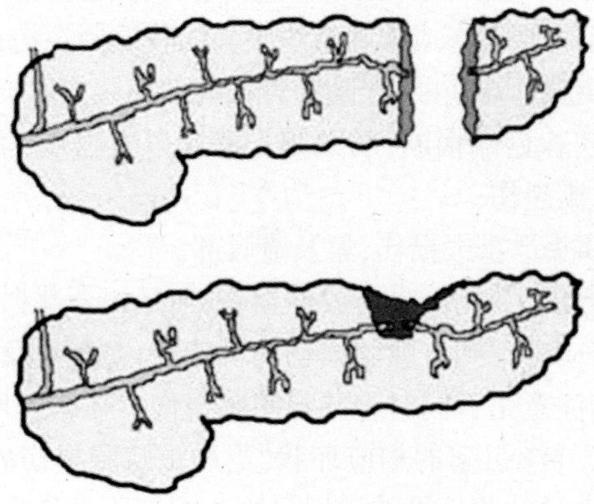

图 33-3　III 级胰腺损伤

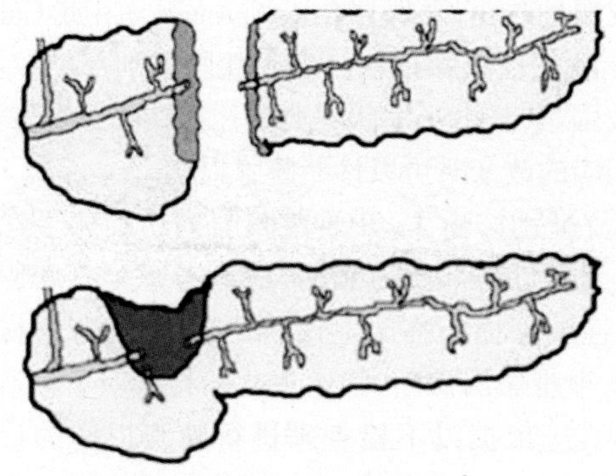

图 33-4　IV 级胰腺损伤

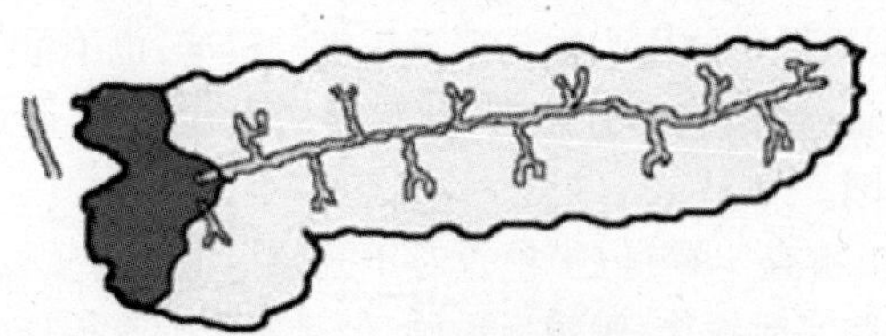

图 33-5　V 级胰腺损伤

Ⅰ级：血肿，无胰管损伤的浅表胰腺组织撕裂伤；

Ⅱ级：无胰管损伤或胰腺组织丢失的较重撕裂伤；

Ⅲ级：胰腺远端横断，伴随胰管损伤的胰腺实质损伤；

Ⅳ级：胰腺近端横断，肠系膜上静脉以右损伤，累及壶腹部的胰腺实质撕裂伤；

Ⅴ级：胰头严重毁损伤，累及壶腹部。

【临床表现】 无论是开放性损伤，还是闭合性损伤，如果是上腹部损伤应考虑到有胰腺损伤的可能性，尤其是发生肝、脾损伤时应密切注意是否同时合并有胰腺损伤。临床表现主要是内出血和胰液外渗引起的相应症状，当严重胰腺损伤后发生主胰管断裂时，大量的胰液外渗可以出现上腹部剧烈疼痛，放射至肩背部，伴有恶心、呕吐、腹胀、肠鸣音减弱或消失，另外，机体也可因内出血造成体液的大量丢失而出现休克。脐周出现皮下渗血或皮肤出现颜色改变，表现为 Grey Turner's sign 或 Cullen's sign，可以用于诊断急性胰腺损伤。由于胰腺解剖部位较深，因此早期诊断比较困难，且由于症状不典型往往在临床上容易被忽视；晚期出现相应的改变时可以诊断胰腺损伤。

【诊断及鉴别诊断】 开放性胰腺损伤临床上诊断并不困难，上腹部或靠近脐部的刀刺伤，应该考虑到有胰腺损伤的可能性；闭合性胰腺损伤临床上诊断比较困难，开腹探查手术前多数情况下很难做出诊断，临床上化验检查对于胰腺损伤的诊断帮助不大，应依据以下检查来进行胰腺损伤的诊断及鉴别诊断。

1. **血淀粉酶测定** 在胰腺损伤发生以后，尤其是外伤后 3 小时，多数患者可以有淀粉酶升高，部分患者也有胰脂肪酶水平增高；这个指标不能作为损伤严重程度的标准，也不可作为外科探查的指证选择；有部分患者，胰腺损伤程度较重，但是淀粉酶在正常范围。

2. **CT 检查** 螺旋 CT 检查对于胰腺损伤具有重要意义，可以见到胰腺实质损伤，腹膜后血肿，但是对于胰管损伤的诊断依靠普通 CT 检查很难做出，而增强 CT 检查对于胰管损伤有一定诊断价值。

bicycle accidents in children. Pediatr Surg Int, 2013, 29(5): 459-463.
dlipsky PS, Brindis S, Young KD. Splenic injury after blunt abdominal
uma during a soccer game. Pediatr Emerg Care, 2014, 30(10): 725-
M, Sathya C, de Mestral C, et al. Population-based analysis of blunt
injury management in children: operative rates is an informative
f care indicator. Injury, 2014, 45(5): 859-863.
R. Rapid physical assessment of the injured child. J Endod,
): S9-12.
Hartin CW, Ozgediz DE, et al. Splenic conservation: variation
tric and adult trauma centers. J Surg Res, 2013, 182(1): 17-20.
hattacharya. Pancreatic trauma. Ann R Coll Surg Engl,
245.
, Baba K, et al. Manaagement of blunt pancreatic trauma
tr Surg Int. 2013, 29(10): 1019-1022.
ofani C, Lee DY, et al. Endoscopic retrograde
ography in the pediatric population is safe and
Gastroenterol Nutr, 2013, 57(5): 649-654.
Reina N, et al. Conservative management of blunt
ildren: a single center experience. Eur J Pediatr
73.

3. **腹腔灌洗液检测** 患者平卧，排空膀胱，在脐下 3~4cm 处切开，置入一根 Foley 管或腹腔透析管。如果从导管中抽出鲜血则是阳性；如果没抽出任何液体，则在 10 分钟内滴入 1000ml 生理盐水或乳酸钠林格液，儿童 500ml，婴幼儿 10ml/kg。如果灌洗液中红细胞数 100×10^9/L，白细胞 >0.5×10^9/L，淀粉酶 >100 索氏单位，则为阳性。

4. **腹腔镜诊断性探查** 腹腔镜检查对于有腹部外伤史但是临床表现不典型，一时难以作出诊断者，有助于直接明确诊断。在腹腔镜直视下，可以清楚地了解有无胰腺损伤以及胰腺损伤的程度类型和出血量多少，而且还可以对较轻的胰腺损伤进行电凝止血。

5. **ERCP 检查** 对于小儿胰腺损伤，ERCP 即有诊断价值，也有治疗意义；可以了解胰管损伤情况，了解十二指肠括约肌的情况，同时可以应用 ERCP 在胰管内放置支架管。

【治疗原则与方案】 胰腺损伤与其他腹部外伤处理上有相同之处，先了解病情并进行抗休克治疗；根据损伤等级不同采用不同的治疗原则。胰腺属于内分泌和外分泌器官，具有激素分泌功能，因此手术切除时应仔细评估，避免术后相关并发症的发生。多数情况下，胰腺损伤都属于Ⅰ、Ⅱ级损伤，通过局部引流及坏死组织清除可以获得满意的结果，包膜下损伤不主张行修补手术，修补手术本身可以引起局部组织的坏死；封闭引流系统可以减少胰腺局部感染和败血症的发生，如果引流液淀粉酶水平低于血淀粉酶水平 48 小时以上时，可以拔出腹腔引流管。而Ⅲ级胰腺损伤时，行胰腺远端切除术并脾脏切除术，远端开放胰管行关闭术，避免延长住院时间和胰腺假囊肿形成，可以应用腹腔镜技术完成手术探查和脾脏胰尾切除术。对于年龄较小钝性腹外伤患儿，应尽量采用保脾手术，因为切除脾脏可以引起暴发性感染。而对于胰腺断裂伤位于胰体部位时，应尽可能保留体尾部胰腺组织，将空肠 Roux 肠袢吻合到胰体和胰头的远端部分，或将近、远端胰管重新吻合手术，保证其完整性。Ⅳ级以上的胰腺损伤时，治疗上比较复杂；位于十二指肠或壶腹部的损伤，如果修复手术确实困难时，留置引流管进行冲洗治疗，或行胰十二指肠切除术。胰腺损伤后最主要并发症是胰瘘,发生率为10%~18%,多数情况下这种胰瘘可以通过引流等保守治疗治愈;如果持续胰瘘发生而保守治疗无效时,可以通过ERCP放置支架。

其他并发症有损伤性胰腺炎,可以通过保守和营养支持治疗;胰腺脓肿形成,局部引流治疗;胰腺假囊肿形成可以经皮穿刺引流治疗。

【小结】 胰腺损伤尽管相对少见,也应保持高度的警惕性;影像学检查可以帮助诊断并有助于胰腺损伤分级,而分级可以指导临床治疗,是采用手术治疗还是采用保守治疗。胰管损伤程度是影响其预后的非常重要的因素,一旦胰管损伤被证实了,早期手术干预非常必要,最好请有经验的肝胆外科医生一同完成手术。胰腺Ⅳ级损伤见图33-6。

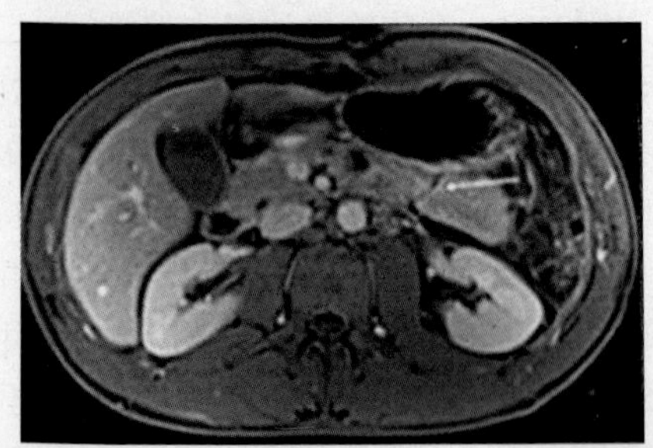

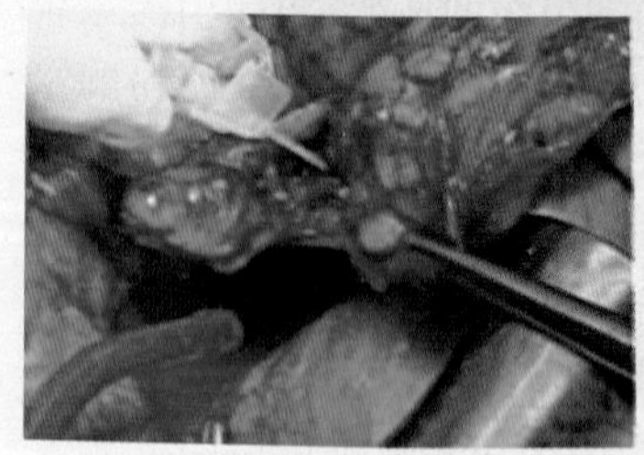

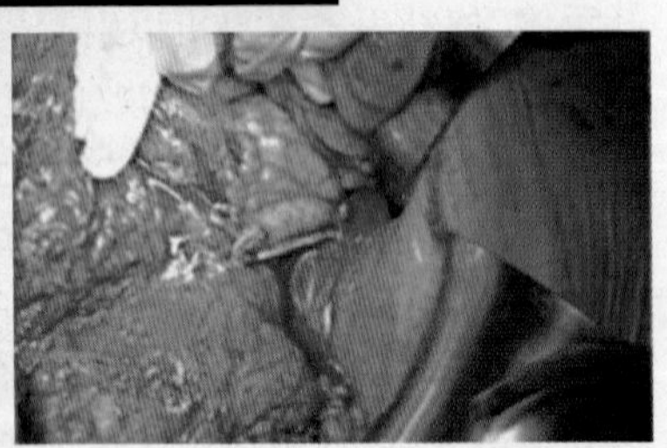

图33-6　胰腺Ⅳ级损伤

CT检查显示靠近胰体尾部有胰腺的横断伤;术中解剖断裂胰腺,找到胰管并留置支架管,放置断裂处并将胰管断裂进行修复手术

附:小儿胰腺损伤诊治流程图

外伤(摩托车、自行车车把挤压伤、马蹄踩踏伤、刀刺

↓

上腹部剧烈疼痛、放射至肩背部、恶心、呕吐、

↓

查体:上腹压痛、腹肌紧张、腹部膨隆、肠鸣音减弱

渗血或皮肤出现颜色改变,表现为Grey Turner's s

↓

实验室检查:血淀粉酶

影像学检查:腹部CT、ERCP

↓

诊断为胰

Ⅰ、Ⅱ级损伤:局部引流及坏死组织

并脾脏切除术,远端开放胰管行

1. Golden J, Mitchell I,

in stable pediatric

Surg, 2014, 49 (5

2. Kulaylat AN, St

blunt liver in

approach to

3. Tran VT,

imaging

4. Fallon

lace

Pe

5. Ce

3. **腹腔灌洗液检测**　患者平卧，排空膀胱，在脐下 3~4cm 处切开，置入一根 Foley 管或腹腔透析管。如果从导管中抽出鲜血则是阳性；如果没抽出任何液体，则在 10 分钟内滴入 1000ml 生理盐水或乳酸钠林格液，儿童 500ml，婴幼儿 10ml/kg。如果灌洗液中红细胞数 100×10^9/L，白细胞 >0.5×10^9/L，淀粉酶 >100 索氏单位，则为阳性。

4. **腹腔镜诊断性探查**　腹腔镜检查对于有腹部外伤史但是临床表现不典型，一时难以作出诊断者，有助于直接明确诊断。在腹腔镜直视下，可以清楚地了解有无胰腺损伤以及胰腺损伤的程度类型和出血量多少，而且还可以对较轻的胰腺损伤进行电凝止血。

5. **ERCP 检查**　对于小儿胰腺损伤，ERCP 即有诊断价值，也有治疗意义；可以了解胰管损伤情况，了解十二指肠括约肌的情况，同时可以应用 ERCP 在胰管内放置支架管。

【治疗原则与方案】 胰腺损伤与其他腹部外伤处理上有相同之处，先了解病情并进行抗休克治疗；根据损伤等级不同采用不同的治疗原则。胰腺属于内分泌和外分泌器官，具有激素分泌功能，因此手术切除时应仔细评估，避免术后相关并发症的发生。多数情况下，胰腺损伤都属于Ⅰ、Ⅱ级损伤，通过局部引流及坏死组织清除可以获得满意的结果，包膜下损伤不主张行修补手术，修补手术本身可以引起局部组织的坏死；封闭引流系统可以减少胰腺局部感染和败血症的发生，如果引流液淀粉酶水平低于血淀粉酶水平 48 小时以上时，可以拔出腹腔引流管。而Ⅲ级胰腺损伤时，行胰腺远端切除术并脾脏切除术，远端开放胰管行关闭术，避免延长住院时间和胰腺假囊肿形成，可以应用腹腔镜技术完成手术探查和脾脏胰尾切除术。对于年龄较小钝性腹外伤患儿，应尽量采用保脾手术，因为切除脾脏可以引起暴发性感染。而对于胰腺断裂伤位于胰体部位时，应尽可能保留体尾部胰腺组织，将空肠 Roux 肠袢吻合到胰体和胰头的远端部分，或将近、远端胰管重新吻合手术，保证其完整性。Ⅳ级以上的胰腺损伤时，治疗上比较复杂；位于十二指肠或壶腹部的损伤，如果修复手术确实困难时，留置引流管进行冲洗治疗，或行胰十二指肠切除术。胰腺损伤后最主要并发症是胰瘘，发生率为10%~18%，多数情况下这种胰瘘可以通过引流等保守治疗治愈；如果持续胰瘘发生而保守治疗无效时，可以通过ERCP放置支架。

其他并发症有损伤性胰腺炎，可以通过保守和营养支持治疗；胰腺脓肿形成，局部引流治疗；胰腺假囊肿形成可以经皮穿刺引流治疗。

【小结】 胰腺损伤尽管相对少见，也应保持高度的警惕性；影像学检查可以帮助诊断并有助于胰腺损伤分级，而分级可以指导临床治疗，是采用手术治疗还是采用保守治疗。胰管损伤程度是影响其预后的非常重要的因素，一旦胰管损伤被证实了，早期手术干预非常必要，最好请有经验的肝胆外科医生一同完成手术。胰腺Ⅳ级损伤见图33-6。

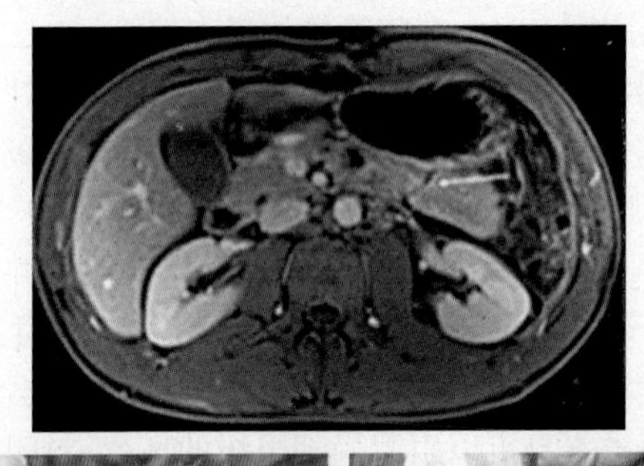

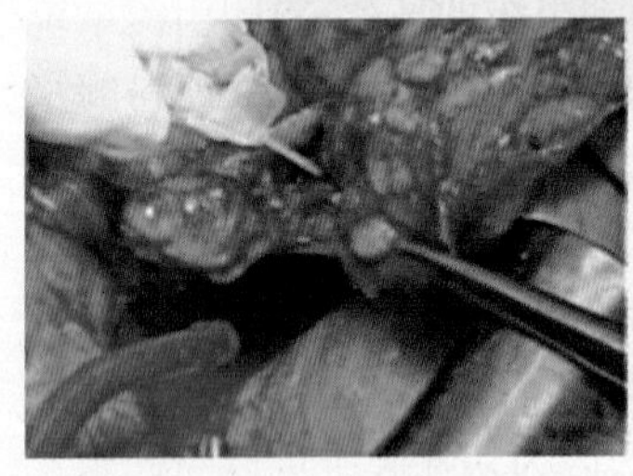

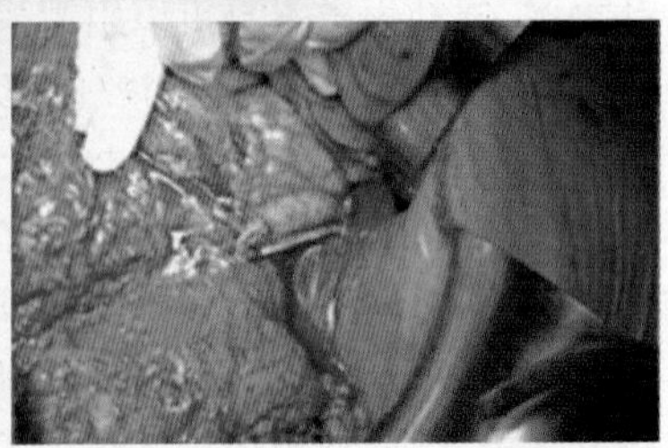

图33-6　胰腺Ⅳ级损伤

CT检查显示靠近胰体尾部有胰腺的横断伤；术中解剖断裂胰腺，找到胰管并留置支架管，放置断裂处并将胰管断裂进行修复手术

附：小儿胰腺损伤诊治流程图

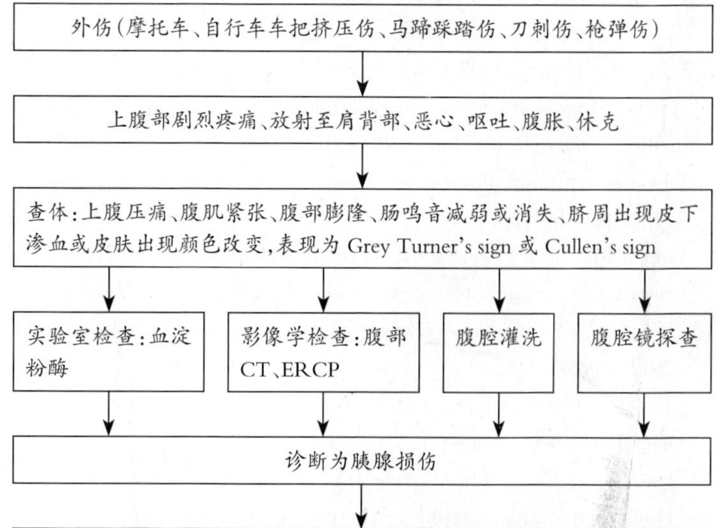
外伤（摩托车、自行车车把挤压伤、马蹄踩踏伤、刀刺伤、枪弹伤）
上腹部剧烈疼痛、放射至肩背部、恶心、呕吐、腹胀、休克
查体：上腹压痛、腹肌紧张、腹部膨隆、肠鸣音减弱或消失、脐周出现皮下渗血或皮肤出现颜色改变，表现为 Grey Turner's sign 或 Cullen's sign
实验室检查：血淀粉酶
影像学检查：腹部 CT、ERCP
腹腔灌洗
腹腔镜探查
诊断为胰腺损伤
Ⅰ、Ⅱ级损伤：局部引流及坏死组织清除；Ⅲ级胰腺损伤：胰腺远端切除术并脾脏切除术，远端开放胰管行关闭术；Ⅳ级以上的胰腺损伤：治疗复杂

（詹江华　王继忠）

【参考文献】

1. Golden J, Mitchell I, Kuzniewski S, et al. Reducing scheduled phlebotomy in stable pediatric patients with blunt liver or spleen injury. J Pediatr Surg, 2014, 49(5): 759-762.
2. Kulaylat AN, Stokes AL, Engbrecht BW, et al. Traumatic bile leaks from blunt liver injury in children: a multidisciplinary and minimally invasive approach to management. J Pediatr Surg, 2014, 49(3): 424-427.
3. Tran VT, Vasanawala S. Pediatric hepatobiliary magnetic resonance imaging. Radiol Clin North Am, 2013, 51(4): 599-614.
4. Fallon SC, Coker MT, Hermandez JA, et al. Traumatic hepatic artery laceration managed by transarterial embolization in a pediatric patients. J Pediatr Surg, 2013, 48(5): E9-E12.
5. Cevik M, Boleken ME, Sogut O, et al. Abdominal injuries related to

bicycle accidents in children. Pediatr Surg Int, 2013, 29(5): 459-463.

6. Padlipsky PS, Brindis S, Young KD. Splenic injury after blunt abdominal trauma during a soccer game. Pediatr Emerg Care, 2014, 30(10): 725-729.
7. Hsiao M, Sathya C, de Mestral C, et al. Population-based analysis of blunt splenic injury management in children: operative rates is an informative quality of care indicator. Injury, 2014, 45(5): 859-863.
8. Steelman R. Rapid physical assessment of the injured child. J Endod, 2013, 39(3): S9-12.
9. Lippert SJ, Hartin CW, Ozgediz DE, et al. Splenic conservation: variation between pediatric and adult trauma centers. J Surg Res, 2013, 182(1): 17-20.
10. R Lahiri, S Bhattacharya. Pancreatic trauma. Ann R Coll Surg Engl, 2013, 95: 241-245.
11. Maeda K, Ono S, Baba K, et al. Manaagement of blunt pancreatic trauma in children. Pediatr Surg Int. 2013, 29(10): 1019-1022.
12. Enestvedt BK, Tofani C, Lee DY, et al. Endoscopic retrograde cholangiopancreatography in the pediatric population is safe and efficacious. J Pedaitr Gastroenterol Nutr, 2013, 57(5): 649-654.
13. Abbo O, Lemandat A, Reina N, et al. Conservative management of blunt pancreatic trauma in children: a single center experience. Eur J Pediatr Surg, 2013, 23(6): 470-473.